보바스 개념

Bobath-Konzept

보바스 개념
Bobath-Konzept

- 실행편 -

기초-치료-증상사례

Erfahrungen mit dem Bobath-Konzept

Grundlagen
-Behandlung
-Fallbeispiele

Bettina Paeth Rohlfs
3. Auflage

영 문 출 판 사

주의(notice)

모든 분야의 과학처럼, 의학 역시 지속적으로 발전하여 왔다. 연구와 임상경험에 의하여, 특히 치료 및 약물치료에 대한 지식은 확대되었다. 이러한 치료나 약물의 적용량과 적용형태의 추천 및 주의사항 등이 표기된 경우, 독자(사용자)는 저자, 편집자, 제조사(출판사)가 이러한 표기가 생산제품의 효능과 효과가 일치되도록 하는 것에 많은 노력을 기울였다는 것은 믿을 수 있다. 그러나 출판사나 저자, 공헌자 또는 편집자는 이러한 표기에 대한 법적책임은 없다.

모든 사용자는 제품(약물)에 동봉된 표기사항을 주의 깊게 검토하고 필요한 경우에 전문가와 상담을 통하여 전문가가 추천하는 적용량과 금기사항등과 표기된 내용에 차이가 있는 지를 확인한 후 사용(적용)하는 것을 권장한다. 이러한 것들은 특히 드물게 사용하는 약물이나 신제품으로 시장에 출시된 제품인 경우에 매우 중요하다. 적용량과 적용형태의 위험에 대한 책임은 사용자에게 있으며, 사용자들이 표기내용에서 불일치 또는 부정확성을 발견할 경우 저자(표기자)와 출판사(제조사)에게 연락 줄 것을 요청한다.

보바스 개념 *-실행편-*

2016년 1월 18일 초판인쇄
2016년 1월 25일 초판발행

지은이 : Bettina Paeth Rohlfs
옮긴이 : 영문출판사 편집부
발행인 : 박 병 조
발행처 : 도서출판 영문출판사
등 록 : 1987년12월21일 제2-419호
주 소 : 서울시 강남구 삼성동69-1
전 화 : (02) 514-5590, 776-5590
팩 스 : (02) 756-8943
홈페이지 : www.ymsbook.net
E-mail : yeongmunsa@empal.com
정 가 : 30,000원
ISBN 978-89-7224-383-0 93510

※ 파본은 교환해 드립니다.

Ulli에 대한

인사말

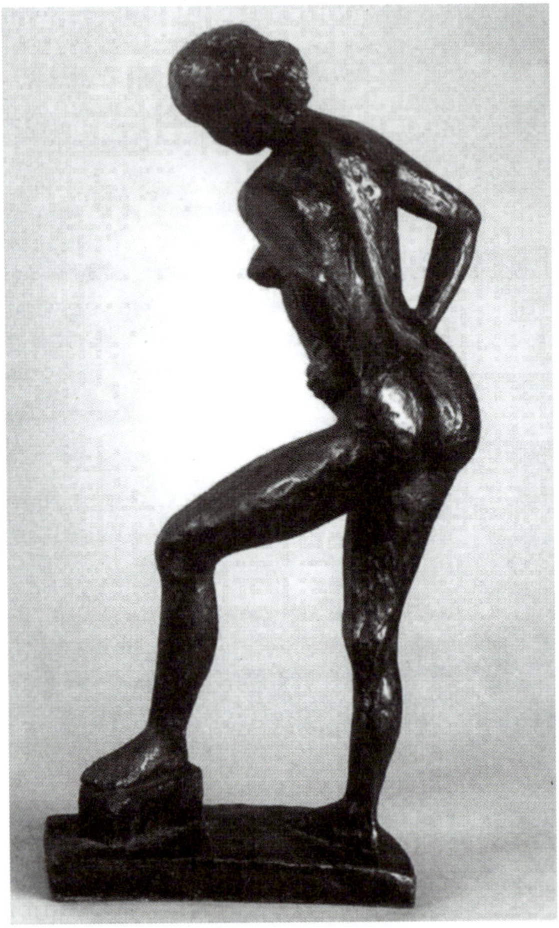

베르타 보바스(Berta Bobath)와 카렐 보바스(Karel Bobath)는 치료사나 의사에게 몇 세대에 걸쳐서 포괄적 치료개념을 넓히고 기능적 · 전체적 고찰이나 상황에 따른 행동을 가르쳤다.

베르타 보바스가 환자에게 몰두하고 있는 상황을 본 사람은 그녀의 인간성에 매료되었다. 그녀는 치료사, 그리고 인간으로서 도전 그 자체였다. 그것은 환자의 인간성을 납득이 가는 형태로 치료에 살리는 것이 예상 밖의 능력을 자주 상기시키는 일이 있다고 이해하고 있었기 때문이다.

그녀의 주된 원칙은 항상 "무엇인가를 다시 할 수 있게 된다는 기쁨을 환자가 찾아내지 않으면 안된다는" 것이었다. 그녀의 말은 치료의 원칙이 되었다. "환자는 우리들의 손에 의해서 유도된다. 우리들은 많은 것을 이야기할 필요는 없고, 환자에게 자세와 운동의 감각을 다시 가져와야 한다. 환자가 자발적으로 되는 것에 의해서만, 스스로 운동능력을 다시 사용하는 것을 학습하고, 효과적으로 상기시킬 수 있는 것이다."

베르타 보바스는 이렇게도 말하고 있다. "이 치료의 기본이 되는 전제의 하나는 일상생활에서 환자의 관찰이다." 관찰과 치료사로부터, 영향에 대한 환자의 반응이 치료 흐름의 방향을 부여한다.

"우선 환자가 일상생활에서 무엇을 할 수 있는지를 잘 관찰하는 것. 그 후 처음으로 그 사람의 질환을 기록하고, 왜 일련의 동작을 잘 할 수 없는지를 찾아내기 위해 치료를 시작하는 것이다."

환자의 진단내용은 그날그날 변화하고 독자적이라는 것 때문에, 치료방법은 그 목적을 바꿈이 없이 매일 적합하여야 한다. 즉, 경직을 약화시키면서 동시에 자세를 유지하거나, 활동하거나 평형을 유지하는 것을 촉진하며, 또는 일상에서 요구되는 다양한 상황이나 활동에서 자세긴장이나 운동 긴장을 구축하는 것이다. 보바스 부부가 그들의 치료처치를 불변의 방법으로서만이 아니라, 개념으로 파악하고 있었다는 것을 이 원칙으로부터도 알 수 있을 것이다.

베르타 보바스는 그녀의 인생을 통해서 인간과 그 운동에 감명을 받고 있었다. 이것은 조각이라는 마음에 드는 취미를 탄생시켰다. 그녀는 느끼는 것, 보는 것, 비교하는 것, 환자의 반응을 체험하는 것, 등에 항상 흥미를 갖고 있었다.

그녀의 독특한 체성감각을 사용해서 "이완(release)" 또는 평형을 위해 필요한 활동 즉, 중력과 균형을 잡는 능력을 전달하였다. 환자는 일상에서 가능성을 개선하기 위해 재차 운동의 선택성이나 가변성을 학습하였다.

베르타 보바스는 그녀의 특성을 베를린에 있는 너그럽고, 자유롭고, 예술적인 가풍의 친정집에서 체득하였다. 그리고 어릴 적부터 표현 춤과 체조를 배웠다. 그녀의 소녀시대에는 특히, 베를린에서 독일 청소년운동과 신체교육현장에서, 이 춤이나 체조가 보호되고 있었다. 1920년에는 153개나 되는 체조학교가 존재하고 있었던 것이다.

1926년에 베르타 보바스는 엘사 긴들러(Elsa Gindler)(1885년-1961년)의 영향을 받은 안나 헤르만(Anna-Hermann)학교에서, 체조교사가 되기 위한 직업훈련을 시작하였다. 이 훈련의 기둥이 되는 관점은, 자기의 신체감각 및 의도적인 감각인지(sensory awareness)를 스스로 체험하는 것이었다.

이것에는 아래의 것이 포함된다.

- 개별적 호흡리듬
- 균형이 잡힌 평형
- 이완수단(이완에 의해서 지각에 민감해진다)

이러한 기초지식으로부터 오늘날도 여전히 실시되고 있는 "집중운동치료"와 같은 일련의 치료법이 탄생하였다. 엘사 긴들러에 의해서 만들어진 정신적 · 지적인 발전과, 신체적 발전이 하나의 것이라는 전체상은, 자기 자신 또는 스스로 몸에서의 경험을 통해서 인간이 자각한다는 것을 목표로 하고 있다.

베르타 보바스는 그녀의 교사인 캐롤라 스피즈(Carola Speeds)에 대해서 자주 이야기하고 있었다. 이 교사는 시간, 공간, 중력, 리듬, 감각 그리고 운동의 흐름이라는 운동의 요소를 전달하고, 실험하는 것을 매우 잘 이해하여 주었다. 후에 베르타 보바스는 이 지식으로부터, 장애를 가진 어린이나 성인을 위한 새로운 독자적인 경험에 의한 치료 개념을 발달시킨 것이다.

카렐 보바스는 아내에 의한 경험상의 성과를 당시의 신경생리학의 학술지식을 따라서 확증하고, 근거를 부여하려 하였다. 매일 활발한 의견교환을 하면서 보바스 부부는 인생을 통한 개념의 발전에 더욱 진력하였다. 카렐 보바스는 강연이나 알기 쉬운 수업을 통해서 그의 아내를 지지하였다.

보바스 부부는 베를린의 학생시대부터 아는 사이였다. 두 사람 모두 유태인으로서 독일을 떠나야 했고 후에 런던에서 재회하였다. 거기서 1942년에 결혼하였다. 영국에서 베르타 보바스는 물리치료사 시험에 합격하였다. 그녀에게 있어서 어떤 인상적인 사건으로서는, 중증의 경직을 동반한 편마비의 화가를 만난 일이었다. 의사의 지시에 따라 베르타 보바스는 스웨덴식 진동 마사지를 팔에 시술하고, 또 다른 치료사가 다리를 담당하였다. 그녀는 이 마사지 기법을 몰랐기 때문에 독자적인 감각에 기초하여 치료를 실행한 것이다. 그녀는 경직이 감소하였다는 손에 받는 느낌(반응)을 얻었고, 환자는 경직에 끌려들어가는 것이 아니라, 그것을 이완하는 것을 배웠다. 베르타 보바스의 치료처치에 의해서 환자는 정상적으로 움직일 수 있게 되었고 통증도 완화되었다.

이 처치는 현재도 유효하다. 애초의 정적인 치료환경으로부터 활발하고, 동적이고, 계속 진화하는 치료법으로 발전하였다. 환자의 일상생활에서 효율은 중요한 성과이다. 그리고 경직이나 낮은 긴장에도 영향을 줄 수 있는 관찰이나 인식은, 베르타 보바스의 공적이다. 이러한 것은 1947년 시점에서 혁명적이고 오늘날까지 보바스 개념의 기본원칙의 하나로 되어있다.

치료를 통해서 운동이 만들어지고 균형이 안정하여 기능도 개선된다. 이것은, 골격의 2차적 장애의 관점에서도 중요한 것이었다. 보바스 부부는 그들의 개념을 항상 비판적으로 파악하고, 중증환자를 치료에 의해서 완치시킬 수는 없으나, 환경 전체를 개선해가는 것은 가능하다고 언제나 강조하고 있었다. 친척이나 의료관계자는 이 사고방법만으로도 환자와 접촉하는 방법에 커다란 진전이 있었다. 치료개념은 창조성, 기능적 사고, 치료중재, 그리고 전체를 내다보는 힘이 상당히 요구되는 치료사와 마찬가지로 중요하다. 이에 대해서는 베티나 페드에 의한 이 책은 사고방법이나 치료방법에 대해서 아주 잘 해설하고 있다. 새로운 지식이나 경험이 보바스 개념을 항상 발전시키고 있다.

"우리들은 하나의 큰 카펫 위에서 항상 함께 결부되어 있는 것이다." (베르타 보바스)

프라우케 비발트(Frauke Biewald)
수석강사

머리말

신경질환의 다양성이나 복잡성, 또한 이러한 원인으로 하는 장애는, 의료 팀에서 치료사의 높은 전문능력이 요구된다. 보바스 개념은 지금도 변함없이, 신경질환 중증환자의 치료에서 신경세포의 재편을 촉진하는 근본적인 요소이다. 보바스 부부에 의해서 어떤 의미의 경험학으로부터 발전한 이 개념은, 비평가로부터 학술성이나 효과의 결여가 지적되기 쉽다. 다만, 신경의학이나 신경외과적인 조기재활의 현장에서는 다른 취할 수 있는 선택지는 적다는 것이 현 실정이다.

임상현장에서 최근에 흔히 비판되고 있었던 정적 요소는 자취를 감췄지만, 보바스 개념은 보충과 확대를 통해서 추진력이나 가변성을 갖게 되었다. 운동적 신경재활의 틀이 시간의 경과에 따라 변화하는 가운데, 개별적으로 목표를 설정한 치료는 증상이나 기능, 그리고 일상능력에 가장 높은 우선권을 두고 있다.

이 책에서 베티나 페드 롤프스는 교사 또는 강사로서 귀중한 경험을 전달하고, 환자와의 매일의 치료에 대해, 보바스 개념을 사용하기 위한 실무에 입각한 설명을 하고 있다.

2005년 2월 쾰른

의학박사/교수 토마스 멜(Thomas Rommel)

쾰른 RehaNova(신경 · 신경외과 재활병원) 부장

제1판에 대한 서문

이 책은 여러분에게는 새로운 것이라 생각하지만 나의 머릿속에는 이미 수년에 걸쳐서 존재하고 있었다. 동료가 현대의 보바스 개념, 특히 정상운동과 신경생리학을 테마로 하는 문헌을 희망한 것이 이 책을 쓰려고 한 동기로 되어있다.

이 책은 보바스 기초강좌에 대비하고 싶은 사람, 강좌 참가 후에 복습하고 싶은 사람이 사진이나 일러스트를 많이 이용한 서적을 입수하고 싶은 동료를 위해 적었다. 기초강좌의 참가에 흥미를 갖게 되고, 그 격려가 되었으면 하는 목적도 이루어 진다면 다행이다. 왜냐하면, 서적은 강좌에 참가하는 것을 지원을 해도 강좌를 대신할 수 있는 것은 아니기 때문이다.

이 책은 내가 자신의 강좌를 구성하도록 적고 있다. 정상운동의 기본원칙을 학습하고, 진단기록에서 환자의 문제를 분석하고 해석하는 것, 기본원칙을 고려한 치료계획을 세우는 것, 치료증상사례에 따른 제안, 그리고 항상 정상운동과 신경생리학에 연관을 시키는 것이다.

테마의 전환을 알기 쉽기 하기 위해, 정상운동과의 비교는 청색의 선에 의해서 다른 내용과 구분하였다. 또한 신경생리학적 관점에 대해서는 배경이 청색으로 칠해져 있다.

어떠한 의문을 갖고 이 책을 읽든, 아무쪼록 차분히 시간을 들여서 읽어주기 바란다. 뇌를 이해하는 것은 결코 간단하지는 않으며, 증상을 판별하고 정리하고 해석하는 것도 결코 용이하지 않기 때문이다. 처방의 지시 없이 치료하는 것을 학습하고, 환자의 반응에 즉각 대응할 수 있도록 보바스 개념의 기본원칙을 이해하는 것이 이 책의 목적이다.

50년이 경과하고도 여전히 최신인 치료개념에 나는 지금도 여전히 그리고 더욱 매료되어 있다.
이 매력을 정말 조금이라도 여러분에게 전달할 수 있으면 하고 바랄 뿐이다.

베티나 페드 롤프스
1999년 여름

감사의 글

물리치료사가 된다는 아이디어를 나에게 제공한 친구 페트라 빌콤(Petra Willkonmm), 그리고 이러한 기회를 갖게 된 것에 감사한다. 이 작업을 사명으로서 기뻐하고 만족하여, 마음으로부터 열중하고 있다. 이 19년 동안 줄곧 흥미가 있고 신나는 작업이라 생각하고 있다.

기젠(Giessen) 대학병원의 신경의학과의 동료에게 감사한다. 나는 1980년에 거기서 연수를 하였을 때, 신경질환 환자와의 일에 매료되어 보바스 개념에 흥미를 갖게 되었다. 그 안에는 하이디 레시히(Heidi Lessig)가 있었다. 그녀와는 그 후, 보바스 지도교사로서 재회를 하고, 강좌의 실시와 집필 때에 격려와 지지를 해준 것에 매우 감사하고 있다.

일에 대한 깊은 만족감을 주었을 뿐만 아니라, 그 인도적 철학으로 내 인생에도 영향을 준 치료개념을 발전시킨 보바스 부부에게도 감사한다. 그들 밑에서 상급과정이나 많은 세미나에 참여할 수 있었던 것은 매우 다행이었다고 생각한다.

모든 교사에게도 감사한다. 기초 · 상급과정이나 조수시기에도 보바스 개념에 대해서 보다 깊이 습득을 시켜주셨다.

- 패트 데이비스(Pat Davies)
  (기초과정, 자격취득을 위한 과정 안에서 최종 조수로 근무하고 보바스 지도교사(instructor)의 자격이 부여되었다)
- 카를라 슈트로마이어(Karla Strohmeyer)
  (최초의 조수시대)
- 플로렌스 크라우스-이르시글러(Florence Kraus-Irsigler) (상급과정에서 청강)
- 앙 마리 보일(Anne Marie Boyle)
  (몇 가지의 상급과정에서 조수로 근무)
- 패티 쉘리(Patty Shelley)
  (상급과정에서 조수로 근무)

프라우케 비발트(Frauke Biewald)와 유르겐 그레테(Jügen Grete)에게는 특별히 감사하고 싶다. 상급과정에서 두 번 조수로 근무하였을 때, 전체적인 기능을 방향부여 하는 단서에, 더 한층 깊이 이해시켜 주셨다. 또한 프라우케는 시간을 할애하여 원고의 일부를 읽고 나에게 건설적인 의견을 말해 주었다. 인사말을 기고해주신 것에도 마음으로 감사한다. 생각해낼 수 없을 만큼 많은 기초 · 상급과정에서 조수로 종사하게 해주셨고, 매우 분석적이고 엄밀한 정상운동과 신경생리학에 기초한 치료의 단서를 가르쳐주신 메리 린치에게도 특별한 감사의 뜻을 나타낸다. 그녀는 나에게 조직적인 훈련을 제공하였고, 그 결과, 1996년 3월에는 상급과정의 지도교사 자격을 취득하기에 이르렀다. 그녀의 방법은 내가 지향하는 것에 가장 가깝고, 이 때문에 전체 교사 중에서도 많은 영향을 미쳤다. 논리, 능력 그리고 관용성으로 그녀는 모범이 되었고 이러한 것에도 매우 감사하고 있다.

이러한 책은 환자의 협력 없이는 완성할 수 없다. 이 때문에 내가 몇 년에 걸쳐 아는 사이가 되고, 어떠한 치료를 해야 할지 치료의 현장에서 가르쳐주신 여러 분에게 감사한다. 특히, 증상사례를 위해 협력하고 그 사진의 공개를 허락해주신 라켈, 안토니오, 마리타, 살바도르, 카르멘 P, 안토니아, 실비아, 길레르모 C에게 감사한다. 그리고 특별히 협력해주신 사진작가인 카르멘 카레라스, 마지막으로 하비아 에스파다에게도 협력에 감사한다.

나의 동료들도 치료사, 강사, 그리고 작가로서 나의 일을 열정적으로 지지해주었다. 그 동안, 스트레스가 쌓이지만 나를 견디게 해준 그들에게 고마움을 말하고 싶다.

이 책에서 작업은 바르셀로나에 있는 사그라다 파밀리아(Sagrada Familia)와 비교할 수 있을 것 같다(몇 사람은 내가 말하고 싶은 것을 알아줄 것이다. 이 교회는 약 150년간 건설되고 있으나 언제 끝날지는 예측도 할 수 없다).

이 책이 조기에 완성된 것에 대해서, 순조롭지만 불굴의 정신으로 마감 날짜를 압박한 로지 하레르-베커(Rosi Haarer-Becker)에게 감사한다. 완성에 중요하였던 것이 1998년 6월의 2주간이다. 간호사이면서 간병업을 운영하고 있는 친구인 에바 좀마(Eva Sommer)가 찾아와서, 식사를 준비하고 생활을 돌봐주고 조언을 하고 도덕적인 지지를 해준 덕분으로, 해변(beach)을 체념하고 컴퓨터에서 책을 집필할 수 있었기 때문이다.

이 책을 나의 남편에게 바침으로써 그에 대한 특별한 감사를 나타내려고 생각한다.

산트 쿠가트 델 바예스(스페인)에서, 1999년 여름

베티나 페드 롤프스

제3판에 대한 서문

만일 "증거에 기초한" 치료법 밖에는 받아들여지지 않는다면….

카바트(Kabat), 보이타(Vojta), 보바스(Bobath), 브룬스트롬(Brunnström), 루드(Rood), 브룬코프(Brunkow), 에렌베르크(Ehrenberg), 클라인-호겔바하(Klein-Vogelbach), 샤르수흐(Schaarschuch)와 하아제(Haase), 레터트(Lehnert)와 슈로트(Schroth), 기타 많은 사람들이 이 사고방법에 따랐다고 상상해보기 바란다!

우리들이 연구에 의해서 증명된 치료만을 정말 실행하고 있었다면, 어떻게 해서 새로운 치료법이 탄생한 것일까? 연구에 의해서 검증되는 치료법은 애초는 새로이 증명되어 있지 않은 것이었다!

에릭 칸델(Eric Kandel)의 저서 "기억을 찾아서"(2006년) 중에서, "낮의 과학"과 "밤의 과학"을 정의한 과학자 프랑수아즈 야콥(François Jacob)의 말이 인용되어 있다.

"낮의 과학은, 톱니바퀴장치와 같이 뒤얽힌 증거를 기초로 한 사고라는 형식을 사용하여, 확신이라는 가중치로 결과를 실증하는 것이다. 이에 반해서 밤의 과학은, 어느 날 과학을 구축하는 요소가 되는 것 같은, 가능성의 공장과 같은 것이다.
가설이야말로 예감이나 막연한 감정의 모습을
만들어내는 부위이다."

우리들이 완수하는 실무, 추구하여 치료에서 시험하는 아이디어, 가설을 세우고 검증하고, 때로는 오류를 증명하는 것, 이것이 "밤의 과학"이다.
물론 흥미나 경험으로부터 생긴 새로운 것을 연구해서, 그 일반적인 효력을 검증하고, "낮의 과학"으로 옮기도록 노력해야 한다. 더 기록을 남기고, 개개의 사례를 연구하여, 이것을 다방면의 연구로 정리하는 것은 결코 용이하지는 않지만, 지나치게 어려운 것도 아닐 것이다.

데이비드 사케트 씨에 의한 1998년의 정의에 따르면, "증거에 기초한 진료라는 것은, 임상경험과 환자에 대한 애정을 연구로부터 탄생한, 최선의 증거에 잘 통합하는 것이다."

이 제3판에서 나는 많이 추가하고 보충하여 고쳐 쓸 수 있었다. 독자 여러분이 나에게 지침을 제시하고 동시에 창조성의 여지를 주는 이 유연한 치료 개념에 열중해주기 바란다.

산트 쿠가트 델 바예스(스페인)에서
2010년 1월

서문

보바스 개념의 탄생과 변천
보바스 개념이 탄생한 1940년대부터 1999년까지의 과정에 대해서

1991년 7월 28일, 일요일에 런던에 있는 길드홀(Guildhall) 음악학교에서, 실행된 베르타 보바스와 카렐 보바스를 기리는 축전 "A celebration of Their Lives and Work"에 대해서 적어둔 것, 1991년 독일 보바스 강사협회의 정보책자 안에 있는 "베르타 보바스 명예박사와, 카렐 보바스 의학박사를 그리워하며" 제이 슐라이히코른(Jay Schleichkorn)에 의해서, 1992년에 저술된 "The Bobaths", 그리고 보바스 부부와 함께 일한 분들로부터 개인적으로 들어서 알게 된 것, 등을 기초로 하여 이 단원을 적고 있다.

보바스 개념을 인도주의적 철학이라는 차원에서도 이해하려면, 이 부부의 예외적이라고도 할 수 있는 인격을 갖춘 인생에 대해서 반드시 더 알 필요가 있다. 앞에서 언급한 전기(biography)나 협회의 특별 책자를 읽을 것을 강력히 권장한다.

카렐 보바스는 1906년 3월 14일에 베를린에서 태어나고 1925년부터 1932년까지 베를린에서 의학을 전공하였다. 1936년에 프라하에서 국가시험을 보고, 그 후 현 체코의 도시인 Brünn에 있는 소아병원에서 근무하였다. 1939년 나치(Nazi) 정권으로부터 망명하지 않을 수 없게 되어 그때부터는 런던에서 생활하였다.

베르타 보바스는 1907년 12월 5일에 베를린에서 태어났다. 그 곳에서 1924년부터 1926년까지 안나 헤르만학교에 다녔고 체조교사로서 졸업하였다.
1933년까지 이 학교에서 수업을 하고 동시에 정형외과 진료소에서 학교에서 학습한 기술을 환자에게 실행하면서 일하였다.

이 치료기술의 대부분은 근육을 이완시키는 것에 기초하고 있다. 여기서 얻은 지식이나 경험은 후에 신경질환을 가진 성인과 어린이에 대한 치료를 위한 개념의 발전에 영향을 주었다.

1939년에는 베르타 오틸리에 부세(Berta Ottilie Busse)(옛 성)도 베를린에서부터 런던으로 망명하였다. 거기서 카렐 보바스와 재회하고 1941년에 결혼하였다.

1943년과 1944년에 베르타 보바스는 43세의 오른쪽 반신 편마비로 어깨 통증이 있는 남성을 치료하였다. 그녀는 거기서 베를린에서 학습한 근육의 긴장을 푸는 기술을 사용해서 치료한 소아뇌성마비 환자의 경험을 활용하였다. 그녀는 어린이 때와 유사한 비정상적인 자세 및 운동패턴을 그 성인에서도 인지하였기 때문에 이 질환을 마찬가지로 치료하도록 노력하였다.

현재도 조건의 차이를 모두 고려한 다음에, 어린이에서 증상이나 치료를 성인의 것과 비교할 수 있다. 성인은 어린이와 비교하여 의식이 더 높고 집중하여 치료에 몰두한다. 성인이 몇 년이나 실행하고 있었던 정상운동은 선천성뇌장애를 앓고 있는 어린이와는 다르게, 이러한 어린이는 정상적인 운동의 경험을 쌓을 수는 없는 것이다. 그러나 치료의 기본원칙은 같다. 이것은 보바스 지도교사(EBTA : European Bobath Tutora Association)인 마리사 프론테라 아벨라나와 어린이에 관한 공동 작업으로 체험한 것이다.

베르타 보바스는 1984년 6월 2일에 브레머하휀(Bremerhaven)에서 실행된 독일 보바스 교사협회의 제8회 연차회의에서의 강연에서 그녀의 최초의 경험에 대해서 다음과 같이 언급하고 있다.

(베르타 보바스의 강연내용)
1943년 치료를 개시

1. 우리들은 반사가 억제되어 있는 긴장(tone)이 감소되어 있는 자세(position)를 발견하였습니다. 즉, 바로 누운 자세, 엎드려 누운 자세, 앉은 자세에서 긴장성반사가 방해되어 있다는 것입니다. 우리들은 이 증상에 대해서 경직이 약화될 때까지 어린이에게 자세를 취하게 하여 지지하였습니다. 이것은, 어린이 신체에 대한 전체적인 조절을 치료사에게 요구하고, 또한 이 치료를 수행하기 위해 두 사람의 치료사로 대처하는 것이 필요한 일도 많았습니다. 특히, 높은 긴장(tone) 때에는 이 처치는 어린이에게 결코 쾌적한 것은 아니었습니다.

   우리들은 어린이가 자발적으로 운동을 해줄 것을 희망하였으나, 소수의 유 · 소아에서만 자발성을 볼 수 있었고, 그들은 어떻게 움직이면 되는지 알 수 없기 때문에, 그것은 불충분한 것이었습니다. 그들에게는 조기의 운동경험이 결여되어 있고, 불완전한 운동발달을 해왔기 때문에, 치료는 지나치게 정적인 것이었던 것입니다.

2. 이 경험으로부터 치료 중에 운동발달을 시도한다는 생각에 이르렀습니다. 우리들은 문헌에 열거되어 있는 것 같은, 어린이의 다양한 연령의 단계에서 달성할 수 있는 정상적인 운동발달이 수많은 이정표가 되는 것을 연구하였습니다. 독단적인 발달과정에서 정상적인 어린이에게 볼 수 있는 것 같은 능력을 차례로 재구축하도록 노력하였습니다.

   우선, 먼저 머리의 조절부터 시작하여 회전, 앉은 자세, 네발기기, 무릎서기 자세, 한쪽무릎서기 자세, 선 자세, 보행, 정확히 이 순서로 실행하였습니다. 치료사는 이것을 매우 수동적으로 실행한 것입니다. 치료사는 어린이에게 상응하는 자세를 취하게 하고, 반사가 억제되어 있는 부위의 모든 패턴을 해소하였습니다. 우리들이 기대한 것은 어린이가 이 독립된 자세를 일련의 운동과 결부시켜 하나의 자세에서부터 또 다른 자세로 이동하는 것이었습니다. 이 기대는 충족되지 않았습니다.

   이 치료중재가 예전부터 강습회 수강생들의 몇 사람에게 사용되었고 보바스 훈련으로서 일컬어지게 되었습니다.

3. 정상적으로 발달한 어린이들의 증가하는 능력에 토대와 전제는 바로잡기 반응과 평형반응이라는 것을 학습하였습니다. 이것은, 중력에 대항하여 움직이는 것, 또한 운동이나 능력의 다양성을 발달시키는 것으로 연결됩니다. 이러한 것은 능동적인 운동경과의 길을 여는, 즉 동적인 치료를 하는 것에 공헌하였습니다. 비정상적인 반사활동을 억제하고, 동시에 정상적인 활동을 개척하기 위해 핵심점을 활용할 가능성을 발견하였습니다. 우리들은 정적으로 반사를 억제하는 자세 대신에 동적인 반사억제 패턴을 활용하는 것을 시작하였습니다.

   어린이는 지지를 받지 않고 조절되어 있지 않은 곳에서 활발하게 움직일 수 있었습니다. 이 때문에, 오늘날도 우리들은 이와 같이 대처하고 있습니다. 유감스럽게도 상당한 과다긴장에 이환된 상태에서 어린이에게 필요한 억제를 고려함이 없이 과잉의 치료가 이루어지고 있는 것도 사실입니다.

   물론 아직 경직이 발병되지 않은 영 · 유아에게는 이 치료법은 잘 작용할 것입니다. 당시는 중력에 대항하여 몸을 일으키는 평형반응과 그 도입이 의미하는 바를 아직 인식하고 있지 않았습니다.

4. 영 · 유아와 어린이에게는 잘 작동하는 바로잡기 반응 도입에 막다르고 있었습니다. 앉은 자세나 손을 사용하는 장면이 되면, 일어나는 것이나 보행과 마찬가지로 균형이 요구됩니다. 어린이가

균형을 잡을 수 없어 넘어짐을 두려워하고 있으면, 운동의 질이 저하하여 긴장이 높아진다는 것을 알게 되었습니다.

발달에서 바로잡기 반응과 평형반응의 원활한 옮겨감을 인식하고 있지 않았습니다.

어린이는 넘어짐만이 아니라 운동에 대해서도 불안감을 갖고 있습니다.

우리들은 조금씩 우리들의 손을 어린이로부터 멀리 해가는 필요성을 학습하였습니다. 이것은, 자발적으로 운동과 균형을 조절하는 가능성을 어린이에게 주게 됩니다. 경축이나 경직이 움직임을 방해하였을 때에는 억제로 바뀌는 일도 있었습니다. 이것은 치료사와 어린이의 상호적인 관계로 결부되어 갔습니다.

우리들이 지금도 기대하고 있는 것은, 치료에서 얻은 것을 어린이가 자택이나 학교에서의 일상 활동에도 활용하는 것입니다. 그러나 이것은 아직 충분히 실행되고 있지 않습니다. 어린이와 부모는 치료를 훈련이라 간주하고 그 기능적인 의미를 인식하고 있지 않기 때문입니다. 실생활에서 치료내용을 실행한다는 이해가 아직도 결여되어 있습니다.

5. 차츰 기능적으로 활동하기 위해 더 직접적인 훈련을 치료에서 실행할 필요성을 느끼게 되었습니다. 이러한 입장에서 오늘날에도 일일 학습을 계속하고 있습니다. 우리들은 시스템화가 된 개개의 기능에 대한 준비를 치료에 추가하였습니다. 이러한 것은 근육긴장의 정상화와 바로잡기 반응 및 평형반응의 도입이 간접적, 또는 필연적으로 기능적으로 운동하는 것에 결부되기 때문입니다.

페퇴(Petö)와 그의 기능적 운동패턴의 활용법에 대해서 많은 것을 학습하였습니다. 터득해야 할 기능이나, 어린이에게 무엇이 곤란하고 무엇이 발달을 방해하고 있는지 확인하기 위해, 진단내용을 근본적으로 분석하는 것의 필요성을 인식하였습니다. 치료에서는 어린이가 기능적 상황 즉, 자택이나 학교에서 일어날 수 있는 상황에서 치료를 받는 것에 중점을 두었습니다. 그들이 치료에서 학습한 것을 실생활에서도 실행할 수 있도록 하기 위해서입니다. 가능한 어린이가 자택에서 실제로 보는 가구를 사용하였습니다. 그들이 불행하게도 휠체어에 앉지 않으면 안 되는 것이라면, 휠체어에서의 치료도 일부 실시하였습니다. 그것은 베이비 카, 침대, 변기, 삼륜차 등 다양한 것에도 마찬가지로 적응하였습니다. 우리들은 보조 장구와 같은 물건은 처방하지 않고 우선 이용 가능한지 어떤지를 조사하였습니다. 부모에게 구입을 권유하거나 단념시키거나 하기 전에 어린이에 그것들과 함께 치료를 시술한 것입니다.

우리들은 어린이를 마루나 책상에서 놀게 하면서 치료하고 엎드려 누운 자세보다는, 폄을 유지하기 위해 선 자세에서 실행하였습니다. 또한 앉은 자세나 선 자세보다는, 앉는 동작, 일어서는 동작에 중점을 두었습니다. 이 기능적 상황에서 치료는 억제와 운동촉진을 조합하여 도입하였습니다. 기능적 이용법과 별로 관계가 없는 "훈련"에 고집해야 할 것은 아니기 때문입니다.

6. 마찬가지로 우리들의 진단내용이나 치료계획도 크게 변경하였습니다. 치료를 위해 어린이의 의복을 벗기는 것을 중지하고, 즉시, 바로 누운 자세나 엎드려 누운 자세, 앉은 자세의 자세를 취하도록 하였습니다. 긴장성반사가 아니라 과다긴장 패턴을 검사합니다.

우선, 어린이와 어머니가 진료실에 들어오면 관찰을 시작합니다. 어린이의 기능 즉, 앉은 자세, 달리기, 말하기, 놀이를 관찰합니다. 이들의 능력을 확인한 후, 결여되어 있는 질이나 능력의 이유를 탐지합니다. 어린이의 자세 · 운동패턴, 벌린 입, 군침, 사시, 의사소통의 어려움, 손을 움직이는 방법 등도 관찰합니다.

그 후, 어린이를 움직이면서 긴장(tone)과 변화를 검사(감지)합니다. 이것은 어머니의 무릎 위에서도, 마루 위, 의자 위, 선 자세 때, 보행할 때에도 가능합니다. 그리고 자세반응을 검사합니다. 이것은 머리나 몸통의 조절, 팔로 몸을 지지하는 것, 물건을 잡고 떼어 놓는 것, 물건이나 어머니를 잡는 것, 중력에 대항하여 움직일 때에 균형을 조절하는 것에 의해서 움직임(움직여지는 것)에 적응하고 있는가 라는 것이다. 이와 같이 하여, 구축(contracture)의 우려가 있는지, 또는 이미 구축을 나타내고 있는지를 조사합니다.

우리들은 질환의 원인에 단계적으로 대처하기 전에 그들의 기능수준을 전달하기로 하고 있습니다. 어쩌면 엎드려 누운 자세나 바로 누운 자세, 회전, 또는 앉은 자세에서는 최종적으로 치료를 시작할지도 모르지만, 최초의 소개 때에 이것은 시작하지 않습니다. 치료의 주된 목적은 무엇인가, 우리들의 주의를 필요로 하는 것은 무엇인가, 그리고 무엇보다도 어린이가 필요로 하고 있는 것은 무엇인가를 우선 결정하는 것입니다. 수많은 문제의 공통점이 되는 주된 문제를 찾아냅니다. 그렇게 하면 무엇을 억제하고 촉진해야 하는지, 무엇을 보호하고 무엇을 피해야 하는지를 알게 됩니다.

이와 같이, 많은 것을 학습하고 계속 변경할 때에도 근저에 있는 개념은 변화하여 있지 않다는 것을 유념해두어야 합니다.

우리들에게는 마치 하나의 카펫 위에서 가족 전원이 일하고 있는 것처럼 보입니다. 중심부에서 시작되고 모든 방향을 향해서 방사선 모양으로 확산하여 가는 것입니다.

어느 치료사도 이제까지의 경험이나 인격에 따라서 다양한 방법을 갖고 있습니다. 이러한 것은 좋은 일이고 창조적입니다. 그러나 우리들 전원이 같은 개념에 기초하여 치료를 구성하고 있는 것입니다. 이 개념은 확산을 갖고 공개적이기 때문에 거듭 학습하고 학술연구의 계속적인 발전이나 임상규범의 변경에조차 따를 수 있는 것입니다.

이 강연에서 베르타 보바스는 뇌성운동장애를 가진 어린이의 치료를 증거로 삼았다. 그녀의 제안은 그대로 성인치료의 상황에 적용할 수 있다.

보바스 부부는 1991년에 타계하기 직전까지는 활동적이었다. 차츰 그 영향이 적어지기는 하였지만 그들의 개념은 더욱 발전에 영향을 주고 또한 관심을 갖고 있었다.

베르타 보바스가 다섯 번째, 여섯 번째에 언급한 것은, 그녀의 교육을 받은 지도교사, 특히 메리 린치(Mary Lynch)에 의해서 신경질환을 가진 성인에 대한 치료에 관해서 더욱 발전하였다.

반사검사가 아니라, 활동할 때의 자세와 운동 패턴을 관찰하는 것의 근본적인 분석은 상세하게 연구된 정상운동과 비교된다.

환자는 무엇을 혼자서 할 수 있고, 약간의 도움을 받으면 무엇을 할 수 있는 것일까?

환자는 어떻게 정상운동으로부터 일탈하고 있는 것일까? 운동패턴에서 어떤 활동, 구성요소, 질이 신경근육에 의한 활동인 것일까?

이 질문에 대한 회답은 치료의 가설, 목적을 정하는 것, 치료계획, 치료의 진전, 또는 결과가 나오지 않는 것에 대한 조절로 연결된다.

"개개의 기능을 위한, 자세긴장에 시스템화 된 근육조직의 가동화(mobilization)"는 함께 일어난다. 이것은 베르타 보바스가 의식하지 않고 사용하고 있었던 것이기도 하다. 메리 린치는 이 경험을 개념의 틀 안에서, 시스템화가 된 치료기술로 정리하였다.

그녀는 핵심점, 또는 자세세트(postural sets)의 분석, 치료법의 시스템화를 하여, 용이하게 학습할 수 있도록 진력한 사람이기도 하다. 정상상태에 상응하는 모든 핵심점의 정렬(alignment)을 고려하면서 조기에 많이 동적으로 대처하였다.

이전과 변함이 없이 보조수단이나 보조기구는 조금 적게 사용되고 있다. 이것은 항상 일시적인 것이라 간주되고, 또한 인공적인 보조수단을 이용하지 않는 가능성을 향해서 노력하고 있다.

표 1.1 보바스 개념의 탄생 시부터의 변천

마비 쪽의 치료	몸통과 마비 쪽의 치료	몸통과 좌 · 우 양반신 (마비 쪽이 약간 많은)의 치료
반사가 억제된 부위	반사가 억제된 운동패턴	자세긴장의 정상화를 위한 패턴, 과다긴장의 근육조직을 신장하기 위한 자세패턴과 조합되는 일도 많다.
신경생리학 : 독립한 비대칭성 긴장성목반사(ATNR)와 대칭성긴장성목반사(STNR)가 존재한다.	의심 : 우리가 실제로 보는 증상은 독립된 반사는 아니다. 그러나 그렇다면 실제로 보고 있는 것은 무엇일까?	우리들이 실제로 보고 지각하는 증상은 과다긴장을 한 근육연쇄이다.
바로 누운 자세, 옆으로 누운 자세, 앉은 자세에서의 경직 패턴에 대해서 시종일관해서 사용되는 무의식적인 체위.	차츰 정상적인 자세패턴에서 개개의 체위	핵심점의 위치, "자세 세트"의 창조 (개개의 긴장상황에 대한 긍정적인 영향을 주기 위한 핵심점을 사용한다).
항상 먼쪽부분에서부터 치료를 시작 : 팔다리, 팔꿈치 · 무릎, 경우에 따라서는 어깨, 허리	항상 몸쪽부분에서부터 치료를 시작 : "몸통"의 발견	치료의 시작은 주된 문제부터 결정, 먼쪽부분 · 몸쪽부분 어느 쪽으로부터도 있을 수 있다.
치료사는 증상이 더 중증인 쪽부터 치료를 시작.	치료사는 그것과는 반대쪽으로부터도 치료를 시작하는 경우도 있다.	치료사는 환자의 문제에 대해서 가장 효과를 기대할 수 있는 쪽부터 다룬다. 마비 쪽인 경우가 약간 많다.
신경생리학 : 뇌는 근육을 인식하지 않고 있고 운동패턴만 인식하고 있다.	새로운 연구에 따르면, 중추신경계는 근육을 인식한다. 치료에서 의문도 발생하였다. 개개의 근육에 대한 영향은 긍정적인 효과를 만들어내고 있는가?	연합반응이 일어난 중추신경계의 정보는 근육의 해부학적 구조를 변화시킨다. 근육은 근육원섬유마디(근절, sarcomere)를 상실한다. 치료는 그것을 이해한 다음에 실행하여야 한다.
치료 : 항상 운동패턴에서 핵심점의 촉진.	운동패턴에서의 핵심점의 촉진을 선택적 운동의 촉진과 함께 실행한다.	근육조직의 억제적 · 촉진적 가동화 (mobilization)기술을 사용한 핵심점 및 개개의 근육에 대한 촉진.
지지기저면이 자세긴장에 미치는 영향은 거의 분석되어 있지 않았다.	지지기저면의 크기의 영향에 대한 분석	지지기저면의 크기, 지속성, 안정성에 의한 영향의 중요성이 차츰 인식되어 치료에서 중요시되었다.
주로 양손을 깍지 낀 치료 : 바로 누운 자세; 기립, 앉을 때, 보행할 때	양손은 별로 깍지 끼어지지 않고 차츰 정상적인 위치로 유지되었다. 예를 들면, 일어설 때에도 양쪽으로 아래로 처져 있다.	양손은 특별한 경우에만 깍지 끼어졌다. 예를 들면, 환자가 자택에서 혼자서 실행하지 않으면 안 되는 것 같은 때를 위한 훈련에서.

표 1.1 계속

마비 쪽의 치료	몸통과 마비 쪽의 치료	몸통과 좌 · 우 양반신 (마비 쪽이 약간 많은)의 치료
연합반응 억제	연합반응의 관찰과 분석 : 경증, 중등도, 중증의 분류	연합반응을 중추신경계의 가소성 재편성의 징후로서 관찰. 특히 급성기 머리외상 환자에 해당된다.
핵심점으로부터 정상운동의 촉진. 다양한 "두드림"에 의해서 낮은 긴장으로부터 필요해지는 긴장을 구축.	핵심점으로부터 정상적인 운동의 촉진. 지지기저면의 감소에 의해서 낮은 긴장으로부터 필요해지는 긴장을 구축.	지지기저면을 감소시켜 전체적인 자극을 이용하고 선택적 긴장의 구축을 위해 개개의 수용기를 자극한다. 낮은 긴장의 근육조직에 (선택적) 긴장구축을 달성하기 위해 필요해지는 자극에 따라서 중증, 중등도, 경증으로 낮은 긴장을 분류.

위의 **표 1.1**은 보바스 개념의 시작부터 변화를 요약하고 있다.

마지막으로 조금 더 인용하려고 한다. 이것들은 애초부터 매우 인상적이고, 현재도 역시 나의 머릿속에 남아있는 문장이고, 특히 어려운 치료 상황에 있을 때 생각이 난다.

베르타 보바스 :

"우리들은 정기적으로 치료하는 환자로부터 많은 것을 학습합니다." 이러한 이유로부터 어떤 치료사, 그리고 특히 지도교사는 정기적으로 환자와 실행적으로 대처해야 한다. 환자야말로 참된 교사인 것이다. 그들로부터 무엇을 학습할 수 있는지를 보바스 과정에서 인식할 수 있다.

"당신이 보고 있는 것을 보시오. 그리고, 당신이 보고 있다고 생각하고 있는 것에 보는 것을 중지하시오." 이러한 것으로부터, 나는 "경직의 자세 및 운동패턴"에 대해서 가르치는 것을 수년전부터 그만 두고, "정상운동"과 개개의 환자가 실행하는 비정상 운동을 분석하기 위한 관찰과 촉진(palpation)을 하는 것을 가르치고 있다.

이른바 "보바스 공(Bobath ball)"에 대해서 베르타 보바스는 다음과 같이 언급하고 있다. "보바스 공"이 아니라 비치볼(beach ball)의 하나입니다. 무엇이 보바스 공인 것으로 하고 있는가 하면 당신이 공(ball)으로 하고 있다는 것입니다.

이것은 보바스 치료테이블에 대해서도 말할 수 있다. 높이를 조절할 수 있는 치료테이블의 길이와 폭이 보바스 치료테이블로 하고 있는 것이 아니라, 우리들 치료사가 환자에게 이 치료테이블의 위, 또는 치료테이블을 사용하여 하고 있는 것이 보바스 치료테이블로 하고 있는 것이다.

"환자의 증상이 좋아진다면 우리들도 무언가를 바꾸지 않으면 안 됩니다. 증상에 변화가 없어도 우리들은 무언가를 바꾸지 않으면 안 됩니다. 환자의 증상이 악화하면 긴급하게 무언가를 바꿔야 합니다." shaping은 수년 전의 발명이 아니라, 환자의 현재 변화하는 능력에 요구되는, 적응의 필요성이다. 베르타 보바스는 항상 생각하고, 분석하고, 새로운 아이디어를 시험하는 한 사람의 치료사였다. 그녀에게 있어서 어떠한 치료도, 신념을 갖고 문제해결에 대처해야 할 상황이었다. 숙고를 거듭하여 분석하고, 시험하였을 때에만, 환자가 직면한 문제의 해결이 존재하는 것이다.

용어해설

개념 (concept)

기술이나 방법과 달리 개념은 더 광범위한 것이다. 보바스는 그들의 발전을 개념이라 이름 붙였으나, 그것은 그들의 치료지도의 기본방침이 환자의 재활 모두의 진단과 치료를 의미하기 때문이다. "도수치료(manual therapy)", "트레드밀 훈련", "반복훈련", "마비 쪽 팔의 집중훈련 프로그램(CIT)"이라는 특수한 치료기술은 개념에 이미 존재하고 있는 것이 아니면 개념에 용이하게 융합할 수 있다(Viebrcok 2008년).

경직 (spasticity)

- 세계보건기구(WHO)에 의한 정의 : 수동적 운동에 대한 속도의존성을 가진 저항.
- Lance에 의한 정의(1983년) : 억제조절의 결여에서의 중추신경계의 가소적인 재편성.
- Wiesendanger에 의한 정의(1991년) : 경직은 하나의 운동장애이며, 척수에 대한 척주상의 조절을 불완전하게, 또는 완전히 상실하는 것에 대한 반응으로서 단계적으로 발전해가는 장애이다. 이것은 운동단위가 변화한 활동패턴에 의해서 특징지어진다. 감각신호나 중추신호에 반응하거나 동시수축, 전체적 운동, 비정상적인 자세패턴을 초래하거나 한다.

임상관찰과 거기서부터 유도되는 결론으로서, 액틴(actin) · 미오신(myosin)의 불일치한 근육 · 근육사이 활성화에 의해서, 근섬유가 파고들어 근육의 단축으로 연결된다. 이 단축에 눈금을 새길 수는 없다. 이 때문에, 적응한 힘을 만들어낼 수 없어 수축 후의 원심성 근육수축은 발생하지 않는다.

고유수용기 조절 (proprioceptive control)

신체의 내부에서부터 자극을 선택적으로 받아들이고, 통합하여 응답하는 능력.

고정 (fixation)

작용근의 명확한 흥분과, 이것에 따른 대항근의 최소한 흥분 및 큰 억제에 의한 근육조직의 활동. 낮은 신경생리학적 수준에서의 상반신경 지배.

관리 (management)

장애나 손상을 다루는 방법을 말한다. 예로, 환자가 이동(transfer)에 열중할 때, 극히 약간의 도움만으로 충분히 자기가 실행할 수 있는(치료), 또는 더 중증 장애의 경우는 보조자, 경우에 따라서는 보조기구의 이용에 의해서, 관리에 상응하는 형태로 실시하는 것.

구심성 근육수축 (concentric muscle contraction)

가는근육미세섬유(actin filament)와 굵은근육미세섬유(myosin filament)가 조합되는 것에 의한 협응된 활동. 근육이 단축되면서 긴장이 증가하는 현상.

균형

정중위치(전방, 후방, 오른쪽 방향, 왼쪽 방향)와 지지기저면에 관련된 인간의 신체의 체중의 일부의 균형을 말한다. 정중위치의 양쪽에 같은 양의 단위(unit) = 무게가 있으면 균형이 생긴다.

근력

중력이나 저항에 대항하여 일해야 하는 근육긴장의 양.

기능 (function)

하나하나의 신체 부위에 의한 운동패턴이 목적을 정하고, 공간과 시간을 조합하여 실행하는 공동작업. 이와 같이 기능을 정의할 수 있다. 그러나 하나의 관절의 정상적인 가동성에 한정할 수도 있다. 이 두 가지 의견은 전자의 정의를 주로 지지하는 물리치료사와, 후자의 정의를 사용하는 작업치료사 사이에서 오해를 야기하는 일이 흔히 있다. ICF (아래 참조)의 술어모음집은 내가 생각하는 상황을 설명해준다. 국제적으로는 최초의 정의가 활동, 행동, 또는 개입이라는 말과 함께 사용되고 있다. 전문 용어로서의 기능은 조직의 행동으로서 간주된다.

기준점 (reference point)

인간의 신체의 안정된 부분에서 그것에 대해서, 또는 그 부근에서 하나의 또는 많은 별개의 부위에 의한 운동이 일어나고 있는 부위.

긴장 (tone)

운동단위의 동원에 의해서 존재한다. 모든 근육의 기본 긴장, 이른바 준비상태(readiness)가 존재한다. 운동을 수행하기 위해 감각운동 목적에 따라서 긴장(tone)은 작용근, 대항근, 협동근에서 단계적으로 정합되면서 구축되어 가야 한다.

정상적인 자세긴장은 중력에 대해서 작용하기에는 충분히 높고, 또한 동시에 운동을 허용하는 정도로 낮은 것이다(B. Bobath).

중력에 대한, 또는 지지기저면 · 지지하고 있는 면에 대한 반응에서 긴장(tone)은 다양하다.

대항근 (antagonist)

작용근에 반응하여 적응하는 근육. 원심적으로 근육수축을 함으로써 작용근이 짧아지는 것을 가능케 하고, 구심적인 근육수축에 의해서 작용근의 신장을 촉진한다. 대항근은 작용근보다 항상 낮은 긴장을 갖는다.

동작

공간적, 시간적으로 조합된 연속하여 또는 동시에 실행되는 운동패턴이며, 사전에 계획한 목적으로 달성하는 데에 도움이 된다. 운동(앞에서 언급)과 기능(앞에서 언급)에서는 신경생리학적 기능을 필요로 하지 않지만, 한편, 계획을 세우는 것, 동작의 실행이나 조절, 예를 들면, 주의력, 계획, 사고, 집중, 공간적 · 시간적 방향부여, 인식력과 실행에서 필요해진다.

바로잡기 반응 (righting reaction)

- 체중이동에 따른 패턴에서 선택적 운동의 연속성.
- 머리, 몸통, 팔다리에 의해서 능동적으로 실행되는 운동. 그 목적은 큰 체중이동 때에 일어나는 불균형을 대항하는 힘을 갖고, 균형을 잡는 것에 있다. 바로잡기 반응의 요소는 수의적으로 실행하는 것이 가능하다.

보바스 개념

개념(앞에서 언급)의 정의는 기술(technique)이나 방법(method)과는 반대의 정의이다. 보바스 개념은 비정상적인 활동의 억제, 운동단위 동원의 촉진, 그리고 핵심점(key point)의 운용을 통해서 정상운동으로의 단서를 새로이 만드는 것에 의거하고 있다.

보바스 개념은 하나의 문제해결 전략이며, 이것은 중추신경계의 손상에 의해서, 기능이나 운동, 긴장에 장애가 있는 사람들의 평가와 치료를 의미한다(IBITA 2000년). 치료의 목적은 촉진에 의한 자세조절과, 선택적 운동의 개선을 거쳐 기능적 행동 모두의 최적화이다.

- 표준의 분석
- 표준으로부터의 일탈을 분석
- 정상 또는 더 정상으로 하는 새로운 단서 즉, 효율적 운동을 가능케 하는 수단인 치료기술의 적절한 이용. 이것은, 환자 고유의 정상운동에 근접시키는 운동의 실현을 향해서, 신경계의 새로운 조립에 의한 학습보존이라고도 할 수 있다.

• 실시한 치료기술의 효과분석

보호 폄 반응

팔 또는 다리에 의해서 지지하려고 하는 능동적 운동. 이 지지기저면의 확대는 그 전에 나타난 신속하고 명확한 체중이동의 같은 방향으로 발생한다. 보호 폄 반응은 지지기저면이 존재하는 한, 효율적이라는 이유에 의해서 팔다리의 바로잡기 반응보다 우선된다. 보호 폄 반응의 요소는 수의적으로 실행되는 것이 가능하다.

상반신경 지배 (reciprocal innervation)

상반이란 "반대의", "정반대의"라는 의미이다. 상반신경 지배란 신체의 일부 또는 근육의 상반되는 신경 지배를 의미한다. 상반신경 지배는 운동의 공간적 · 시간적 조절을 위해 작용근과 대항근이 서로 협응하는 조절이고, 그때마다 협동근에 의해서 보완된다.

선택적 운동

작용근, 대항근, 그리고 그것에 따른 협동근의 활동이고, 주변의 관절을 동시에 안정시키면서 하나 또는 두 개의 관절의 운동을 유도하는 것.

소거현상 (phenomenon of extinction)

신체의 양 반신에 동시에 자극을 주면, 마비 쪽의 자극이 더 지각되기 어려운 즉, 반응도 없는 것. 마비 쪽에만 자극을 준 경우는 반대로 지각되고, 경우에 따라서는 방해를 받으면서도 반응한다.

수의운동

수의운동을 실행하는 것은 내외환경에서의 연속된 의식을 필요로 하고, 운동계획, 전략, 대뇌겉질에서부터 근골격계로 영향을 주는 축삭접촉도 필요하다(Morecraft, Van Hoesen 1996년). 신규의 동작은 아직 적절히 조절되어 있지 않은 자세긴장에 의해서 실행된다. 수행은 겉질 조절이 필요하다는 것으로부터 비교적 느린 것으로 된다.

신경세포군

하나의 선택적 운동, 또는 운동패턴을 실행하기 위해 흥분하는 신경세포의 그룹화. 생명유지에 공헌하는 운동패턴(호흡, 삼킴, 깜빡임, 평형반응, 전진)은, 태어날 때부터 있는 신경세포군에 의해서 일어난다. 항상 반복되는 수의운동은 새로운 신경세포군을 만들어내는 것이 가능하다(자율화운동, 앞에서 언급). 중추 패턴발생기(central pattern gene rator)는 태어날 때부터 있는 신경세포군이지만, 모든 신경세포군이 하나의 중추패턴 발생기는 아니다.

신체 중력중심(무게중심) · 질량중심 (body center of gravity/center of mass)

신체에서 생물물리학적으로 산출된 중력의 영향이 집중하여 있는 점. 전신에서 이 점은 두 번째의 엉치뼈(S2)에 있다. 엉덩뼈능선(장골능)에서부터 머리뼈(두개)로 즉, 몸통, 팔이음뼈, 팔, 머리에로 본 경우, 질량중심이 Th8에 존재하고 있다(Plas 외, 1984년). 팔의 질량중심은 팔꿈치, 다리의 질량중심은 넙다리뼈 관절융기부분이다.

안정성 (stability)

높은 수준에서의 상반신경 지배를 동반하는 근육조직의 활성화. 같은 긴장도에서 작용근과 대항근이 서로 수축하고 있으나, 눈에 보이는 분명한 운동으로는 되지 않는 것을 말한다. 안정성은 자세로 연결된다. "자세를 유지하는 것은 최소한의 진폭에서의 운동이다"(Paeth Rohlfs 1996년).

연합반응 (associated reaction)

• 개개의 억제되어 있는 조절을 웃도는 자극에 대한 중추신경계의 회답에 해당한다(Lance 1982년).

- 뇌 안과 척수 신경세포 결합이 변화한 후에 나타나는 근육의 활동. 근육조직의 무의식적인 부담 변화를 강화하는 일도 있다. 반복하여 나타나는 것에 의해서, 환자는 과다긴장의 패턴을 학습한다. 이것에 의해서 근육조직의 지속적 변화나 경직에 작용하는 일이 있다(Lynch 1998년).

운동

근육조직의 활성화에 의해서 성립되고, 공간에 상대하면서, 관절이나 몸의 부위가 눈에 보이고 3차원으로 변화한다. 선택적 또는 운동패턴의 연속에 의해서 실행된다.

운동성

작용근을 수축시키고 대항근을 펴지게 하는, 또한 그 반대를 야기하는 상반신경 지배에 의해서 근육조직이 활동하는 것. 이것은 운동이 성립한다는 것을 의미한다.

운동의 일으킴

운동패턴을 시작시키고 종료시키는, 또는 그 반대도 가능한 핵심점이 운동의 일으킴으로 간주되고 있다. 팔꿈치나 무릎이 팔이나 다리의 굽힘 패턴인 폄 패턴을 유도하여 실행하고 종료시킨다. 머리는 몸통의 운동패턴을 유도하는 일이 많다.

운동치료

의학적 치료형식. 개개의 기능장애나 전체의 상태의 개선을 위해 인간의 신체가 지향하는 운동을 조작하는 것.

원심성 근육수축 (eccentric muscle contraction)

가는근육미세섬유(actin filament)와 굵은근육미세섬유(myosin filament)에 의한 활동. 이것이 외부로부터 작용하는 힘(대항근에 의한 구심성근육수축이나 중력)에 의해서 서로 잡아당겨져 조절하면서 활동한다. 이것을 통해서 긴장을 발생시키면서 최종적으로는 이완으로 연결되는 근육신장이 발생한다.

유지 (holding)

자세긴장을 검사하기 위한 테스트. 하나의 신체부위가 움직여지고, 요구에 따라서 수의적으로 어떤 결정된 자세로 유지해야 한다. 체공(placing)(앞에서 언급)과 혼동하지 않도록 주의가 필요하다.

자세 세트 (postural set) · 정렬의 핵심점 (key point of alignment)

라틴어인 postura가 자세를 의미하고, 영어의 set가 개개의 부위가 함께 하여 하나의 전체를 구축한다는 의미가 된다. 상호적인, 또한 지지기저면에 관련된 핵심점의 자세이며, 이것은 자세긴장의 질에 영향을 준다. 즉, 굽힘근 긴장(tone) 또는 폄근 긴장의 우위성이다.

자율운동

신경세포군의 활성화에 의해서 실행되는 경제적이고 빠른 운동. 이 신경세포군은 이른바 "중추패턴발생기(central pattern generator)"이다. 일단 활발해지면 항상 자율적으로 발생시킨다.

자율화된 운동

전에 수의적으로 실행된 운동이며, 몇 번이나 반복됨으로써 신경세포군의 지속적인 생성을 촉진하고, 이 때문에 신속하고 겉질의 주의를 필요로 하지 않고 실행된다. 그러나 겉질의 이니셔티브는 필요하다. 운동의 자율화는 운동의 효율화와 가속으로 연결된다.

작용근 (agonist)

중력의 작용을 조절하는 근육. 중력에 대해서

구심적으로 작용하고, 중력의 작용에 대해서 원심적 제동(brake)을 건다. 작용근은 대항근(앞에서 언급)보다도 높은 긴장을 갖고 있다.

재활 (rehabilitation)

환자나 신체장애인의 신체적, 정신적 기능과 능력을 회복하는 것을 목적으로 한 모든 처치. 의학적, 직업적, 그리고 사회적 재활에 상응하여 구분 사용을 한다(Pschyrembel).

"인생은 운동이며 운동은 인생이다." 신체적으로만이 아니라, 정신적으로도 운동은 재활의 토대이다.

정교한 운동

손이나 손가락 등 신체의 작은 부위의 운동. 이 정의의 반대가 되는 것이 투박하고 큰 운동(앞에서 언급)이다. 나의 생각으로는 어느 쪽 정의도 시대에 뒤떨어져 있다.

신체의 모든 운동은 정교한 운동이며 운동단위의 선택적 동원에 기초하고 있다. 이것은 모두 운동패턴으로 조절된다. 동시에 많은 선택적 운동이 일어나는 것을 투박하고 큰 운동의 정의와 동일시해서는 안 된다. 왜냐하면, 자극 지배는 완전히 섬세한 것으로서 간주해야 하기 때문이다. 정교한 운동의 예로, 몸통의 평형반응이나 손가락의 움직임을 통제하는 것, 말하기나 삼킴 등을 열거할 수 있다.

정렬 (alignment)

자세를 유지하고 운동하는 동안 관절의 모든 구조의 위치(뼈, 연골, 피막, 관절윤활액, 인대, 힘줄, 근육, 모든 수용기). 운동의 어느 시점에서도 분명한 정렬을 나타낸다. 정렬은 동적인 것으로 이해된다.

정상자세 조절기전

현재, 운동학적 조절에 대해서 많은 것이 이야기되고 있다. 자세조절 기전이라는 정의는 카렐 보바스에 의해서 1950년에 도입되었다. 이것은 말초신경을 포함하는 중추신경계, 근육 시스템, 수용기의 유의어로서 이해된다. 정상자세 조절기전의 요소는 감수성, 정상자세 긴장, 정상적인 상반신경 지배, 정상적인 공간적 · 시간적 협응이다.

조절의 핵심점 (key point of control)

조절의 핵심점(key "point")이라는 개념은 베르타 보바스에 의해서 의미를 따라서 사용되었다. 의미된 것은 신체의 특정 영역이며, 거기서부터 자세긴장이 조절되어 영향을 받는다. 수용기의 특별한 밀도를 나타내는 신체의 구역이다(Paeth Rohlfs 1997년).

중추 세트 (central set)

신경세포군의 항목에서는 어떻게, 무엇 때문에 신경세포 집단이 형성되는지를 언급한다. 그러나 하나의 행동은 운동에 의해서만 실시되는 것은 아니다. 행동에는 일부는 기억으로부터도 기인하는 필요한 피드포워드로서의 모든 외재적 · 내재적 정보가 속하여 있다. 현재의 시각적, 청각적, 후각적 정보도 자세 · 운동기관의 상황에 대한 고유수용성 · 외수용성 정보와 마찬가지로 편입된다.

중추 패턴발생기 (central pattern generator, CPG)

선천적으로 척수와 뇌줄기에 구축된 신경회로망(neuron network)(신경세포군)이다. 기능적 목적을 달성하기 위해 반복 동적 활동을 지지한다.

지지기저면 (base of support) · 지지하고 있는 면

지지기저면이란 체중을 맡길 수 있는 면이다. 지지하고 있는 면이란 실제로 체중을 맡기고 있는 면, 접촉면이다.

체공 (placing)
자세긴장 검사를 위한 테스트. 신체의 부위가 움직여질 때에 가볍게 또는 저항에 대항하도록 움직이는지 어떤지를 관찰한다. 그 후, 부위는 자율적으로 하나의 정해진 위치에서 유지되어야 한다. 지지(holding)와는 달리, 유지(maintain)할 때에 구두나 제스처에 의한 요청은 없다.

촉진 (facilitation)
촉진이란 학습과정을 말한다. 환자와 치료사의 상호작용은 기능을 가능케 하고 용이하게 한다(IBITA 1997년). 활동이나 과정을 용이하게 하기 위해 자극(입력, input)을 준다.

총 패턴 (total pattern)
작용근, 대항근, 이것에 따른 협동근의 활동. 팔 다리 또는 몸통의 모든 관절의 움직임을 유도한다. 이것은 무거운 물체를 들어 올릴 때, 등의 큰 힘을 발휘할 때에 필요하다. 총 패턴의 시작은 힘을 발휘한 후 바로 해소되고, 분리되고, 세분화되며, 더욱 운동을 다시 선택하여 실행할 수 있을 때는, 정상이라 간주된다. 그리고 다음의 경우에는 비정상이라 간주된다. a. 약간의 힘이 요구되는 활동으로 일어난다. b. 힘의 발휘 후에 바로 선택적 운동을 실행할 수 없는 경우. 즉, 총 패턴이 다시 분리되지 않고 세분화되는 일도 없을 때.

치료, 물리치료
신경 시스템의 다양한 영역에 도달하는 외수용성 자극과, 고유수용성 자극을 제공하는 물리치료에 의해서 생리학적 · 해부학적 변화를 목적으로 한다고 생각되고 있다.
- 생리학적 변화란 신경세포의 수용성의 변화, 신경전달물질의 방출변화를 의미한다.
- 해부학적 변화란 활동하고 있지 않은 연접(synapse)의 활성화, 신경세포 결합의 변화를 의미한다. 치료와 관리는 치료에 있어서 정확한 균형 하에 사용되어야 한다.

투박하고 큰 운동 (gross motor)
신체의 큰 부위에 의한 운동. 예를 들면, 전체 몸통이나 팔, 다리(저자에 의한 주석 : 이전의 운동이라는 정의에 대한 시대에 뒤떨어진 개념. "정교한 운동"을 참조)

팔의 보호반응
갑작스런 물체를 팔에 의해서 방어하려는 방어운동.

패턴
적응한 정렬에서 선택적 운동이 연속하는 것. 정상패턴과 비정상패턴을 구별할 수 있다.
- 정상패턴 : 조합된 선택적 운동. 수의적으로 연결시키거나 변화시키거나 할 수 있다.
- 비정상패턴 : 항상, 같은 요소가 조합되어 다양화는 거의 불가능하다. 비정상패턴은 한 사람의 환자에 있어서 정해진 형태가 있으나, 그것은 한 사람, 한 사람의 환자에 따라서 다르다.

평형반응
- 근육조직의 능동적으로 일어나는 미세한 긴장변화. 최소한의 체중이동에서 조차 약간의 불균형을 초래하지만, 이것을 항력에 의해서 조정하려고 한다.
- 중력과 체중이동의 작용에 대한 반응으로 일어나는 자세긴장의 능동조절.
- 평형반응은 기능적이고 하나의 자세에서의 정렬 유지에 공헌한다. 수의적으로 실행할 수는 없다.

피드백 (feedback)
운동을 실행해가는 가운데 중추신경계는 수용기의 상태변화에 대한 정보를 입수한다. 이 피드백이 중추신경계가 운동을 계속하는가, 변경, 정정, 또는 종료하는가를 조절하는 데에 사용된다.

피드포워드 (feedforward)

"중추신경계는 어느 시점에서도 신체 근육조직의 상태를 반영한다."(이른바 회로규칙 Magnus 1924년). 이것은 어느 시점에서도 변화를 인식한 수용기의 상태가 중추신경계에 전달된다는 것을 의미한다. 이 정보는 자세의 변화나 운동을 준비를 출력(output)값으로서 중추신경계에 상용되고, 이른바 선행동반성 자세조절, 예측되는 체중의 이동 때에, 중력중심이 상실되는 일이 없도록, 사전에 평형을 유지하게 준비하는 것의 근저로 되어 있다. "신체 근육조직은 어느 시점에 있어서도 중추신경계의 상태를 반영한다." 이것은 환자의 신체 지지(holding)나 운동에 의해서, 중추신경계의 활발 상태가 귀납적으로 추리된다는 것을 의미한다.

협동근 (synergist)

작용근과 대항근을 보호하는 근육. 그 때마다 적응하여 구심적 또는 원심적으로 활동한다. 긴장도는 작용근 또는 대항근보다는 항상 낮다. 그러나 이것은, 작용근의 협동근 긴장 쪽이 그것에 대한 대항근의 협동근보다 높다는 것을 의미한다.

AETB *www.aetb.net*

스페인 보바스 지도교사협회. 1995년에 설립되고 성인용이나 어린이용, 또는 양쪽의 기초강좌를 수료한 물리치료사, 작업치료사, 언어치료사 등이 속해 있다.

EBTA

유럽 보바스 지도교사협회. 1994년에 설립된 뇌성운동장애를 가진 어린이를 위한 보바스 지도교사 협회.

IBITA

국제 보바스 지도교사 훈련협회. 1984년에 설립되었다. 성인의 신경질환 환자를 치료하는 보바스 지도교사 협회.

ICF

"국제생활기능분류"(International Classification of Functioning, Disability and Health).

2001년에 WHO에서 채택된 분류는 그때까지의 국제장애분류(ICIDH)를 대체하는 것이 되었다. 이것에 의해서 재활에 종사하는 사람의 공통언어로 유도되고, 그들의 상호이해가 개선되어야 한다.
우리들 물리치료사나 보바스 지도교사에 있어서 목표설정이나 치료의 틀을 용이하게 해주는 것이다.

VeBID

독일 보바스 지도교사 협회.

목차

제1장 기초지식

보바스 개념에 기초하여 환자에게 접하려면 정상운동, 특히 자세조절 기전과 평형반응에 대한 풍부한 지식이 전제가 된다. 제1장은 이 기초지식에 대해서 설명한다. 그리고 평가와 평가기록에 대해서언급한다. 평가의 기록서류의 항에서 감각과 자세긴장의 평가인 평가의 법칙적인 순환도식을 소개하고자 한다.

치료원칙을 설명할 때에는 다음의 질문에 답한다. "언제, 어떻게 치료를 시작하면 되는가? 어떻게 환자에게 접하여 갈 것인가? 통증이 발생하면 어떻게 대응하면 되는가?"

1.1 정상운동

질병에 의해서 운동장애가 야기되면 물리치료와 작업치료의 목적은 환자의 정상운동을 회복시키는 것에 있다. 골절과 같은 자세·운동기관의 질환이나 손상 후에는 거의 100% 이 목적은 달성된다. 그러나 중추신경계의 질환이나 손상에서는 완전회복의 기회는 감소하고 후유증이 남을 우려가 있다. 그럼에도 아직 물리치료사, 작업치료사는 같은 성별, 같은 연령대, 유사한 체격의 정상운동을 참고로 하여 치료결과를 그것과 대조하여 평가해야 한다.

환자 X씨와 환자 Y씨를 비교해야 한다. "이 장애의 정도에 대해서 당신은 많은 성과를 내고 있습니다."라는 것은 이해는 할 수 있어도 역시 타당하지는 않다. 치료는 올림픽경기처럼 개시되어야 한다. 환자와 치료사는 금메달을 획득하기 위해 팀으로서 출발선에 선다. 두 사람 모두 경우에 따라서는 은·동메달, 자칫하면 그 뒤로 이어지는 순위로 만족해야 한다는 것을 알고 있다. 그러나 금메달을 노린다는 기분으로 출발한다. 정상운동이 목적인 것이다.

1.1.1 정상운동이란 무엇인가?

정상운동은 존재하는 것인가? 라는 질문에 대해서 확실히 존재한다고 대답하고 싶다. 그리고 정상운동은 완전히 개별적인 것이다. 개개인이 독자적 정상운동을 갖고 있다. 그러면 환자가 손상을 입기 전에 어떻게 움직이고 있었는가를 치료사는 어떻게 해서 알 수 있는 것일까? 이것은 다음의 관찰기준을 적용함으로써 논리적으로 추론할 수 있다.

- 연령 : 27세의 사람은 72세와 다른 자세를 유지하고 움직이는 방법도 다르다. 나이를 거듭하면서 폄의 능력은 떨어져 등근 등(후만)의 자세가 많아진다.
- 성별 : 자세긴장은 남성보다 여성 쪽이 낮은 경우가 많다. 여성 쪽이 가동성(과도하게 가동적)이 있고 남성은 가동성이 적고 유연성도 낮다.
- 키 : 186㎝인 인간의 중력중심은 160㎝의 인간보다 분명히 높은 위치에 있다. 이것은 평형에 영향을 준다. 키가 큰 사람은 균형을 잡는 것이 더 어려워진다.

- 체형 :
  - 다리의 길이에 대한 몸통의 길이 : 체형은 예를 들면, 의자에서부터 일어설 때 등의 운동에 영향을 준다. 상반신이 길고 비교적 짧은 넓적다리인 사람은, 극히 약간 앞으로 구부리는 것만으로, 상반신의 중력중심을 지지기저면 즉, 발의 위로 이동할 수 있다. 이와 반대의 체형인 사람은. 상반신 중력중심을 지지기저면의 위로 이동하기 위해 발을 크게 뒤로 되돌릴 필요가 있다.
  - 골반의 폭에 대한 팔이음뼈의 폭 : 예를 들면, 앉은 자세에서 가로방향으로의 바로잡기 반응에 영향을 준다. 폭이 넓은 어깨에 좁은 골반을 가진 사람은, 상반신이 중력중심 또는 중앙 핵심점(central key point)을 옆쪽으로 체중을 이동할 때, 스스로의 지지기저면에 상당히 빨리 옮길 수 있다. 머리와 골반의 바로잡기 반응은 신속하고 확실하게 일어난다. 골반의 폭이 넓은 사람은, 지지기저면의 범위로 옮기기 전에, 상반신의 중력중심이나 중앙 핵심점이 비교적 옆쪽으로 폭 넓게 움직일 수 있다. 즉, 바로잡기 반응은 서서히 일어나고 별로 명확히는 일어나지 않으며, 머리의 반응은 골반의 바로잡기 반응보다 빠르고 현저하다.
  - 체중과 그 분배 : 무게는 항상 균등하게 분배되어 있는 것은 아니다. 상반신, 팔이음뼈, 팔에 대해서 골반이나 다리 쪽이 명백히 과잉체형 즉, 무겁다는 사람도 있다. 평형반응과 일상 운동은 그러한 상이한 체중분배에서도 차이가 있는 것이다.
- 체격유형 : 여윈 유형, 근육질유형, 비만형
- 유전적 소질
- 살고 있는 토지의 기후 : 기후가 따뜻하면 따뜻할수록 낮은 긴장의 경향이 있다고 생각된다.
- 기질 : 외향적인지 · 내향적인지, 침착한지, 신경질인지, 자발적인지, 그렇지 않으면 사전에 오래 계획하는 유형인지, 밝고 쾌활한지, 착실한지.

이러한, 주로 신체의 물리적 성질로부터, 자세긴장이나 운동행동을 역으로 추론할 수 있다. 이에 더해서, 마찬가지의 특징을 갖춘 건강한 사람과 환자를 비교할 수 있다.

각각의 개성은 있어도 우리들의 모든 운동은 정상적인 자세조절 기전에 의해서 시작되고 실행되고 조절되며 수정되는 것이다.

1.1.2 정상적인 자세조절 기전/운동조절

운동 시스템이라는 관점에서부터는 자세와 운동은 동일하다. 자세는 운동과 함께 운동학의 일부이다. 자세와 운동이 동일한 것이라면, 자세조절 기전은 운동조절 기전, 운동조절이라고도 할 수 있다. 다만, 실제로는 자세라는 단어를 포함하는 정의 쪽이 더 빈번하게 사용된다. 아마도 이것은 운동 전에 자세가 있고, 움직이기 전에 안정된 자세를 취해야 하기 때문일까? 일찍이 아르키메데스는 "받침점이 주어진다면 세계를 움직여 보여줄 수 있다"라고 말하였다.

카렐 보바스는 "자세는 운동을 멈춘 것이고 운동은 자세에 시간의 요소를 더한 것이다."라고 말하였다.

이 발언에 나는 아래의 문장을 부가하려고 생각한다.

"자세는 최소한의 진폭의 운동이다."

운동의 진폭은 볼 수 없을 만큼 작은 것이고, 그것이 자세인 것이다. 운동의 진폭이 커져 눈에 보이는 것으로 되었다면 그것은 운동이다.

정상적인 자세는 결코 경직되거나 고정된 것은 아니다. 예를 들면, 환자의 평가에서 컴퓨터의 프린터로 인쇄할 때, 인쇄 테이블에 섬으로써 간파할 수 있다. 완전히 조용히 선다는 과제를 얼핏 보기에 잘 해내고 있는 것처럼 보이지만, 정확한 평가는 발밑의 인쇄변화에 나타난다. 이른바 "동요(sway)", 한들한들 움직이는 것을 최소의 범위에서 실행하고 있는 것이다. 어떻게 하여 이러한 동요가 일어나는 것일까? 복부와 몸쪽의 호흡의 움직임을 통해서 약간의 체중이동이 일어나고 최소의 긴장적응(평형반응, p.15을 참조)으로 균형을 잡고 있는 것이다.

> 자세와 운동은 최소 운동(아마도 근육 내에만)과 더 큰 운동을 의미하는 표현이다.

정상자세와 정상운동은 모든 변화와 독자성 하에서도 아래의 일반적 기준을 나타낸다.

- 정상운동은 사고나 외적 자극 또는 내적 자극에 대한 중추자세조절 기전의 반응으로서 나타난다.
- 중추자세조절 기전의 반응은 감각 · 운동 목적을 달성하는 데에 공헌한다.
- 중추자세조절 기전의 반응은 효율적, 조절적, 순응적, 자율적, 수의적 또는 자율화한 것이다.

이러한 기준을 명확히 하기 위해 비정상으로 변화한 운동에 대한 정상운동의 예를 몇 가지 열거해야 한다.

정상운동은 목표를 정하고 있다

목이 마른 사람은 음료가 들어있는 컵에 손을 뻗힌다. 코가 가려우면 손가락으로 긁는다. 강연을 하는 사람은 이야기한 말을 그것에 상응하는 표정이나 제스처로 강조한다. 우리들은 이것과는 반대로 편마비의 환자가 컵을 잡을 때나, 움직이는 쪽의 손으로 코를 긁을 때에 마비 쪽의 연합반응을 관찰하는 것이다. 이 연합반응은 목표를 향하고 있지 않다. 과도한 운동을 동반하는 환자는 안면경련, 눈꺼풀 경련(한쪽 눈 또는 양쪽 눈이 불수의로 깜빡이는 것) 또는 팔의 탄도운동을 이야기하고 있는 상대방과는 관계없이 일으키고, 이 때문에 이것은 쓸데없는 추가적 운동이며 비정상이라 할 수 있다.

정상운동은 효율적이다

정상적인 운동은 최소원칙에 따라서 실행되고 있다. 그 최소원칙이란 가능한 한 최소한의 에너지 소비로 희망하는 목표에 도달하는 것이다. 어떤 자세나 운동도 에너지를 소비하는 근육의 활성화를 필요로 한다. 이 에너지는 음식물의 형태로 다시 공급되어야 한다. 중추신경계는 장기간에 걸친 기억 속에서 적응한 운동패턴을 찾아내어, 주어진 목표에 최소의 에너지 소비로 도달하기 위해, 개개의 요소를 변경한다. 예를 들면, 지레(lever)의 길이를 가능한 오랫동안 줄여서, 거리가 근접하면 마지막의 가능한 순간에 비로소 뻗히는 것이다. 이에 반해서 선택적 정교한 운동이 요구되면, 편마비의 환자는 전체적 운동을 동반한다. 예를 들면, 손을 입으로 가져가려고 하면, 위팔을 이완시킨 상태에서 팔꿈치만 굽히는 것이 아니라, 팔 전체를 들어 올려 벌림(외전)을 시켜버리는 것이다.

정상운동은 적응한다

정상운동은 현시점의 상황에 적응한다. 예를 들면, 낮은 의자에서부터 일어설 때에도, 보통 높이의 의자에서부터 일어설 때와 마찬가지의 운동패턴이 사용된다. 자세긴장은 그것에 상응하여 높아지고, 상반신의 최초의 앞쪽 굽힘도 따라서 커진다. 이것은, 발밑의 새로운 지지기저면의 중심에 중력중심(중앙 핵심점)을 갖고 있기 때문이다. 과다긴장의 환자의 대부분에 관찰되는 것은, 익숙한 의자에서부터는 별로 힘들이지 않고 일어설 수 있으나, 거실의 팔걸이의자에서는 잘 되지 않는다는 것이다. 이것은, 팔걸이의자 쪽이 낮고 부드럽기 때문에 적응이 요구되지만, 잘 실행할 수 없기 때문이다.

정상운동은 자율적, 수의적 또는 자율화된 것이다

정상운동은 완전히 자율적, 수의적 또는 자율화된 기능에 따라서 실행된다. 완전히 자율적이라는 것은 예를 들면, 자세를 지지하고 균형의 유지나 균형을 회복할 때에 사용되는 평형반응이 있다. 이것은 유전학적으로 갖춰져 있는 운동패턴이고, 수의적으로 학습할 필요가 없는 것이다. 정상운동은 수의적으로도 실행될 수 있다. 예를 들면, 새로이 학습해야 할 운동이 필요해졌을 때이다. 일단, 수의적으로 새로이 학습한 운동은, 몇 번이나 반복하는 것에 의해서 자율화되는 일이 흔히 있다. 이 운동, 예를 들면, 무엇을 적거나(저술하거나) 피아노를 치거나 하는 것은 자율운동처럼 차츰 빨리 효율적으로 되어간다.

이제까지 언급한 세 가지 형식의 운동이, 하나의 행동이 되는 것의 두드러지는 예는, 착의(옷을 입음)이다. 시작자세는 앉은 자세 또는 선 자세이고, 이를 위해서는 자율적 평형반응이 필요하다. 다루는 방법이 익숙해진 의복은 자율화된 운동에 의해서 착의가 된다. 수의운동은 특별한 요구나 어려움이 착의 때에 일어난 순간에 나타난다. 예를 들면, 의복이 지나치게 꽉 끼어서 힘차게 잡아당기지 않으면 안 될 때, 블라우스(blouse)를 특별히 신중하게 똑바로 바지 안에 넣지 않으면 안 될 때, 단추가 특별히 작아 미끄러지기 쉬울 때 등이다.

> 정상적인 자세와 운동은 자세긴장의 지속적인 조절을 조건으로 한다. 특별히 유의해야 할 것은 이 조절이 중력의 영향 하에서 일어난다는 것이다.

자세긴장의 조절

운동은 어떤 특정의 자세긴장과 함께 실행되고, 마찬가지로 신경세포군의 형태로서 보존된다. 다시 이 운동이 필요해진 경우에는, 우선 현재의 수치 즉, 그 시점의 자세긴장의 상황이 확인된다. 이것이 지나치게 낮은, 또는 지나치게 높은 것이라면 통상의 경우는 조절된다. 이 조절이 중추신경계의 손상에 의해서 불가능하다면, 보존된 데이터에 접근하는 것은 어려워지거나 불가능해진다. 이 경우, 요구된 활동은 새로운 것이 되고, 수의적으로 실행되어야 한다. 수의운동은 건강한 사람도 장애인에게도 높은 자세긴장으로 실행하고 있다. 그 점은 중추신경계를 손상하고 있는 사람에게는 억제조절만으로는 충분하지 않다. 운동은 정교하고 선택적 운동이 아니라, 총 패턴(total pattern)으로 실행된다. 이것은 비효율적이고 노력을 필요로 하는 것이다. 이 노력은 더욱 자세긴장을 높이고 보존된 운동데이터에 대한 접근을 더 어렵게 해버린다. 치료의 도움을 받음으로써 이 악순환을 중단시킬 수 있다.

중력의 영향

지상의 중력 면에서 운동을 실행하기 위해서는 뼈, 관절과 같은 보호기관이 필요하다. 게다가 항상 어느 정도 최소한의 안정성이 필요한 신체부위를 위해, 관절주머니나 인대와 같은 수동적이고 안정된 구조도 필요하다. 그러나 최종적으로 운동을 발생시키려면 가변적이고 적응 가능한 힘을 필요로 한다. 이 힘은 근육조직으로부터 나온 자세긴장을 구현한다. 이와 같이 하여 수동적이기도 하고 능동적이기도 한 구조를 사용할 수 있는 것이다.

가변적인 자세긴장도 중요하다. 이러한 것은 중력으로부터 받는 영향도 항상 계속해서 변화하고 있기 때문이다. 이 상이한 영향은, 예를 들면, 인간의 지지기저면이 항상 변화하기 때문에 또한 다른 효과를 야기한다. 지지기저면은 큰 때도 있는가 하면 작은 때도 있다. 게다가 개개의 신체부위는 항상 수직선에 대해서 또 다른 자세를 취하고 그 결과 체중이동을 동반한다.

뉴턴역학의 제2법칙은 그 효과를 명확히 하고 있다. "물체의 가속도는 물체에 작용하는 힘에 비례한다." 물리치료에서는 다음과 같이 생각된다.

"어떤 힘도 완전히 같은(대항하는) 힘에 대항하여 작용한다." 중력의 작용이 항상 변화하기 때문에 항력(drag) 즉, 우리들의 자세긴장도 적응해야 하는 것이다.

이것은 완전히 자율적, 무의식중에 실행되기 때문에 카렐 보바스는 이 현상을 "자세반사 기전"이라 이름 붙이고, 그 후 1990년에 "정상자세 조절 기전"으로 변경하였다.

카렐 보바스의 자세조절 기전이라는 정의를 이해하기 위해서는 조절이라는 것이 무엇인지를 명확히 할 필요가 있다. **그림 1.11**에서 명백한 것처럼 무엇인가를 조절하려면 현재 값을 확정하는 것이 중요하다. 게다가 현재 값을 확정하기 위해 측정 센서가 필요하다. 또한 현재 값과 비교하기 위한 목표 값의 확정도 필요하다. 차이가 발생하였을 때, 작동장치(actuator)가 현재 값을 목표 값에 도달하여 동등하게 될 때까지, 적응시키도록 변경해야 한다. 자세조절에 연관시킨다는 것은, 현재 값의 정보를 중추신경계에 발신하는 수용기를 필요로 하고, 목표 값을 나타내는 신체지각, 체내감각, 운동 목적도 필요로 한다. 수용기 정보에 대한 동적 반응이 작동장치이고, 그것이 현재 값을 변경한다.
정상자세 조절기전의 요소는 아래와 같다.

- 정상적인 지각
- 정상적인 자세긴장
- 정상적인 상반신경 지배
- 정상적인 운동의 시간적 공간적 협응 즉, 균형

1.1.3 정상적인 자세긴장

세계보건기구(WHO)에 의한 정상적인 자세긴장의 정의는 다음과 같다. "근육조직의 정상적인 긴장은 수동적 운동에 대한 속도 의존성을 가지는 항력(drag)이다."

이 때문에 긴장검사로서 팔다리의 신속한 수동적 운동이 제안된다. 예를 들면, 아래팔을 앞뒤로 신속하게 움직임으로써 위팔두갈래근이나 위팔세갈래근의 긴장을 검사한다. 이러한 상황 하에서 근육조직이 어떻게 작용하는지를 아는 것은 기능적 관점에서부터도 중요하다. 그러나 이 검사는 인간이 어떻게 능동적으로 그 자세긴장을 다루는지를 설명하는 것은 아니다. 이 때문에 베르타 보바스는 정상적인 자세긴장을 다음과 같이 설명하고 있다. "정상적인 자세긴장은 중력에 대해서 작용하는 데에는 충분히 높고, 또한 동시에 운동을 허용하는 정도로 낮은 것이다."

그녀는 정상적인 자세조절기전의 평가를 위해 체공(placing)이나 유지(holding)라는 기술(technique)을 발전시켰다. 여기서는 변화하는 중력에 대한 관계의 적응을 느끼기 위해, 환자의 다리나 팔이 움직여진다. 그 다음에 환자가 팔다리를 유지(holding)할 수 있는지를 시험한다. 팔다리를 이완(release)함으로써 환자에게 그 무게 전부를 맡기는 것이다. 만일 이것을 할 수 있다면, 자세긴장의 적용이 적어도 수의적으로 실행할 수 있는지를 조사하여, "움직임을 멈추고 그대로 유지(지지)하시오"라 구두로 지시한다. 그리고 다시, 체중의 장악이 가능한지 어떤지를 시험한다. 통상의 경우라면 체공과 유지는 자발적으로 가능하다.
이 검사의 결과는 정상적인 자세긴장의 정의로서 간주하는 것이 가능하다. 긴장의 가변성은 도해로서 나타낼 수 있다(**그림 1.1 a와 b**).

> 낮은 긴장의 상태에서 단계적, 선택적 긴장의 적응은 단계적, 선택적 운동의 전제조건이다. 높은 긴장의 상태에 있어서 단계적, 선택적 긴장의 적응은 안정성에 대한 전제조건을 형성한다.

> **!** 안정성은 고정과 같은 의미는 아니다. 안정성은 상반신경 지배 즉, 높은 신경생리학적 수준에 대한 자세긴장의 조절을 전제로 한다.

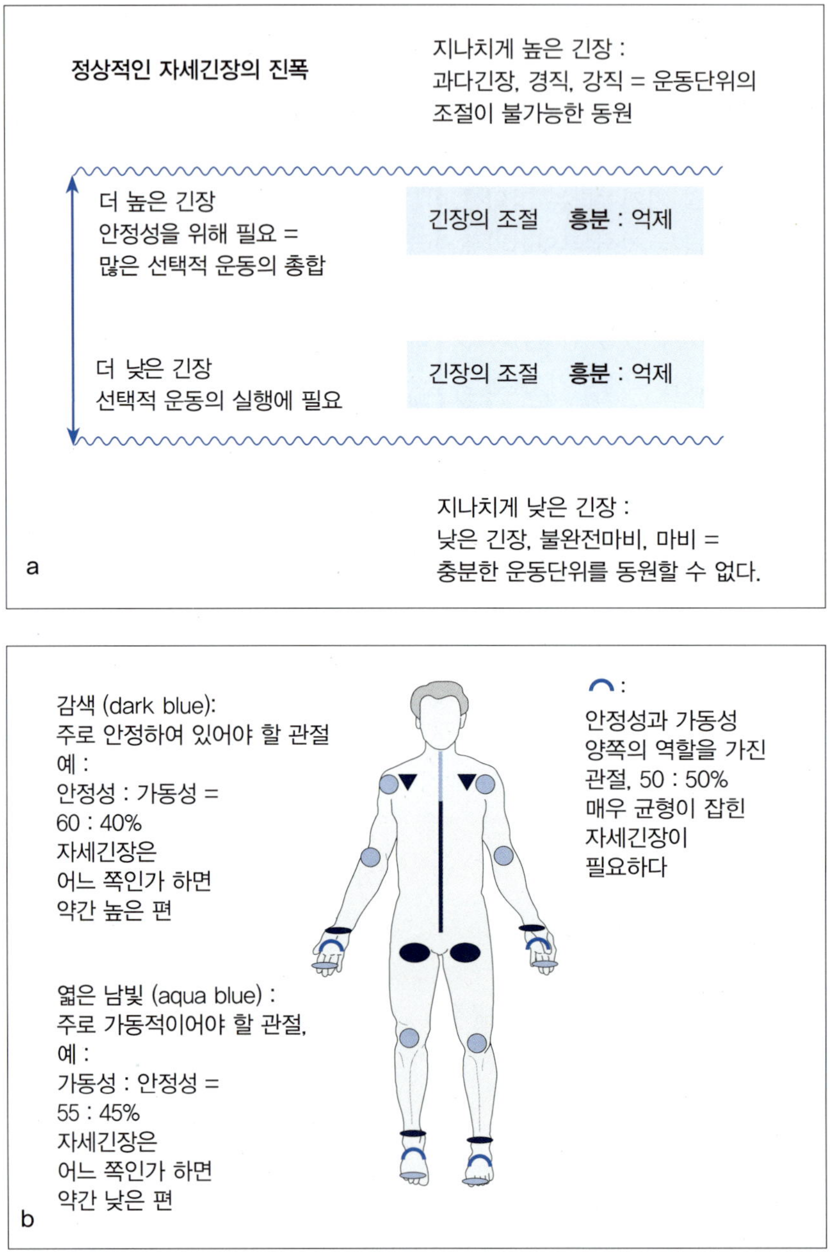

그림 1.1 a–b 자세긴장

a 정상적인 자세긴장은 어떤 일정한 진폭 내에서 변화한다. 이것이 생리학적 편차범위를 초과하거나 밑돌거나 하면, 비정상적인 낮은 긴장이나 과다긴장이 일어난다.

b 안정적 · 가동적 신체부위의 분포로부터 약간 낮은 편이거나
약간 높은 편이라는 그 부위에서의 우세한 자세긴장을 추론할 수 있다.
감색 : 안정적
엷은 남빛 : 가동적
흑색 선 : 균형이 잡혀 있다.

신경생리학적 관점

자세긴장을 구성하려면 부적당한 증대를 방지하기 위해 중추신경계로부터 억제조절 하에 있는 흥분성 활동을 필요로 한다. 예를 들면, 선 자세, 또는 한쪽다리 선 자세 때, 안정성을 위해 긴장이 높아지면 높아질수록 억제조절도 높여져야 한다. 이것은 최소의 진폭에 의한 작은 운동 즉, 평형반응을 실현하기 위해서이다. 억제조절이란 자세긴장의 조절능력을 의미한다. 무엇인가를 조절하려면 적어도 2개의 힘을 필요로 한다. 신경생리학에서는 흥분과 억제이다. 흥분은 자극된 신경세포나 근육의 활성화를 유도한다. 억제는 자극된 신경세포의 활동을 약화시켜 그 활동의 감소를 초래한다. 억제는 자극된 신경세포의 완전한 불활성화를 유도하는 것이 아니라 그 활동을 조절하여 근육긴장의 조절을 촉진하는 것이다. 자세긴장은 운동단위를 활성화시키는 흥분성 신경세포의 탈분극에 의해서 만들어진다. 이것은 구심성 근육수축을 초래한다. 자세긴장은 억제신경세포의 탈분극에 의해서 감소한다. 신경세포의 시냅스(synapse) 전, 시냅스 후가 시냅스 접속을 일으키고 그 활동의 감소를 통해서 결과적으로 흥분이 감소한다. 이와 같이 하여, 적은 힘의 구심성 근육수축, 또는 외력(중력이나 대항근)이 근육에 작용하면 원심성 수축이 일어난다.

긴장의 조절에는 아래의 기전이 중추신경계에 영향을 준다.

긴장 증가 :

- 시간적 가중 : 자극역치(stimulus threshold)를 넘어서 탈분극에 이르기까지, 흥분성 임펄스가 몇 번이나 차례차례 발생한다(예를 들면, 발등을 몇 번이나 브러시 등으로 쓰다듬으면 등쪽굽힘이라는 흥분이 초래되는 것).
- 공간적 가중 : 자극역치(stimulus threshold)를 넘어서 탈분극에 이르기까지, 상이한 흥분성 임펄스가 발생한다(예를 들면, 발등을 브러시로 쓰다듬고 또한 구두로 지시하면서 힘살(근복)을 통통 두드리면 등쪽굽힘이라는 흥분이 초래되는 것).
- 글루탐산, 아세틸콜린, 아드레날린과 같은 흥분성 신경전달물질 방출의 증가.
- 세로토닌과 같은 자극역치를 바꾸는 신경조절물질의 방출.

긴장의 감소 :

- 억제성 임펄스의 시간적 가중(체위에 익숙해질 때까지 시간을 주는 것).
- 억제성 임펄스의 공간적 가중(예를 들면, 큰 지지기저면, 대조적인 자세 세트, 천천히 하는 비교적 큰 운동, 침착한 단조로운 "이완"으로 유도하는 것).
- GABA(γ아미노부티르산)와 같은 억제신경전달물질의 방출 증가.
- 세로토닌과 같은 자극역치를 바꾸는 신경조절물질의 방출
- 축삭에 밀착한 시냅스를 통한 억제신경세포의 활성화(**그림 1.2**)

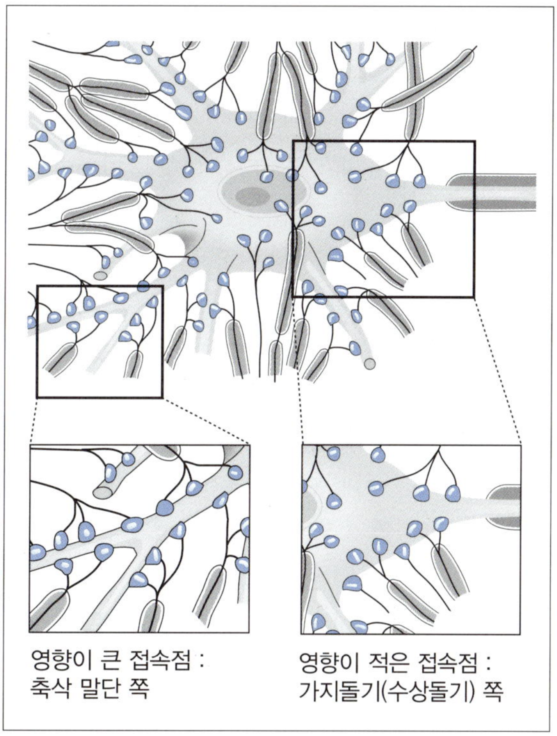

그림 1.2 영향이 큰 시냅스 접속과 영향이 적은 시냅스 접속

자세긴장에 영향을 주는 요소는 많이 있다. 여기서는 중요한 것에 대해서 설명한다.

- 지지기저면 또는 지지하고 있는 면
- 자세 세트
- 중력에 관계된 자세
- 속도
- 운동의 이미지
- 정신적 요소
- 통증

지지기저면 또는 지지하고 있는 면은 특히, 아래의 점을 통해서 자세긴장의 양에 영향을 미친다.

- 크기
- 지속성
- 안정성 또는 가동성의 정도(p.38를 참조)

자세 세트는 자세긴장의 질에 영향을 미친다(p.39를 참조).

중력중심에 관계된 자세는 작용근으로서 어느 근육군이 작용하는지를 결정한다. 즉, 중력에 대해서 높은 긴장으로 구심적으로 활동한다. 또는 원심성 수축으로 그 작용을 억제하면서 조절하는 것이다.

효율성과 연관성으로 운동의 실행속도는 운동의 질을 결정한다. 어떤 단계의 운동도 그 사람에 있어서 효율적인 속도에 의해서 실행된다.

예: 의자에서부터 일어설 때

이 운동을 시작하려면 신체를 수평으로 향해서 45°에서부터 50°로 앞으로 기울이도록 하고, 무릎의 폄에 의해서 신체 중력중심(S2)을 지지기저면에서부터 들어 올린다. 중력의 작용 면이 크면 그 영향도 커진다. 이 때문에 이 최초의 단계에서는 약간 탄력을 붙여서 즉, 빠른 속도로 실행된다. 볼기부분과 무릎의 관절이 펴지면 펴질수록 즉, 신체가 더 수직으로 일으켜지면 그만큼 운동은 서서히 된다. 의자에 앉았을 때에는 대조적인 흐름이 된다. 즉, 운동은 천천히 시작되고 마지막에는 큰 중력의 영향을 효율적으로 극복하기 위해 움직임이 빨라진다.

예: 보행

보행이나 하이킹 때는 속도와 리듬이 자세긴장에 영향을 준다. 독자적인 속도에 의해서 적은 피로로 몇 킬로미터나 걸을 수 있다. 그러나 할머니와 산보를 할 때에 속도를 늦추거나, 훈련을 쌓은 친구와의 하이킹에서 속도를 빠르게 하는 것 같은 독자적 속도를 다른 사람에게 맞추면, 조기에 피로해지기 쉬워진다. 하이킹의 노래나 행진곡과 같은 그때마다 적응한 노래에 의해서 일정한 속도나 리듬이 생겨나고, 이것은 이들을 유지하는 데에 도움이 되는 일도 있다. 이러한 속도가 독자적 속도에 일치하면 몇 킬로미터나 되는 보행에는 좋은 도움이 되고 자극으로도 된다.

신경생리학적 관점

인간이 가진 운동의 이미지는 피드포워드를 통해서 자세긴장에 영향을 준다. 만일 용이하고 이미 아는 운동을 실행할 때에는 보통 설정한 대로이지만, 어렵다고 예측되는 운동을 요구받거나 새로운 운동을 실행할 때에는 자세긴장은 높아진다.

소뇌에도 보존되어 있는 운동에 대한 이미지나 기억은 대뇌변연계, 그물체(망상체), 또는 브로드만의 뇌지도 6영역(앞운동겉질)에 근육방추의 전위(potential)를 조절시킨다. 척수의 γ운동신경세포는 다소간에 흥분하여 그것에 의해서 방추내근섬유의 수축을 일으키고 이어서 근육방추의 신장을 일으킨다. 거기에 골격근의 신장이 일어나면 근육방추의 자극역치를 바로 넘어서서 α운동신경세포가 골격근 조직의 흥분과 함께 반응하여 긴장이 높아진다.

예: 여행용 가방을 들다

여행용 가방을 보고 물건이 가득 찬 무거운 가방이라고 상상하였다 하자. 이 경우, 상응하는 긴장과 함께 그 가방에 접근하여 높이 들어올린다. 그러나 내용물이 비어있어 가볍다면, 사전에 준비하고 있던 긴장과 함께 공중으로 높이 들려올라간다.

이것은 피드백을 통해서 무게가 가볍다는 감각이 긴장을 상응하여 낮출 때까지 계속된다.

예 : 어두운 계단에서 보행

어둠 속에서 잘 알고 있는 계단을 내려가고 한 단이 더 있다고 생각하지만, 그것은 오해이고 벌써 아래에 닿았다고 하자. 마지막 1보는 또 한 단이 있다는 상상 때문에 지나치게 높은 긴장으로 실행되지만, "딱딱한 착지(hard landing)"로서 지각된다. 반대로 더 이상 계단은 없다고 예측하였는데 또 한 단이 존재한 경우는 사전의 긴장이 낮기 때문에 피드백을 통해서 긴장이 풀릴 때까지 명백한 무릎의 굽힘과 함께 내딛는다.

만족감이나 불쾌감 등의 정신적 요소도 긴장을 높이거나 낮춘다는 양(quantity), 또는 폄 긴장의 우세, 굽힘 긴장의 우세와 같은 질(quality)에도 영향을 준다.

통증이나 통증이 발생할지도 모른다는 공포심만으로도 긴장은 높아진다. 특히 굽힘이 활발한 근육조직의 긴장에서 높아진다(p.58를 참조).

자세긴장에 영향을 주는 요소는 아직 이것만으로는 충분하지 않다. 이것들은 치료사에 의해서 바꿀 수 있고 치료에서 긴장을 높이거나 낮추거나 하는 "도구"에서 열거한 것이다.

1.1.4 정상적인 상반신경 지배

상반신경 지배는 신체부위나 근육의 상호적인 신경지배라 이해할 수 있다. 상반신경 지배란 운동의 공간적 · 시간적 협응을 실행하기 위해 작용근과 대항근이 서로 왕래하고 협동근에 의해서 보완되는 조절을 말한다. 서로 왕래하는 조절이라는 것은 수직위치에서 명확한 분배라는 것은 없다. 어떠한 관계된 근육군도 작용근이나 대항근의 명확한 역할을 갖는 것은 아니다. 어느 것도 같은 정도의 긴장수준을 나타내야 한다. 이것은 신경생리학적으로는 높은 능력, 높은 수준을 의미한다. 이것에는 중추신경계 내에서 흥분과 억제의 조절을 필요로 하고 선택적 근육활동의 조화된 공동 작업을 유도한다.

이것은 자세나 운동을 실현하기 위해 운동패턴에서 조절된다. 상반적 공동 작업은 상이한 형식을 갖는다.

- 하나의 신체부위가 움직여도 또 다른 신체부위는 움직이지 않고 안정되어 있다.
- 양쪽의 신체부위가 정반대의 방향으로 움직인다.

상반신경 지배에는 다양한 관점이 존재한다.

- 신체의 양쪽
- 머리 쪽과 꼬리 쪽의 신체부위
- 몸쪽 신체부위와 먼쪽 신체부위
- 근육사이의 상반신경 지배
- 근육 내의 상반신경 지배

아래의 예에서 움직이지 않고 안정하여 있는 부위와 움직이고 있는 부위의 공동 작업은 (1), 2개의 움직이고 있는 부위의 공동 작업에 대해서는 (2)로 하였다.

신체의 양쪽에서 상반신경 지배

- 한쪽의 눈은 감고 또 한쪽의 눈은 뜨고 있다.(1)
- 미소(smile) : 양끝의 입꼬리가 방대방향으로 움직인다.(2)
- 옆으로의 체중이동 때에 몸통의 한쪽은 수축하고 한쪽은 신장한다.(2)
- 한쪽 손으로 페트병을 들고, 또 한쪽의 손으로 뚜껑을 여는 동작.(1)
- 보행할 때, 입각기에서 한쪽다리가 안정하여 있을 때 또 한쪽이 유각기에서 움직이는 것.(1)

머리 쪽과 꼬리부분 사이의 상반신경 지배

- 머리는 똑바로 앞을 향하고 있으나, 양 팔로 무언가를 잡기 위해 팔이음뼈가 측면으로 향하여 움직인다.(1)
- 팔이음뼈는 안정하여 있으나, 무언가를 보기

위해 머리가 옆을 향한다.(1)

- 머리는 무언가를 보기 위해 옆을 향하고, 팔로 무언가를 잡기 위해 팔이음뼈가 반대의 방향으로 움직인다.(2)
- 쟁반을 들어 나를 때, 머리와 팔이음뼈는 똑바로 앞을 향하고 있으나, 한창 보행 중에 골반이 회전운동을 한다.(1)
- 보행 때, 골반과 팔이음뼈는 반대방향으로 동시에 움직인다, 즉 상반적.(2)
- 쟁반을 들어 나를 때, 팔과 다리에서는 대조적인 움직임을 하고 있다. 팔은 안정하고 다리는 움직이고 있다.(1)
- 씻을 때에는 그 반대이고, 다리로 체중을 안정시키고 팔과 손은 움직이고 있다.(1)

몸쪽 신체부위와 먼쪽 신체부위 사이의 상반신경 지배

안정 점(stable point)과 가동 점(mobile point)은 교환 가능하다. 안정된 몸쪽 부위에 대해서 먼쪽 부위가 움직이는 일도 있는가 하면(1), 안정된 먼쪽 부분에 대해서 몸쪽 부위가 움직이는 일도 있다(2).

- 창을 닦을 때, 몸통은 안정하고 팔은 움직인다.(1)
- 찻잔을 씻을 때, 팔이음뼈가 위팔을 안정시키고 아래팔과 손은 움직이고 있다.(1)
- 개인용 컴퓨터로 문서작성을 할 때, 몸통, 팔이음뼈, 팔꿈치, 손목관절은 안정하고 손가락은 움직이고 있다.(1)
- 컵을 테이블 위에 놓을 때, 팔은 신장한다. 위팔과 아래팔은 동시에 움직이고 손과 손가락은 움직이는 컵을 들고 있다.(2)
- 멀리 있는 것을 잡을 때, 손과 팔은 안정하고 팔이음뼈와 몸통은 지지하기 위해 움직인다.(1)
- 유각기에서 몸통과 다리이음뼈는 안정하고, 다리에서는 볼기부분, 무릎, 발을 움직인다.(1)
- 입각기에서 발은 안정하고, 다리이음뼈와 몸통은 발의 위로 움직인다.(2)

근육사이의 상반신경 지배

근육사이의 상반신경 지배는 작용근과 대항근 사이, 또는 작용근의 협동근과 대항근에서 실행된다(P. XVII의 용어해설 참조).

근육 내 상반신경 지배

근육 내 상반신경 지배는, 특히 2관절근이나 큰 1관절근의 몸쪽 · 먼쪽부분에서 일어난다. 넙다리곧은근은 예를 들면, 의자에서부터 일어설 때, 먼쪽 부분을 작용근으로서 구심성 수축을 시키고, 엉덩관절의 몸쪽부분은 엉덩관절 부근의 폄근의 대항근으로서, 폄을 허용하는 작용을 한다. 뒤넙다리근(hamstrings)에서는 같은 시기에 반대의 일이 일어나고 있다. 먼쪽부분이 무릎의 폄을 실행하기 위해 대항근으로서 이완하는 동안에, 몸쪽부분은 협동근으로서 엉덩관절의 폄을 작용근의 수축으로 돕는다.

근육조직의 다양한 신경지배와 근섬유분절(sarcomere)이 집합한 근원섬유의 특수한 구조가 근육 내 상반신경 지배를 만들어내고 있다(**그림 1.3 a–c**).

신경병리생리학

> Hennemann에 의한 동원원칙, 크기(size)의 원리라고도 일컬어지는데, 이것은 하나의 근육 내에서의 매우 복잡한 상반신경 지배, 또는 시간적 조절의 예라 할 수 있다. 이것에 따르면, 통상의 경우 우선 작은 신경세포(neuron) · 운동단위가 동원된다. 이것은 적색근육에 자극을 준다. 그 다음에 조금 늦게 큰 신경세포 · 운동단위가 활성화된다. 이것은 백색근육에 자극을 주어 움직이기 시작하는 이전의 안정된 자세로 유도한다.
>
> 경직의 원인의 하나로서 이 동원원칙의 변화를 열거할 수 있다. Wiesendanger(1991년)에 따르면, "경직은 변화한 운동단위의 활동패턴에 의해서 특징지어진다. 이것은 지각신호에 반응하여 동시수축(cocontraction), 총 패턴(total pattern), 비정상적인 자세패턴으로 유도한다." 상반신경 지배의 변화, 움직이기 전의 안정성의 결여는 선택적 운동의 탈락을 초래하고 이것은 총 패턴으로 결부된다.

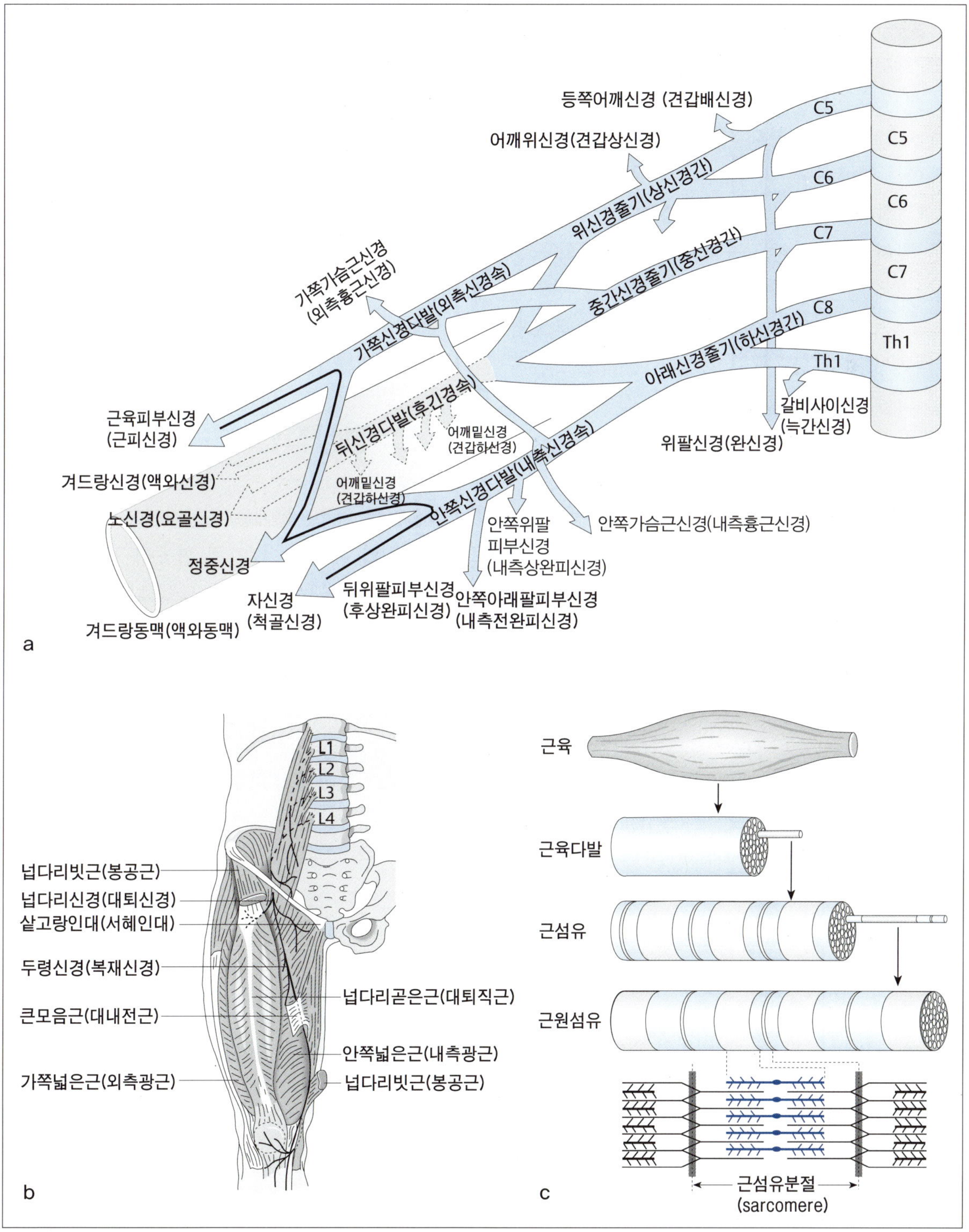

그림 1.3 a–c 근육조직의 다양한 신경지배에 대한 해부학적 전제

a 근육부위를 자극하는 신경은 척수의 몇 가지의 척수분절에 그 기원을 발한다. b 신경은 먼쪽으로 향해서 세분화한다. 개개의 가지(branch)는 각 운동단위를 자극한다. c 골격근의 구조 : 많은 부위로 구성되는 구성물은 다양한 신경 지배를 실현한다. Z선은 안정성에 공헌하고 몸쪽과 먼쪽의 근섬유분절(sarcomere), 근원섬유, 그리고 근섬유는 그때마다 달리 수축한다.

운동의 실행에서 온갖 형태와 국면의 상반신경 지배가 동시에 진행된다.

예 : 과일접시에서부터 사과를 집는다.

테이블 앞에 서서 테이블의 한가운데에 놓여 있는 과일접시에서부터 하나의 사과를 집는다. 이 사람은 발디딤(stepping) 자세를 취하고, 앞의 오른쪽 다리에 체중을 맡기고, 왼손을 테이블 위에 올려놓고, 가볍게 지지하여 오른쪽 팔이 사과에 도달할 때까지 전방으로 뻗치고 있다. 그리고 오른쪽 팔을 되돌려 지지도 필요 없게 되고 상반신을 다시 일으켜 사과를 힘차게 깨문다.

발디딤 자세는 상반신경 지배를 의미한다.

- 안정된 몸통과 한쪽다리는 앞쪽으로 움직여져 있는 양 다리의 사이.
- 양 다리의 사이에서 앞쪽의 다리는 체중을 떠맡고, 뒤쪽의 다리는 거의 체중을 떠맡지 않고 편안한 자세로 유지되어 있는 것.

왼손으로 지지하고 오른손으로 잡으려고 하는 것은 다음의 상반신경 지배를 의미한다.

- 안정된 중앙 핵심점(central key point)과 앞쪽으로 뻗친 팔의 팔이음뼈.
- 양팔. 한쪽은 상반신의 체중을 지지하기 위해 긴장이 높아지고, 또 한쪽은 앞쪽으로 뻗칠 수 있도록 낮은 긴장이다(지레가 길어지기 때문에 차츰 긴장은 높아진다).
- 움직이고 있는 팔을 안정시키기 위한 오른쪽 팔의 몸쪽 어깨관절과, 사과를 잡는다는 정교한 운동을 하는 먼쪽의 오른손.
- 지지하고 있는 왼손의 먼쪽에 있는 손목 관절은, 안정성을 마련하고, 한편 상반신이 내려가는 것을 가능케 하기 위해, 왼쪽 팔꿈치와 어깨관절은 가동적이다.
- 하중에 의해서 긴장이 높아진 오른쪽 다리와 움직이고 있는 오른쪽 팔.
- 몸통, 골반, 다리, 팔 그리고 파지하는 쪽 손의 모든 작용근, 대항근, 협동근.
- 2관절 근육조직의 몸쪽부분과 먼쪽부분 예를 들면, 왼손의 굽힘근은 벌린 손으로 지지하도록 원심적으로 이완되고, 협동근에 의해서 손목관절 굽힘근이 안정하도록 돕고 있다. 오른쪽 위팔세갈래근은 사과에 도달하도록 구심적 움직임으로 팔꿈치를 펴게 함과 동시에, 어깨관절은 팔을 들어올리기 위해 즉, 가쪽회전을 하면서 올림을 실행하기 위해 원심적으로 느슨하게 하여야 한다.

1.1.5 정상적인 협응운동

정상적인 협응운동에는 운동패턴에 대한 선택적 운동요소의 공간적 · 시간적 협응이 포함된다. 목적을 설정한 행동은 다양한 요소로부터 구성되는 운동패턴에 의해서 실행된다. 운동의 요소는 어느 특정의 신경근육 활동에 의해서 실행된다 (**그림 1.4 a-b**).

운동패턴은 아래의 항목에 의해서 지배될 수 있다.

- 폄의 구축
- 폄의 완화
- 굽힘의 구축
- 굽힘의 완화

운동패턴은 아래의 다양한 요소로 구성되어 있다.

- 굽힘
- 폄
- 폄과 굽힘의 조합 : 회전

신경생리학적 관점

회전요소는 독립된 운동은 아니다. 척수에는 폄근을 자극하는 신경세포 풀(neuron pool), 그리고 굽힘근을 자극하는 신경세포 풀이 있다. 거기서부터 회전요소는 구성된다.

회전요소는 폄근과 굽힘근의 조화된 공동 작업의 결과이다.

운동요소는 특정의 신경근육 활동과 함께 성립하고 있다. 가능성이 있는 신경근육 활동은 아래와 같다.

- 작용근의 구심성 활동 · 대항근의 원심성 활동
- 협동근의 구심성 활동 · 협동근의 원심성 활동
- 작용근의 원심성 활동 · 대항근의 구심성 활동
- 협동근의 원심성 활동 · 협동근의 구심성 활동

신경근육 활동의 분석이 어떻게 검사에서 사용되는가에 대한 실행사례는 p.68이하에서 소개한다.

자세조절 기전은 운동의 공간적, 특히 시간적 협응의 관점에서 정상적인 상반신경 지배와 정상적인 자세긴장을 토대로 실행된다. 이것은 모든 운동요소(선택적 운동)의 어느 신경근육 활동도 운동패턴으로 편입된다는 것을 의미한다. 운동패턴은 바른 시간경과에서 조합되어야 한다. 그렇게 함으로써 희망하는 기능이 효율적으로 즉, 상황에 따라서 목적을 정하여 실행되기 때문이다.

이 타이밍이 얼마만큼 중요한지를 아래의 예가 알려준다.

예 : 의자에서부터 일어서다

상반신이 앞으로 기울고 골반이 동시에 앞쪽으로 움직여 넓적다리가 약간 앞쪽과 가쪽으로 떠밀린다. 종아리도 조금 앞쪽으로 움직이고 발목관절에서는 등쪽굽힘이 일어난다. 무릎은 위쪽운동으로 자극을 준다. 이때, 무릎은 약간 앞쪽으로 움직이고 이 때문에 발목관절이 더욱 등쪽굽힘이 된다. 골반이 의자로부터 약간 들려 올라가면 골반이 더욱 시작(initiation)을 떠맡는다. 상반신은 일으켜지고 골반은 뒤로 기울며, 엉덩관절은 차츰 펴진다. 동시에 무릎도 펴진다. 엉덩관절과 무릎관절이 완전히 펴지면 많은 사람은 골반이 약간 앞으로 기우는 것을 인식한다.

몇몇 환자에서 최초로 무릎관절과 상반신을 펴지게 하는 것이 관찰된다. 이것은 상반신이 앞으로 기운 후에 실행되어야 할 요소이다. 또한 무릎관절을 운동의 마지막까지 펴지게 하는 것도 관찰된다. 이 경우, 무릎에 의해서 뒤로 밀리는 의자의 소리를 들을 수 있다. 엉덩관절의 폄이 시작되기 전에 무릎관절이 완전히 펴져 있는 운동경과에서는 엉

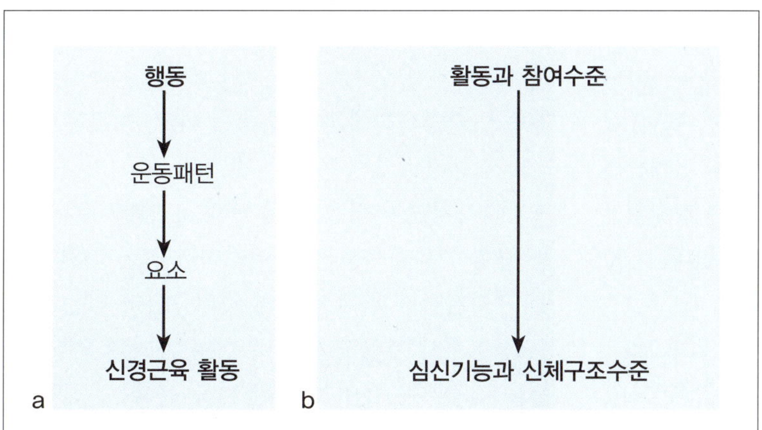

그림 1.4 a–b 행동의 구성
a 보바스 개념의 학술용어에서 (동적 관점에서부터) 행동의 구성
b WHO의 ICF가 정하는 학술용어

덩관절의 폄이 달성되지 않는 경우가 많다. 이것은 최종적으로 환자가 시선을 앞으로 돌리기 위해 과도한 척추전만으로 서고, 팔이음뼈를 후퇴시켜 목 부분도 과도한 전만이 되는 것을 유도하는 일이 있다. 운동추이의 요소는 모두 실행되고 있으나 잘못된 시간의 순번 즉, 잘못된 타이밍으로 실행되고 있는 것이다.

예 : 먼지를 닦아내다

높은 선반의 먼지를 닦아낼 때는 팔을 높이 올릴 필요가 있다. 어깨뼈는 가슴우리(흉곽) 위에서 안정하고, 가시위근(극상근)은 위팔뼈머리를 어깨관절오목에 위치시켜 위팔두갈래근과 그 협동근이 아래팔을 올린다. 어깨세모근(삼각근)은 어깨관절에서 팔을 가쪽회전 위치로 올라가게 하고, 어깨뼈를 회전시키는 근육(앞톱니근, 등세모근 하부 · 상부)은 어깨뼈가 위팔과 1 대 2의 관계가 되도록 한다. 팔이 더욱 가쪽돌림을 하면서 올라가는 동안, 위팔세갈래근은 팔꿈치를 펴지게 한다. 엎침근(회내근)은 아래팔의 엎침을 시키고 선반에 가볍게 놓기 위해 손은 느슨하게 걸레를 쥔다. 팔꿈치가 굽고 펴지는 것에 의해서 팔이 좌 · 우로 움직여진다.

원인에 관계없이 어깨관절에 높은 긴장이 있는 사람은 또 다른 타이밍으로 실행한다. 즉, 최초에 우선 팔이음뼈 전체를 올리는 경우가 많다. 등세모근(승모근) 하부가 활성화되는 것이 지나치게 빨라진다는 것이다. 이것은 동시에 어깨관절의 가벼운 안쪽돌림을 초래한다. 그리고 가까스로 위팔을 올린다. 이 시간의 추이를 관찰하면, 운동이 비효율적이고 노력을 동반하여 완전한 운동범위, 완전한 올림(선반까지)이 달성되지 않는 것을 알 수 있다. 어깨관절이 어떤 일정한 안쪽돌림 범위를 넘어서면 가시위근 힘줄이 사이에 끼어 이미 아는 결과를 유도한다.

> 정상적인 협응운동은 공간적 협응만이 아니라 특히 개개의 운동요소의 정상적인 시간적 추이, 타이밍을 의미한다.

1.1.6 균형반응

균형은 생체역학의 관점에서 파악할 수 있다. 중력중심은 지지기저면 안에 수직선을 내린다. 선 자세에서 균형이란, 전체 체중을 키의 축에 균등하게 배분하는 것을 의미한다. 균형을 유지하기 위해 수 kg이 앞쪽으로 이동하면 같은 무게가 뒤쪽으로도 이동되어야 하거나 항력(drag)이 형성되어야 한다.

균형을 유지하는 것은 완전히 자동적인 활동이다. 균형에 대해서 어떻게 잘 기능하는지를 생각하는 일은 없다. 균형을 상실하여 비로소 그것을 갖고 있다고 인식하는 것이다.

균형은 우리들의 일상생활에서 활동의 전제이다.

- 언어 · 비언어 의사소통
- 음식물 섭취
- 조작
- 이동

균형이 흐트러져 있으면 앞에 설명된 어떤 활동도 용이하게, 그리고 효율적으로 실행할 수 없다. 이것은 환자를 관찰함으로써 명백해진다.

인간이 지구에서 생활한다는 사실은 중력과의 항구적 싸움을 의미한다. 생물은 진화를 거쳐 지지기저면과 지지하고 있는 면을 축소해왔다. 인간의 직립 두발보행에 의해서 2개의 발만이 지지하고 있는 면으로서 사용할 수 있다. 직립의 이점은 의심의 여지없이 방대하다. 팔과 손을 조작을 위해 자유로이 사용할 수 있다. 그리하여, 손과 손가락 기능은 다양화하여 손재주를 높이고, 이것은 고릴라나 침팬지의 손에는 없는 것이다.

지지기저면이 작은 것에 의해서 일어나는 문제는 균형을 유지하는 것이 어려워졌다는 것이다. 더 큰 지지기저면 위에 신체의 중력중심이 있는 경우는 넘어져서 부상을 입을 위험성이 거의 없다. 몸통을 기립하는 것이 초래한 더욱 문제는, 신체 중력중심에서부터 지지기저면까지의 거리가 떨어져 있다는 것이다. 2개 발의 작은 지지기저면 위에서는, 그곳으로부터 거리가 있는 신체 중력중심이 떨어져 넘어질 위험성이 커진다(**그림 2.39** 참조).

다음의 관찰은 성인의 일상에서 흔히 일어나는 자세에 관련되어 있다.

- 발이 바닥에 접지하여 있는 앉은 자세
- 선 자세
- 보행

균형의 유지나 회복에서도 중추신경계는 효율성이라는 관점에서부터 엄격하게 반응한다. 체중의 최소의 또는 작은 이동은, 최소 또는 작은 저항반응 즉, 평형반응에 의해서 대응된다.

선행적 (proactive) 평형반응과 반응적 (reactive) 평형반응

평형반응은 인간에게 항상 일어나는 작은(또는 최소의) 긴장의 변화이며, 이것은 끊임없이 일어나는 작은(또는 최소의) 체중이동에 대항하여 균형을 유지하기 위해서이다. 항상 일어나는 체중이동이라는 것은 아래의 것에 기인하고 있다.

- 심장고동 : 수축하고 확장하는 심장은 물리학적 의미에서 움직이는 질량을 이룬다.
- 호흡 : 숨을 들이마실 때에 가슴우리가 앞 위쪽으로 들려 올라가고, 내쉴 때 역시 아래 뒤쪽으로 내려간다.
- 혈액순환과 림프액 : 혈액과 림프액 순환은 움직이는 액체질량을 이룬다.
- 삼킴 : 침(타액)을 삼키는 것도 운동이다. 이것은 위, 소장, 대장을 운동시킨다.
- 안구의 운동 : 잠이 깨어 있는 인간에게는 최소의 체중이동으로써 항상 안구의 운동이 일어난다.

이러한 활동은 중추신경계에 의해서 사전에 계획된다는 것으로부터 이른바, 반응적 평형반응은 선행적 평형반응이라 이름 붙여져야 한다. 이것은 선행 동반성 자세조절로서 나타난다. 테이블 위의 컵을 잡기 위해, 팔이 앞쪽으로 움직인다는 계획된 운동 전에, 이미 중추신경계가 바닥 반발력을 높여, 목뼈에서부터 엉치뼈까지의 등쪽 근육군의 긴장을 증가시킨다. 팔이 더욱 앞쪽으로 펴지면, 컵의 무게도 더해져 긴장도 더욱 증가하도록 조절된다. 컵이 입으로 향해서 움직여지면 지레의 길이도 짧아져 자세 긴장도 차츰 감소한다.

인간 개개의 신체부위의 무게는 이마면의 관점에서부터는 중력중심 때문에 앞쪽과 뒤쪽에서는 불균등하게 분배되어 있다. 배쪽의 무게 쪽이 등쪽보다도 커져 있다. 앞에서 언급한 운동은 모두 앞쪽으로 향하고 있다.

예를 들면, 팔의 운동이라고 하는 약간 큰 체중이동에서도 선행적 평형반응과 반응적 평형반응에 의해서 균형을 잡는 것이 가능하다. 팔과 손의 운동방향은 시야범위 내의 앞 위쪽인 경우가 많다. 이것은 물체 주변에서 시각조절을 용이하게 하기 위해서이다. 이 때문에 등쪽의 목의 근육조직, 몸통근육조직, 볼기근육조직, 다리의 근육조직, 발의 근육조직이 자세긴장을 높이기 위한 자극을 항상 받는다는 것을 의미한다. 이것들로부터 목의 폄근 · 몸통의 폄근과 머리 · 몸통 굽힘근 사이, 무릎 굽힘근과 무릎 폄근 사이, 발바닥 굽힘근과 발등 폄근 사이에서(정상의) 근육의 불균형을 설명할 수 있다. 보통, 최초에 적은 근육군 쪽이 뒤에 적은 근육군보다 높은 긴장을 갖고 있다.

> 선행적 평형반응과 반응적 평형반응은 균형을 유지하기 위해 항상 실행된다(**그림 1.5** 참조).

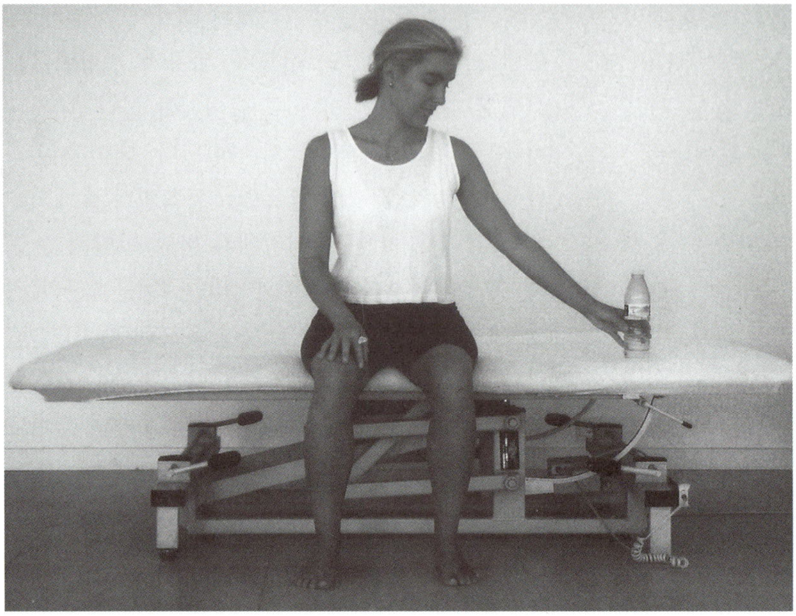

그림 1.5
이 자세에서 균형을 유지하기 위해 평형반응이 일어난다.

바로잡기 반응

상반신의 중력중심을 의미하는 중앙 핵심점(central key point)의 운동처럼 지지기저면의 범위 내에서 더 큰 체중이동이 발생하면, 균형을 잡기 위해 긴장을 증가시키는 것만으로는 충분하지 않다. 여기서는 체중이 반대방향으로 움직여야 한다. 이것이 바로잡기 반응(righting reaction)으로 일어나는 것이다. 아래의 다양한 바로잡기 반응으로 구별한다.

- 몸통 위의 머리
- 지지기저면 위의 몸통, 그 중에서도 다음과 같이 분류된다.
  - 신체 독자적 지지기저면 : 골반
  - 신체가 아닌 지지기저면 : 좌석 면이나 서는 면
- 팔다리의 바로잡기 반응

> 바로잡기 반응은 균형을 재구축하기 위해 일어난다(**그림 1.6**). 여기에서도 중추신경계는 상응한 긴장의 적응을 준비하고 있다.
> 이 때문에 선행적 바로잡기 반응과 반응적 바로잡기 반응에 대해서 논의할 수도 있다.

상반신, 머리, 팔이음뼈, 팔의 중력중심을 의미하는 중앙 핵심점의 체중이동을 일으키는 것은 아래의 부위가 많다.

- 주변의 시각조절을 위해 시선을 더 좋은 위치로 유도하는 머리
- 주변의 물체에 접촉하는, 또는 잡으려고 하는 손

만일 목적으로 하는 물체가 팔의 길이보다 밖에 있는 경우, 팔의 활동범위를 확대하기 위해 중앙 핵심점의 이동이 필요하다.

예 : 식탁에서 앉은 자세
음료가 들어가 있는 병이 테이블 곁에 앉아 있는 사람으로부터 약간 떨어져 놓여 있다. 음료를 따르기 위해 이 병을 잡으려고 한다. 병을 잡기 위해서는 팔의 폄으로는 부족하면 눈이 피드포워드를 준다. 손을 병의 방향으로 뻗치기 위해, 팔꿉치가 가볍게 굽은 후 펴는 동안에, 중앙 핵심점이 골반의 운동, 그리고 상반신 전체의 운동에 의해서 병의 방향으로 움직여진다.

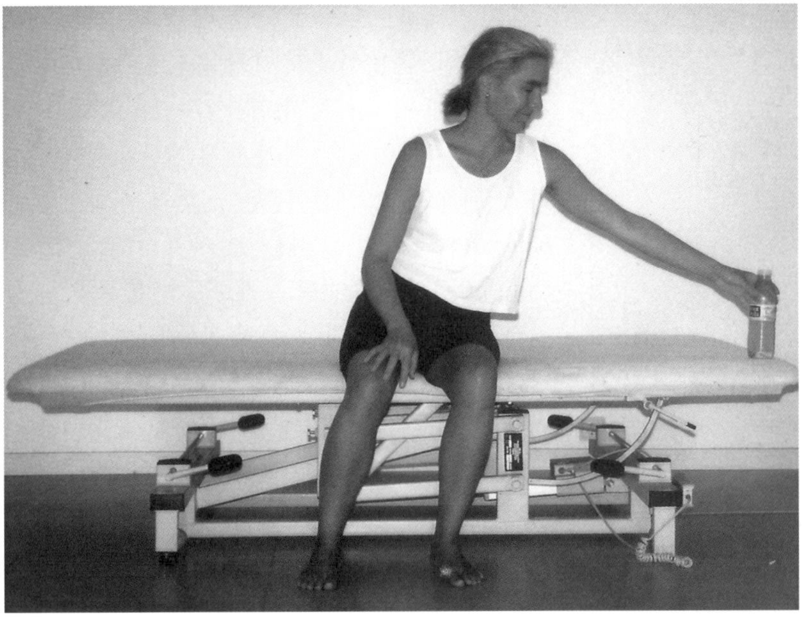

그림 1.6
이 자세에서 균형을 회복하기 위해 바로잡기 반응이 일어난다.

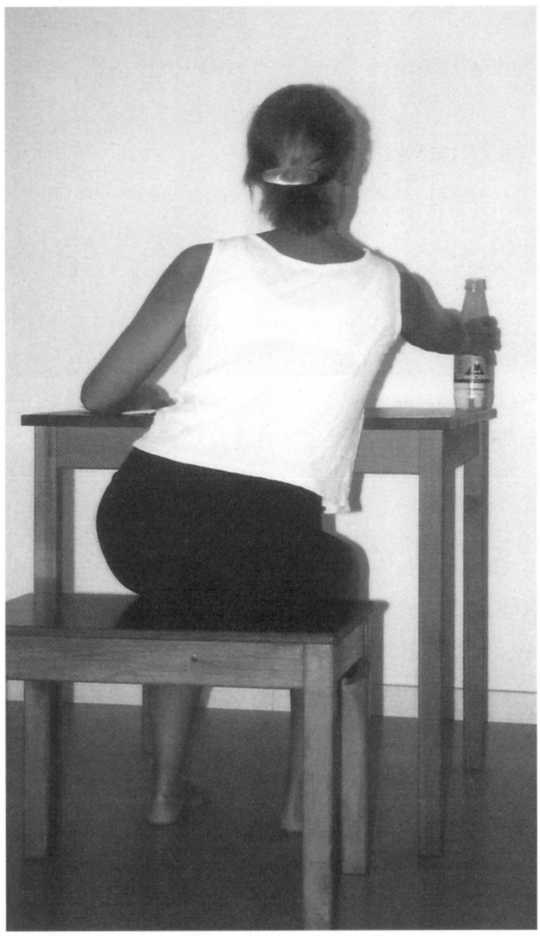

그림 1.7 활동범위를 넘어선 부위에 있는 병을 잡기 위해서는 중앙 핵심점은 앞쪽으로 이동해야 한다.

병이 테이블의 우측에 놓여있다면, 중앙 핵심점에 의한 아치모양의 측방운동이 발생한다. 오른쪽 엉덩관절의 근육조직은 폄의 긴장과 벌림(외전)의 긴장을 증가시키고, 오른쪽 다리는 폄의 긴장을 증가시켜 오른쪽 발의 바닥에 대한 압력은 강화된다. 골반은 측방으로의 경사운동을 실행하여 몸통 오른쪽 전체가 폄으로 유도된다. 왼쪽 골반은 왼쪽 몸통에 의한 옆굽힘에 의해서 가볍게 들려올라간다 (**그림 1.7**).

병이 눈앞에 놓여 있을 때는 중앙 핵심점은 골반의 경사운동과 함께 앞쪽으로 움직이고, 척주세움근은 엉치뼈에서부터 중앙 핵심점까지 약간 구심성으로 수축하고, 배의 근육조직은 원심성으로 이완한다. 양 발은 바닥에 대한 압력을 높여, 양 다리의 근육조직은 폄근 활동을 증가시킨다.

지지기저면 안에서 중앙 핵심점이 움직이면 머리와 몸통은 옆굽힘으로 반응하여 한쪽의 몸통 가쪽은 펴지고 또 한쪽은 굽혀지며, 양 다리는 체중을 떠맡거나 떼어 놓게 된다(**그림 1.8**)

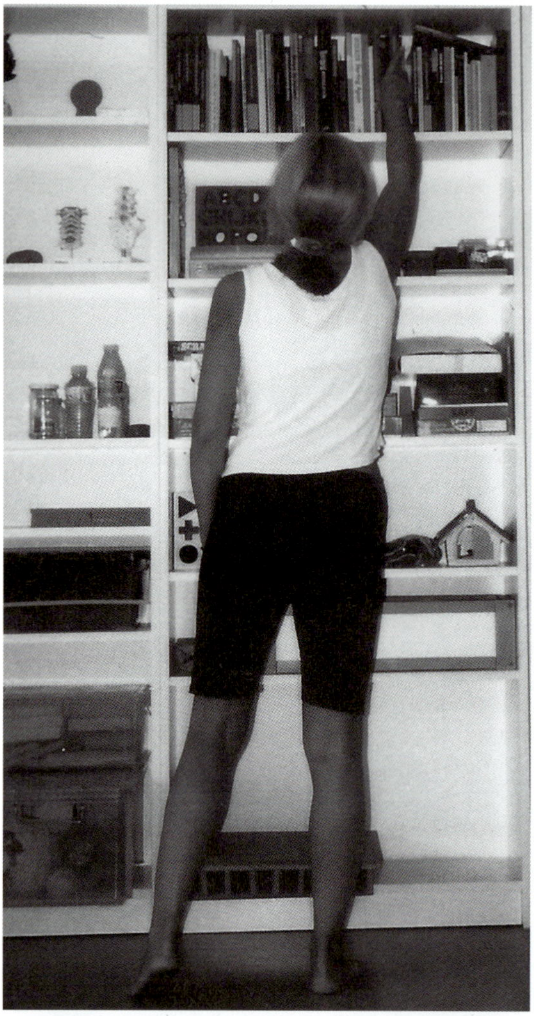

그림 1.8 선반 위에 있는 책을 잡기 위해 오른쪽 다리가 체중을 떠맡고 왼쪽 다리에 바로잡기 반응이 관찰된다.

팔다리의 바로잡기 반응

발이 마루에 서 있지 않고 손으로 지지하는 부위도 존재하지 않는 경우, 우선 다리가 반대의 방향으로 움직여지는 것이 관찰된다. 게다가 신체 중력중심이 이동하면, 팔도 항력(drag)으로서 반대방향으로 움직여진다.

> 팔다리의 바로잡기 반응은 균형을 유지하기 위한 다른 효율적인 가능성이 없는 경우에만 발생한다.

이것은 측방으로의 체중이동에만 일어나는 것이 아니라, 전 · 후방이나, 신체를 중심으로 하여 모든 각도의 이동에 대해서 성립할 수 있는 것이다. 앞쪽으로의 체중이동은, 폄의 전체 패턴과 함께 반응하고, 뒤쪽으로의 체중이동은, 굽힘의 총 패턴(total pattern)과 함께 반응된다.

측방으로의 체중이동은 체중을 받는 쪽의 몸통 폄과, 체중을 이완하는 쪽의 몸통 굽힘의 협응을 나타낸다(중추신경계의 고도의 기능인 상반신경 지배). 체중이 더욱 옆으로 이동하여 균형을 유지하기 위해 자세긴장이 증가하면 상반신경 지배는 불가능해진다. 이것은 체중이동을 하는 반대방향으로 몸통이 회전함으로써 눈으로 보아 확인할 수 있다. 이 경우는 뒤쪽 굽힘의 총 패턴으로 반응되고 중추신경계에 있어서는 용이하게 만들어낼 수 있는 회답이다.

더 큰 체중이 신체의 지지기저면을 넘어서서 이동하는 경우에는 팔다리의 바로잡기 반응 또는 보호 폄 반응이 발생한다.

선행적 보호 폄 반응, 반응적 보호 폄 반응

팔다리의 보호 폄 반응에서는 다음의 것이 일어난다. 체중이 이동하는 방향의 다리는 종아리세갈래근, 넙다리네갈래근, 볼기근, 또는 뒤넙다리근(hamstrings)에서 긴장을 증가시키는 준비를 하고 이 체중을 차츰 떠맡는다. 이것은 발의 바닥에 대한 압력을 높이고, 근육조직의 폄 긴장이 증가하는 것으로도 인지된다. 또 한쪽의 부하가 걸리지 않은 다리는, 지지기저면을 확대하여 다시 지지기저면 내에 두기 위해, 체중이동의 방향으로 한걸음 내딛는다. 체중이 이동하는 쪽의 손도 가능성이 있으면 어딘가의 면에 놓이고, 체중을 떠맡기 위해 지지기저면을 확대한다(**그림 1.9**).

보호 폄 반응은 보바스로부터 넘어지기 전의 "최후의 방어선"이라 간주되었다. 그러나 나는 이것은

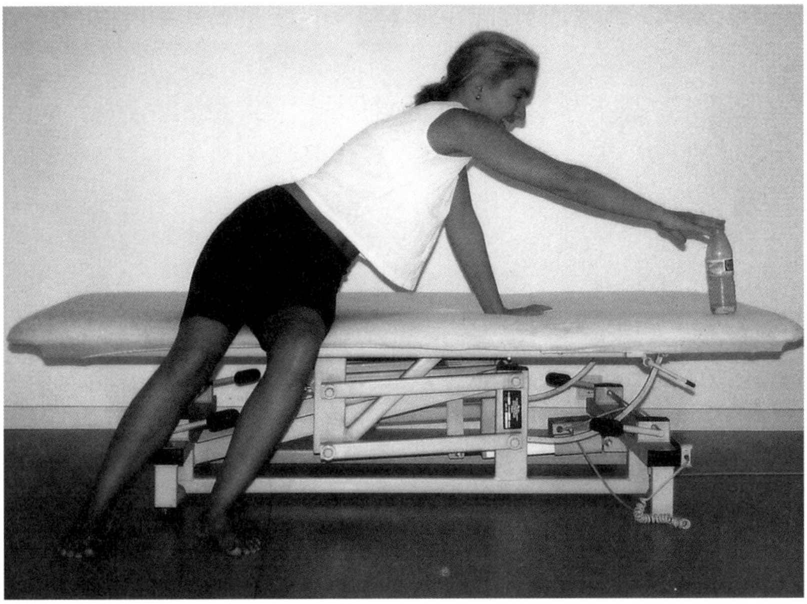

그림 1.9
오른손으로 병을 잡기 위해 왼손에 의한 보호 폄반응이 일어난다.

팔다리에 의한 바로잡기 반응보다도 더 빈번하게, 또한 조기에 실행된다고 생각하고 있다. 보호 폄 반응은 지지기저면을 확대하여 넘어지지 않는다는 목적을, 팔다리에 의한 바로잡기 반응보다도 적은 노력으로 달성할 수 있다.

팔의 보호 폄 반응과 다리의 보호 발디딤(stepping)은 신체 중력중심의 아래에 새로운 지지기저면을 만들어내기 위해 발생한다.

일상생활에서는 지지기저면의 확대를 할 수 없는 상황도 있다.

예: 버스로 이동 중

버스나 지하철을 타고 있으면 큰 체중이동이 발생한다. 예를 들면, 버스나 지하철이 발진할 때, 커브를 돌 때, 브레이크를 걸 때이다. 입석 밖에는 없고 옆에 또 다른 사람이 서 있을 때는, 보호 발디딤을 하려고 생각해도 이웃사람의 발을 밟아버리게 된다. 이 때문에 손잡이를 꽉 쥐고, 넘어짐으로부터 몸을 지킨다. 손잡이가 없거나 손이 닿지 않는 경우는, 머리, 몸통, 팔다리의 바로잡기 반응으로 몸을 지킨다. 체중이동이 지나치게 큰 또는, 갑자기 발생한 경우는 동승자가 불운하였다고 말할 것이다. 우리들은 다른 사람의 발을 밟을 위험성이 있어도 한걸음 또는 몇 걸음에 걸쳐 발디딤을 함으로써 몸을 지키게 된다.

이러한 보호 폄 반응은 완전히 자동적으로 진행한다. 중추신경계는 외수용기, 특히 눈으로부터 주위의 환경의 성질이나 상항에 대한 정보를 얻는다. 즉, 가까이에 이용 가능한 지지기저면이 있는지 어떤지를 알고 있게 된다. 자동적으로 적응한 균형반응이 선택된다. 이것은 겉질의 집중에 의해서만 변경할 수 있다.

요약

정상운동은 생리학적 자세조절 기전과 생리학적 균형반응에 기초하고 있다. 자세조절 기전은 정상적인 감각, 정상적인 자세긴장, 정상적인 상반신경지배, 그리고 정상적인 시간적 · 공간적 협응운동을 포함한다.

균형반응이란 :

- 항상 진행하고 있는 최소한의 긴장 적응이고, 균형을 유지하기 위해 체중이동 때에 균형을 잡는 평형반응이다. 신체중심을 비롯하여 신체가 취하는 어떤 자세에서도 일어난다. 이것은 바로잡기 반응이나 보호 폄 반응 중에도 일어난다.
- 머리, 몸통, 팔다리의 바로잡기 반응. 더 큰 체중이동 때에 일어난다. 균형 즉, 정중선의 주변에 같은 크기의 무게를 재획득하기 위해서이다.
- 팔 · 손, 다리 · 발의 보호 폄 반응. 지지기저면의 확대를 통해서 넘어짐을 방지하기 위해서 빠르고 큰 체중이동 때에 필요하다.

1.2 평가와 평가기록

이것은 치료의 목적을 명백히 하는 것부터 시작한다. 물리치료, 작업치료, 언어치료, 신경심리학적 치료의 목적은 환자의 재활이다. 환자는 부부나 가족, 직장동료, 기타의 다양한 형태의 조합의 일부를 구성한다. 중추신경계가 손상된 후는 이러한 역할을 충족하는 것이 곤란해지고, 어떤 활동을 다시 실행할 수 있는가, 참여수준(아래 참조)에서 어느 정도 높은 목표를 세울 수 있는가 라는 것을 예측하기 위해 가능성(potential)의 평가가 필요하다.

재활(rehabilitation)에서부터 훈련(habilitation)이 되는 일도 가끔 있다. 환자는 어떠한, 또는 어느 운동의 질이든 관계없이 가능한 한 많은 정상적인 생활에 참여해야 한다. 질을 개선하려고 하면 양이 제한되고, 양을 많이 하려고 하면 질이 감소하는 것을 흔히 볼 수 있다(제12장, p.311 참조).

세계보건기구의 ICF(국제생활기능분류)에서부터 2개의 Q(양=Quantity와 질=Quality)를 융합하면 좋은 시스템을 해독할 수 있다. 여기서는 **활동과 참여의 수준과 심신기능과 신체구조의 수준**(여기서 말하는 기능이란 매우 분석적으로 해석되고,예를 들면, 하나의 관절의 운동기능 또는 운동능력을 의미한다)으로 분류되고 있다.

베르타 보바스에 의한 당시의 평가표(**그림 1.10**)도 유사하다는 것을 매우 기쁘게 생각한다.

1.2.1 참여수준(양)에서 평가

환자의 능력에 주목해야 한다(**그림** 1.10 참조. 보바스에 의한 평가표의 질문 3 "환자는 무엇을 할 수 있는가?"). 환자가 일상생활에서 어떤 활동(개인위생, 착의 · 탈의, 식사, 마시는 것, 이동)을 혼자서 또는 보조를 받아 실행할 수 있는지 질문을 받는다. 이러한 행동의 하나는 어떠한 운동의 질에 의해서 실행되는지 더 상세하게 분석된다. 실제의 사례가 이것을 명확히 한다.

증상사례 : 26세의 조르디(Jordi S.)는 5년 전에 머리의 외상을 입었다. 9주 동안 혼수상태에 빠진 후, 재활에 적극적으로 몰두하게 되었다. 그는 서서히, 때로는 작은, 때로는 큰 개선을 보였다. 동적 앉은 자세의 능력을 회복시킨 후, 자립성에서 큰 진전을 보였다. 그리고 혼자서 착의를 할 수 있게 되었다. 이 안에는 바지를 입기 위해 혼자서 서는 것도 포함된다. 이 능력은 그의 마음을 가볍게 하고 자매나 친구들과 디스코 춤을 추러 갈 수 있게 되었다. 혼자서 화장실에 갈 수도 있게 되었고 이 사적인 상황에서 누구의 도움도 필요로 하지 않았다는 것은 그로서는 매우 중요하였다. 또한 보행기를 사용해서 보행도 할 수 있게 되고 먼 거리의 이동만 휠체어를 이용하였다. 이러한 점에서는 휠체어를 자동차의 트렁크에 실었다 내려주고 하는 부모님께 감사하고 있다.

이 수준에서 개선은 다양한 측정 가능한 매개변수에 의해서 비교적 용이하게 검사하여 자료화할 수 있다. **표** 1.1에 몇 가지를 일람표로 하였다.

환자성명 연령

직업

진단명

발병일

편마비

진단서 작성일

치료사 이름

1. 환자의 전반적인 인상
2. 전반적인 건강상태 (치료에 의미가 있는 것)
3. 환자는 무엇을 할 수 있는가?
4. 환자는 무엇을 할 수 없는가?
5. 약간의 보상으로 행동할 수 있는가? (어떠한 종류인지 설명이 필요하다)
6. 환자는 어떻게 서 있는가?
7. 환자는 어떻게 보행하는가?
8. 환자는 지팡이나 부목 (splint) 을 필요로 하는가? (어떤 종류인가)
9. 마비 쪽의 잠재능력을 설명.
10. 균형반응 :
    - 앉은 자세
    - 선 자세
    - 보행할 때
11. 마비 쪽의 팔을 움직일 수 있는가?
12. 마비 쪽의 손을 움직일 수 있는가?
13. 얼굴의 대칭성은 유지되어 있는가? 표정은 어떠한 것인가?
14. 삼킴과 식사에 어려움이 관찰되는가?
15. 연합반응이 관찰되는가?
16. 감각
    고유수용기 : 위치의 조절 (미러링, mirroring)
    촉진 : 살짝, 힘을 주어서.
17. 긴장(tone)
    - 머리와 몸통
    - 팔
    - 다리

그림 1.10 카렐 보바스 의학박사와 베르타 보바스 명예박사에 의한 편마비 환자를 위한 평가와 치료계획.
참고문헌 : Berta Bobath : 성인 편마비 Thieme 1997.

표 1.1 검사 매개변수

측정 가능한 매개변수	수단	내용
신체부위의 상호간의 간격 예 : 엉덩뼈능선에서부터 작은결절능선까지	줄자 (measure)	균형이 잡힌 자세(질)
관절의 각도	일반적인 것과 특수한 각도측정기(회전용)	수동적 · 능동적인 관절 가동성(양, 그러나 직접 질로도 치환할 수 있다)
팔의 연합반응	적응한 각도측정기	앉은 자세에서부터 일어서기, 선 자세에서부터 걷기에의 운동의 경제화 (질)
양 다리에 대한 ㎏단위의 부하	같은 체중계 2개	일어서기 · 평행으로 선 자세 · 한쪽 다리 선 자세에서의 체중분배(질)
보폭너비(㎝)	줄자(measure)	보행할 때의 균형(질)
10m 보행시험(초 단위)	스톱워치, 사전에 측정한 20m 구간(10m + 5m 출발구역 + 5m 도착구역)	보행할 때의 속도 : 걸음 수(양) · 분당보폭수(cadence). 보폭길이, 매분의 걸음 수는 산출이 가능하다
timed up and go test	스톱워치, 사전에 측정한 3m 구간	일어서기, 걷기, 방향전환, 다시 앉는 속도(양)
앉은 자세에서의 Duncan에 의한 functional reach test	벽의 수평선상에 ㎝마다 표식을 하다	앉은 자세에서의 앞쪽, 좌 · 우방향으로의 체중이동을 할 때의 균형
Duncan에 의한 functional reach test	벽의 수평선상에 ㎝마다 표식을 하다	선 자세에서의 앞쪽으로의 체중이동을 할 때의 균형
Action Research Arm test (팔의 기능검사)	다양한 잡기를 위한 특수한 장구	다양한 잡기의 방법, 팔 · 손에 의한 투박하고 큰 운동.

1.2.2 구조수준(질)에서 평가

여기서는 아래에 언급하는 것 같은 감각과 자세긴장을 상세하게 검사하는 다양한 개입이 포함된다. 이 감각과 자세긴장의 두 가지가 운동의 질에 주로 관여하는 요소이다.

물리치료를 시작할 때에만 정확한 평가가 있는 것이 아니라 치료 중에도 계속적인 평가기록이 필요해진다. 베르타 보바스는 "평가와 치료는 분리할 수 없는 것이다"(1990년)라 말하였다. 이것은 치료에 진전이 관찰되는 또는, 정체하고 있다는 것을 조기에 확정할 수 있다는 장점이 있다.

1.2.3 평가의 법칙적인 순환도식

계속적인 평가에서 나는 순환도식을 출발점으로 하고 현재의 값, 측정 센서, 목표 값, 작동장치(actuator)를 가급적 정확하게 결정한다(**그림 1.11**).

현재 값은 비정상적으로 변화한 운동과 환자의 치료 중에 나타나는 증상에 대한 것이라 이해한다.

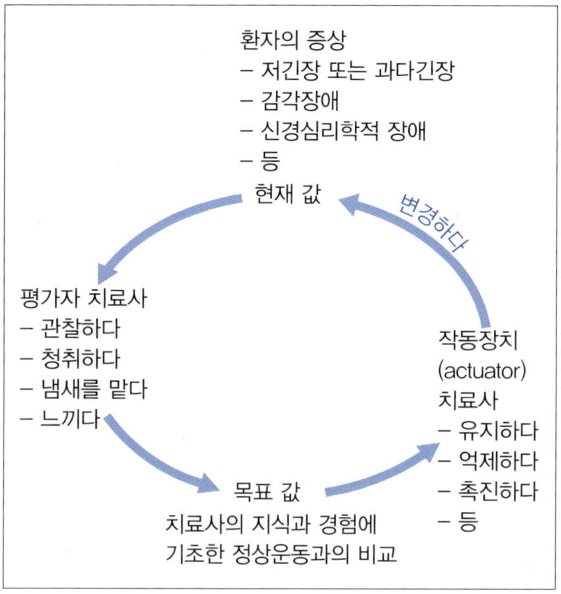

그림 1.11 계속적 검사의 도식(순환도식)

측정 센서로서 환자의 증상을 가능한 한 빨리 포괄적으로 인식하는 치료사의 수용기가 필요하다. 이 부분은 일련의 과정에서의 분석이라 말할 수 있다. 이것에 포함되는 것은 아래의 것이 있다.

- 눈 : 관찰하다
- 귀 : 듣다, 경청하다
- 코 : 냄새를 맡다
- 촉각 · 운동감각의 수용기 : 촉진하다

눈

치료사는 환자의 전체적인 외관을 관찰하여 판단한다. 하나의 동작에서 운동을 관찰하고 거기서부터 감각, 긴장, 상반신경 지배와 협응 능력을 추론한다. 또한 신경심리학적 능력에 대한 인상(impression)도 얻는다.

귀

치료사는 환자가 무엇을 언급하고 있고 갖고 있는 문제를 어떻게 설명하는가를 듣는다. 치료사는 참여수준(아래 참조)에서 환자가 혼자 할 수 있는 것, 보조에 의해서 할 수 있는 것, 보조기구를 사용해서 할 수 있는 것을 목적으로 갖고 질문한다. 이렇게 함으로써 질병의 경과나 이제까지의 치료에 대해서 환자의 관점에서부터 이야기할 수 있는 중요한 정보를 얻을 수 있다. 동시에 언어장애(실어증) 또는 이야기장애(구어장애)가 존재하는 경우에는 주의 깊게 청취한다.

코

치료사는 냄새로부터 환자의 개인위생상태, 경우에 따라서는 실금(incontinence)의 단서를 얻는 경우도 있다.

촉각 · 운동감각 수용기

이것은 가장 중요한 수용기이다. 치료사는 환자를 만지고 느끼고 움직인다. 이것에 의해서 환자를 검증할 수 있다. 예를 들어, 보행할 때에 엉덩관절의 폄이 불완전하다고 하자. 만지는 것에 의해서 엉덩관절의 폄근에 긴장(tone)이 부족한가, 엉덩관절 굽힘근이 과다한 긴장을 나타내고 있는가를 정확히 판단할 수 있다(구조수준). 치료사는 체공(placing)(p.28)의 기술을 사용하여 자세긴장, 상반신경 지배, 협응에 대한 근본적인 단서를 얻을 수 있다.

목표 값은 하나의 동작(참여수준)에서 정상운동의 요소(심신기능과 신체구조)의 추이에 존재한다. 이것은 검사에서 기준점(reference point)이며 동시에 치료의 목표를 설정한다. 검사에서 순환도식의 작동장치(actuator)는 최초의 운동을 형성하고, 이것은 긴장, 상반신경 지배, 협응에 영향을 주고 변경하고 정상화하며 개선한다.

조정기술로부터 만들어진 도식은, 어떤 진단치료에서도 실현되는 원칙을 구체적으로 설명하는 것이다. 현재의 값, 측정 센서, 목표 값, 작동장치(actuator)는 우리들의 치료수행을 세분화하여 훈련하는 결정을 도와주는 것이다. 환자에 대응할 때도식은 우리들이 어느 지점에 있는가, 언제 변경해야 하는가를 정확히 가르쳐준다. 이와 같이 치료를 통해서 환자의 반응이 지각될 수 있는 형태로 우리에게 전달된다.

베르타 보바스는 1982년의 상급과정에서 이것을 함축성이 있는 문장으로 요약하고 있다.

> "환자의 증상이 좋아진다면, 우리들도 무언가를 바꿔야 합니다. 증상에 변화가 없어도 우리들은 무언가를 바꿔야 합니다.
> 환자의 증상이 악화하면, 물론 무언가를 바꿔야 합니다. 즉, 하나의 치료에서 또는 일련의 치료에서, 우리들은 항상 치료기술의 무언가를 바꾸고 있다는 것을 의미합니다."

이 인용문을 나는 다음과 같이 확대하려고 한다.

> "환자의 증상이 좋아진다면, 우리들도 무언가를 바꿔야 합니다. 즉, 요구를 고도로 한다.
> 환자에게 변화가 없어도 무언가를 바꿔야 한다. 즉 개선되어야 한다. 환자의 증상이 악화하면 물론 무언가를 바꿀 필요가 있지만, 신속하게 실행해야 한다. 즉, 하나의 치료에서 또는 일련의 치료에서, 우리들은 항상 치료기술의 무언가를 바꾸고 있다는 것을 의미하는 것이다."

계속적 검사의 이 도식은 문서화된 자료에서는 유감스럽게도 의미를 형성하지 않는다. 이 때문에 병원, 재활센터, 진료소에서는 진료기록(차트)이 있다. 이것은 규격화된 기록서가 될 때까지 발전시켜 항상 수정하고 확장되어야 한다.

어떠한 진료기록을 사용하든 치료사는 이를 위한 시스템이 필요하다. 이것은 목표설정에 이르기까지 데이터를 **어떻게** 입수하여 얻은 데이터를 **어떻게** 해석하여 처리하는가라는 시스템이다.

하나의 가능한 시스템으로서 제1장 1.2에서 구체적으로 설명하고 있다.

그림 1.10에서 원래의 보바스 평가표를 소개하였는데 우리가 적합하다고 생각하는 두 가지 평가표를 제안하려고 한다(**그림 1.12**와 **그림 1.13**).

1.2.4 자세긴장의 평가

보바스 개념에서는 "근육긴장(muscle tone)"이라는 말 대신에 "자세긴장(postural tone)"이라는 개념이 사용된다. 이 정의의 선택은 개개의 근육이라는 사고방법에서 떠나 손가락의 최소의 운동에서조차 신체 전체의 긴장변화가 필요하다는 것을 강조하는 것이다.

우리가 근본적으로 기초로 하는 사고방법이나 신경생리학적 가정이 치료에 영향을 미친다는 현존하고 있는 개념이나, 정의의 근본적인 견해나 그 결과로 일어나는 치료활동을 검증하는 것이 중요하다고 생각한다.

비정상적인 자세긴장에는 다양한 정의가 있다. 최초로 세계보건기구(WHO)에 "경직과 수동적 운동에 대한 속도에 의존한 저항"이라는 정의가 있다.

이와 같이 경직(spasticity)이 정의되면, 당연한 결과로서 팔다리의 신속한 운동에 의해서 긴장을 검사하고, 나타난 저항의 높이에 따라서 경증 · 중등도 · 중증인 경직으로서 분류된다. 분류는 주관적이며 검사하는 사람에 좌우된다.

Lance는 이것에 대해서 다음과 같이 정의하고 있고, 중추운동장애 환자에 대한 우리의 견해에 더 해당되고 있다. "경직이란 개개의 억제조절을 초월한 자극에 대한 중추신경계의 반응이다" (Lance 1982).

베르타 보바스에게 긴장검사로써 도입된 체공(Placing)은 랑스로부터 나온 정의에서도 논리적인 결과라고 말할 수 있다. 다만 시기의 순서는 상이하다. 보바스는 체공(Placing)을 1945년 무렵에 발전시켰으나, 랑스는 그의 정의를 1982년에 공표하였다.

평가/치료

성명 : 생년월일 :
직업/취미 :
사회적 상황 :
주거상황 :
질환 명 :
일반적인 건강상태 :
의뢰자 : 질환 발생일 :

진료기록
경청 (인사, 자기소개 등)/지남력이나 기분, 협동에 대한 일반적 인상(impression)
- 실어증을 나타내고 있는가?
- 구어장애를 나타내고 있는가? (과다긴장? 실조성?)

관찰 – 참여수준 :
- 환자는 무엇을 할 수 있는가?
- 환자는 보조자와 함께 무엇을 할 수 있는가?
- 환자는 보조기구를 사용하여 무엇을 할 수 있는가?

관찰 – 구조수준 :
- 운동패턴의 개개의 요소는 어떻게 실행되는가? (선택적? 총 패턴?)
- 연합반응 : 언제 (발생시키는 1차 운동)? 어떤 운동패턴?

촉각 – 구조수준에서의 관찰의 검증
- 각 신체부위의 긴장은 어떠한가?
- 각 신체부위의 감각은 어떠한가?

자세긴장

중증	감소 ---	증가 +++	보상 +++
중등도	감소 --	증가 ++	보상 ++
경증	감소 -	증가 +	보상 +

감각

	감각둔마	감각과민	통증	
중증	###	***	⚡⚡⚡	작은 운동을 침착하게
중등도	##	**	⚡⚡	최종범위까지 실행한다.
경증	#	*	⚡	

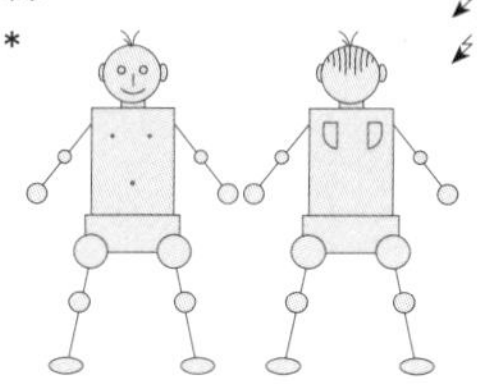

검사
- 미러링(Mirroring)
- 체공(Placing)
- 유지(Holding)

가설
- 1차적 문제는 무엇인가?
- 2차적 문제는 무엇인가 (연합반응, 보상)?

목표설정
- 참여수준/활동수준에서의 장기목표
  - 환자 자신
  - 치료사
  - 가족
- 구조수준에서의 단기목표 값
  - 감각에 관해서 (자극 문턱값을 내리는가, 올리는가?)
  - 긴장에 관해서 (내리는가, 자극하는가?)
  - 상반신경 지배에 관해서 (어떠한 관점?)
  - 시간적/공간적 협응운동 (운동촉매? 운동패턴의 추이)

치료전략
참여수준에서의 대처 (활동수준)
- 기능적 상황

구조수준에서의 대처 (감각과 자세긴장의 영향)
- 어떤 지지기저면? (큰, 작은, 지속적, 안정적, 가동성의?)
- 어떤 자세세트 · 핵심점의 정렬
- 탈감작 (desensitization)? 감작 (sensitization)?(어떤 자극? 어떤 시간/공간적 가중?)
- 긴장 (감소시키기 위한 어떤 중재? 증가시키기 위한 어떤 자극?)

그림 1.12 베티나 패드 롤프스(Bettina Paeth Rohlfs) : 편마비 성인 환자용의 평가표, 가설, 치료계획 (**표 1.2**, P.30 참조).

평가표/치료

성명 : 생년월일 :
질환 명 : 질환발생일 :
2차적 질환 명 :
직업 :
취미/스포츠 활동경험 :
사회환경(가정상황, 주거, 클럽/조합/근린관계) :
진단일 :
치료사명 :

일반적 인상 :
자각증상 :
- 각성혼수
- 몽롱하다
- 명료하다

지남력
- 시간적
- 공간적

원동력
동기
자립성
보조기구(명칭, 자기조작을 할 수 있는가?, 필요성)
- 휠체어
- 보행보조(어떤 종류인가?)
- 부목(어떤 종류인가?)

가시증상(visible symptom)
- 표정
- 눈의 운동장애(부전마비)
- 눈떨림(어느 방향인가?)
- 떨림(tremor)
- 발작감퇴(hypocrisis), 발작항진(hypercrisis)
- 섬유다발성 수축

자율신경 기능
- 방광/장(실금, 카테터)
- 다한증
- 타액분비 과다
- 순환기능(혈압, 맥)

신경심리학적 기능
언어 :
- 호칭장애
- 이해에 있어서의 문제(단어, 문장, 전체의 맥락에서의 이야기)
- 실행증
- 관념운동적
- 관념작용적

실인
- 입체감각실인증(촉각실인증)
- 시각실인증
- 병태실인증(스스로의 질병을 인식하지 못하는 것)

무시(Neglect)(부주의현상)
- 촉각무시
- 소거현상
- 시각무시
- 청각무시

주의결함
기억장애

그림 1.13 베티나 패드 롤프스 (Bettina Paeth Rohlfs) : 평가표(기타의 신경 질병용).

기능소견 :
- 대략적인 관절의 상태(평가) (제한의 이유 : 뼈와 관련되는 것, 근육긴장, 결합조직, 말초신경)
  어깨뼈/어깨관절
  팔꿈치
  손/손가락
  엉덩관절
  무릎관절
  발의 관절/발가락
- 일반적 지속력
- 앉은 자세에서의 부하
- 보행거리

협응
  팔
- 손가락-코 시험
- 손가락-손가락 시험
- 바라니(Barany) 지시시험
- 반동현상(rebound phenomenon)
- 교호변환운동(길항운동 반복부전, 동작완만, 변환운동장애)
- 교호운동(팔꿈치 굽힘)
- 뾰족한 물건을 잡다
  다리
- 발꿈치-무릎시험
- 자전거운동
  몸통
- 자유로운 앉은 자세에서 팔을 앞쪽으로 유지하는 시험

다리/몸통
  균형반응
- 자유로운 앉은 자세/발은 마루 위(오른쪽과 왼쪽으로의 체중이동)
  머리
  몸통상부(체중부하 쪽, 체중 비부하 쪽)
  몸통하부(체중부하 쪽, 체중 비부하 쪽)
  골반
  다리(체중부하 쪽, 체중 비부하 쪽)
  팔(체중부하 쪽, 체중 비부하 쪽)
- 선 자세(오른쪽, 왼쪽, 앞쪽, 뒤쪽으로의 체중이동)
  발
  다리(체중부하 쪽, 체중 비부하 쪽)
  골반
  몸통하부(체중부하 쪽, 체중 비부하 쪽)
  몸통상부(체중부하 쪽, 체중 비부하 쪽)
  팔(체중부하 쪽, 체중 비부하 쪽)
  머리
- 롬베르크(Romberg)시험(발을 좁혀서 서다)
- 운터베르거(Unterberger) 발디딤시험
- 한쪽다리 선 자세
- 선 위를 걷기

보행분석
  일반적 사항
- 속도
- 리듬
- 보폭너비
- 보폭길이와 그 분포
- 머리와 다리의 자유로운 가동성
- 동시에 다른 것에 집중할 수 있다(경청하다, 이야기하다)
  입각기
- 발가락, 발
- 무릎
- 엉덩관절/골반
- 몸통(중앙 핵심점의 바른 운동)
- 팔이음뼈
- 머리
  유각기
- 머리
- 팔이음뼈
- 몸통
- 골반/엉덩관절
- 무릎
- 발가락/발

체공 (Placing)

긴장의 검사를 위해 체공이 실행될 때는 치료사가 몸통, 팔 또는 다리의 먼쪽부분에서부터 움직인다. 치료사는 경우에 따라서는 몸쪽부분을 지지하면서 손 또는 발을 잡는다. 움직이고 있는 동안 운동을 허용하는 정도로 긴장이 충분히 낮거나 그렇지 않으면 어느 정도의 저항이 발생하고 있는지 평가해야 한다.

그리고 치료사는 운동 중에 손을 쉬고(휴식) 환자가 팔다리를 중력에 저항하여 유지할 수 있는지 아닌지 시도해본다. 충분한 긴장이 구축되고 치료사의 손에 있는 팔다리가 가벼워지는지 아닌지를 느낀다. 무게를 수용하는 것이 정상적인 운동패턴에서 일어나는지, 또는 전형적인 총 패턴(연합반응)에서 일어나는지를 관찰한다. 이 검사는 양적인 것만이 아니라 질적으로도 검사하는 것이다.

유지 (Holding)

환자가 무게를 자동적으로 받아들일 수 없다고 치료사가 느끼면 치료사는 수의적 유지를 요구할 수 있다. 이것이 보바스가 유지(holding)라 부르고 있었던 것이다. 그리고 또한 충분한 긴장이 구축되고 팔다리가 가벼워지는지 아닌지를 느낀다. 그 다음에 무게의 이어받음이 구두 요청에 의해서 정상적인 운동패턴에서 일어나는가, 그렇지 않으면 전형적인 총 패턴(연합반응)에서 일어나는가를 관찰한다. 정상운동에서의 수의운동도 긴장(tone)은 약간 높다는 것으로부터 유지에서 총 패턴이 나타나는 것은 예측되는 일이다. 그러나 이것은 팔다리를 기능적으로 사용하기 위해 필요한 자동적으로 긴장을 적응시키는 상태는 아니라는 것을 의미한다. 이와 같이, 유지도 양적만이 아니라 질적인 내용을 포함하는 검사이다.

연합반응 (Associated Reaction)

보바스 개념에서는 "연합반응"이라는 정의가 사용되고 있다. "연합반응이란 개개의 억제조절을 초월한 자극에 대한 중추신경계의 반응이다"(Lance 1982년).

이 억제조절은 중추신경계가 손상되지 않은 사람에서도 넘어서는 일이 있다. 이때 부수운동이 결과적으로 일어난다. 이것은 연합운동이라 표현된다. 야기하는 스트레스 요인은 아래와 같다.

- 예를 들면, 가는 바늘구멍에 실을 꿰는 것 같은 어려운 선택적 운동. 얼굴이 굳어지다, 또는 혀가 한쪽의 입꼬리에 쏠리는 일이 흔히 관찰된다. 또한 운전강습 중인 교습생이 클러치에서 발을 떼고 액셀러레이터를 동시에 밟을 때에 전신을 긴장시킨다.
- 예를 들면, 옷장(wardrobe)을 이동시키는 것 같은 큰 힘을 소모할 때, 호흡을 멈추는 일이 있다. 백화점의 크고 무거운 도어를 한쪽 팔로 밀어서 열 때, 결과적으로 또 한쪽의 팔이 부수운동을 실행한다. 또한 테니스의 서브도 예로 들 수 있다. 토너멘트에서 더욱 정신적 스트레스 발생하면 연합운동이 관찰된다.

  부수적으로 발생한 운동이 정상적인 연합운동인지, 비정상적인 연합반응인지, 아래의 기준과 대조하여 판단할 수 있다.

- 부수운동을 인식하고 신속하게 문제없이 억제조절 하에 조절 즉, 스위치를 끌 수 있다면 연합반응이다. 연합반응의 조절은 명백히 곤란하며 시간도 걸리고 불완전한 형태로 밖에는 잘 되지 않는 경우가 많다.
- 운동이 선택적 운동으로서 일어났다면(마리타의 증상사례 p.159, **그림 2.115** 참조) 선택적일 수 있는 연합운동이다. 이에 반해서 연합반응은 패턴으로 일어난다.
- 운동이 종료한 후에 자세긴장이 바로 정상이 된

다면 연합운동이 실행되었다는 것을 의미한다. 그 후에도 긴장이 약간 높은 채라면 연합반응이 일어나고 있다.

- 1차 운동에 따라서 운동이 변화하면 연합운동이 일어나 있다. 노력을 동반하는 폄이 요구되면 연합운동도 폄으로 옮겨간다(이러한 이유로 Kabat에 의한 PNF기법에서 이른바 "넘쳐흐름(overflow)"으로서 치료에 사용된다). 이에 반해서 연합반응은 환자 각각이 상이한 것이지만, 한 사람의 환자에게는 하나에서 두 개의 전형적 패턴에 한정되어 있다.

> 연합반응과 마찬가지로 연합운동에도 말할 수 있는 것은 큰 육체적 노력(exertion)이 존재하는 경우에 부수운동이 억압되면 1차 운동이 곤란해질 가능성이 있다는 것이다.

체공(Placing)과 유지(Holding)의 부분에서 언급한 것처럼 환자의 운동을 통해서 조절의 장악은 정상적인 선택적 운동, 또는 연합반응이라 일컬어지는 총 패턴(total pattern)의 관점에서부터 관찰된다. 충분한 억제조절에서 긴장은

- 운동을 용인할 정도로 감소 가능하다.
- 또한 동시에 많은 선택적 운동의 집합을 의미하는 안정성을 구축할 정도로 증가 가능하다.

높은 긴장수준에서도 작은 선택적 운동을 실행하기 위해 긴장이 높아지면 높아질수록 억제조절도 높은 수준으로 되어야 한다.

> 중추신경계의 높은 수준의 작용은 움직이는 것이 아니라 유지이다. 어려운 것은 가동성이 아니라 활발하고 동적인 안정성 즉, 중력에 대항하여 최소한의 운동진폭을 조절하는 것이다.

자세긴장의 높이를 객관적으로 판단하기 위해 연합반응을 이용할 수 있다. 낮은 긴장과 과다긴장은 상이한 등급으로 분류할 수 있다(표 1.2).

등급은 중증의 낮은 긴장에서부터 중증의 과다긴장(경직)의 단계를 나타낸다. 개개의 단계는 순번이 아니라 때로는 동시에 나타난다. 중등도의 낮은 긴장에서 관찰되는 포괄적이고 특이한 자극은 연합반응을 유도하는 스트레스 요인이라 간주할 수 있다. 이것은 총 패턴(total pattern)으로서 일어나는 중추신경계의 동적 반응이다. 억제조절이 감소되어 있으면 자세긴장의 선택적 구축은 곤란 또는 불가능하다. 총 패턴에서의 긴장구축을 억제하고 필요한 상반신경 지배를 형성하기 위해서는 치료사에 의한 개별적 조절이 요구된다. 예를 들면, 몸쪽의(proximal) 신체부위를 안정시키고 먼쪽의(distal) 부위만 선택적으로 움직여져야 한다.

자세긴장이 전체적으로 증가하여 낮은 긴장이 경증이라 분류되는 편이 용이하다. 그럼에도 역시 총 패턴에서의 중추신경계 반응으로서 연합반응이 나타나는 일이 일어날 수 있다. 여기서도 또한 치료사에 의한 개별 자극에 의해서 환자의 정상적인 상반신경 지배와 함께 선택적 운동을 실행 가능케 한다. 또는 용이하게 할 것이 요구된다.

1.2.5 감각의 검사

표층감각과 심부감각의 전형적인 검사

감각상태의 검사는 표층감각과 심부감각으로 나뉜다. 이러한 검사방법에 대해서는 기능적 운동이라는 관점에서부터 그 중요성이 검증되어야 한다.

표층감각의 고전적인 검사는 다음과 같다.

환자는 바로 누운 자세이고 치료사는 양손으로 얼굴 양쪽, 양 어깨, 위팔, 아래팔, 손, 손가락, 몸통, 넓적다리, 종아리 그리고 발, 발가락을 만진다. 치료사는 그 동안, 환자가 접촉 또는 압력을 느끼고 양쪽에서 마찬가지로 느꼈는지 질문한다.

표 1.2 낮은 긴장과 과다긴장의 등급

낮은 긴장의 등급	과다긴장의 등급
−3 : **중증의 낮은 긴장** 자세긴장이 명백히 감소하여 있다. 운동단위의 동원을 의미하는 긴장의 구축은 포괄적인 자극으로도 개별적인 자극으로도 불가능하다. 머리, 몸통, 팔다리는 매우 무겁게 느껴지고 환자는 이들을 움직이는 환경에 있지 않다.	
−2 : **중등도의 낮은 긴장** 자세긴장이 명백히 감소하여 있다. 운동단위의 동원을 의미하는 긴장의 구축은 포괄적 · 비특수적인 자극과 이에 더해서 주어지는 개별적인 자극에 의해서 가능하다. 동적 반응은 총 패턴이며 이것은 선택적 운동을 실행하기 위해 노력을 동반해서 억제조절 하에 둘 수 있다.	+1 : **경증의 과다긴장 (경직)** "스트레스"에서 연합반응이 일어난다. "스트레스 요인"이 종료하면 즉각 소실하지만, 긴장은 증가한 채 더욱 연합반응의 발생대기상태가 된다.
−1 : **경증의 낮은 긴장** 자세긴장은 약간의 포괄적인 자극으로 구축 가능하다. 동적 반응은 총 패턴이지만 이것은 개별적 자극에 의해서 선택적 운동으로 바뀌고 억제조절이 존재한다는 것을 나타낸다.	
	++2 : **중등도의 과다긴장(경직)** 연합반응은 어렵다고 생각되는 과제의 준비단계에서 이미 발생하고 실행 중에 강해진다. 포괄적인 보조(지지기저면의 제공)가 개별적 보조(억제운동의 실행)에 의해서 천천히 소실하거나 또는 불완전한 형태로 소실한다. 긴장은 증가한 채로이고 더욱 연합반응의 발생대기상태가 된다.
	+++3 : **중증의 과다긴장(경직)** 연합반응은 안정 상태에서 이미 존재하고 있다(확립된 "경직패턴"). 포괄적 · 개별적인 보조를 갖고 있다. 자세긴장을 정상범위로 감소시킬 수 없다. 구축의 우려가 크다.

이때, 다음의 것을 고려해야 한다.

"만일, 하나의 수용기 활동이 인식되는 감각의 성립에 충족되었다 하더라도, 보통 많은 상이한 수용기가 동시에 활성화하여 인식된 감각은, 실제로는 많은 부분적인 질이 통합된 것으로 성립하는 것을 간과해서는 안 된다." (Klinke와 Silbernagle, 1996년)

심부감각의 검사도 기능적으로 실행된다. 심부감각은 고전적으로는 관절을 움직이는 것으로 검사된다. 어깨, 팔꿈치, 손목관절, 손가락관절, 엉덩관절, 무릎관절, 발목관절, 발가락이 환자의 눈이 감겨진 채로 움직여지고 그 운동을 그때마다 느꼈는지, 그리고 어느 방향으로 움직여졌는지 말할 수 있는지 어떤지를 검사한다. 이것에 의해서 어느 정도 겉질(중심뒤이랑)이 감각정보를 받아 처리하고 해석하는지가 검사된다.

감각자극은 소뇌를 통해서 겉질로 전달될 뿐만 아니라 시상으로도 전달되고, 거기서부터 다시 전달되고 처리되고 해석되는 것이다. 환자가 앞에 언급된 고전적 시험에 의해서 감각장애를 나타내고 있어도, 그것은 환자가 아무것도 느끼지 않는다는 것을 의미하는 것은 아니다. 환자가 단순히 감각지각을 의식하고 있지 않다는 것이다.

베르타 보바스와 카렐 보바스는 상당히 조기에 감각과 운동의 긴밀한 연관성에 대해서 지적하고 있었다.

> 인간은 운동을 학습하는 것이 아니라,
> 운동의 감각을 학습하는 것이다.

느낀다는 것은 수용기의 상태의 변화에 의해서 가능해진다. 이 변화는 보통 운동을 통해서 야기된다. 예를 들면, 앞에서 언급한 환자가 무언가를 잡고 싶다고 희망한다. 물체를 향해서 팔을 움직이고 물체에 접촉하고 잡고 움직인다. 운동에 관여한 근육조직의 수축은 고유수용기(골지힘줄기관, 근육방추, 관절수용기)의 상태를 바꾼다. 물체에 접촉한다는 것은 피부의 압력수용기의 상태를 변화시켜 쥐기, 잡기, 들어 올리는 것은 피하조직에 있는 압력수용기에 대한 자극이 된다. 보통 촉각자극이나 압력자극이 피부에 접근해오는 일은 적다. 오히려 피부는 운동에 의해서 물체에 유도된다. 이것은 표층감각과 심부감각이 동시에 자극을 받아들이고 또한 서로 강화하고 있다는 것을 의미한다. 즉, 표층감각과 심부감각은 사실상 서로 분리할 수 없다.

이것은 종전의 평가가 인공적이고 실제로 존재하고 있는 감각을 완전히 파악한 것은 아니라는 것을 나타낸다.

종전의 표층감각검사에 대신하는 선택지

환자가 느끼고 있는지 아닌지, 또는 접촉이나 압력을 정확히 느끼고 있는지 어떤지를 탐지해내기 위해 치료에서 정밀하게 관찰해야 한다. 치료사는 약한 힘이나 강한 힘으로 환자에게 접촉하고 그것을 환자가 느끼는지, 어디에 느끼는지, 어느 정도 강하게 느끼는지를 확인한다. 실어증이나 신체표상에 장애가 있는 경우는 또 다른 손으로 자기의 몸, 또는 치료사의 몸, 경우에 따라서는 인형을 사용해서 가리키는 것도 가능하다.

이때 상이한 표면구조, 형태(네모진 것, 모가 둥근 것, 끝이 뾰족한 것, 끝이 둥그스레한 것), 온도(뜨거운 물이 들어간 병과 냉수가 들어간 병)를 가진 물체를 고려해야 한다(제3장 머리 외상, p.195 참조). 그 물체는 환자의 시야가 미치지 못하는 부위(바지 주머니, 가방 속, 몸의 뒤쪽)에 놓이는가, 또는 눈을 감은 상태에서 만지고 잡고, 안고 움직여지는가 이다. 이때 각각의 특질에 대해서 질문한다. 만일 환자가 자기 자신이 언급할 수 없다면 치료사는 미리 몇 가지 특질을 설정하고 환자는 그것을 인정하거나 부정할 수 있다.

증상사례 : 라켈 (Raquel) 은 바로 누운 자세에서 마비 쪽의 왼팔을 머리 위로 펴고 있다. 팔꿈치를 천천히 굽히게 하면서 이완하고 언제 물체에 접촉하는지를 말해야 한다. 그녀는 베개나 베개 위에 놓여있는 빗에 접촉하면 무언가에 닿았다는 것은 말하지만, 그것이 무엇인지 맞출 수도 설명할 수도 없다.

증상사례 : 마리타 (Maritas) 의 마비 쪽 오른손은 쇼핑백에 들어가 있다. 그 안에는 나무로 만든 공 1개와 식탁용 냅킨 링이 있다. 나는 그 링에 그녀의 손을 유도하고 손가락을 움직여서 링에 접촉시킨다. 마리타는 무언가 딱딱하고 네모지고 동시에 둥근 것, 그리고 차지도 뜨겁지도 않은 나무로 만든 것인지도 모르는 것이라 설명한다.

증상사례 : 안토니오(Antonio)는 바로 누운 자세에서 마비 쪽의 왼쪽 다리는 옆으로 돌출하여 있다. 발은 공중에 떠 있다. 나는 전동으로 높이를 조절할 수 있는 치료테이블을 내린다. 안토니오는 발에 무언가 접촉되면 즉각 알리도록 지시를 받고 있다. 나는 벤치 옆으로 바닥에서 무릎을 꿇고 바로 앉고 양탄자에 놓은 스스로의 넓적다리를 발에 접촉시켰다. 안토니오는 언제 접촉하였는지 정확히 알린다. 무엇에 접촉하였는가라는 질문에도 그는 자기의 발을 조금 움직여서 정확히 대답을 한다. 즉, 딱딱한 바닥이 아니라 부드러운 넓적다리이고 바지와 같은 천이 아니라 무언가 까칠까칠한 양탄자 같은 것이라 대답하였다. 그는 이 검사를 하기 전에 양쪽에 접촉하고 있었기 때문에 정확한 특성을 인식할 수 있었다.

종전의 심부감각검사에 대신하는 선택지

앞에서 언급한 운동감각의 검사에 대체되는 것으로서 베르타 보바스는 미러링(Mirroring)이라 이름을 붙였다. 팔다리의 거울영상(mirror image) 자세를 결정하는 기술을 발전시켰다.

미러링 (Mirroring)

미러링은 다음과 같이 실시된다. 치료사는 손을 잡고 마비 쪽 팔꿈치를 지지하고, 그것을 특정의 위치로 유도하여, 환자에게 또 한쪽의 팔로도 같은 위치를 취하도록 지시한다. 그것을 움직일 수 있다는 것이 전제가 된다(편마비 환자의 경우는 충분히 기대할 수 있다). 치료사는 자세를 몇 번이나 바꿔 과제가 확실하게 이해되어 있는지를 확인한다. 그리고 환자는 눈을 감고 치료사는 어깨관절, 팔꿈치, 손목관절, 손가락으로 속행한다. 다음의 단계로서, 마비 쪽의 다리가 치료사에 의해서 특정 자세로 움직여지고 유지된다. 환자는 여기서도 같은 자세를 또 한쪽의 다리로 취해야 한다.

여기서는 다음의 것에 유의한다.

- 과제는 앉은 자세, 가능하다면 선 자세에서 환자에게 설명한다.
- 팔에서부터 시작한다.
- 우선은 과제가 정확히 이해되도록 눈을 뜨고 실행한다.
- 그 후 눈을 감고 기타의 환경은 바꾸지 않고 계속 실행한다.
- 다리는 누운 자세에서 검사된다. 시작자세가 용이하고 좀처럼 지치지 않기 때문이다.
- 회전 자세와 벌림(외전), 모음(내전)에서는, 건강한 사람에서도, 거울영상(mirror image)이 아니라 같은 방향으로 자세를 취하는 일이 흔히 있다는 것을 고려해야 한다. 예를 들면, 치료사가 왼팔을 왼쪽으로 벌림을 시키고, 환자가 오른팔을 역시 왼쪽으로 즉, 모음으로 움직였다고 해도, 바로 감각장애라 결정해서는 안 된다. 이러한 경우에는, 눈을 뜨고 과제가 확실하게 실행되고 있는지 확인하도록 의뢰한다. 대부분의 경우는, 눈으로 보아 확인하고 그렇게 하여 비로소 거울영상과 같이 자세를 취해야 한다고 의식한다. 자세를 수정하고 검사의 그 후의 경과에서도 바른 자세를 취한다.
- 건강한 사람도, 모든 손가락이나 발가락을 마찬가지로 느끼는 것은 아니라는 것도 고려해야 한다. 이 때문에 가운데손가락, 반지손가락 또는 둘째발가락에서부터 넷째발가락까지 잘못된 운동

의 평가에 대해서는 주의해야 한다.

반드시 유의해야 할 것은, 미러링은 엎드려 누운 자세, 눈을 감고 그리고 다리에서부터 시작해야 한다는 것이다. 이 방법은 오해를 야기하게 된다. 팔다리의 잘못된 자세가 정말 감각장애를 원인으로서 하고 있는가, 또는 불완전마비(작용근의 낮은 긴장), 선택적 운동의 결여, 대항근의 과다긴장, 실조성 장애에 의한 것인지 결정하기 위해서도 운동은 잘 관찰되어야 한다.

요약

물리치료 검사는 개개의 목표설정, 치료계획, 치료를 시작할 때/경과/종료할 때의 현재 값을 평가하여 기록할 때에도 절대적으로 필요하다. 가능한 한 정확히, 또한 필요한 만큼 정보를 주는 것이어야 한다. 운동의 설명을 통해서 일어나는 것 같은 정확하고 질적인 내용만이 아니라, 양적인 내용도 검증되어야 한다. 여기서 열거된 다양한 운동성질을 측정하는 실행적 조언의 리스트는 치료사의 창조성에 의해서 누구라도 확대시킬 수 있다.

1.3 치료원칙

1.3.1 24시간 관리형식에서 가능한 조기의 치료시작

베르타와 카렐 보바스는 항상 치료의 조기시작을 호소해왔다. 환자가 "물리치료 프로그램을 실행할 수 있는 충분한 힘을 비축할 때까지 회복하도록" 치료를 받지 않고, 3주간 침상에서 안정한다는 시대는, 과거지사로 되었다. 오늘날에는 물리치료는 가능한 한 이른 시점에서 시작된다.

조기에 치료를 시작하는 이유는, 현재 잘 알려져 있는 중추신경계의 가소성의 이용 때문이다. 중추신경계의 형태와 기능은 하나의 단위를 만든다는 것을 근거로 중추신경계의 가소성을 간결하게 알기 쉽도록 설명하려고 생각한다.

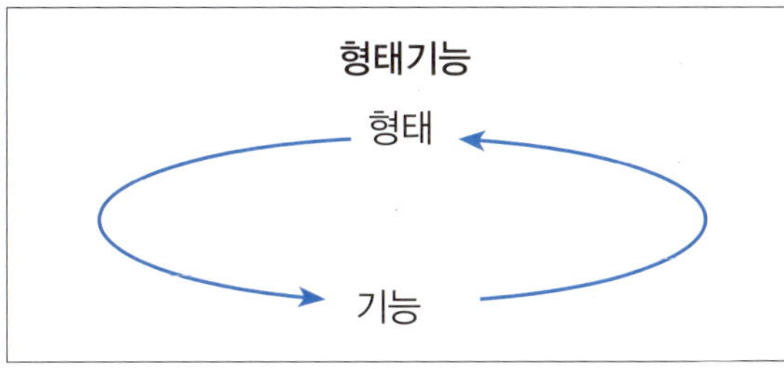

그림 1.14 해부학적 형태와 기능의 상호작용

신경생리학적 관점

해부학적 형태가 기능을 결정하고 있다. 기능은 중추신경계에 있어서 필요한 것이며 더욱 네트워크를 구축하도록 즉, 해부학적 형태를 변화시키도록 자극을 만들어낸다. 변화한 형태는 다시 변화한 기능을 유도한다 (그림 1.14).

Kidd 등은 저서 "Understanding Neuro muscular Plasticity"(1992년)에서 Brown과 Hardman(1987년)의 말을 인용하고 있다.

"가소성"은 어떤 발전단계에서도 편성하고 또는 새로이 편성한다는 기관의 모든 세포의 능력이며, 그것은 가지돌기(수상돌기)와 축삭(axon)을 발아시켜 새로운 시냅스를 형성하고, 이와 같이 하여 다른 세포와 새로이 결합하는 것을 촉진한다 (Brown과 Herdman, 1987년, Kidd 등 1992년).

편성과 재편성의 의미에 대해서는 이제부터 상세히 설명한다.

1.3.2 편성과 재편성

편성(organization)이란 구상의 순간부터 모든 학습에서 근저가 되는 것이다. 배아(embryo)의 발달과정에서 10^{18}개나 되는 신경세포가 만들어지고 발아한 축삭과 가지돌기를 통해서 차츰 서로 결합된다. 이것이 시냅스 종말로 발전하여 전달물질을 방출하고 전기회로를 통해서 흥분-억제라는 성질을 전달한다. 이와 같이 하여 차츰 치밀해지는 신경세포 네트워크가 형성된다.

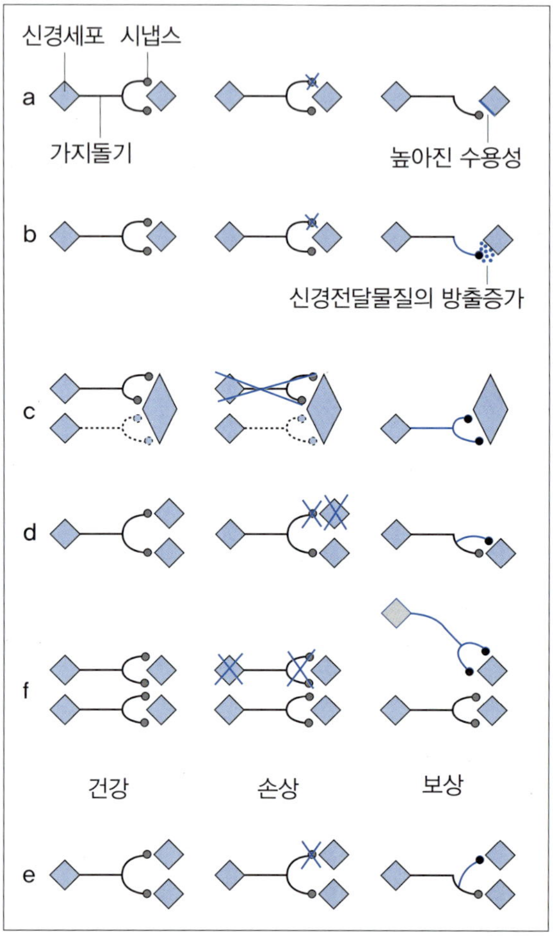

그림 1.15 a–f 중추신경계 손상 후의 가소성 재편성과 보상의 가능성

우선 유전자 프로그램이 어떤 세포가 어떤 다른 세포와 결합하는지를 결정한다. 해부학적 형태가 형성되고 이것이 기능을 형성한다. 태아는 6주째부터 투박하고 큰 운동을 실행하게 되고, 그 후 정교한 운동이나 선택적인 손가락의 운동도 할 수 있게 된다. 레나르트 닐센(Lennart Nielsen)은 60년대에 그라프 잡지에서 인상적인 사진을 공개하였다. 탄생과 동시에 네트워크 형성에 더욱 추진력을 주는 명확한 변화가 일어난다. 어머니의 뱃속에서보다도 더 풍부하고 다양하게 변화한 환경에 의해서 영아에 막대한 수의 자극이 미친다. 명암의 구별밖에는 할 수 없었던 눈에는 다양한 광파가 작용한다. 귀는 더 많은 소리를 듣고 코도 여러 종류의 방향물질로 채워지고 미각도 양수뿐이었던 것보다 많은 자극이 주어진다. 또한 운동의 자유도도 증가하고 이 때문에 더 많은 촉각 · 운동감각 자극이 탄생한다. 영아는 팔에 안기고 감싸고, 돌려지고 무게측정이 되고 앞뒤 · 상하로 움직여진다. 중력의 영향에 듬뿍 잠김으로써 우리들이 수직이라 부르는 것을 학습한다. 또한 수평선과 그 사이에 있는 모든 각도를 학습한다. 이것은 소뇌와 안뜰 시스템으로의 막대한 양의 자극을 의미한다. 이미 유전자 프로그램만이 네트워크 형성을 결정하는 것이 아니라, 더욱 세로결합으로의 거대한 수요를 의미한다. 크게 변화한 다양한 기능도 결정에 참여하는 것이다.

"뇌는 스스로의 현실에 적합하기 위해 성장한다." (Kidd 등, 1992년).

재편성 : 성인은 인생을 통해서 매우 독자적인 네트워크를 만들어낸다. 스스로의 유전자 프로그램, 특히 독자적으로 실행한 것, 또한 실행하고 있는 기능을 통해서 결정된다. 60세의 성인이 유아기 · 청년기를 통해서 취미를 갖고 스포츠를 좋아하고 직업을 배우고, 경우에 따라서는 또 다른 스포츠도 시도하였다. 이것들 모두가 그 사람의 운동양식에 공헌하고 거기서부터 독자적으로 개인적인 신경세포의 네트워크를 구축한다.

이러한 네트워크의 장애(파괴)를 의미하는 중추신경계의 장애 직후부터 재편성이 시작된다.

이것은 신경세포가 새로이 만들어지는 것을 의미하는 것은 아니다. 생존대사와 기능대사가 기능을 정지하는 신경세포의 파괴가 일단 일어나면 피부세포와는 달리 새로이 생성할 수 없다. 그러나 이것은 파괴되어 있지 않은 신경세포나 기능대사는 손상을

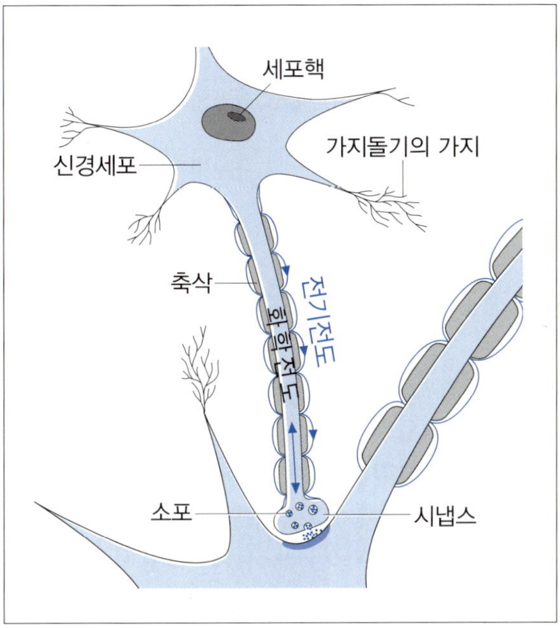

그림 1.16 축삭 원형질의 흐름

받아도 생존대사는 파괴되어 있지 않은 신경세포는 재편성으로의 능력을 갖는 것을 의미한다.

다른 세포와의 접촉을 상실한 후의 표적세포(**그림 1.15a**)의 수용성이 높아지는 것은 중추신경계의 최초의 보상기전이라 파악할 수 있다. 이것은 환자의 이점이 된다고는 일괄적으로 말할 수 없다. 척수손상자의 특정 피부영역에 일어나는 비정상적인 접촉 과민성(과다과민성)과 그 빠르고 격렬한 동적 반응, 이른바 "척수자동운동"은 이 높은 수용성의 표현일지도 모른다.

다음의 비교적 빠른 보상반응은 전달물질의 방출 증가일 수 있다(**그림 1.15b**).

그림 1.15c는 신경세포가 몇 개나 서로 결합되어 있다는 것을 도식으로 나타내고 있다. 활발한 시냅스와 활발하지 않은, 이른바 "잠을 자고 있는 시냅스"이다. 활발한 시냅스가 손상을 받으면 결합을 유지하기 위해 잠자는 시냅스가 활성화된다.

가지돌기와 축삭의 발아(sprouting)와 시냅스의 형성(**그림 1.15d-f**)에는 시간과 다양한 전제가 필요하다.

이른바 성장인자가 존재하고 이미 많은 것이 발견되어 있다. 그 하나에 "성상관련 단백질-43", 생략하여 GAP-43이 있다. 이 성장인자는 인생의 특정 단계에서 대량으로 존재한다.

- 막대한 학습단계를 체험하는 탄생 1년째.
- 성장 추진력이 있는 사춘기.
- 태아가 성장하는 임신기.
- 손상 직후, 중추신경계 손상 후.

자극 : 요구된 기능이 자극을 만들어낸다. 환자의 운동의사에 의거하여 또는 물리치료사에 의해서 발생시킨다.

성분 : 세포에 소포체가 형성되고 그 대부분은 단백질로 구성되어 있다.

수송 시스템 : 단백질 분자가 가지돌기나 축삭의 끝으로 수송되는 시스템은 축삭이나 가지돌기 내에서 관찰되는 축삭 원형질의 흐름에 의해서 실행된다(**그림 1.16**). 단백질 분자는 이것을 통해서 1일에 400㎜까지 성장원뿔의 방향으로 향해서 먼쪽으로 수송되고 대사 최종산물은 분해를 위해 세포체의 몸쪽 방향으로 수송된다. 가소적인 변화는 다양한 요소에 기인하고 있으며 특히 영양부족이나 당뇨병, 파킨슨병, 알츠하이머병과 같은 질병, 니코틴 공급, 알코올이나 약물의 소비에 의해서 부정적으로 영향을 받은 보상상황에 기인한다. 나아가서는 항생물질, 항고혈압제, 항간질제, 진경제 등의 각성상태를 저하시키는 물질이 재편성의 과정을 방해하는 일도 있다. 각 의약품의 마이너스의 작용은 과거의 연구에서도 증명되어 있다(Hömberg, 1999년).

세포결합의 (재)수립은 매우 상이한 형태로 일어난다. 이 때문에 손상도 상이한 방법으로 보상된다(**그림 1.15 a-f**).

표 1.3 약제에 의한 회복(recovery)과 장기기억(long term memory)에 대한 영향 비교

물질	회복에 대한 영향	장기기억에 대한 영향
Noradrenalin	양성	양성
Amphetamine	양성	양성
Clonidine	음성	음성
Prazosin	음성	불명
Haloperidol	음성	음성
Propranolol	⊘	음성
GABA	음성	음성
Diazepam	음성	음성
Muscimol	음성	음성
Phenytoin	음성	불명
ACH (acetylcholine)	양성	양성
Scopolamine	음성	음성
MK 801	음성/⊘	음성

표 1.4 가소성 재편성을 방해할 가능성이 있는 유해약물

약물	작용
Haloperidol	D2 수용체를 차단
Prazosin	α1 수용체를 차단
Clonidine	α2 수용체에 작용
Phenytoin	GABA 기전
Benzodiazepine Phenobarbital	GABA 수용성으로 작용

> 신경가소성은 특별한 물리치료에 관계없이
> 양호한 대사조건에서 항상 발생한다.
> 아무 것도 하지 않는다는 것은 논외이다.

이 대사조건도 의약품에 의해서 나쁜 영향을 받는다. **표 1.3**은 회복(recovery)과 장기기억(long term memory) 즉, 가소성에 나쁜 영향을 미치는 작용물질을 열거하고 있다. 몇 가지의 작용물질은 "유해약물(detrimental drugs)"이라 이름 붙여지고 표 1.4에 일람표를 작성하였다.

1.3.3 목표를 정한 자극으로 운동

중력에 의한 자극 즉, 자세긴장을 증가시키는 요인은 항상 존재한다. 반혼수상태의 환자, 멍하니 있는 환자, 그리고 각성하여 있는 환자는 움직임으로써 세포결합에 대한 수요를 만들어내고 있다. 신체위생이나 착탈의, 침대를 정돈하는 것 같은 활동은 자세를 변경시키는 운동을 실행시킨다. 이것들은 실제로 적용되는 기능이라는 수요이며 새로이 네트워크를 형성하는 것을 결정하는 재편성된 해부학적 형태를 의미한다. 이러한 이유로부터 손상 발생 직후부터 24시간 관리가 적용되어야 한다.

- 간호 스태프, 물리치료사, 작업치료사, 언어치료사, 의사, 가족과 같은 전체 팀이 협동하여 대처해야 한다.
- 개별적인 물리치료는 손상 후 바로 도입해야 한다.
- 대책은 환자의 상태에 따라서 변경되어야 한다.
- 독자적인 과제가 작성되어야 한다(제9장 참조).

1.3.4 지지기저면과 자세의 선택

지구상에서는 누구라도 항상 중력의 영향 하에 있다. 이 때문에 인간은 지지기저면을 필요로 한다. 누워 있든, 앉아 있든, 웅크리고 있든, 서 있든, 기대든, 어떠한 자세일지라도 마루, 침대, 간의의자, 의자, 1인용 소파, 소파, 책상, 마루와 같은 면으로 지지하는, 또는 지지되는 것이 필요해진다. 만일 인간이 전진, 보행, 달리기, 뛰기, 운전을 한다해도 거기서는 자전거, 롤러스케이트, 스케이트신발, 스키, 바이크, 자동차, 버스, 전차, 보트, 비행기와 같은 가동적인 지지기저면을 이용하고 있는 것

이다. 인간은 중력과 지지기저면이라는 2개의 물리적인 힘 사이에서 행동하고 운동하고 있는 것이다(**그림 1.17**).

지지기저면과 지지하고 있는 면

신체의 밑에 있는 면이 지지기저면이다. 이때, 물리적 관점에서 신체는 이 면에 접촉하지 않아도 된다.

지지하고 있는 면은 신체가 실제로 접촉하고 있는 면에 대한 것을 가리킨다. 이 면에는 체중을 맡기고 있는 것이 가능하고 그렇게 함으로써 중력에 대해서 보다 작은 작용으로 된다는 것을 의미한다(**그림 1.18a–b**).

이 관찰로부터 뉴턴의 제3법칙을 적용할 수 있다. 이것은 어떤 작용하는 힘도 완전히 같은 대항력에 의해서 대항된다는 것이다. 이 대항력을 조달하기 위해 인간에게는 수동적 조직, 그리고 근육조직의 활동적 · 가변적인 자세긴장이 갖춰져 있다.

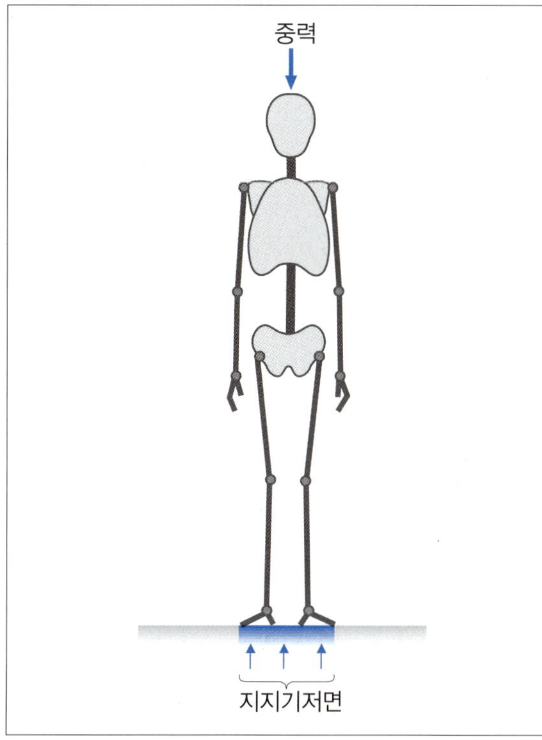

그림 1.17 중력과 지지기저면 사이의 사람

지지기저면과 지지하고 있는 면이 커지면 커질수록 자세긴장은 낮아진다. 지지기저면과 지지하고 있는 면이 작아지면 작아질수록 자세긴장은 높아진다.

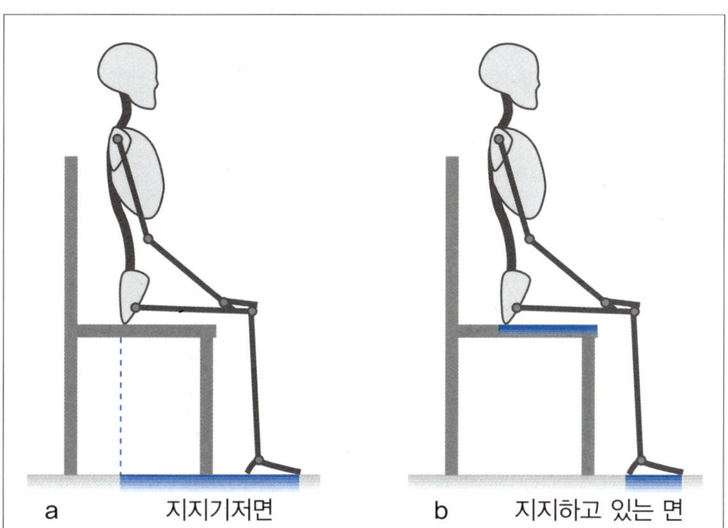

그림 1.18 a–b
지지기저면과 지지하고 있는 면
a 앉은 자세에서의 지지기저면. 물리적으로 보면 b와 같다. 그러나 지지하고 있는 면은 b에서 확인할 수 있는 것처럼 작고, 인간은 자동적으로 a보다 능동적으로 앉는다.

! 제공되는 면이 언제나 사용할 수 있다고는 할 수 없다. 제공되는 면과 정상적인 관계를 구축하는 즉, 자세긴장을 필요 최소한으로 감소시킬 수 있다면, 제공되는 면이 참의 의미에서 지지기저면 또는 지지하고 있는 면이 되는 것이다.

지지기저면의 크기는 자세긴장의 양을 결정한다. 이때, 아래에 기술하는 지지기저면을 구별해야 한다.

- 신체 독자적인 것
- 신체가 아닌 것
- 고정적
- 가동적

신체 독자적인 면이란 예를 들면,

- 그 위에서 다른 신체부위가 안정하여 있는 발.
- 넓적다리, 그리고 머리 쪽의 신체부위도 지지하는 무릎.
- 팔이음뼈, 팔, 머리를 포함하는 몸통을 지지하는 골반.
- L4를 지지하는 L5, L3을 지지하는 L4 등.
- 앉은 자세 때 팔은 넓적다리의 위에 놓음으로써 지지된다.
- 머리를 지지하는 손과 아래팔.

신체 독자의 지지기저면들은 가동적이다.

신체가 아닌 것, 예를 들면, 마루, 침대, 간이의자, 의자, 1인용 소파, 소파, 책상과 같은 것은 고정되어 있다. 신체가 아닌 자전거, 롤러스케이트 신발, 스키, 자동차, 버스, 전차, 보트, 비행기는 가동적이다.

! 우리들은 신체 독자의 가동적인 면의 위, 그리고 고정적 또는 가동적인 신체가 아닌 지지기저면 위에서 항상 움직이고 있다. 이 때문에 높은 균형능력이 필요하고 치료에서도 고려되어야 한다.

균형을 유지하기 위해 작용하는 힘과 완전히 같은 힘을 대항시켜야 한다. 이 힘은 상이한 지지기저면이나 지지하고 있는 면에서 상이한 크기를 갖고 있다.

예: 상이한 크기의 지지기저면에서 인간에게 영향을 주는 중력의 계산.

체중이 70kg인 사람, m = 70kg
중력(주어진 크기) $g = 9.81 m/s^2$
편의상 $g = 10 m/s^2$ 라 계산한다.

계산에 따르면 지지기저면의 크기는 아래와 같다.

1. 바로 누운 자세 18000㎠
2. 등받이가 없는 간이의자에서 앉은 자세 8000㎠
3. 선 자세(발을 평행으로 벌린다) 510㎠
4. 한쪽다리 선 자세 180㎠

뉴턴의 제3법칙에 따르면 작용 = 반작용이 성립한다.

어떤 힘도 같은 힘에 의해서 대항된다.

$F = m \times g = 70 kg \times 10 m/s^2 = 700 kg \times m/s^2 = N (kgm/s^2 = 1N)$

70kg의 질량에 작용하는 중력은 700N이다.

사람은 중력에 상응한 대항력을 가진 지지기저면을 사용하고 있다. 이 때문에 지지기저면의 크기에 따라서 나머지의 힘을 스스로의 수동적인 조직과, 특히 활발한 조직을 사용해서 조달해야 한다. 이것은 다음과 같이 계산된다.

1. F : A = 700N : 18000㎠ = 0.0389N/㎠
2. F : A = 700N : 8000㎠ = 0.0875N/㎠
3. F : A = 700N : 510㎠ = 1.3725N/㎠
4. F : A = 700N : 180㎠ = 3.8889N/㎠

바로 누운 자세에서부터 등받이가 없는 앉은 자세로 바꿈으로써 조달되는 대항력 즉, 긴장의 증가가 2배 이상으로 되어있다는 것을 확인할 수 있다.

앉은 자세에서부터 선 자세로 바뀔 때에는 약 35배의 높은 대항력이 필요하고, 평행 선 자세에서는 다시 한 번 자세긴장이 2.8배 증가한다.

이러한 계산으로부터 이끌어낸 물리치료에 관한 결론으로서 긴장에 영향을 주는 요인인 지지기저면에 대해서 신중하게 대처해야 한다는 것이다. 지지기저면을 축소하거나 확대하기 위해 앉은 자세에서부터 선 자세, 선 자세에서부터 앉은 자세와 같은 시작자세를 항상 바꿀 필요는 없다. 치료 테이블의 모서리에서 끝에 걸터앉은 자세나 선 자세에서 테이블에 대해서 옆으로 기대는, 또는 뒤로 기대는 것도 조달하는 대항력을 변화시킨다. 치료사는 치료에서 지지기저면과 지지하고 있는 면의 작은 변화에 의해서 자세긴장에 영향을 주어야 한다. 그렇게 함으로써 중추신경계가 자세긴장에 적응하는 것을 용이하게 할 수 있는 것이다.

1.3.5 자세세트(핵심점의 정렬)

자세세트(postural set)란 핵심점의 서로의 위치와 지지기저면에 관련된 것으로서 표현된다. 자세세트는 자세긴장의 질을 결정한다. 베르타 보바스는 자세긴장이 특별하게 조절되어 영향되는 신체의 특정 영역을 핵심점(key point)라 간주하였다.
이 조절점(control point), 또는 핵심점은
다음과 같다.

- 중앙 핵심점(central key point). 칼돌기와 제7 · 제8등뼈 사이에 있는 기능적 점.
- 골반
- 양 팔이음뼈
- 발
- 손
- 머리

이러한 부위에는 많은 수용기가 있고 거기서부터 중추신경계는 특히 많은 정보를 수송하게 된다. 이 때문에 동적 반응이 용이하게, 그리고 효과적으로 야기되어 자세긴장도 더 가변적으로 된다.

핵심점인 골반은 전신의 중력중심의 역할도 담당하고 있다(S2). 즉, 상반신(머리, 팔이음뼈, 팔, 가슴, 복부)의 중력중심의 중앙 핵심점을 의미한다. 이 신체부위 즉, 중력중심의 이동은 특히 안뜰시스템에 의해서 감지되고 자세긴장의 변화(바로잡기 반응)에 의해서 반응된다.

예 : 중앙 핵심점에 대한 골반과 팔이음뼈의 관계

자세긴장의 질을 확인하기 위해, 또는 영향을 주기 위해 중앙 핵심점에 대한 몸쪽의 핵심점인 골반과 팔이음뼈의 관계를 관찰한다. 양 팔이음뼈가 중앙 핵심점보다 앞에 위치하고 있는 경우, 우세한 신경근육활동은 굽힘근이다. 양 팔이음뼈가 중앙 핵심점보다도 뒤에 위치하고 있으면, 우세한 신경근육활동은 폄근이다.

마찬가지의 것을 골반에 대해서도 말할 수 있다. 직립자세에서 뒤쪽으로 기울면, 골반의 중심점 S2는 중앙 핵심점보다도 앞에 위치하고 있고 몸통의 우세한 신경근육활동은 굽힘근이다. 골반이 앞으로 경사지면 S2의 중점은 중앙 핵심점보다도 뒤에 위치하고 몸통의 우세한 신경근육활동은 폄근이 된다.

일상에서 다양한 자세를 관찰하면 아래에 기술하는 자세패턴(자세설정)을 목격할 수 있다.

- 바로 누운 자세
- 팔이음뼈 밑에 쿠션을 깐 바로 누운 자세
- 옆으로 누운 자세
- 바로 누운 · 옆으로 누운 자세
- 느긋하게 앉은 자세
- 엎드려 누운 자세
- 직립 앉은 자세
- 선 자세

바로 누운 자세

바로 누운 자세에서는 쿠션을 이용하지 않고 충

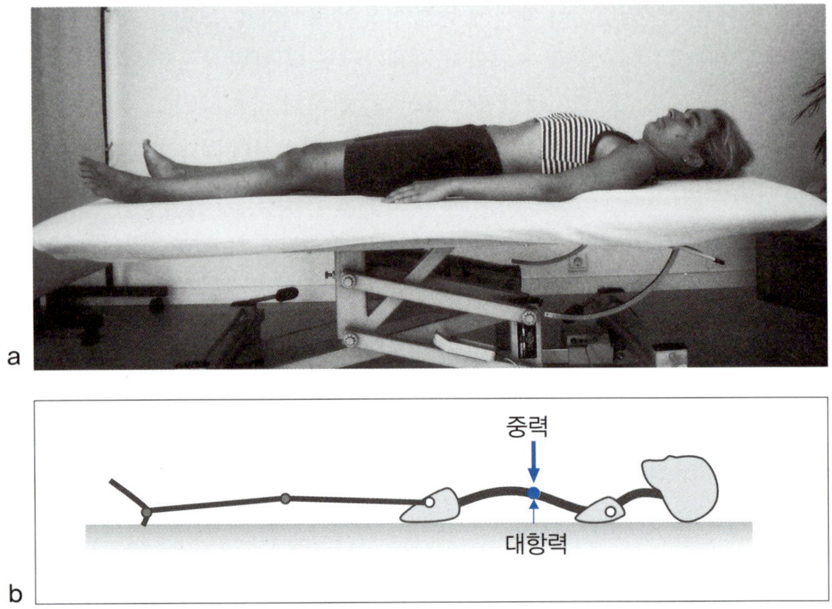

그림 1.19 a–b 바로 누운 자세

분한 면이 존재하는 경우, 팔이음뼈는 지지기저면 위에 위치하고 있다. 골반은 약간 앞쪽으로 기울고 있다(경사위치. **그림 1.19a–b**). 모든 몸쪽부분 핵심점은 중앙 핵심점의 뒤쪽에 위치하고 있다. 중력 중심에 대해서 중력은 위에서부터 아래로 수직으로 작용하고, 근육조직의 자세긴장이 증가하여 중앙 핵심점을 위로 움직이도록 작용하고 있다. 팔이음뼈와 엉치뼈는 척주세움근의 구심성 수축으로 교각의 역할을 한다.

폄의 긴장의 양은 이용 가능한 억제조절에 좌우된다. 중추신경계를 손상하고 있지 않고 이완이 가능한 경우는 폄의 긴장은 매우 낮다. 다만, 한쪽다리 또는 양쪽다리를 굽혀서 세우도록 자극하는 정도에는 높다. 골반은 앞쪽경사에서부터 지지기저면 쪽으로 뒤쪽으로 경사진다. 이 자세는 여름날의 해변에서 일광욕을 하고 있는 사람들에서 볼 수 있다.

중추신경계가 손상되어 억제조절이 방해되고 있는 사람에서는, 자세세트(postural set)에서 중력의 자극이 몸통에서 조절 불가능한 폄근 긴장 증가를 유도할 가능성이 있다. 이것은 특히 집중치료실에 있는 머리외상 환자에서 관찰된다. 양 팔이음뼈는 후퇴하고 그것이 어깨관절을 모음 · 안쪽돌림을 시키고 팔꿉관절을 굽히게 하며 아래팔을 엎침을 시킨다. 골반은 크게 앞쪽으로 경사지고 엉덩관절의 굽힘 · 모음 · 안쪽돌림을 유도하며, 무릎관절을 굽히게 하여 자기 자신 쪽으로 당긴다. 손과 발은 손바닥쪽굽힘 · 바닥쪽굽힘을 한다. 뒤통수부분, 어깨뼈가시, 엉치뼈, 발꿈치부분에 압력이 증가한다. 결과적으로 욕창을 동반하는 일도 있다.

▌핵심점의 위치는 체위에서 매우 중요하다.

팔이음뼈 밑에 쿠션을 깐 바로 누운 자세

바로 누운 자세에서는 팔이음뼈의 밑에 물건을 깔 수도 있다. 사전에 양 다리는 엉덩관절의 완전한 굽힘에 의해서 움직이고 골반은 뒤로 기운다. 팔이음뼈는 쿠션에 가라앉고 중앙 핵심점보다 약간 앞쪽에 위치한다. 중앙 핵심점 자체는 약간 앞쪽 · 꼬리 쪽으로 돌고 있다. 골반은 중립위치이고 앞으로 기울지 않는다. 압력분포는 매우 균형이 잡혀있다(**그림 1.20 a–b**).

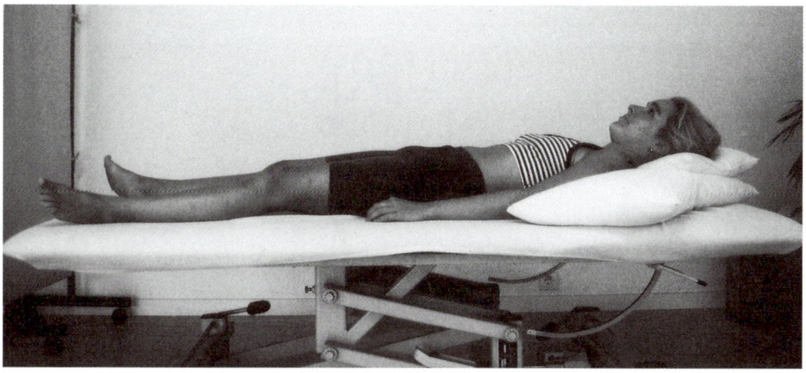

a

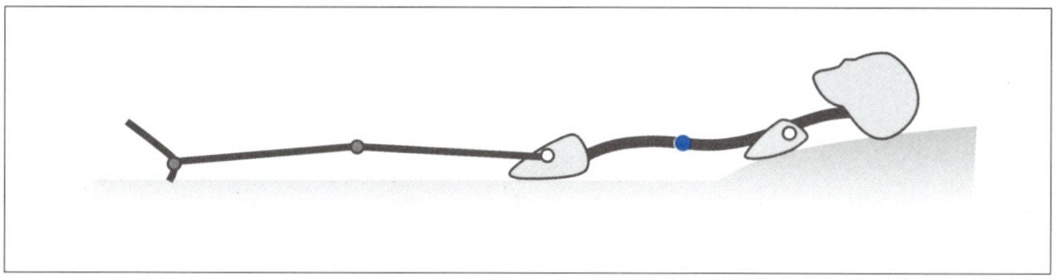

b

그림 1.20 a–b 팔이음뼈 밑에 쿠션을 깐 바로 누운 자세

! 팔이음뼈의 밑에 쿠션을 깐 바로 누운 자세와 거기서부터 발생하는 핵심점의 위치는, 휴식 때나 수면 때의 체위로서만이 아니라 치료에서 골반,다리, 발, 팔이음뼈, 팔, 손의 선택적 운동에 대처할 때에도 권장된다.

바로 누운 자세는 비교적 "비기능적"이라 간주된다. 이것은 모포나 베개를 바른 위치로 조절하고 사이드 테이블에서부터 물건을 잡는다는 것 이외에는 약간의 활동밖에 실행되지 않기 때문이다. 그러나 중력과 지지기저면이 사람을 "샌드위치" 상태로 사이에 끼우고 중요한 중력중심인 중앙 핵심점과 골반이 주로 수동적으로 안정된다는 이점도 있다. 이것은 구조수준에서 팔과 손, 다리와 발의 선택적인 시간적 · 공간적 협응운동에 대처하는 데 도움이 된다(제4장, 실조, p.212 참조).

옆으로 누운 자세

옆으로 누운 자세에서 핵심점은 팔이음뼈 밑에 쿠션을 깐 바로 누운 자세와 유사한 위치를 취한다. 양 팔이음뼈는 약간 앞쪽에 위치하고 골반은 중앙 핵심점보다 약간 뒤쪽에 위치하고 있다. 기능성에 관해서는 바로 누운 자세와 동등하다. 옆으로 누운 자세에서는 특히 구조수준에서 운동요소에 대처할 수 있다(제2장, 2.3, p.146 참조).

바로 누운 자세 · 옆으로 누운 자세

한 동안 보바스 개념에는 침대에 누워있는 환자 또는 마비환자의 낮잠 · 취침을 위한 자세잡기(positioning)라는 것이 존재하고 있었다. 이 체위는 감각, 인지, 그리고 특히 자세긴장에 영향을 주지 않을 수 없었다. 가족과 간호 스태프가 용이하게 학습할 수 있도록 도식과 삽화에 의해서 확산되어갔다. 그러나 이것은 환자에 대한 개별적 치료원칙의 본질로부터 벗어나는 것으로 연결되었다. 현재는 마비 쪽과 비마비 쪽을 바로 누운 자세와 조합하여 교체시키는 것이 권장되고 있다. 쿠션은(옆으로 누운 자세에서) 머리와 넓적다리의 밑, 또는 (바로 누운 자세에서) 머리와 팔이음뼈의 밑에 깔린다. 마비 쪽의 팔은 자연스런 형태로 놓인다. 이를 위해서는 옆으로 누운 자세에서는 쿠션이 더욱 필요하게 된다. 안정되고 쾌적하고 통증이 발생하

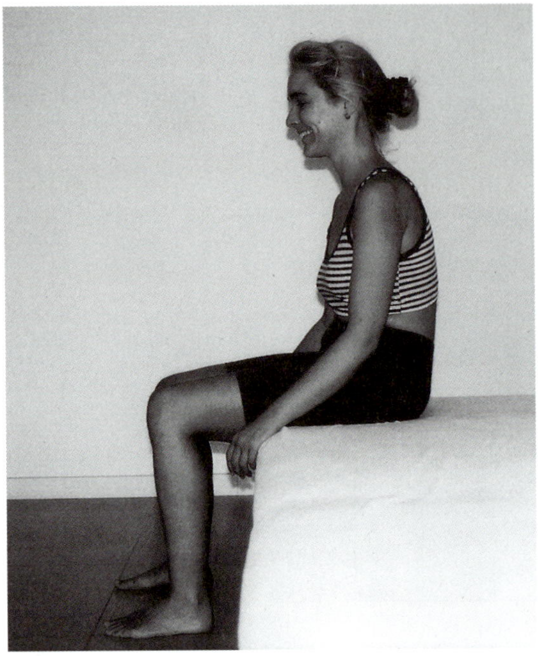

a

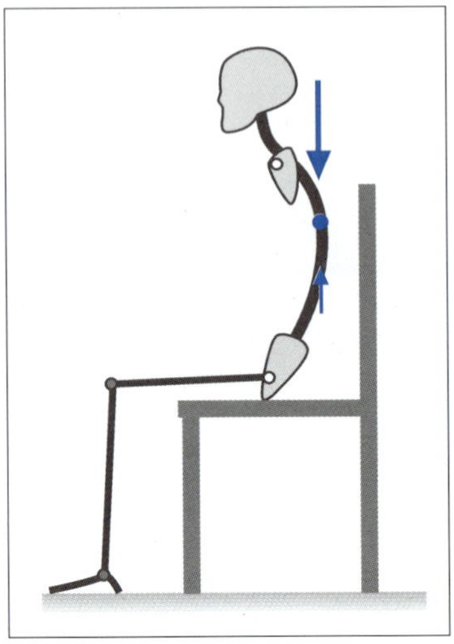

b

그림 1.21 a–b 느긋하게 앉은 자세

지 않으며 과다하게 긴장한 근육조직은 신장하고, 낮은 긴장의 근육조직은 접근하도록 하는 것이 체위의 기준이 된다. 호흡도 방해되지 않고 실행되어야 한다. 이것들 모두가 달성되면 회복하고 휴식하는 힘과 집중력을 모아 긴장의 조절을 한다는 목적이 수행된다.

느긋하게 앉은 자세

느긋하게 앉은 자세에서는 모든 핵심점이 중앙 핵심점보다 앞쪽에 위치하고 있다(**그림 1.21 a–b**). 이것은 굽힘 긴장 우위로 연결된다. 정상운동에서 이 자세세트는 정중선에서 양손에 의한 활동, 예를 들면, 감자껍질을 벗기거나 글씨를 쓰거나, 자수를 하거나 뜨개질을 할 때에 사용된다. 중력은 중력중심에 수직으로 작용한다. 대항력은 이 자세에서는 능동적 근육조직에 의해서 만들어지는 것이 아니라 수동적 조직인 관절주머니, 인대, 척추사이원반에 의해서 만들어진다. 효율적인 관점에서 보면, 이 자세세트는 긍정적으로 파악할 수 있다. 이것은 그 자세에 머무르기 위한 근육활동이 거의 일어나지 않기 때문이다. 이러한 것은 어째서 많은 사람이 등받이가 없는 의자에 장시간 앉으면 이 자세를 취하는지를 설명한다. 그러나 척추사이원반에 대한 압력분포는 적절하지 않다. 이 때문에 이 자세세트는 단기간만 이용하고, 그 대신에 수복이 불가능한 수동적 조직을 보호하기 위해서도 수복이 가능한 근육 에너지를 사용할 것을 권장한다. 치료에서는 이 자세는 별로 이용되지 않는다.

엎드려 누운 자세

엎드려 누운 자세에서는 많은 사람에서 중앙 핵심점에 대한 핵심점의 관계는 느긋하게 앉은 자세와 마찬가지이다. 팔이음뼈는 크고 골반은 약간 앞으로 경사져 있다(**그림 1.22 a–b**). 결과적으로 골반과 중앙 핵심점에 작용하는 중력에 대한 대항력으로서 엉덩관절 굽힘근, 팔이음뼈 굽힘근, 특히 가슴근육의 긴장 증가가 일어난다.

물리치료적 자세로서는 이것을 시작자세로 이용하는 것은 일부의 환자에게는 아래의 이유로부터 권장되지 않는다. 굽힘 긴장이 우세하다는 것은 호

a

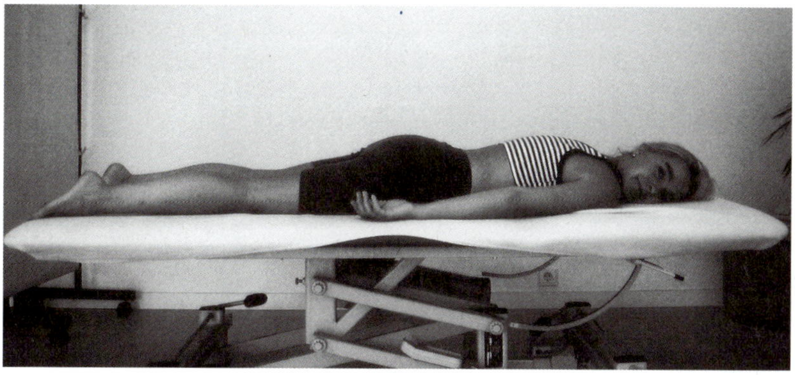

b

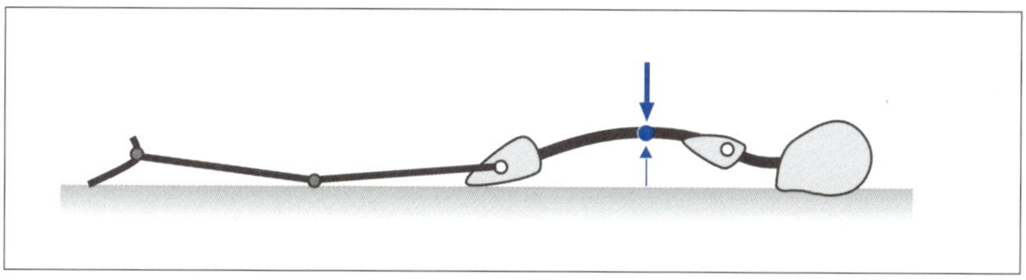

그림 1.22 a–b
엎드려 누운 자세

흡의 문제가 발생하고 각성상태와 지각이 감소한다. 게다가 목뼈의 돌림에서 문제가 발생할 가능성도 있다. 지각문제가 없는 환자에서 최대라도 약간의 굽힘 긴장의 증가가 관찰되는 것뿐이라면, 구조수준에서 폄의 방향으로 선택적 운동에 대처하는 것이 가능하다.

직립 앉은 자세

직립 앉은 자세, 특히 높은 좌석 면에서 팔이음뼈는 중앙 핵심점보다 앞쪽에 위치하고 있다(**그림 1.23 a–b**). 이것은 신체부위를 손가락, 손, 팔꿈치의 주된 작용(물건을 잡고 조작하고 드는 것)에 필요한, 기능적으로 유효한 굽힘 긴장 우위로 유도한다. 골반도 약간 앞으로 경사져 있고 그 중심점은 중앙 핵심점보다 뒤에 위치하고 있다. 이 때문에 양 다리에서 중력에 대한 대항력을 발생시키기 위해 필요한 폄 긴장우위가 된다.

직립 앉은 자세는 치료에서 가장 사용되고 있는 시작자세의 하나이다. 이것은 구조수준에서의 대처에도 사용할 수 있고, 또한 행동계통 모두를 촉진할 수 있기 때문이다(활동과 참여수준)(제2장, 2.4 참조). 일상의 운동의 대부분은 이 자세에서 실행된다. 수직성은 선택적 폄이나 높은 수준에서의 상반신경 지배를 요구한다. 운동범위가 넓고 모든 경로를 사용하여 정보를 수집할 가능성이 존재하기 때문에 자기의 신체와 환경의 인식도 용이해진다. 주의해야 할 것은 폄을 촉진하는 핵심점의 정렬이다. 넓적다리는 대략 3분의 1 정도 즉, 딱딱한 좌석 면에 접하고, 양 무릎 사이에는 허리폭 정도로 벌리며, (골반 폭이 아니라 허리폭이라는 것에 주의할 것)무릎 밑의 발은 접지하여 있다.

선 자세

선 자세에서는 직립 앉은 자세와 마찬가지의 핵심점의 위치를 관찰할 수 있다. 중력중심인 골반과 중앙 핵심점은 지지기저면으로부터 떨어지고 하반신은 폄 긴장을 증가시킨다. 앞다리에 체중을 싣는 발디딤 자세에서 팔이음뼈는 중앙 핵심점보다 약간 앞쪽에 위치하고 골반은 뒤에 위치하고 있다. 폄의 긴장은 차츰 강해져간다(**그림 1.24 a–b**). 이것은 지나치게 높은 굽힘 긴장을 억제하기 위해 치료에서 이용할 수 있다.

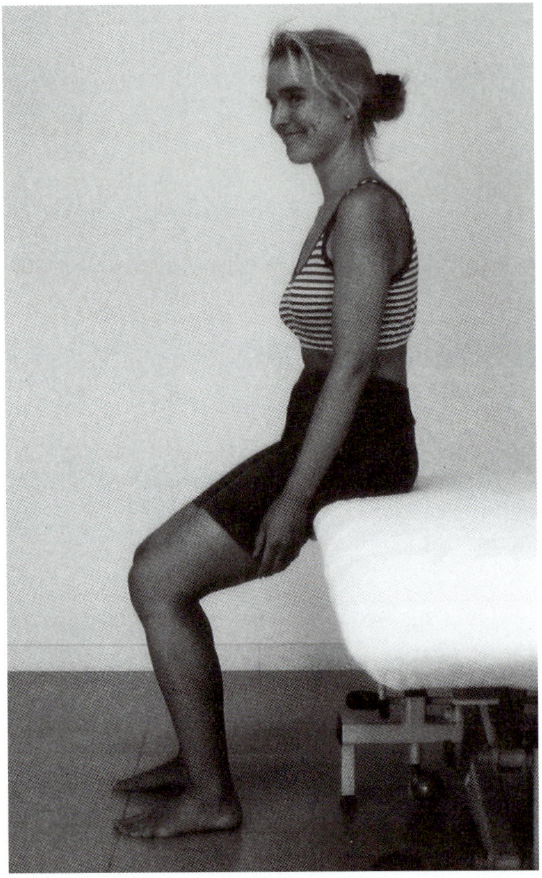

a

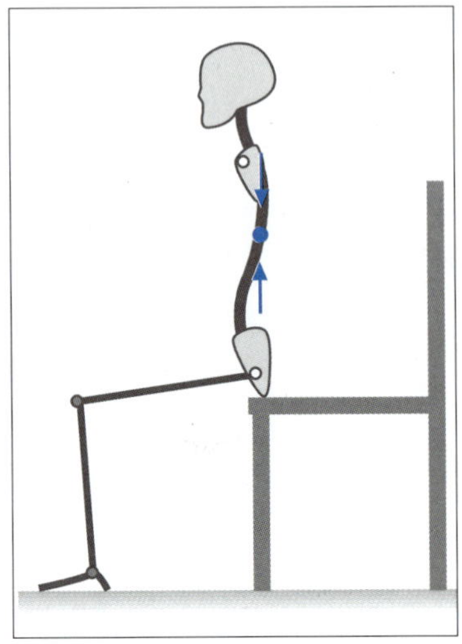

b

그림 1.23 a–b 높은 좌석 면에서 직립 앉은 자세

뒷다리에 체중을 싣는 발디딤 자세에서는 폄의 긴장을 감소시키는 경향이 있다(**그림 1.25 a–b**). 이 때문에 폄에서 총 패턴(total pattern)의 위험성이 있을 때 치료에서 이용된다.

직립 앉은 자세, 선 자세, 발디딤 자세는 이른바 "연계된" 자세세트(postural set)이다. 상반신에서는 굽힘 긴장이 우세하고 하반신에서는 폄의 긴장이 우세하다. 굽힘과 폄이 조화되고 돌림(회전)과 선택적 운동을 실행하기 쉬워져 있다. 이것들은 평형반응과 바로잡기 반응에서 필요하다.

> 앉은 자세, 선 자세, 발디딤 자세와 같은 수직에서 연계된 자세세트는 균형반응을 습득하는 것이 용이해진다. 각각의 치료중재를 위한 자세 세트는 항상 의식해서 선택되어야 한다.

선 자세, 발디딤 자세, 한쪽다리 선 자세는 활동·참여수준에서 대처하기 쉬운 자세이다. 선 자세에서는 매우 작은 지지기저면이 존재하고 긴장의 구축이 요구된다. 긴장이 조절불능인 채로 증가하는 것을 방지하기 위해 뒤쪽이나 옆쪽의 높은 치료 테이블에 기대는 것에 의해서 지지하고 있는 면을 차츰 확대함으로써 대처할 수 있다. 환자의 앞에 앉아 있는 치료사도 자신의 무릎이나 손으로 안전이나 긴장의 조절에 배려할 수 있다(제3장, 3.1, p.207 참조).

일상에서는 이 자세세트가 자발적으로 취해지며 경우에 따라서는 실행되는 기능에 의해서 시작자세 내에서도 변경되는 것을 알아차릴 수 있다. 예정되는 기능을 용이하게, 그리고 효율적으로 실행하기 전에 자세적응은 무의식적으로 미리 실행되고 있

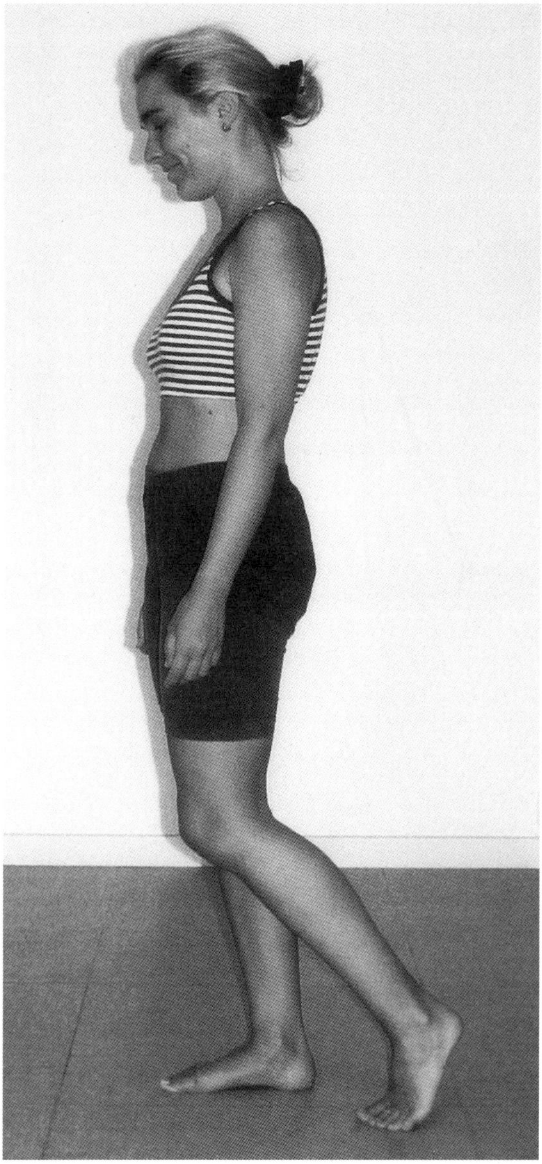

a

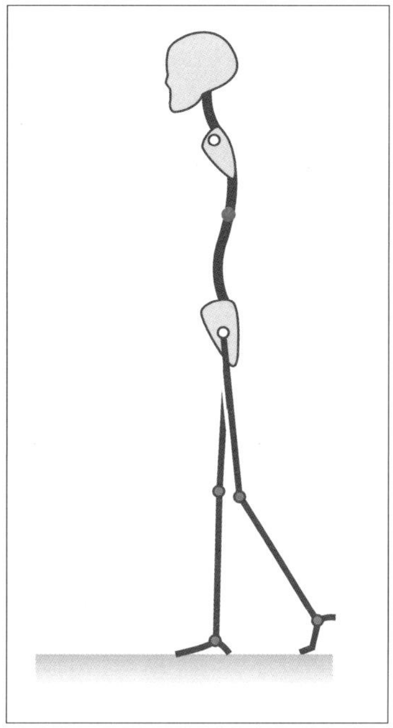

b

그림 1.24 a–b 앞다리에 체중을 실은 발디딤 자세

다. 예를 들면, 콘서트 중 취주악 연주자의 움직임을 관찰하면 잘 알 수 있다.

요약

자세긴장의 정상화는 모든 치료에서 중요한 치료목적이다. 간호 스태프에 있어서는 침대에서 자세잡기(positioning), 물리치료에서는 균형반응의 습득, 언어치료적 치료에서는 앉은 자세 또는 선 자세, 작업치료에서는 스웨터를 입는 등의 기능에 대해서 대처한다. 자세긴장은 지지기저면 및 지지하고 있는 면의 크기, 안정성, 높이나 자세세트의 의도적인 선택을 통해서 양(높이)과 질(폄, 굽힘, 또는 그 양쪽의 조합)의 관점에서 영향을 받는다.

어떠한 치료중재에서도 지지기저면과 자세세트의 적절한 선택은 중요한 기본원칙이다.

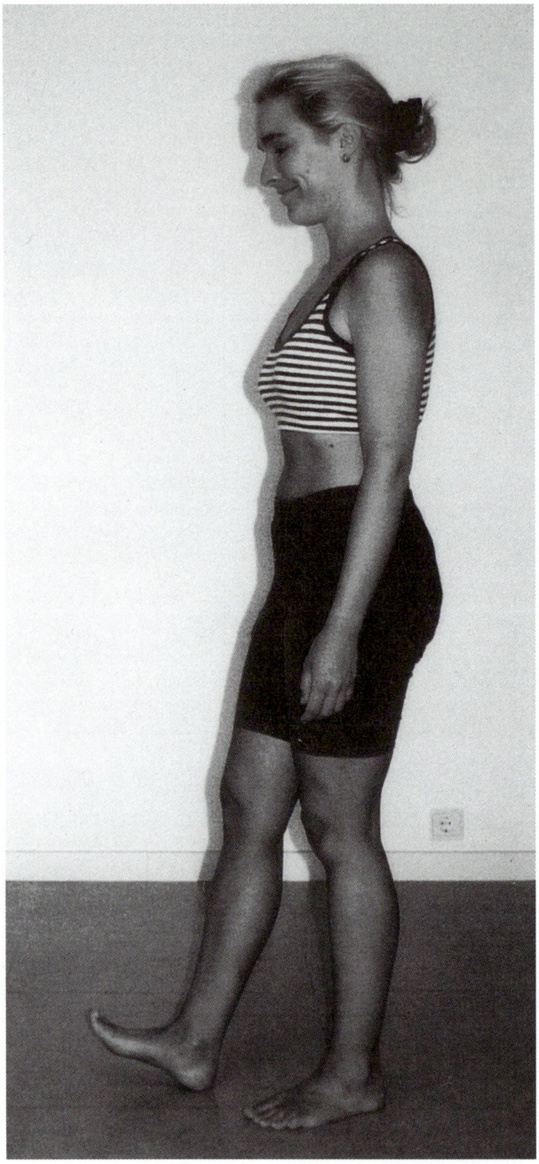

a

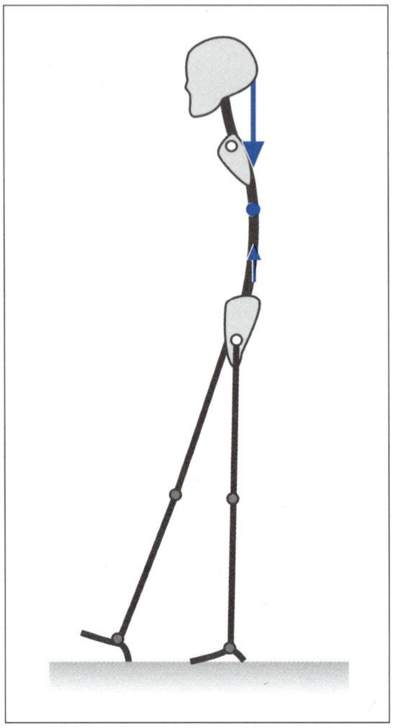

b

그림 1.25 a–b 뒷다리에 체중을 실은 발디딤 자세

1.3.6 의사소통 (communication)

치료사와 환자의 적절한 의사소통은 치료의 본질적인 구성요소이다. 거기서는 비언어적 의사소통도 언어에 의한 의사소통도 양쪽이 중요한 의미를 갖는다(**그림 1.26**).

비언어 의사소통

비언어 의사소통에는 다양한 종류가 있다. 물리치료적 치료에서는 손에 의해서 접촉하는 것, 제스처, 표정이 중요하다.

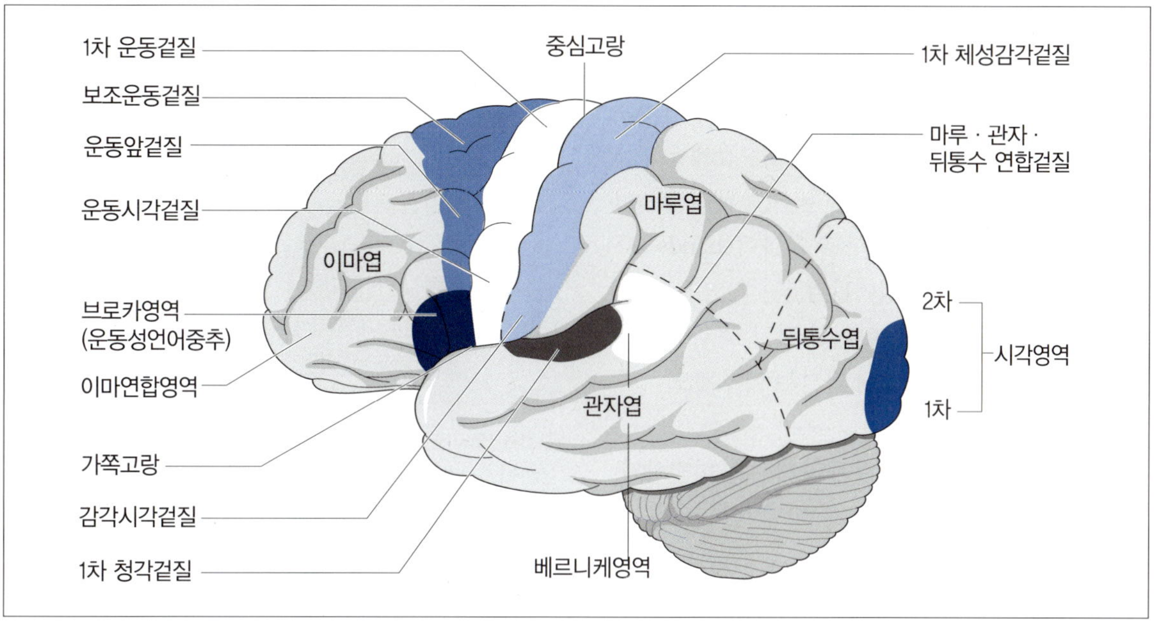

그림 1.26 의사소통에서는 모든 뇌 영역이 반응한다. 시각중추, 청각중추, 운동앞겉질, 운동겉질, 그리고 서로 결합하여 반응한다.

손을 사용한 의사소통

비언어 의사소통의 기본형식은 손을 사용한 의사소통이며 환자에 대한 개별적 조작(handling)이다. 이 때문에 다음과 같이 강조하려 한다.

■ 손은 물리치료사의 가장 중요한 "도구"이다.

환자나 치료사가 초조해하고 부상을 입지 않기 위해서도 청결하고 짧게 깎은 손톱, 반지가 방해가 되지 않는 것이 치료사에게 요구되고 있다. 손은 최초의 "도입적"인 수용기로서 사용되고 많은 정보를 수집한다. 진단에서 관찰하는 것은 중요한 부분을 차지한다. 그러나 이것은 환자의 상황으로부터 주어지는 그러할 수 있다는 사전의 정보에 지나지 않는다. 참의 증상은 만져서 느끼는 것을 통해서 실제로 이해되고 평가되어야 한다. 그러니까 우리의 손은 매우 중요한 것이다.

예: 자세긴장을 평가할 때의 손의 기능

앉은 자세 또는 선 자세의 환자의 등(back)을 관찰하고 한쪽의 어깨가 다른 쪽보다 높게 위치하고 있다고 인지하였다 해도 보는 것만으로는 아래의 사항을 확증할 수 없다.

- 비정상적으로 높은 긴장에 의해서 높은 쪽의 어깨가 당겨 올라가 있는가.
- 비정상적으로 낮은 긴장에 의해서 낮은 쪽의 어깨가 아래로 떨어져 있는가.
- 비정상적으로 높은 긴장에 의해서 낮은 쪽의 어깨가 아래로 잡아당겨져 있는가.

양 어깨와 팔을 만져 움직이는 것에 의해서만 실제의 상황에 대해서 매우 세밀하게 해명할 수 있는 것이다.

물론 치료사의 손은 "도출성(efference)"이기도 하다. 치료사는 느끼면서 만지고 움직이고 수정하고 변경해가야 한다. 환자의 신체를 정상적인 자세와 운동에 완벽하게는 상응하지 않고, 그 상이한 위치를 정정해야 하는 가소성 물질, 조각상(statue)과 같은 것으로서 파악하는 것도 가능하다. 그러나

이 정정은 조각과 같이 수동적으로 실행되는 것은 아니다. 점토(clay)와 달리 살아있는 인간을 치료하는 것의 이점은 중추신경계에 정보를 주어 모든 편차나 변경을 스스로 조작할 수 있는 것에 있다.

물리치료사 사이에서는 손을 사용해야(hands on) 할 것인가, 손을 사용하지 않아야(hands off) 할 것인가 항상 논쟁이 일어난다.

hands off 파의 의견은 아래와 같다.

- 치료사가 손을 놓는 곳에 환자는 아무것도 느끼지 않는다.
- 치료사가 손을 놓는 부위에 따라서는 비정상적인 반사를 야기한다. 예를 들면, 손바닥 쪽을 만지면 파악반사(grasp reflex)를 나타내는 경우 등.

보바스 개념은 운동의 질의 개선에 필요한 한 hands on을 지지하고 있다. 손은 환자를 수동적으로 움직이는 것이 아니라 능동적인 움직임으로 자극 해야 한다.

반응이 일어나야 할 곳, 변화가 일어나야 할 곳에 손은 속하여 있다. 즉, 치료사의 손이 있는 곳에서는 환자의 반응이 일어나지 않으면 안 된다.

이 반응은 다양한 형태로 기대할 수 있다.

- 자극 문턱값의 저하(감작, sensitization)
- 자극 문턱값의 상승(탈감작, desensitization)
- 가세긴장의 증가
- 자세긴장의 감소 · 억제

치료사에게는 손을 정확하게 사용할 수 있도록 신경생리학적 기본지식이 필요하다. 수용기, 그 개별적 자극, 중추신경계의 각 영역에의 접속을 정확히 알아둘 필요가 있다.

신경생리학적 관점

신체는 다양한 수용기를 갖추고 있다. 이것들의 수용기는 염기성의 신경세포구조이고 감각신경의 주변부에 존재한다. 아래와 같은 특성이 있다.

- 독자성. 특정의 자극만을 전달한다.
  예 : 압력수용기는 온도감각을 받을 수 없다.
- 자극 문턱값. 전달되기 위해서는 자극은 일정한 세기에 도달하여 자극 문턱값을 넘어서야 한다.

순응(adaptation)이란 단지 하나의 자극변화가 전달되는 것 즉, 자극의 투여나 제거, 강화나 약화와 같은 것을 의미한다. 또 하나의 의미로서 순응은 인간이 직면하고 있는 상황에 따라서 자극 문턱값이 높아지거나 낮아지는 것을 가리킨다.

예 : 나의 손을 환자의 앞면에 살짝 대었다 하자. 환자는 그것을 인지하지 못한다. 그래서 나는 이제부터 환자를 만지므로 나의 손이 어떻게 아래팔에 놓이는지를 보고 관찰하도록 지시한다. 환자는 만져진다는 예측을 통해서 자극 문턱값을 저하시켜(본인은 어떻게 실행하고 있는지 의식하고 있지 않다) 나의 손을 느낀다.

- 원시성. 즉, 자극은 겉질 밑에서 표면 위에 전반적으로 받아들여져 반응된다.
  예 : 풀밭을 맨발로 걷고 있었더니 매끄러운 돌에 발이 닿았다. 그래서 "무언가 상정한 것 이외의 것"이 있다고 인식되었기 때문에 발은 움츠러들었다(자극반응).
- 식별성. 즉 겉질에서 순간적 · 식별적으로 지각된다.
  예 : 발이 접촉된 물체를 알고 싶어 하기 때문에 몸을 아래로 굽혀서 돌을 들어 만지는 것에 의해서 그 특성을 인식한다(지적 활동).

수용기는 분류가 가능하다. 그래서 우선 내부성(고유수용기)과 외부성(외부수용기)로 구별된다. 고유수용기에는 골지힘줄기관, 근방추의 핵주머니섬유, 핵사슬섬유나 관절의 기계수용기가 있다. 또한 피부나 피하조직에 있는 기계수용기도 서로의 관절위치의 정보를 전달한다. 예를 들면, 팔꿈치의 최대 굽힘에서 폄 쪽의 피부는 신장되고 굽힘 쪽에서는 아래팔과 위팔의 피부가 서로 접촉한다.

외부수용기는 루피니소체, 메르켈세포, 마이스너소체, 파치니소체가 있다.

고유수용기

골지힘줄기관의 적절한 자극은 힘줄에서의 장력 상승에 있다. 이러한 장력 상승은 같은 근육긴장의 감소에 작용할 수 있다. 치료에서 팔꿈치 굽힘근과 같은 과다긴장의 힘줄에 압력을 작용시킬 때 골지힘줄기관이 사용된다. 이 수용기의 루프 조절을 통해서 긴장을 감소시키도록 시도하는 것도 가능하다.

근방추의 핵주머니섬유나 핵사슬섬유는 근육조직의 신장, 또한 신장의 속도를 측정한다. 근육조직을 천천히 신중하게 신장하면 존재하고 있는 근방추의 과민성을 완화시켜 긴장을 감소시킨다.

관절의 기계수용기의 적절한 자극은 관절주위나 관절내의 압력이나 압축에 있다. 예를 들면, 엉덩관절의 이 압력은 굽힘근의 긴장을 저하시키고 선 자세 균형 때와 같은 활동을 위한 폄근의 자극을 전달하기 쉬워진다.

외부수용기

루피니소체는 피부의 옆으로의 움직임에 반응한다. 근육조직의 긴장의 증가는 피하조직과 피부의 긴장과 팽창도의 증가를 촉진하고 그 밑에 있는 근막의 가동성을 어렵게 하여 감소시킨다. 그 반대로, "근육조직의 개별적 가동화 (mobilization)"가 일어날 때 피부와 피하조직이 옆으로 움직여지는 것과 근육조직의 긴장이 감소하는 것과의 관계는 그것을 통해서 정상적인 피드포워드를 의미한다. 이 조직의 정상적인 정렬이 형성되는 것을 의미한다.

SA수용기(slow adapting receptor)는 느린 순응성 수용기이다. 이것에는 메르켈세포가 속하고 피부에 수직으로 걸리는 압력의 자극을 검출한다. 손가락에 의한 손바닥 쪽에의 압력은 굽힘 긴장을 감소시키고 상반신경 지배를 정상화시켜 손이 이완하고 정상적인 잡기와 같은 동작을 가능케 한다.

FA수용기(fast adapting receptor)는 빠른 순응성 수용기이다. 이것에는 속도를 측정하는 마이스너소체와 피부 변위의 가속도 즉, 플러스의 가속도와 마이너스의 가속도를 측정하는 파치니소체가 속한다. 양쪽 모두 긴장의 구축에 도움이 된다. 피부 위에서 손을 앞뒤로 신속하게 움직이면 근육조직도 자극되어 긴장이 관찰되고, 그러나 단시간만 증가한다. 단시간 증가된 긴장은 그 후 촉진되는 운동을 통해서 더욱 구축되어야 한다 (그림 1.27 a–b).

> 모든 수용기에 공통되는 것은, 변화하지 않는 자극에 대해서는 단시간에 순응하고, 그것이 더 전달되는 일은 없다는 것이다. 이 순응은 효율적이다. 그 이유는, 갖고 있는 에너지를 현 상황이 변화하지 않는 자극 전달에 소비하는 것이 아니라, 변위가 일어나서, 비로소 그 전달에 사용되기 때문이다.

예 : 피부의 압력수용기는 우리들이 옷을 입으면 자극된다. 우리들은 블라우스나 스웨터가 "깔끔히" 되어있는가, 그렇지 않으면 다시 한 번 바른 위치로 잡아당겨 가지런히 하지 않으면 안 되는지 느낀다. 문제가 없다면, 우리들의 주의력은 다른 사안으로 돌려진다. 그 직후에는 이미 스웨터를 느끼지 않게 된다. 마찬가지의 것을 안경, 귀걸이, 반지, 손목시계 등에 대해서도 말할 수 있다. 강한 압력인 경우만, 예를 들면, 안경테의 귀에 거는 부분(temple)이 너무 꽉 끼어 혈류부전의 원인이 되어 후에 통증으로써 인식되는 경우, 안경을 끼고 있다는 것을 인식한다. 우리들은 안경을 벗어 다르게 끼어보거나, 귀에 거는 부분을 조절한다.

이 기전은 치료에서도 일관성을 가진다. 손과(수정하여) 반응해야하는 자극은 다양화 해야 한다. 마찬가지로 머무는(움직이지 않는) 것을 피해야 한다. 이 때문에 치료사의 손의 압력도 항상 바뀌어야 한다. 중력의 영향 하에서 환자의 신체부위를 움직임으로써 그것은 자동적으로 일어난다. 비교적 상이한 체중을 통해서 치료사는 손의 압력을 의도함이 없이 변화시키고 있다. 박동, 호흡, 혈액순환, 창자의 연동 등의 운동을 통해서 체중이동은 항상 일어나고, 이 때문에 피부, 피하조직, 관절의 압력의 변화, 근육조직이나 힘줄의 길이나 장력의 변화, 그리고 머리 위치의 변화도 마찬가지로 일어난다. 이 변화는 지지기저면이 크면 클수록 작아진다. 즉, 누운 자세에서는 선 자세보다도 작은 자극을 받는다는 것을 의미하고 이것은 지각에 직접 영향을 준다.

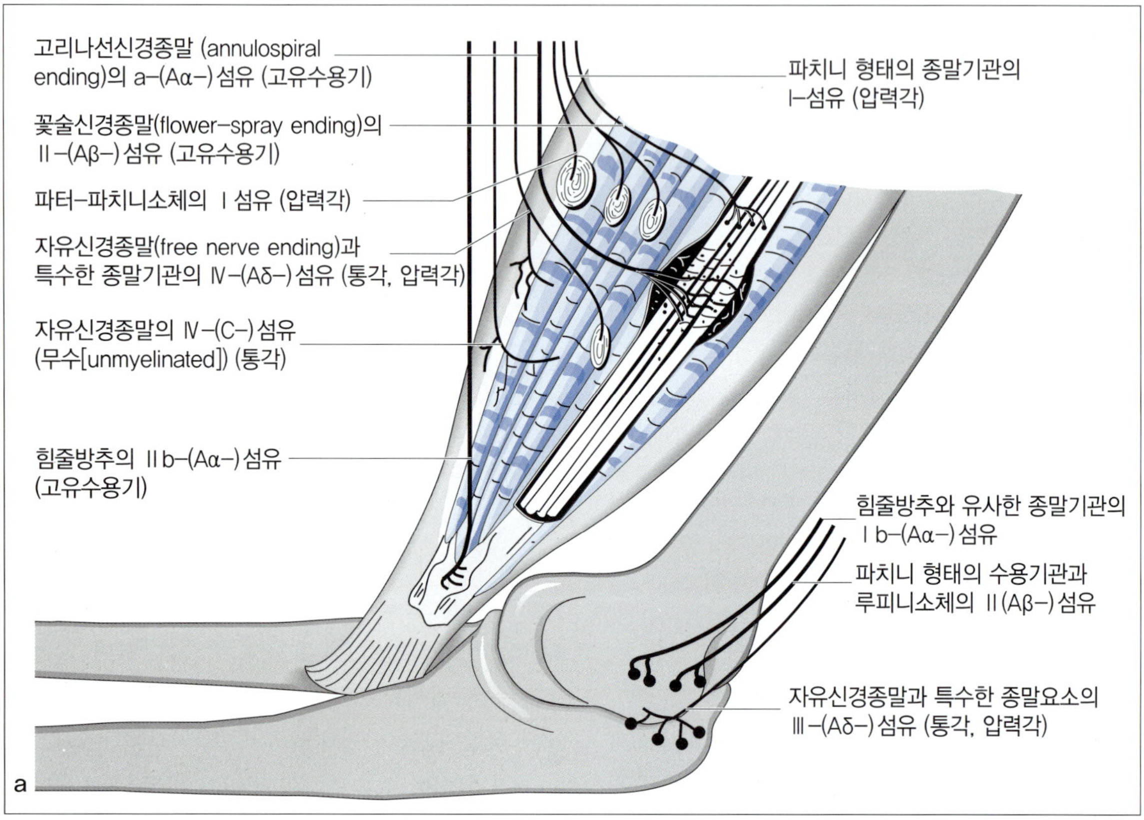

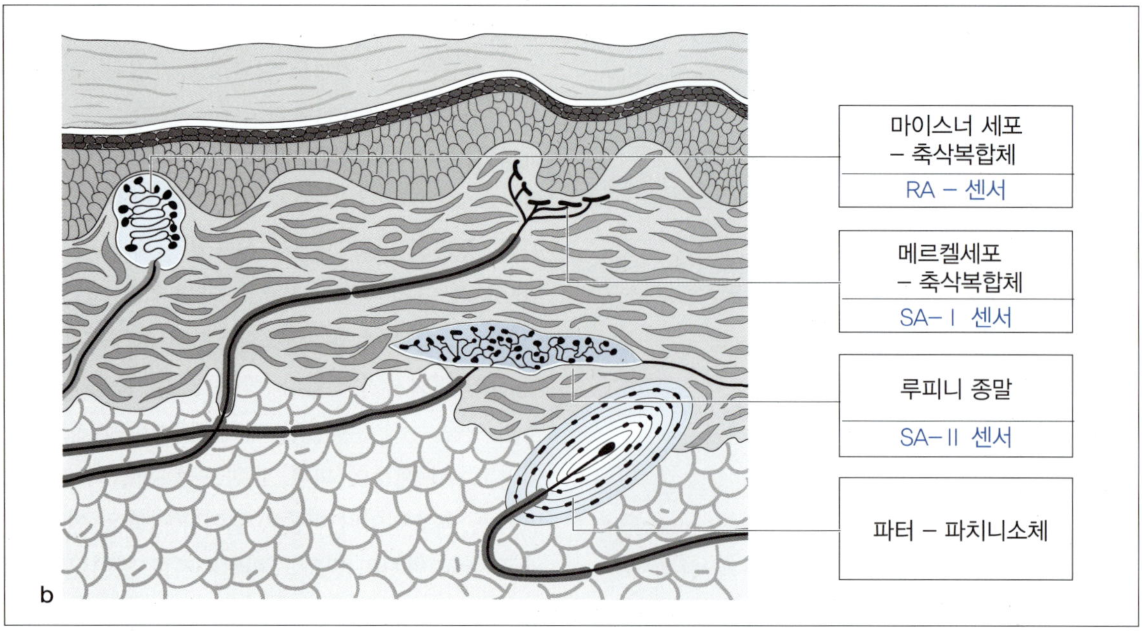

그림 1.27 a–b a 고유수용기 : 골지힘줄기관, 근육방추, 관절의 기계수용기
b 외부수용기 : 메르켈원반, 마이스너–루피니–파치니 소체

어느 반응이 촉진되어야 하는가에 따라서 치료사의 손은 다양한 정보를 주어야 한다.

보바스 개념에서 확립된 조작기법은 없다.
그러나 여기에는 몇 가지 원칙이 있다.

- 반응이 일어나야 하는 곳에 손이 놓여져야 한다.
- 손은 매우 특수한 정보를 주어야 한다.
- 손이나 손가락으로 만질 때에 통증을 야기하지 않도록 한다.
- 치료사의 손은 가동화(mobilization)하려고 하는 근육의 형태에 적응시켜야 한다. 가슴근육과 같은 평탄한 근육 위에서는 평탄하게, 위팔두갈래근과 같은 방추형의 근육에는 둥글게 만들어야 한다.

치료사의 전신으로 손의 운동을 지지하고 유도한다. 치료사의 모든 자세는 환자의 운동을 손에 의해서 유연하게 효율적으로 촉진할 수 있도록 조절되어야 한다.

- 운동의 시작자세에서 항상 지지기저면이 필요하다.
- 아마도 더 중요한 것은 운동의 종료 시에 있어서 항상 지지기저면이 필요하다는 것이다.

손의 형태에 관해서는 굽힘 패턴 전체에 자극을 주는 것이 아니라, 손허리손가락관절을 굽히게 하고 몸쪽손가락사이관절과 먼쪽손가락사이관절을 펴게 하는 조합에 유의할 필요가 있다. 이렇게 함으로써 강하게, 또는 약하게, 다양하게 접촉하거나 압력을 가할 수 있기 때문에 지나치게 견고하거나 지나치게 약하지 않게 쥐거나 손가락을 서로 선택적으로 가장 잘 움직일 수 있게 된다. 치료사의 손이 크거나 작은 것은 중요하지 않으며 큰 면이나 작은 면에 적응하여 선택적으로 움직일 수 있는지 어떤지가 중요하다.

많은 수용기가 존재하는 조절의 핵심점(key point)을 우선적으로 접촉한다. 그리하여 자세긴장을 어떻게 변화시켜야 할지에 대한 많은 정보가 중추신경계에 주어진다.

핵심점과 일부 중복되는 중력중심도 접촉한다.

- 전신의 중력중심인 골반
- 중앙 핵심점(칼돌기와 제7 · 제8등뼈 사이 또는 이 높이의 가슴우리의 옆면. 어느 방향으로 움직여져야 하는 것에 따라 변화한다.)
- 팔의 중력중심인 팔꿈치의 팔꿈치머리
- 다리의 중력중심인 넙다리뼈 관절융기부분의 상부

신체부위의 먼쪽부분을 평탄한 손의 형태로 잡으면, 무게가 감소하고 중추신경계에 긴장감소의 신호가 보내진다. 순간적으로(찔러서 꽂도록 하는 것이 아니라) 가능한 한 신체부위의 몸쪽부분을 잡으면 환자에게 부하가 걸려 중추신경계에 긴장을 구축하도록 신호가 보내진다.

운동이 시상면에서 촉진(facilitation)될 때에는 치료사가 스스로의 이마면을 환자의 시상면에 대해서 평행으로 하여 서거나 앉고, 손을 등쪽과 배쪽에 대면 실행하기 쉬워진다.

운동이 이마면에서 좌 · 우 대칭적으로 실행되어야 할 때는 환자의 정중선에 자기의 정중선을 맞춰서 서거나 앉아 손을 옆쪽으로 놓고 환자와 함께 이마면에서 움직이면 용이하다.

운동이 비대칭적으로 중심에서부터 가쪽으로 실행될 때는 치료사는 계획된 운동방향으로 미리 서거나 앉는다.

이에 더해서 치료사의 손은 환자에게 접촉하고 있어야 하지만, 그러나 어느 시점에서도 같은 세기라는 것은 아니다. 환자와 치료사는 운동이 100%가 되도록 협동하여 실행한다. 치료사는 환자가 어느 시점에서 몇 %를 담당할 수 있는지를 느껴야 한다. 환자가 조금밖에 담당할 수 없다면 그만큼 치료사가 많이 보조하고, 환자가 많이 담당할 수 있다면 치료사는 즉각 보조를 줄여 지원을 적게 한다. 나는 항상 운동에 대한 환자와 자기 자신의 배분(allocation)에 대해서 명확한 이미지를 갖도록 노력하고 있다. 그리고 환자에게 이러한 것에 대해서 묻는다. 처음에는 질문에 대해서 생각하고 답을 찾음으로써 어느 정도 노력을 필요로 할지도 모른다. 이 때문에 환자가 이미지를 가질 수 있게 될 때까지 운동을 몇 번이나 반복할 필요가 있다. 많은 경우, 우리의 평가는 +/−5%의 오차로 일치하고 있다. 그중 운동이나 기능의 반복을 몇 번 실행한 후, 환자 스스로가 다음과 같이 평가하는 일도 있다. "자, 이제부터 내가 조금 더 분발하여 xy%로 합니다!" 이것은 또한 나의 평가와 거의 일치하고 있다.

이것은 모든 치료개념에서 중요한 것처럼 기본원칙의 반복인 것이다. 그러나 학습한 것이나 기본적인 것이 중요시되지 않는 일이 많이 목격되기 때문에 여기서 명백히 언급하였다. 환자가 명확한 정보가 주어진 운동에 함께 대처할 수 있는지 아닌지, 사실의 자세한 부분이 치료에 있어서 결정적으로 되는 경우가 흔히 있는 것이다.

표정과 제스처

서로 의사소통을 도모하고 이해하는 것은 말을 사용하지 않아도 가능하다. 반대로 말은 오해를 낳는 것 같은 선택을 하게 되거나 해석되는 일도 있으며, 그럼에도 우리들이 말로 서로를 이해할 수 있다는 것에는 놀랍기도 하다. 말은 그것을 위해 표정과 제스처라는 지원을 필요로 한다.

표정과 제스처는 이야기하는 말과 일치하고 있어야 한다. 그렇게 하지 않으면 듣는 사람은 동요하고 혼란스러워진다. 올리버 색스(Oliver Sacks)는 "대통령 연설"(1985년)이라는 단원 안에서 이야기된 말과 표정, 제스처가 서로 따로따로 사용되어 일치하지 않는 경우에, 어떠한 상이한 반응이 일어나는지에 대해서 매우 인상적으로 기술하고 있다.

표정 : "미소(smile)는 두 사람의 사이를 맺는 최단거리의 길이다."

욕구, 감정, 생각, 의사를 표현하기 위해 27개의 얼굴표정근이 존재하고 있다. 개방성이나 폐쇄성, 기쁨이나 노여움, 놀라움이나 침착함을 얼굴만으로 표현할 수 있다. 그리고 질문하고 확인하고 긍정 또는 부정하고 격려하고 실망시키고, 요청하거나 정지시키거나 한다.

보통 우리들의 표정은 자동적으로 변화한다. 의도적으로 발언내용을 강조하는, 또는 말에 의한 의사소통의 보완으로서 이용하는 것은 학습 가능하다. 특히 같은 말을 이야기하지 않는 사람이나 실어증 환자와의 의사소통에는 표정을 의도적으로 사용할 수 있다는 것은 큰 이점이다.

제스처 : "양손이 구속되어(묶여) 있는데 어떻게 하여 자기의 변호를 할 수 있는가." 동료인 존(Jone)의 이탈리아인 친구가 피고인으로서 재판정에 섰을 때 그렇게 말하였다.

그는 필요한 제스처를 사용함이 없이 말을 이용할 수 없다고 생각하였다. 사람에 따라서 제스처의 빈도는 다르다. 제스처는 말을 강조하고 보완하고 치환하는 일도 있다. 표정과 마찬가지로 제스처도 자동적으로 사용된다. 치료사는 전체 환자 특히 언어에 문제를 가진 환자와의 의사소통을 개선하기 위해서도 제스처를 의식하여 도입해야 한다.

신경생리학적 관점

표정과 제스처는 눈으로 보게 된다. 즉, 시각자극으로서 받아들여진다. 제2뇌신경인 시신경을 통해서 뒤통수엽에 있는 시각겉질에 전달된다. 표정이나 제스처의 요청에 대해서 실행되는 운동은 겉질척수 시스템에서부터 시작되고 수의운동으로서 편입된다.
(그림 1.28)

말에 의한 의사소통

치료사와 환자사이의 말에 의한 의사소통은 치료 전후에서의 일반적인 의사소통과 치료실 내의 특수한 말에 의한 의사소통으로 성립한다. 또한 더욱 특수한 청각자극으로서 치료에 사용하기 쉬운 음악을 열거하려고 한다. 그리고 실어증을 나타내는 환자와의 접촉방법에 대한 특별한 문제에도 언급하려고 한다. 여기서는 말에 의한 의사소통장애가 존재하고 있다.

일반적인 말에 의한 의사소통

이것은 치료사와 환자의 관계에 좌우된다. 환자가 담당 물리치료사를 매우 신뢰하여 많이 이야기하는 일이 흔히 있다. 특별한 신뢰관계로부터 환자는 치료사에게 그들의 질병에 관한 걱정이나 고민을 전달한다. 이것은 의사의 분주한 회진 시에는 전달되지 않는다는 것, 또는 전달하고 싶지 않다는 것이다. 치료사는 이때 또 다른 직종의 동료, 예를 들면, 그 병동을 담당하는 간호 팀이나 의사에게 무엇을 전달해야 할지 결정해야 한다. 환자의 질문에 대해서는 가능한 한 허용되는 범위에서 치료사는 대답한다. 예를 들면, 진단내용을 전달하는 권리는 갖고 있지 않다.

이들 일반적 의사소통 및 신뢰관계를 구축하는 것은 매우 중요하다. 걱정, 고민, 답변이 없는 질문은 환자의 자세긴장의 증가를 초래하고 산만하고 비효율적인 치료에 대처하는 이유가 될 수 있다. 그러나 현실지향적인 물리치료사는 스스로의 경계선을 인식하고 언어치료가 자기의 관할이 아니라는 것을 알고 있다. 치료사는 이해에 충만한 경청과 자기 전문직으로 유도하는 것에 대해 바른 기준을 찾아내야 한다.

이 일반적인 말에 의한 의사소통 이외에 치료실 내에서 특수한 말에 의한 의사소통도 발생한다.

특수한 말에 의한 의사소통

특수한 말에 의한 의사소통은 자세긴장을 변화시킨다는 목적을 가진다. 청각자극의 처리에 대해서 이해하기 위해서 여기서는 신경생리학적 배경에 대해서 간결하게 설명한다.

신경생리학적 관점

음파는 귀를 통해서 전달되고 제8뇌신경에서부터 관자겉질의 1차 청각중추로 전달된다. 그 다음에 정보는 2차 청각겉질(청각 연합영역)로 다시 전달된다. 거기서 해독되어 소리의 기억에 보존된 정보와 비교된다. 소리가 인식되면 그것에 따라서 반응한다.

음파는 동시에 대뇌변연계에 속하는 조직으로도 전달된다. 대뇌변연계는 감정적인 행동양식, 방향감각반응, 주의반응을 조정하고 또한 학습과정에도 관여하고 있다(Klinke, Silbernagel 1996년; 689). 놀라게 하는 소리나 잡음은 걱정, 공포, 공격성을 불러일으킬 가능성이 있고, 한편 기분이 상쾌한 음량의 아름다운 선율은 긴장을 풀고 만족시키는 것에 연결될 가능성도 있다(**그림 1.28 참조**).

머리외상이 있는 환자의 치료에서는 특별한 청각과민증이 관찰된다. 탕하고 큰 소리로 문을 닫거나 큰 목소리로 이야기하면, 긴장이 급격히 증가하여 펌근 발작과 같은 총 패턴(total pattern)에서의 연합반응이 발생한다. 이와 반대로 조용히 노래를 흥얼거리는 것이나 리듬은 마음을 진정시켜 긴장을 낮추는 경우가 있다.

예 : 현관에서 떠들썩한 소리가 났다고 들은 사람은 이를 인식하고 바로 머릿속에서 "누군가 왔다"라 생각한다. 그리고 현관에 가서 문을 연다. 전화벨소리라 해석되었을 때 들은 사람은 현관이 아니라 전화기로 가서 수화기를 들어 올려서 응답한다.

어떤 소리가 어떤 음원(현관인가 전화기인가)에 속하고 있는가, 또한 현관 또는 전화벨소리가 무엇을 의미하고 있는가라는 해석능력, 어떻게 그것에

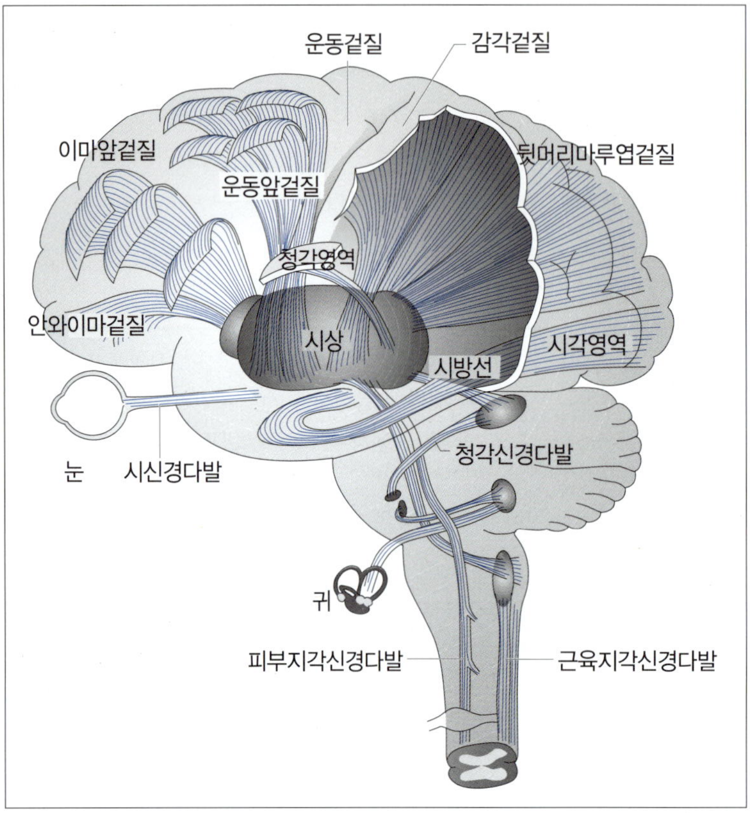

그림 1.28
겉질 영역 : 시각중추, 청각중추, 운동앞겉질, 운동겉질, 감각겉질과의 상호관계

대해서 적절하게 반응하는가 라는 것은 고도의 겉질기능에 속하여 있다 [기억 또는 인식능력(그리스어의 gnosia)].

음파가 말 즉, 언어일 때는 감각성 언어중추에 의해서 인식된다. 말하기로서 표현하기 위해 운동성 언어중추가 이 응답을 운동 임펄스로 전환하기 전에 사고(thinking)가 더해져 응답이 형성된다.

말의 선택과 목소리

특수한 말에 의한 의사소통에서는 말의 선택과 마찬가지로 목소리에 유의해야 한다. 운동을 촉진하는 말은 앞에서 언급한 것처럼 청각겉질로 전달되어 운동의 이미지와 이 운동에 대한 감각의 기억을 불러일으킨다. 환자가 무엇에 주의하여 적응해야 하는지를 느끼고, 어디서 참여해야 하는지, 또는 유지해야 하는지, 또는 중지해야 하는지 느낄 수 있는 일반적으로 긴장을 증가시키는 말이 있다. 이것들은 아래의 말이다.

- 주의하시오.
- 조심하시오.
- 참여하시오.
- 유지하시오.
- 중지하시오.

이러한 말은 짧고 간결하게, 약간 큰 목소리로 요구하는 것 같은 목소리로 발성할 것을 권장한다.

보편적이고 음조를 낮추는, 조용한 목소리로 상냥하게 이야기해야 할 말은 아래와 같다.

- 이완시키시오.
- 천천히
- 신중하게
- 이완하시오.

• 몸을 맡기시오.
(적절하게 소리를 길게 늘이면서 발음한다)

이에 더해서 구체적이고 특수한 음조(tone)를 구축하는 말이 존재한다. 환자는 무엇을 해야 하는가, 어느 방향으로 음조를 증가시켜야 하는가와 같은 많은 정보를 새로이 얻는다. 어디서 그것을 해야 하는지에 대해서는 환자가 살펴서 알아야 한다.

• 펴시오.
• 굽히시오.

더 구체적이고 정확한 지시는

• 무릎을 펴시오.
• 팔꿈치를 굽히시오.

등이다.

나의 환자에 대한 구두지시(저자가 사용할 수 있는 4개국 언어, 스페인어, 카탈루니어어, 독일어, 영어)의 경험이 가르쳐준 것은 이미지를 마음속에 품게 하도록 하는 편이 좋은 결과를 가져온다는 것이다. "펴다"나 "굽히다"와 같은 말에 대해서는 격심하게 즉, 음조가 지나치게 증가한다는 반응이 관찰되는 일이 흔히 있었다. 그 대신에 구상적인 표현(figurative expression)을 사용함으로써 적절한 음조의 증가를 유도하도록 하고 있다.
예를 들면,

• 길게 하시오.
• 넓히시오.
• 둥글게 하시오.
• 짧게 하시오.

더 구체적으로.

• 다리를 길게 하시오.
• 팔꿈치를 둥글게 하시오.

와 같은 표현이 있다.

이에 따라서 실행된 운동은 수의적인 일이 많다. 환자가 선택적 운동을 실행하지 않으면 안 되는 경우이고, 그 밖에 촉진(facilitation)할 수 없을 때는 이 방법은 운동을 요구하는 효과적인 수단이다.
환자가 정상적인 자동적 운동을 실행해야 할 때는 구두지시는 적절하지 않다.

예: 환자가 선 자세에서 무릎을 격심하게 폄 · 젖힘(과신전)으로 밀어붙였을 때에 앞발부분도 지면 위에 부딪힌다. 골반에 대한 촉진(facilitation)을 통해서 뒤쪽경사를 시키고 무릎에 굽힘 방향으로 영향을 주도록 시도하는 것이 가능하다. 이 촉진이 상황의 개선을 가져오지 않으면 구두지시가 도움이 될지도 모른다. 언어에 의한 지시는 먼저 느끼는 것으로 유도해야 한다. "무릎이 강하게 뒤로 신장되어 있는 것을 느낍니까?" 동시에 치료사는 무릎에 접촉하고 환자가 어느 무릎이 지적되어 있는지 느끼도록 한다. 그리고 느끼고 응답하는 데에 충분한 시간을 할애해야 한다. 구두시지가 기능을 하면 일단 일반적인 질문을 해본다. "이것을 바꿀 수 있습니까?" 그리고 그 시도에 대해서 또한 시간을 주어야 한다. 이것이 성공되지 않으면 구체적인 언어보조가 필요하다. 이것은 필요로 하는 신경근육 활동에 상응해야 한다. 정상적인 신경근육 활동이 무릎 폄근의 작용근적인 원심성 활동이기 때문에, 예를 들면, "무릎을 이완하시오."라고 말해본다. "무릎을 굽히시오."라고 말하는 것은 여기서는 잘못되어 있다. 안 그러면 작용근으로서의 구심성 무릎 굽힘은 정상활동에 일치하지 않기 때문이다.

기타의 청각자극의 가능성

자세긴장에 미치는 음악의 영향은 명백히 느낄 수 있다. 중요한 것은 음악이 환자와 치료사의 기호(preference)와 그 때의 기분에 적응하고 그 후도 치료에 대처하는지 아닌지에 대한 것이다. 나는 배경음악(background music)으로서 흘려보내서 무의식중에 작용하는 자극으로서 삽입한다. 개인적으로는 이 방법 쪽이 운동을 의도적으로 곡조에 맞춰서 요구하기보다 더 바람직하다. 이 때문에 배경음악은 숙고한 다음에 선택되어야 한다. 음량이 빈번하게 변화하는 즉, 자극이 변화하는 마음이 안정되지 않는 음악은 마음을 산란하게 한다. 단조로운 음악은 그 반대로 이완시키고 치료를 촉진한다. 단조로운 소리에 익숙해지는 것은 빠르고 "들리지 않게 되는" 것이다. 잠재의식으로 감지된다. 단속적인 소리는 그 반대로 인식되어 본래의 활동으로부터 주의를 산만하게 한다. 치료사를 통해서 개개의 자극에 집중하는 것이 그 때문에 방해될지도 모른다. 갑작스런 큰 소리는 "심하게 놀라게 하여" 폄 방향으로 "경직되게 한다".

신경생리학적 관점

> 갑작스런 큰 소리에 대해서 폄의 반응을 일으키는 것을 설명하는 하나의 가능성은 달팽이신경(와우신경)과 안뜰신경핵(전정신경핵)이 해부학상으로 가까이 한데 모여 위치하고 있다는 것에 있다(**그림 1.29**). 달팽이신경의 흥분은 안뜰신경핵으로 계승되어 안뜰척수 시스템이 활성화된다. 이것은 몸통의 폄 구축도 담당하고 있다.

언어장애 환자와 접촉하는 방법

"침묵을 이해하다(Das Schweigen verstehen)" (Lutz, 1992년)라는 저서 안에서 루이제 루츠(Luise Lutz)박사는 실어증 환자와의 접촉방법에 대해서 도움이 되는 실행적인 방법을 제시하고 있다. 이 조언을 나는 스페인에서의 1년째의 경험에 의해서 보충하였다. 스페인어에서는 스스로를 실어증 환자와 같이 느꼈다. 나는 이해하는 것에 더하여 자기의 바람이나 의사, 생각이나 감정을 언어로 표현하는 것에 문제를 갖고 있었다. 한때 나를 이해하였던 사람들마저 실어증환자였던가 라고도 생각되는 일도 있었다. 이와 같이 하여 이 장애의 문제를 가진 사람의 입장이 되어 생각할 수 있었다.

- 의사소통에서는 50%가 이야기하는 사람에게, 50%가 듣는 사람에게 책임이 발생한다.
- 듣는다는 것은 기다린다는 것이다. 실어증 환자는 의사표시에 많은 시간을 필요로 한다.
- 말은 전염한다. 실어증 환자가 이야기하는 것은 이야기 상대로부터 영향을 받기 쉽다.
  이 때문에 말을 제안하여 이른 단계에서 돕는 것은 피하는 편이 좋다. 만일 그것이 필요하다면, 실어증환자의 확증을 반드시 기다려야지 바른 말이 제안되었다고 바로 생각할 것은 아니다.
- 마음으로부터 듣는 것. 환자가 의도하는 것을 정확히 이해하였는지 유의할 것.
- 힌트를 이용할 것. 적절하지 않은 말을 바로 기각하지 않을 것. 후에 의도하는 말로 통할지도 모른다.
- 사물을 이야기시킬 것. 항상 함께 생각하고 상황을 정확히 관찰하는 것. 이렇게 하는 것이 이해에 도움이 된다.
- 테마를 찾을 것. 환자의 발언내용이 어디에 관련되어 있는지 함께 찾아내려고 할 것. 이를 위해 서정교하고 계통적인 질문을 제공할 것.
- 말을 마지막까지 들을 것. 알기 어려운 표현일 때도 끊임없이 중단하는 것이 아니라 계속해서 의미를 이루는지 기다릴 것.
- 내용에 주의를 기울일 것. 형태를 항상 고치는 것이 아니라 간과하는 편이 좋은 경우가 많다. 계속적으로 고치는 것은 흐름과 리듬을 방해하여 문제를 심화시켜버리는 경우가 있다.
- 말을 반복시키는 것은 참된 의사소통이 아니다. 언어표현만이 아니라 언어에 의존하지 않는 표현도 받아들여야 한다.
- 집중하는 것은 도움이 되지 않는다. 중요 문장(key sentence)은 "또한 나중에 말할 수 있을지 모른다는" 것이다. 올바른 특정의 말에 "도달하지 못하는" 경험은 많은 비실어증 환자도 잘 알고 있다. 주의를 다른 데로 돌리게 한 후에 생각나는 일도 있다.

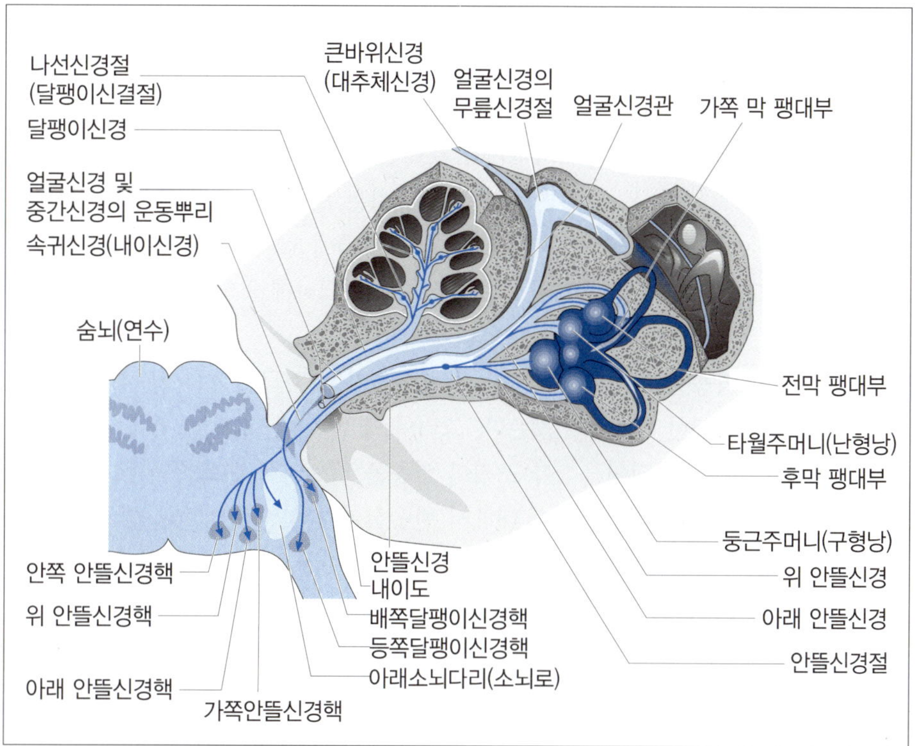

그림 1.29
달팽이 신경과
안뜰신경핵의
공간적 몸쪽

- 고집하지 않도록 할 것. 몇 번이나 같은 말을 반복할 때는 중단시키고 다른 데에 주의를 돌리게 해야 한다.
- 체념하지 말 것. 여기서의 중요 문장은 "찾아낼 수 있으니까 다시 한 번 시작합시다."이다. 만일 그것으로도 잘 되지 않을 때는 나중에 다시 시도할 수도 있다.
- 시간과 스트레스에 주의할 것. 저녁에 긴장한 상황에서는 이른 아침에 이완한 순간보다도 언어의 성과가 악화하는 일이 있다. 중요한 것은 반드시 비효율적인 시간에 이야기하고 싶어 하는 것은 아니라는 것이다.
- 전화로 이해하는 것은 마주보고 접하는 것보다 훨씬 어렵다.
- 정확하고 바르게 이해하는 것은 말에 의한 의사소통의 사안에 그치지 않는다.

실어증 환자에 한정되지 않는, 이해를 용이하게 하는 다양한 요소가 있다.

- 침착하는 것이 매우 중요하다. 소음은 이해를 방해한다. 그룹에 의한 대화보다 두 사람에 의한 대화 쪽이 용이하다.
- 목소리의 음량을 올려서는 안 된다. 침착하고 서두르지 않고, 자연스럽게 통상의 음량으로 이야기해야 한다.
- 문구는 다양화시켜야 한다. 이해되지 않을 때는 다른 화법을 선택해야 한다.
- 간결하게 단락을 짓는 것이 중요하다. 환자의 독자적 능력에 따라서 짧은 단락, 문장의 일부, 문장, 또는 단원마다에 짧은 휴식을 삽입시켜야 한다.
- "네" 나 "아니요"로 응답할 수 있는 질문이 바람직하다. "네"나 "아니요"로 응답할 수 없는 질문이나 양자택일의 질문은 지나치게 어려운 경우가 많다.

- 비언어적 신호를 사용하는 것도 도움이 된다. 억양이나 표정, 제스처와 함께 문자나 그림을 이용할 수 있다.
- 환자의 관점에 서서 생각할 것을 권장한다.

1.4 통증에 대한 대처

뇌를 제외한 인체의 모든 조직에는 상응한 조직에 대한 손상의 두려움, 또는 손상이 발생한 것을 전달하는 특수한 수용기인 침해수용기가 배치되어 있다. 유수섬유의 10%이상, 무수섬유의 50%이상이 통각수용기에 속하여 있다. 그것은

- A-기계적 침해수용기(mechanical nociceptor)
- A-다형 침해수용기(polymodal nociceptor)
- C-다형 침해수용기 이다.

A-기계적 침해수용기는 특히 강하고 예리한 자극에 반응하고, A-다형 침해수용기는 이것에 더하여 열 자극과 화학적 자극에 반응하며, C-다형 침해수용기는 강한 기계적 자극과 열 자극 그리고 다양한 화학물질에 반응한다. 이것들은 신체의 경보 시스템을 이룬다.

다른 수용기가 신속하게 순응하는 것에 반해서 몇 가지의 침해수용기는 문턱값을 넘어서 있지만, 아직 손상을 일으키지 않는 자극에 천천히 순응해 간다. 특정의 종류는 변화하지 않는 자극에 대해서 1시간에서부터 최대 24시간에 걸쳐 순응한다. 또한 또 다른 종류는 전혀 순응하지 않는 것도 있다. 신체손상의 원인을 제거하기 위해 원인을 연구할 때, 침해수용기가 손상을 전달하다는 것은 매우 의미가 있다고 할 수 있다.

예 : 이빨이 아프기 시작하였다. 통증의 원인 부위도 바로 밝혀낼 수 있었다. 통증을 완화하는 수단은 치과의사에게 가는 것이다. 그러나 언제나 쾌적하다고는 말할 수 없는 치과치료의 과거의 기억이 이를 망설이게 한다. 통각수용기가 순응하여 통증을 전달하는 것을 정지하면, 아마도 많은 사람은 치과의사에게 예약을 하지 않을 것이다. 치료도 연기하거나 생략될 가능성이 있다. 손상은 더욱 확대한다. 침해수용기는 변화하지 않는 자극도 전달하므로 통증은 장기간에 걸쳐서 계속적으로 지각된다. 최종적으로 치과의사에게 의뢰하여 통증을 제거하게 된다.

통상 침해수용기는 자극이 없으면 활성화되지 않는다. 그러나 몇 번이나 유해한 것에 자극을 받아 조직이 염증을 일으켜서 변화하면 무해한 자극에 대해서 반응하거나 자발적으로 활성화가 된다. 예를 들면, 어깨가 아픈 환자의 안정한 상태에서의 통증등이다.

통각(침해수용기)을 위한 경보 시스템의 중요성은 혼수상태의 환자에서도 명백하다. 촉각수용기나 압력수용기와 같은 다른 수용기에는 깊은 잠이나 경증의 혼수기에서 전달은 일어나지 않지만 통각자극은 혼수상태에서도 반응이 있다.

통증은 이른바 통증억제를 야기한다. 운동을 실행하고 거기서 통증이 발생하면, 마찬가지의 운동을 반복하려고 계획할 때 사전 통지(피드포워드)가 일어난다. 거기서는 이 운동이 다시 통증을 동반할지도 모른다고 느낀다. 피드포워드는 자세긴장에 영향을 주고 주로 굽힘이 활발한 근육의 긴장을 증가시킨다. 이 때문에 운동은 적절하지 않은 자세긴장에서 실행되고 통증자극이 다시 일어난다. 피드포워드는 "역시 또 통증이 발생하였다"라고 확증을 하게 된다(피드백). 이 통증의 근원이 제거되지 않으면 중추신경계는 이 운동 담당 근육을 완전히 억제하고 마비처럼 보여지는 경우도 있다. 이것은 중요한 기전이다. 중추신경계는 통증을 완화하기 위해 자동적 반응을 변경시키는 일도 있다.

예 : 나는 스노보드(snow board)를 시도한다. 보드 위에 서서 움직이려고 하지만 조절을 할 수 없어 엉덩방아를 찧는다. 이것이 몇 번이나 반복된

다. 이미 등쪽 면이 아프고, 또한 통증 부위에서부터 넘어진다는 우려가 형성된다. 긴장의 증가는 아무런 도움이 되지 않는다고 알고 있는데도 그 염려는 통증과 마찬가지로 자세긴장도 증가시켜버린다. 스노보드를 조작하는 데 필요한 섬세한 선택적 운동은 높은 자세긴장에서는 더욱 어려워진다는 것을 이해하고 있다. 넘어질 위험성은 더욱 커진다. 그리고 다시 한 번 발생하였을 때에 중추신경계는 넘어짐 운동을 변경한다. 변경된 운동은 아픈 볼기부분을 보호하고 이번에는 팔이음뼈와 뒤통수 부분에서부터 넘어지게 한다. 그래서 스키를 위한 휴가를 머리 외상을 입고 끝내지 않도록 하기 위해 지도교사(instructor)로부터 가르침을 받거나 통상의 스키로 생각을 바꿀 필요가 있다고 깨닫는다.

통증이 자세긴장에 미치는 작용은 예견할 수 있다. 많은 경우에서 굽힘이 활발한 근육조직의 긴장이 증가한다.

1.4.1 "쾌적한 통증" 또는 "건강적인 통증"

중추신경계가 손상된 환자에서는 특히 굽힘근 조직의 자세긴장 증가가 빈번하게 발생하는 증상이 있다. 근육조직의 증가한 긴장은 이 조직에 한정되지 않는다. 바로 후에 결합조직의 긴장도 증가하고 피부의 팽창도도 높아진다. 과다긴장의 근육조직은 말초신경도 "가둬"버린다. 운동의 결여 때문에 뇌 척수줄기(수막과 척수)와 말초신경은 그 유연성을 상실하는 경우가 있다. 많은 환자에서는 그들의 "몸"이 작아졌는가라는 인상을 받는다. 높은 근육긴장과 결합조직 · 피부긴장의 치료에는 메리 린치(Mary Lynch)가 베르타 보바스의 기초에서부터 발전시킨 기술 "근육조직의 개별적 가동화(mobilization)"가 매우 적합하다. 경직된 신경의 치료에는 신경동력학적 기술이 적합하다(Butler, 1991년).

근육조직의 개별적 가동화에서는 근육조직, 결합조직, 피부의 정상적인 유연성과 탄력성을 회복시키고, 그것에 의해서 정상적인 "피드포워드"에 필요불가결한 정상적인 "정렬"을 수복시키는 것을 시도한다. 이 가동화는 특정의 통증을 불러일으키는 경우가 있다. 많은 환자는 그것을 "쾌적한 통증"이라 부르고, 또 다른 사람은 "건강적인 통증"이라 부른다. 흥미가 있는 것에 나의 스페인 환자도 마찬가지로 "dolor(통증), sano(건강적인)"라 이름 붙였다. 치료사는 조직의 저항을 느끼고 치료를 받는 환자로부터 "그곳이 조금 아픕니다." 라는 말을 듣는다. 이 통증의 종류는 관절의 통증과는 완전히 다른 것이다. 몇 사람인가는 "통증"이라 표현하고 싶어 하지 않고 "귀찮은 것" "늘어남", "(스페인어로)귀찮은 것(una molestia)" 이라 표현하였다.

저항의 정도는 치료사에 의해서 평가된다. 환자도 마찬가지로 "통증"의 정도를 전달하도록 요청을 받는다. 이때, "시각적 아날로그 척도(visual analog scale, VAS)(통증 평가 척도)"의 1에서부터 10까지의 평가방법이 적합하다(**그림 1.30**). 이 척도 안에서 환자는 개별적 가동화에 의해서 야기된 "귀찮은 것"이 어느 수치에 상당하는지 적용시킨다. 경험을 쌓은 치료사는 자기 자신도 느끼는 조직의 저항의 정도를 마찬가지로 같은 수치에 적용시킬 것이다. 1에서부터 6의 수치라면 많은 환자는 견딜 수 있다. 수치가 그것을 초과하면 이 "귀찮은(괴로운) 것"은 강화되어 자세긴장도 증가한다. 이것은 바로 손으로 느낄 수 있다. 또는 연합반응으로 인식할 수 있다. 그리고 환자로부터도 그것에 상응한 응답이 있다.

통증을 어떻게 체험하는가라는 종류와 양식은 개인에 따라서 여러 갈래에 걸친다. 저자 자신의 경험으로부터 환자를 3개 그룹으로 분류하는 것을 습관으로 하고 있다.

- 정확히 반응하는 유형
- "지중해 질환"의 유형

• "게르만 질환"의 유형

이것은 농담을 섞어 표현한 것이며 물론 이 선입관이 언제나 일치하는 것은 아니다.

"지중해 질환"의 유형은 저자가 3에서부터 4의 수치라 느낀 저항에서조차 이미 주관적으로 격심한 통증을 느끼는 사람들이다. 통증과 그 세기에 대해서 서로 이야기를 나누고 수치를 비교하면 천천히 정상적인 지각수준을 나타낸다.

"게르만 질환"의 유형은 7에서부터 8, 또는 9의 저항을 느껴도 통증에 대해서 아무것도 말하지 않는 사람들이다. 그들의 일반적인 태도는 "이 정도는 견딜 수 있습니다." 라는 것이다. 이 경우, 치료에서는 가능한 한 견디는 것이 아니라는 정보를 제공함으로써 얼마간 개선할 수 있다. "많으면 많을수록 좋다", "효능이 있는 의료는 괴로운 것이다", "효능이 있는 것 모두가 통증을 동반한다", 이러한 사고방법은 잘못되어 있다는 것을 몇 번이나 밝혀 둘 필요가 있다. 몇 번이나 치료를 반복함으로써 이 유형의 환자로부터도 치료사가 느끼는 것과 마찬가지의 저항치를 얻을 수 있게 된다.

"개별적 가동화(mobilization)" 동안 치료사는 환자에게 얼마만큼의 부담을 요구할 수 있는가, 또한 하고 싶은가를 결정해야 한다. 이때, 치료사는 자기 손으로 느낀 것을 신뢰해야 한다. "쾌적한 통증"이라 느껴진 "통증"조차 어떤 일정 시간밖에 "견딜"수는 없는 것이다. 이 상황을 다시 치과의사의 예와 비교하려고 한다. 치료가 그다지 아프지 않았다 해도 의사가 "자 그러면 입을 다물어도 괜찮습니다" 라 말하면 안도감을 갖는 것이다.

특정의 조직에 대처한 일정시간 후에는 휴식이 필요하다. 게다가 획득한 유연성과 탄력성은 장기간에 걸쳐서 유지하기 위해서도 보완적 운동 또는 활발한 운동과 함께 사용되어야 한다. 활발한 원심성 수축에 의해서만 근육섬유 내에서 추가적인 근육원섬유마디(sarcomere)가 형성되어 근육섬유가 길어진다.

"귀찮은 것", "쾌적한 통증"과 신중하게 행동을 같이 해야 할 환자의 유형이 두 가지가 있다. 첫 번째의 유형은 어떠한 통증도 격심하게 느끼는 어린이이다. 그들은 상이한 종류를 구별할 수도 없고, 또한 왜 치료사가 아픈 처치를 하는지 이해도 할 수 없다. 어린이에게 "견딜" 것을 요구하면 바로 어린이로부터 신뢰를 잃고, 또한 그들의 치료에 몰두할 기분도 상실시킨다.

두 번째의 유형은 머리외상을 입은 환자이다. 그들의 방해된 조절은 모든 범위에 미치는 일이 많고

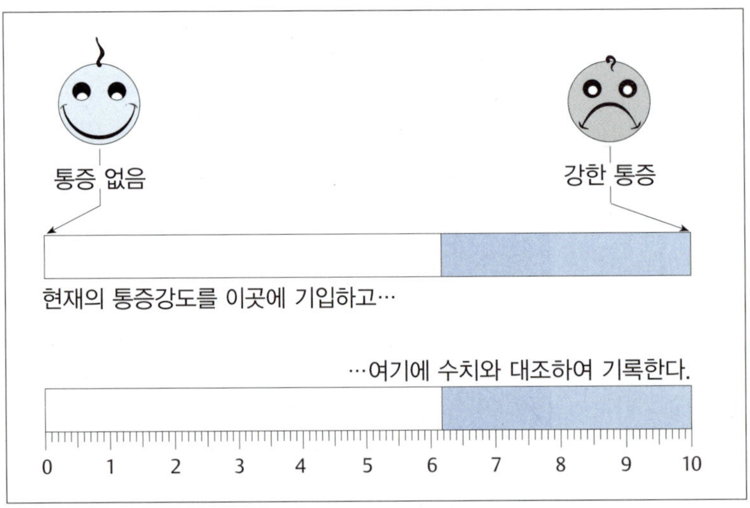

그림 1.30 시각적 아날로그 척도 (visual analog scale, VAS)

조절능력도 낮아져 있기 때문에 극히 약간의 통증 자극을 매우 격렬하게 지각하여 반응한다. 치료에서 2, 최대에서 3의 저항치를 느꼈다면, 이제부터 불쾌감을 동반하지만 치료를 계속해도 되는지의 허락을 환사로부터 받도록 준비하거나 또는 현재의 수준에서의 치료에 한정시켜야 한다. 환자가 허락을 하지 않는다면 치료사는 현재의 수치를 유지하도록 하고, 의도하지 않고 수치가 초과하는 것 같은 일이 있으면 바로 사과해야 한다. 그렇게 하지 않으면 치료에 절대 필요한 그들의 신뢰와 치료에 대한 협력태도를 상실해버린다(제3장 p.197, "결정, 협정, 계약" 참조).

1.4.2 관절통

관절통은 이제까지 언급해온 "쾌적한 통증"과는 완전히 다른 종류의 통증이다. 관절통은 "분명한", "푹 찌르는 것 같은"이라 표현된다. 바로 근육조직의 긴장을 증가시키고 또한 연합반응을 나타내는 일도 있다. 이 때문에 관절통은 반드시 피해야 한다.

어떻게 피할 수 있는가 하면 그것은 통찰력에 의해서이다.

중추신경계를 손상하고 이 때문에 증가한 자세 긴장을 나타내는 환자에서는 경험에 의해서 관절통을 예견할 수 있다. 어깨위팔관절 또는 엉덩관절의 특정 위치에 잘 나타난다.

어깨위팔관절 : 어깨위팔관절에 일어나는 통증은 충분히 가쪽돌림을 하지 않고 올릴 때 잘 발생한다. 이것은 가슴근육과 넓은등근의 증가된 긴장에서 흔히 관찰된다. 가시위근과 어깨세모근 아래주머니의 힘줄, 또는 그 어느 쪽인가의 하나의 힘줄이 큰결절과 봉우리(견봉) 사이에 끼인다. 통증은 관절오목의 배쪽, 또는 어깨세모근의 이는곳(origin)의 높이에 있는 위팔의 옆쪽에 발생한다. 사이에 끼인 힘줄이나 아래주머니는 특히 이 조직이 몇 번이나 반복하여 자극되면 염증의 징후를 나타낸다. 염증의 징후는 다음과 같다.

- 부종. 약간의 여유를 더욱 작게 한다.
- 통증. 이미 증가하여 있는 굽힘근 긴장을 더욱 증가시킨다.

가슴근육이나 굽힘근 긴장이 더욱 증가와 안쪽돌림이 악순환을 형성한다. 올림(elevation)은 차츰 약간의 가쪽돌림으로 실행되고, 그것이 새로운 조임으로 연결된다.

엉덩관절 : 여기서는 80°에서부터 90°의 굽힘 위치에서 모음운동이 실행되면 관절통이 발생하기 쉽다. 통증은 샅굴부위로 전달된다. 다음의 기전으로 발생한다. 모음근의 긴장이 높으면 넙다리뼈머리는 볼기뼈절구(관골구)로 밀어붙여져 옆쪽으로 미끄러지도록 움직이는 것이 방해된다. 이것은 모음운동의 실행에는 필요한 것이다. 이리하여 볼기뼈절구 정중면으로의 넙다리뼈머리의 압력이 높아지고 침해수용기가 자극된다. 통증은 모음근의 긴장을 증가시키고 여기서도 악순환이 일어난다.

이것은 많은 사람에게 일어날 수 있는 관절통의 전형적인 두 가지 예이다. 경험을 쌓은 치료사는 이 방향에 대해서는 매우 신중하게 환자를 움직이고 통증이 없는 운동을 실행하기 위해 극히 약간의 통증징후가 발생했을 때는 상응하는 근육조직의 긴장을 감소시킨다. 그리고 환자 독자적 통증의 증상이라는 것을 최초, 또는 2회째 까지의 치료에서 치료사는 인식하고 그것에 따라서 통증을 피하는 것이 가능하다.

요약

생리학적 관점으로부터는 통증은 조직의 손상 징후이며 정신학적 관점으로부터는 부정적인 경험이라 할 수 있다. 양쪽 모두 치료가 이루는 학습상황에서 원칙적으로 피해야 한다. 피부, 피하조직, 근육조직, 힘줄의 단축과 유착은 "개별적 가동화"에 의해서 대처하는 것이 가능하다. 여기서는 상응한 운동과 손에 의한 가동화가 조합되어야 한다. 이것은, 1차적으로 통증과 유사한 그러나 견딜 수 있는 감각을 발생시키지만. 환자에게는 부정적인 경험을 의미하지 않는다. 이 통증에 어떠한 의심이 존재하는 경우는 바로 통증이 경계선 내에 머무르도록 권장한다.

1.5 치료로 유도하는 평가결과

광범위에 걸친 개개의 평가와 진단기록은 논리성을 가진 치료계획과 치료전략의 선택으로 유도한다(p.22 이하, "평가표" 참조).

예 : 감각마비가 인지되면 과민화가 목적이 되어 그것에 상응한 자극물질을 찾게 된다. 타월, 브러시, 모가 난 물체, 볼펜, 젓가락 등이다.

낮은 긴장이 인지되는 신체부위에서는 긴장의 구축, 그리고 경우에 따라서는 강화가 목적이 된다. 긴장의 양에 따라서 지지기저면을 작게 하고 안정성도 확보되어야 한다. 환자는 비교적 높게 설정된 딱딱한 치료 테이블 끝에 앉고 발은 자극을 일으키는 양탄자, 예를 들면, 플라스틱으로 만든 잔디와 같은 신발의 흙받기 등에 접촉한다.

전략의 선택은 신경심리학적 증상에 의해서 결정된다.

예 : 습득과 지각장애를 나타내는 환자는 선 자세에서의 활동수준에서 치료되고 예를 들면, 상자를 꺼내어 닦아내고 다시 정돈하는 것을 실행한다. 이러한 장애가 없는 환자는 행동으로 연결되는 개선된 운동패턴의 요소를 실행하기 전에 더 직접적으로 심신기능 · 신체구조 수준에서 치료되는 것이 가능하다.

제2장 편마비환자의 전형적인 문제와 치료

이 단원에서는 다양한 원인으로부터 편마비를 나타내는 환자의 전형적인 문제와 그 개별적인 치료에 대해서 언급한다. 거기서는 "편마비"를 위한 "프로그램"은 존재하지 않는다는 것이 명백해진다. 환자의 개성, 편마비 증상을 일으킨 원인, 환자가 생활하는 환경, 실행되는 치료방법에 따라서 환자의 증상은 매우 다르다.

병태에 영향을 주는 요소

뇌에 손상을 받으면 그 환자의 신체적 · 정신적상태는 분명히 다양한 정상(normality)으로부터 일탈을 보여준다.

연령 : 인간의 정상적인 발달은 태어날 때의 굽힘 우위로부터 시작하고, 차츰 폄(허리의 완전한 폄이 형성되는 데 3년 반에서 4년이 걸린다)의 자세를 나타내고 청년기나 중년기의 대부분을 그 자세로 지낸다. 35세~40세 정도부터 습득한 폄의 쇠퇴를 인지하게 된다. 이 때문에 굽힘근 조직의 유연성, 신축성을 유지하기 위해 보다 많은 특수한 체조가 필요하다. 움직이는 것이 적어지면 적어질수록 어깨관절의 올림과 같은 폄 운동이나 엉덩관절의 폄 · 가쪽돌림 능력은 바로 제약된다. 뇌 내 출혈이 19세에서 일어나는지, 59세에서 일어나는지에 따라서 신경망(neural network)과 움직여지는 근육조직 또는 관절은 분명히 다른 상황에 있다. 이것은 물론 중추신경계 신경망의 재편성 상황이 다르고, 굽힘근 조직 또는 폄근 조직에서의 과다긴장이 일어나는 방법도 다르다는 것을 의미한다.

이전의 직업이나 스포츠 활동도 근육조직의 과다긴장의 성립과정에 영향을 준다. 앉은 자세가 많은 작업 예를 들면, 경리담당자는 선 자세가 많은 판매원과는 완전히 다른 운동경험을 쌓은 것이 된다. 농구나 배구와 같은 폄이 많이 요구되는 스포츠를 좋아하는 사람은 우표수집의 취미를 가진 사람과는 다른 신경망을 갖추고 있다. 어떤 연령에서 굽힘 우위의 직업을 갖고 굽힘을 특징으로 하는 스포츠나 기타의 취미를 가진 사람은 뇌손상 후에 폄의 과다긴장이 분명히 나타나는 일은 적으며, 일어난 경우도 굽힘 지배를 보상하기 위해 동시수축이 야기되는 정도이다.

학습태도 : 학교나 전문학교 졸업 후에 계속해서 학습하는 의욕을 갖지 않는 유형이 있다. 한편, 외국어나 컴퓨터 강좌, 새로운 스포츠, 십자말풀(crossword)를 통해서 "회색질의 세포"를 단련하는 유형도 있다. 후자의 가소성을 끌어내는 재편성 능력은 전자보다 명백히 높다.

편마비의 원인에 의해서 증상에서 특징적인 차이가 마찬가지로 발생한다. 뇌 내 출혈환자와 허혈발작 환자의 과다긴장, 대뇌반구의 종양이 있는 환자 또는 다발성경화증이 있는 환자의 비정상적인 자세긴장은 경험을 쌓은 치료사라면 명백한 차이를 느낄 수 있다. 어려운 것은 그 차이를 말로 표현하는 것이다.

종양이 있는 환자의 과다긴장은 "차갑다" "불활성"이라 표현할 수 있다. 허혈발작 환자와 비교하면 뇌 내 출혈환자의 과다긴장은 "공격적"이고 "빠른" 것이 특징이고, 다발성경화증이나 머리의 외상에 의한 것과 유사하다. 종양이 있는 환자의 낮은 긴장은 "무겁고" "둔하며" 그리고 "생명감이 없는 것"이다. 진행된 다발성경화증 환자의 불완전마비나 마비에서의 낮은 긴장도 유사하게 느낀다. 출혈성 발작 또는 허혈성 발작 환자의 낮은 긴장은 "생명감"이나 "가능성"을 느끼게 하고 반응을 일으켜 자극을 받을 수 있다.

2.1 증상사례 : 라켈(Raquel)

■ 라켈의 주된 문제 : 양성 지지반응, 과민증

라켈은 24세의 여성이고 3년 전에 동맥류에서부터 출혈이 인지되었다. 두 번째 동맥류(aneurysm)는 수술에 의해서 제거되었다. 출혈 후는 몇 주일 동안 혼수상태가 되고 그 후 각성하여 의식은 명백히 협응적으로 되었다.

현재 이 환자는 자택 또는 직장에서부터 자동차로 외래진료소를 방문한다. 자동차는 곁에서 시중드는 사람이 운전하지만, 최근은 때때로 스스로 운전하는 경우도 있다. 자동차에서부터 진료실까지 걸어오는 동안 곁에서 시중드는 사람의 아래팔에 가볍게 오른손을 얹고 있는 일이 많지만 자택에서는 혼자서 보행할 수 있다. 보통의 가벼운 스니커즈를 신고 왼발은 그녀에 맞춰서 만든 보호대(badage)로 고정되어 있다.

치료 중에 상반신은 스포츠용 속옷이나 비키니, 그리고 착 들러붙는 체조용 팬티를 착용한다. 이것들은 치료 중에 필요한 관찰이나 특수한 촉각자극을 주는 것을 방해하지 않는다. 이것은 골반이나 긴장된 볼기근육조직의 윤곽을 명확히 인식할 수 있고, 라켈은 옷을 입고 있다는 "감각"을 얻을 수 있다.

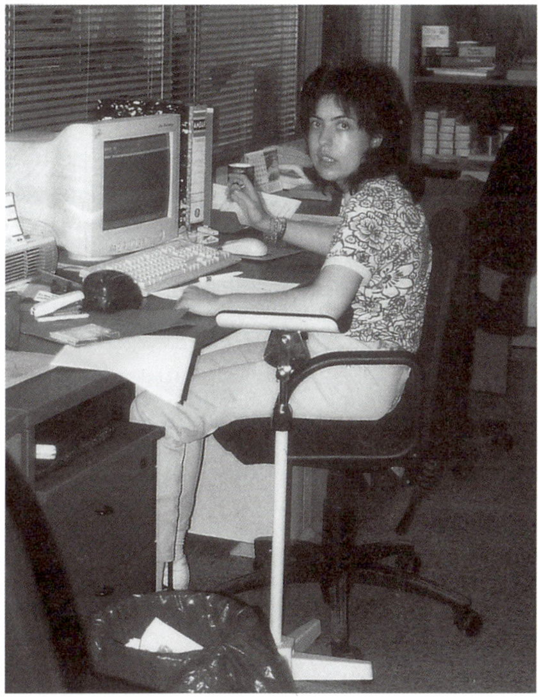

그림 2.1 직장에서의 라켈

2.1.1 라켈의 평가

감각운동의 평가

- 왼쪽 반신에 비정상적으로 높은 긴장, 오른쪽 반신에는 보상에 의한 높은 긴장.
- 정도가 심한 과민증과 잘못된 감각 : 촉각, 압각, 냉각(cold sense)이 통증으로서 껴진다(시상이 관여). 현재는 냉각(cold sense)과 뾰족한 물체에 접촉하였을 때 과민이 된다.
- 의약품에 의해서 발생한 멍청하다 · 피로하다 · "얼빠진" 것 같은 감각. 항경련제, 진경제 : 리오레살 40㎎, 현재는 의약품을 사용하고 있지 않다.
- 처음에는 4점 지팡이로 보행하고 그 다음에 로프스트랜드 지팡이(Lofstrand crutch), 그리고 지팡이로 옮겨가고 현재는 지팡이를 사용하고 있지 않다.
- 우선은 단하지장구. 탈로붕대(Talo-bandage), 그녀에 맞춰서 특별히 만든 aircast라는 붕대, 현재는 신발을 약간 들어 올리는 작은 붕대를 사용하고 있다.
- 정도가 심한 양성 지지반응. 몸통 가동성은 적고 척주의 폄은 전체로서만 가능하고 팔이음뼈와 골반의 후퇴.
- 팔 · 다리에서의 굽힘 [그녀는 팔걸이(arm sling)를 장착하고 있다] 과 폄의 전체운동.

라켈의 보행에서의 일탈

라켈의 소견에 대해서 언급하기 전에 우선 정상운동(normal movement)에 대해서 정확하게 알 필요가 있다.

비교 : 정상운동

- 보행이란 계속적인 균형의 상실과 획득이며 평형반응, 몸통의 바로잡기 반응, 다리의 보호 발디딤(step)이라는 모든 균형반응을 협응 이용하는 것이다.
- 보행과 "천천히 걷는 것"의 차이점은 속도이다. 보행 시에는 신체의 중력중심[중앙 핵심점(central key point)과 골반] 이 앞쪽에 위치하고, 그 결과 균형이 상실된다. 이것이 보호 발디딤을 일으키고, 체중이 걸려있지 않는 다리가 앞쪽으로 움직여져 중력중심의 아래에 놓임으로써, 균형을 다시 획득한다. 천천히 걸을 때에는 반대의 일이 일어난다. 우선 한 걸음(1보) 내디딤으로써 지지기저면이 앞쪽에 만들어지고, 체중이 그 지지기저면의 위로 이동된다.
- 보행은 리듬감을 갖고 개인 독자의 리듬은 그 보조(pace)로 인식할 수 있다.
- 보행은 무의식적인 것이다. 이 때문에 관찰, 경청, 대화 등의 다른 겉질 기능에 주의를 돌리는 것이 가능하다.
- 보폭너비는 매우 좁고 양 발꿈치의 중심점은 3㎝에서 5㎝ 떨어져 있다.
- 발의 대칭면에 대한 가쪽돌림 각도는 대략 10°이다. 각도는 개인에 따라 다르지만 좌 · 우는 대칭적이다. 기능적 하중선은 앞쪽을 향하고 있다. 이것은 발꿈치의 중심에서부터 첫째 발가락과 둘째 발가락의 발 허리 발가락관절의 사이로 향해서 뻗고 있다(**그림 2.2**). ■

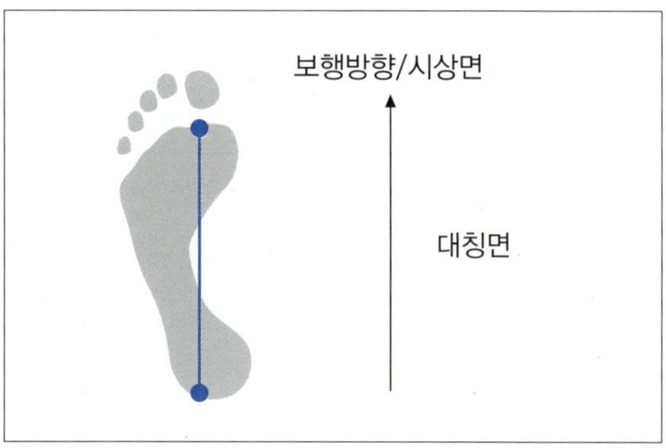

그림 2.2 발은 대칭면에 대해서 가쪽을 향하고 기능적 하중선은 앞쪽을 향하고 있다.

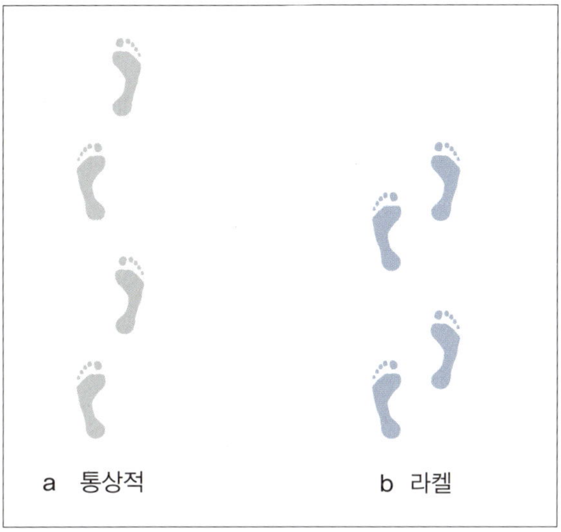

그림 2.3 a-b 정상적인 것과 비교한 라켈의 보폭길이의 분포 a 좌에서부터 우, 우에서부터 좌에의 발꿈치의 거리는 같다. b 좌에서부터 우로 발꿈치의 거리는 우에서부터 좌의 사이보다 짧다.

보폭너비는 약 6.5㎝이지만 많은 요소에 좌우된다. 예를 들면, 목적, 속도, 지면, 신발, 의류, 연령, 성별 등이다. 유각을 가까이 끌어당겨 앞으로 내민다는 보폭너비의 분포는 같다.(예를 들면, 가까이 끌어당기기 위해 32㎝, 앞으로 내밀기 위해 32㎝, **그림 2.3 s-b**).

- 팔이음뼈, 팔, 손은 몸통에 좌우되지 않고 전형적인 기능을 자유로이 실행할 수 있다. 예를 들면, 물건을 들다, 따뜻하게 하기 위해 재킷의 주머니에 손을 넣다, 손을 흔들다, 손가락으로 가리키다, 제스처 등이다. 팔에 특별한 과제가 존재하지 않는 경우는 축 늘어짐, 긴장, 보폭너비, 속도의 상황에 따라서 다리의 움직임과 반대로 흔들이처럼 흔들린다.
- 머리도 좌우되지 않고 자유롭다. 주된 기능은 주위를 관찰하고 무언가를 보거나 듣거나 하는 것이다.
- 생각하다, 경청하다, 이야기하다와 같은 기타의 사안에 집중할 수 있다.

신경생리학적 관점

보행은 인간에 있어서 기본적인 전진방법이다. 우리들은 팔다리를 사용해서 기고 포복전진을 하며 회전할 수도 있는데, 작은 어린이조차 보행을 할 수 있게 되면 다른 전진방법보다 보행을 선호한다. 보행은 천천히 걷는 것이나 발디딤(stepping)과는 구별되어야 한다. 보행에서는 중력중심이 앞쪽의 "구멍 속으로" 이동된다. 이 균형의 상실은 자동적인 신속한 보호 스텝을 만들어 낸다. 예를 들면, 미끄러지기 쉬운 부위를 천천히 걸을 때는 우선 발이 앞으로 나가고, 그 다음에 중력중심이 새로운 지지면 위로 이동된다. 이것은 명백히 의식적이고 천천히 하고 있다. 전진하는 것은 오르막도 포함되고 중추 패턴발생기(central pattern generator)에 의해서 조절된다(제2장 2.2, p.131 참조). 거기서는 척수나 뇌줄기, 소뇌에서도 식별되는 신경세포(neuron)의 그룹화(신경세포군)가 중요하다. 중력중심이 앞쪽으로 이동함으로써 중심 패턴 발생기가 시작된다. 가속(acceleration)이 안뜰신경핵에 정보를 전달하는 미로기관의 수용기를 자극한다. 안뜰신경핵과 그물체(망상체) 사이에는 긴밀하고 신속한 의사소통이 존재한다. 그물핵(망상핵)의 일종인 거대세포 그물핵은 정보를 받아 전진보행을 위한 패턴발생기를 활성화시킨다. 거기서부터는 자동적으로 수행한다. 왜냐하면 발생기는 필요로 하지 않기 때문이다. 정지될 때까지 활발한 상태를 유지한다. 다만, 발생기의 활동을 시작시키고 정지시키려면 아래의 기준을 충족시키고 있어야 한다.

- 엉덩관절과 몸통 하부의 선택적 폄
- 한쪽다리 선 자세 능력
- 평형반응, 바로잡기반응, 다리의 보호 발디딤이 가능할 것
- 모든 다리관절과 몸통 하부의 정렬(관절 상호간의 위치)의 순응능력
- 리듬의 인식
- 속도의 인식

중추 패턴발생기(central pattern generator)의 활동은 겉질, 바닥핵, 직접적이 아닌 말초로부터의 입력에 의해서 조절된다. 거기서부터 자동적인 보행의 정지가 발생한다. 이것은 아래와 같은 경우에 겉질 또는 대뇌바닥핵이 정지시킨다.

- 공간 내에서의 방향을 변화시키기 위해, 90° 또는

좁은 커브를 보행하는 경우.
- 장애물을 넘기 위해. 보폭길이(길게 또는 짧게), 또는 높이(무언가의 위를 가랑이를 벌리고 넘는 등)의 변화를 의미한다.
- 계단을 오를 때처럼 운동패턴을 변화시키기 위해.

말초로부터의 입력이 정지시키는 것은 아래의 목적에 의한다.
- 발이나 발가락이 걸려 넘어지는 것을 방지하기 위해.
- 뾰족한 돌이나 뜨거운 모래 등의 통증을 동반하는 유해한 영향을 피하기 위해.

바이오메카닉스의 영향도 마찬가지로 자동적인 보행의 시작이나 계속을 정지시키는 경우가 있다.
- 지나치게 짧은 아킬레스힘줄은 발꿈치를 펴는 것을 방해한다.
- 지나치게 짧은 발바닥널힘줄(족저건막)은 발가락을 이완시키는 것을 방해한다.

치료실은 평탄하고 장애물도 없으며 다른 환자와 치료사에 의한 약간의 자극이 존재할 뿐임에도 불구하고, 라켈은 느린 템포로 걷는다. 느리게 걷는다는 것은 중력중심(중앙 핵심점과 골반)의 이동과 지지기저면의 변화의 시간적 순서가 정상적인 보행과 반대로 되어있다는 것을 의미한다.
즉, 지지기저면을 만들어내기 위해 발이 앞에 놓이고 이어서 이 지지기저면의 위에 체중이 이동된다.

이것은 그녀가 무의식중에 보행을 하고 있지 않다는 것이다. 그녀는 바닥만이 아니라 정면을 볼 수도 있고 천천히 걷는 동안도 이야기를 듣고 이야기할 수도 있으나, 그녀의 주의력의 일부는 앞쪽으로 움직이는 것에 기울어 있다는 것을 인지하게 된다.

보폭너비는 정상보다도 분명히 넓어 21㎝이다.

가쪽돌림 각도는 다르고 오른발이 15°(골반의 후퇴에 의한다), 왼발이 5°(엉덩관절의 지나치게 큰 안쪽돌림, 이 때문에 완전한 허리의 폄이 되어 있지 않다)이다.

보폭길이는 같다. 그러나 유각을 지지하는 다리로 가까이 끌어당겨 지지하는 다리 앞으로 흔들어 내미는 배분의 방법이 다르다(**그림 2.3 a–b**). 오른발은 20㎝만 내딛고 그 앞으로는 40㎝ 끌어당겨져 있다. 왼발은 20㎝ 끌어당겨지고 40㎝ 내디뎌 있다.
- 양 팔이음뼈는 가동성이나 이완상태에 제한이 있음이 관찰된다.
- 머리는 보행 중에 오른쪽, 왼쪽 위를 보기 위해 움직여지지만, 장애물이 있었던 경우 조기에 발견할 수 있도록 언제나 발밑을 가끔 본다.

라켈의 입각기 문제

입각기는 발꿈치 접지에서부터 시작되고 발꿈치 이지로 종료한다.

평가는 다음의 4단계에 대해서 언급한다.
1. 최초의 발꿈치 접지
2. 발바닥 접지
3. 입각중기
4. 발꿈치 이지

1. 최초의 발꿈치 접지

비교 : 정상운동
- 발꿈치는 지면과 접하고 앞발부분은 중간위치이며 발가락은 가벼운 폄 활동에 의해서 기준자세(zero position)로 들려올라가고 있다.
- 무릎은 완전히 펴져 있다.
- 엉덩관절은 약간 굽고 최소한의 모음위치, 가쪽돌림과 안쪽돌림 사이의 기준자세(zero position)에서 안정하여 있다.
- 골반은 이마면(옆쪽운동)과 시상면(앞경사·뒤경사 운동)에서 중간위치에 있다. ■

라켈의 발의 전체가 바닥에 접지하여 있다.
내반 위치에서 발가락은 굽혀져 있다.

그녀의 무릎관절은 자동적으로 폄으로 잠겨(lock) 있다.

엉덩관절은 약간 굽힘, 안쪽돌림, 모음을 하여

안정하여 있지 않다.

2. 발바닥 접지

비교 : 정상운동

- 앞발부분은 바닥 위에서 중간위치로 내려지고 앞정강근의 원심성 활동이 존재한다. 그리고 무릎, 정강뼈를 통해서 전진운동이 실행된다. 발바닥 굽힘근과 발가락 굽힘근의 원심성 활동과 앞정강근의 구심성 활동도 포함된다.
- 전신의 전진운동을 통해서 무릎관절은 체중을 완충하기 위해 넙다리네갈래근의 원심성 활동과 함께 굽힘 방향으로 약간 움직인다. ■

라켈의 앞발부분이 바닥에 접지하는 속도는 빠르고 타이밍도 지나치게 빠르다. 바닥을 밀어붙이고 발가락은 굽어 발목관절을 뒤침 · 내반을 시킨다.

무릎을 굽히면서 완충적으로 운동을 실행할 수는 없다. 그것은 그녀의 발은 정강뼈가 전진운동을 하는 것을 방해하고 반대로 뒤쪽으로 밀어붙이기 때문이다.

이 때문에 무릎관절이 자동적으로 폄으로 방해된다.

3. 입각중기

비교 : 정상운동

- 넙다리네갈래근의 원심성 조절에 의해서 무릎 굽힘으로 완충된 직후에 넙다리네갈래근의 구심성 활동이 무릎관절의 선택적 폄에 작용하고, 그것은 기준자세(zero position)의 뒤넙다리근과의 상반신경 지배를 통해서 안정화된다. 넙다리네갈래근의 수축은 엉덩관절 주변의 활동을 유발한다.
- 골반의 약간의 뒤경사에 의해서 엉덩관절은 앞쪽으로 펴지고 약간 가쪽돌림을 한다.
- 체중이동에 의해서 증가하는 부하가 골반 가쪽을 안정시키는 중간볼기근의 활동을 유발하여 골반을 수평으로 유지한다.
- 중앙 핵심점(central key point)은 이마면과 시상면에서 위쪽으로 돌림을 한다.
  이 때문에 몸통이 펴져 직립에 가까워진다.
- 팔이음뼈, 팔, 머리는 가슴우리 또는 목뼈 위에서 아무것에도 좌우되지 않고 자연스럽게 위치한다.
- 지지하는 다리의 발꿈치부분을 떼기 위해 수평선에 대해서 약간 오른쪽으로 돌림을 한 중앙 핵심점으로 시작이 되고, 중력중심이 발을 통해서 앞쪽으로 이동된다(발꿈치에서부터 첫째발가락과 둘째발가락의 발허리발가락관절 사이의 점으로). 거기서는 큰볼기근이 엉덩관절의 돌림 점의 이동에 주로 작용한다. 골반의 가벼운 뒤경사와, 넙다리뼈 약간의 폄과 최소한의 가쪽돌림을 통해서 엉덩관절에 젖힘(과신전)이 일어난다.
- 엉덩관절이 약간 가쪽돌림을 하고 있기 때문에 하중선은 발에 대해서 앞쪽으로 정중으로 뻗어 있으나 공간에서는 똑바로 직선으로 뻗어 있다(**그림 2.2 참조**).
- 가쪽돌림 활동은 안쪽넓은근의 활동을 통해서 무릎관절에서 안정된다. 이것은 다리 전체(넙다리뼈와 정강뼈)가 가쪽돌림을 하지 않기 때문이고, 그렇지 않으면 결과로서 발에 내반과 뒤침이 일어난다. ■

먼쪽의 핵심점인 발에서부터 양성 지지반응을 통해서 발가락 굽힘근, 내반근, 뒤침근, 발바닥 굽힘근의 긴장이 비정상적으로 높아지면 그 중 뒤넙다리근 중앙부분이나, 모음근, 안쪽돌림근의 긴장도 증가한다.

유발(trigger)(무릎관절의 선택적 폄, 특히 안쪽넓은근, 중간넓은근, 가쪽넓은근의 활동)이 정지한 채이기 때문에, 골반의 뒤쪽운동을 통해서 큰볼기근 하부의 폄과, 가쪽돌림의 선택적 활동이 일어나지 않고 엉덩관절은 약간 굽힘 위치 그대로이다.

이 때문에 중간볼기근의 활동도 일어나지 않고, 모음근과 함께 엉덩관절을 약간 굽히게 하고, 골반의 후퇴를 야기하는 넙다리근막긴장근이 넙다리뼈의 가쪽 안정성을 담당한다. 그러나 중력중심을 지지기저면 위로 가져가기 위해 엉덩관절은 절대적으로 앞쪽의 발 위로 이동되어야 한다,

넓은등근의 강력한 활동에 의해서 지지되는 척주세움근 특히, 왼쪽은 중앙 핵심점을 위쪽 · 앞쪽 운동으로 유도하고 몸통과 골반을 발 위로 움직인다. 동시에 골반을 앞경사 시켜 엉덩관절 굽힘을 강화한다. 넓은등근의 긴장 증가를 통해서 왼쪽으로의 몸통 굽힘이 일어나고, 이 때문에 중력중심인 중앙 핵심적이 가쪽 · 위쪽으로 움직이며 왼쪽 다리에의 완전한 체중부하가 방해된다. 긴장이 증가한 넓은등근은 어깨관절의 안쪽돌림(가슴근육도 활성화한다)과 위팔의 뒤쪽 폄에 작용하고, 팔꿉관절을 엎침을 시키면서 굽힘으로 유도하여 자기 자신 쪽으로 끌어당긴다. 팔 전체의 굽힘근 긴장의 증가는 손가락을 굽히게 하여 손을 오므리게 한다.

4. 발꿈치 이지

비교 : 정상운동

- 발가락 : 특히 첫째발허리발가락관절은 긴엄지굽힘근(우리들 신체에서 가장 강한 근육의 하나)의 조절된 원심성 수축과 함께 전신이 차츰 앞쪽으로 이동하는 것을 허용하여야 한다.
- 동시에 종아리세갈래근이 발가락 굽힘근과 함께 실행하는 바닥쪽굽힘의 활동도 필요하다. ■

발의 내반근과 뒤침근은 원심적으로 이완하지 않고, 이 때문에 외반, 엎침은 일어나지 않는다. 이것이 어째서 라켈의 왼쪽 다리에 완전한 부하가 일어나지 않는지의 이유중의 하나이다.

긴엄지굽힘근을 비롯한 발가락굽힘근이 첫째발허리발가락관절의 폄 · 젖힘(과신전)을 방해한다.

신경생리학적 관점

긴엄지굽힘근의 조절된 원심성 수축에서 동시에 필요로 하는 바닥쪽굽힘은 중추신경계의 억제조절에 대한 매우 높은 요구를 의미한다. 발가락굽힘근에서는 바닥쪽굽힘에 협동작용을 할 수 있도록 몸쪽부분에서 작용근으로서의 구심성 활동이 실행되어야 한다. 또한 첫째발허리발가락관절이 젖혀지는 것을 조절하기 위해 먼쪽부분에서는 원심성 활동이 필요하다.

비교 : 정상운동

중력중심인 골반과 중앙 핵심점이 더욱 앞으로 이동됨으로써 무릎관절은 넙다리네갈래근의 원심성 수축에 의한 선택적 폄을 조절하면서 완화하도록 신호를 받는다. 무릎 폄이 이완함에 따라 넙다리뼈는 뒤쪽으로 기울고 있던 자세로부터 수직방향으로 내릴 수 있고 그것에 의해서 유각기(swing phase)가 유도된다. ■

라켈의 유각기의 문제

유각기는 발끝 이지에서부터 시작한다.
평가는 다음의 세 단계로 기술된다.

1. 발끝 이지
2. 유각중기
3. 유각말기

1. 발끝 이지

비교 : 정상운동

- 중력의 영향에 의해서 넙다리뼈는 앞 아래쪽으로 움직여진다.
- 뒤넙다리근의 최소한의 선택적이고 작용근으로서의 구심성 활동이, 종아리를 바닥에서부터 가볍게 들어올린다. ■

라켈의 발가락굽힘근이 이완하지 않기 때문에 무릎도 중력과 함께 넙다리뼈를 앞쪽으로 움직이는 것을 실현할 수 없어 그녀의 다리는 "길어져 있는" 상태 그대로이다.

다리의 전체 정렬이 유각기의 초기에 적합하여 있지 않기 때문에 뒤넙다리근의 활동도 준비되지 않는다.

2. 유각중기

비교 : 정상운동

- 중앙 핵심점과 골반의 추진력은 다리가 약간의 긴장의 증가로 앞쪽으로 흔들어 내미는 것을 가능케 한다.
- 발가락이나 앞발부분은 폄근의 약간의 활동을 통해서 기준자세(zero position)에 놓인다. ■

안전성이 불충분하기 때문에 라켈은 천천히 걷는다. 중앙 핵심점과 골반으로부터의 추진력은 발생하지 않는다. 그녀는 다리는 뒤쪽에서 길며 그것을 짧게 할 수 없기 때문에, 힘으로 앞쪽으로 들어 올려야 한다는 감각(피드포워드)으로 되어있다. 길게 느껴지는 다리를 기능적으로 앞쪽으로 움직이는 것을 그녀는 허리뼈의 전만을 사용해서 실현한다. 그녀는 골반을 더욱 앞으로 기울이게 하여 뒤로 약간 들어올린다. 그리고 약간의 위쪽으로의 옆쪽운동(휘돌림 운동)과 함께 편 다리를 앞쪽으로 움직인다.

이러한 방법으로 그녀는 척주세움근과 넓은등근(거기서부터 일어나는 작용에 대해서는 입각기(stance phase)의 2.와 3., p.69을 참조)의 긴장 증가와 골반의 후퇴를 일으키게 된다.

후퇴는 엉덩관절을 모음을 시키고 그것은 먼쪽의 발바닥 · 발가락 굽힘근과 뒤침근의 긴장 증가를 불러일으키고 발가락 · 발의 폄근의 억제를 일으킨다.

발은 등쪽굽힘이 일어나지 않고 발가락이 뒤침 · 내반을 동반하면서 더욱 굽는다.

3. 유각말기

비교 : 정상운동

- 넙다리곧은근은 넓은근과의 공동 활동으로 유각말기에 약간의 엉덩관절 굽힘과 무릎의 폄에 작용한다.
- 발가락과 발은 앞정강근, 짧은종아리근, 긴엄지폄근, 온발가락폄근(총지신근)의 작용에 의해서 기준자세에 위치한다.
- 발은 최소한의 범위에서 뒤침을 하고 있다. ■

선택적인 엉덩관절 굽힘 대신에 라켈은 발을 더욱 앞에 두기 위해 허리뼈의 후만운동과 골반의 뒤경사를 일으킨다.

무릎이 폄을 떠맡지 않기 때문에 무릎 폄을 위한 자극도 존재하지 않는다.

선택적인 무릎 폄은 발의 등쪽굽힘에 자극이기도 하기 때문에 그것도 일어나지 않는다.

2.1.2 정상운동에서부터 일탈 원인의 가설

중추신경계의 손상에 의해서 억제조절(억제)이 활동을 실행하기 위한 긴장 가동화(흥분)를 명백히 저하시킨다. 이것은 자동운동이나 수의운동이 선택적(분리하여 있다)이 아니라, 패턴이나 총 패턴(total pattern)에서만 실행되는 것을 유도한다. 패턴은 중심이 되는 근육에 의해서 특징지어진다.

- 발 : 긴엄지굽힘근과 긴엄지폄근
- 다리 : 뒤넙다리근과 넙다리곧은근
- 몸통 : 넓은등근과 가슴근육
- 팔 : 위팔세갈래근긴갈래와 위팔노근
- 손 또는 손가락 : 엄지맞섬근과 벌레근

여기에 지각자극의 억제조절(여과작용)의 결여도 추가된다. 접촉(특히, 순간적인) 압력, 근육조직의 신장, 그리고 특히 차가운 감각(cold sense)(중추신경계가 통증으로 잘못 해석한다)이 자극의 세기에 걸맞지 않게 격렬하게 반응된다. 운동반응은 특히 앞에서 예를 든 근육조직이고 패턴에서의 긴장 증가로서 나타난다.

라켈을 관찰하면 특히, 춥고 습도가 높은 날씨라는 외적 영향에 의해서 긴장이 분명히 증가하고 전체 패턴으로부터의 분리가 더 어렵게 된다는 것을 알 수 있다. 감기나 월경과 같은 내적 영향(항상 그러한 것은 아니지만 빈번하게)도 유사한 부정적인 작용을 나타내었다.

라켈은 효율적이고 선택적인 운동이 아니라 소모가 심한 전체 패턴으로 움직인다. 그 소모 때문에 긴장이 더욱 증가하고 선택적 운동을 실행할 수 없게 된다. 이리하여 악순환에 빠진다.

2.1.3 주된 문제 · 중요한 문제

"어떤 핵심점이 가장 정상적인 자세 · 운동으로부터 일탈하고 있는가?"와 같은 질문에 대한 대답이 주된 문제로 유도하는 경우가 흔히 있다.
라켈에서는 다음과 같은 의미가 있다.

- 비정상적인 민감성을 나타내는 발은 양성 지지 반응을 일으킨다. 이것은 다리 전체에서부터 몸통에 걸쳐서, 그리고 팔에 도달할 때까지 먼쪽에서부터의 몸쪽의 굽힘근 긴장을 증가시키고, 이 때문에 선택적 폄의 구축도 선택적 굽힘의 구축도 불가능하게 되어있다.
- 굽힘근과 모음근의 높은 긴장 때문에 엉덩관절은 완전한 폄, 가쪽돌림, 벌림에 의한 안정성을 달성할 수 없다.
- 굽힘으로 유도하는 2개의 근육(가슴근육과 넓은등근)에 고정된 팔이음뼈는 팔과 손에서 몸쪽에서부터 먼쪽으로 긴장을 증가시켜 선택적 어깨 · 팔꿈치 · 손 · 손가락의 운동을 방해한다(이를 위한 힘이 존재하는 경우). 팔이음뼈를 출발점으로 하여 중앙 핵심점의 정상적 운동도 방해된다. 특히 왼쪽으로의 체중이동에 필요한 옆쪽 · 위쪽 운동이 방해된다. 넓은등근은 팔이음뼈를 다리이음뼈(골반대)와 연결시킨다. 그 강한 구심성 활동에 의해서 허리뼈 전만의 해소 즉, 일어서고 앉을 때, 특히 선 자세와 보행 시에 완전한 엉덩관절 폄에 도달하기 위해 필요로 하는 골반의 뒤경사를 방해한다.

2.1.4 치료목표와 치료계획

목표는 단기목표와 장기목표(심신기능과 신체구조수준, 또는 활동과 참여수준)로 구분할 수 있다. 더욱이 라켈의 관점에서부터 중요한 목적과 저자의 관점에서부터 치료 상의 목표로 구분할 수 있다.

단기목표와 하나의 치료단위의 계획

심신기능과 신체구조수준에서 단기목표에는 아래의 것이 포함된다.

- 긴장의 조절과 활발하고 선택적 운동의 촉진으로 향해서 몸통 · 골반 · 팔이음뼈, 그 중에서도 특히 골반의 가동화.
- 발의 탈감작을 통해서 긴장을 정상화시킨다. 발의 근육조직 내의 상반신경 지배를 개선하기 위해 활발한 선택적 운동을 촉진한다.
- 선택적 어깨 · 팔꿈치 · 손의 운동의 촉진을 위해 팔의 가동화를 실행한다.

단기목표는 치료단위의 계획을 정한다. 심신기능과 신체구조수준에서 상기의 목표에서 치료의 실행방법을 아래와 같이 계획할 수 있다.

- 몸통의 가동화 : 치료 테이블에서 앉은 자세가 효과적이다. 거기서는 몸통 운동의 가능성이 많이 존재한다.
- 골반 · 엉덩관절 주변의 긴장의 정상화를 위해 선택적인 골반의 운동을 촉진하려면 바로 누운

자세가 적합하다.

- 팔이음뼈의 긴장의 정상화 : 오른쪽으로 누운 자세가 효과적이다. 근육조직 전체를 다루기 쉽고 활발한 운동을 촉진하기 위한 여지가 많이 존재한다.
- 골반, 몸통(중앙 핵심점), 팔이음뼈의 활발한 선택적 운동의 실시. 기능적 활동은 수직으로 실행되는 경우가 많기 때문에 테이블 가까이에 놓인 치료 테이블에서의 앉은 자세가 적합하다. 테이블 위에 놓인 팔은 여기서는 기준점(안정점)을 형성하고 골반과 몸통의 선택적 운동을 용이하게 한다.
- 기능적 활동을 실행하기 위해 개개의 운동요소의 모든 신경근육조직 활동을 정상적인 운동 패턴으로 실시한다. 이를 위해서는 선 자세가 선택 가능하다.

장기목표, 라켈의 관점에 의한 활동과 참여수준에서 목표

라켈은 그녀의 가족과 마찬가지로 정상적인 생활을 영위하기 위해 최대한의 자립과 독립을 희망하고 있다. 그녀는 물리치료를 특별한 정기적 "체조"라 파악하고 그녀의 어머니가 정기적으로 피트니스 클럽을 방문하는 것과 비교하고 있다. 그녀의 어머니는 에어로빅에 다니고 라켈은 물리치료에 다닌다. 이것이 장기간에 걸쳐서 필요하다는 것을 그녀는 이해하고 있다.

저자의 관점에서부터 목표와 장기치료계획

라켈은 젊은 여성이고 스스로의 세대를 갖고 가족을 구성하려고 한다. 그녀는 전자제품 판매점에서 세일즈와 고객대응을 담당하고 있다.
거기서는 아래의 기능이 필요하다.

- 건물의 안과 밖에서 그녀의 연령과 활동 상태에 적응한 속도로 안정된, 가급적 자동보행.
- 파일, 종이, 접시 등의 물체를 들어 나르고, 경우에 따라서는 장차 아이를 거느리는 것.
- 안전하게 계단을 오르고 내려가는 것.
- 안전하게 자동차를 타고 내리는 것.
- 자세긴장의 조절(억제)을 통해서 다시 몸통, 균형이나 보행에 나쁜 영향을 끼치지 않도록 한다.
- 그리고 혈행을 개선하고 구축(contracture)이나 뇌 혈전증을 예방한다.

2.1.5 전략

설정한 목표를 어떠한 전략으로 달성해야 하는지의 질문이 남아있다. 두 가지 상이한 전략이 있다.

1. 심신기능과 신체구조수준에서의 대처
2. 활동과 참여수준에서의 대처

라켈의 경우, 이 질문에 답하는 것은 비교적 용이하다. 그녀의 증상은 개별적인 하는 방식을 요구하고 그녀의 성격이 과민성, 자세긴장, 상반신경 지배에 집중적으로 대처하는 것에 적합하다.
이것은 특히 첫 번째의 전략이 사용되는 것을 의미한다.

2.1.6 치료

바로잡기 반응을 개선하기 위한 몸통의 가동화

예정된 운동은 시계문자판(clockface)으로 용이하게 설명할 수 있다(**그림 2.4**). 라켈은 치료 테이블에 앉고 나는 무릎서기 자세로 그녀의 위에 있다. 나의 정중위치를 라켈의 정중위치에 맞춤으로써 운동의 대칭성을 용이하게 한다(**그림 2.5**).

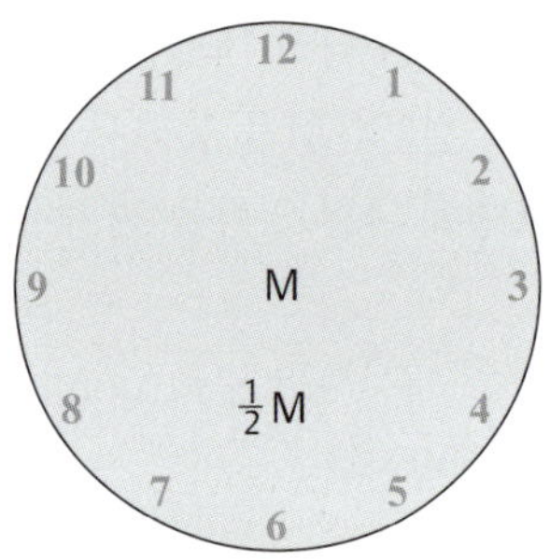

M = 9와 3, 12와 6의 중간
1/2M = M과 6, 8과 4를 연결하여 교차하는 점

그림 2.4 몸통의 운동방향과 유지 위치는 시계문자판에 의해서 간단히 기술할 수 있다(M = 9와 3, 12와 6의 중간, 1/2M = M과 6, 8과 4를 연결하여 교차하는 점).

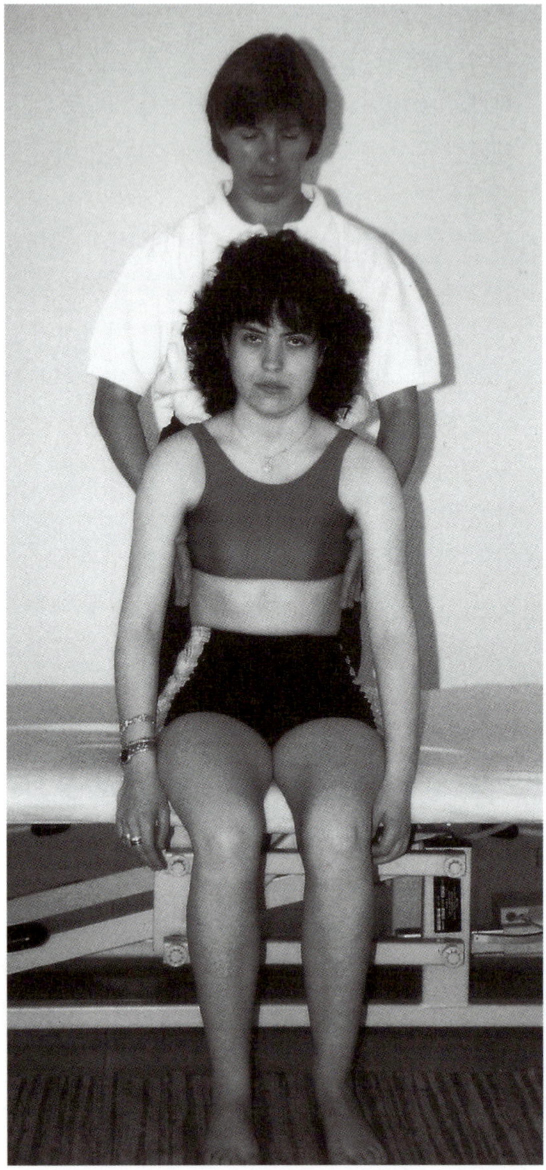

그림 2.5 시작자세, 치료사는 중앙 핵심점의 가쪽을 만진다.

나는 중앙 핵심점의 가쪽으로 만지고 환자를 활발한 운동으로 자극하기 위해 오른쪽과 왼쪽(**그림 2.6**) 즉, M에서부터 9로, 그리고 다시 M으로 되돌아와 거기서부터 3으로 움직인다. 이때에 중앙 핵심점이 정상적인 운동을 실행하고 있는지 어떤지를 나는 감지할 수 있다. 라켈의 경우 옆으로의 이동은 가능하다. 즉, 좌 · 우, 위쪽 운동과 구형의 물체(sphere)와 비교해도 좋을 정도로 중심 핵심점을 축으로 하여 회전하는 것은 실행되지만, 골반의 옆쪽운동 때에 꼬리 쪽으로는 충분히 움직이고 있지 않음을 느낀다. 이 때문에 (나 자신의 운동과 손을 통해서) 중앙 핵심점의 정상적인 운동을 촉진하고 그것에 의해서 왼쪽 몸통을 펴게 하여 넓은등근과 허리네모근의 원심성 수축 그리고 이 근육들의 협동근(배빗근, 등근)의 작용을 유도한다.

더욱이 근육조직을 이완(release)시키기 위해 나는 무릎서기 자세에서부터 무릎을 꿇고 바로 앉은 자세(정좌)로 움직인다. 이것은 라켈이 M에서

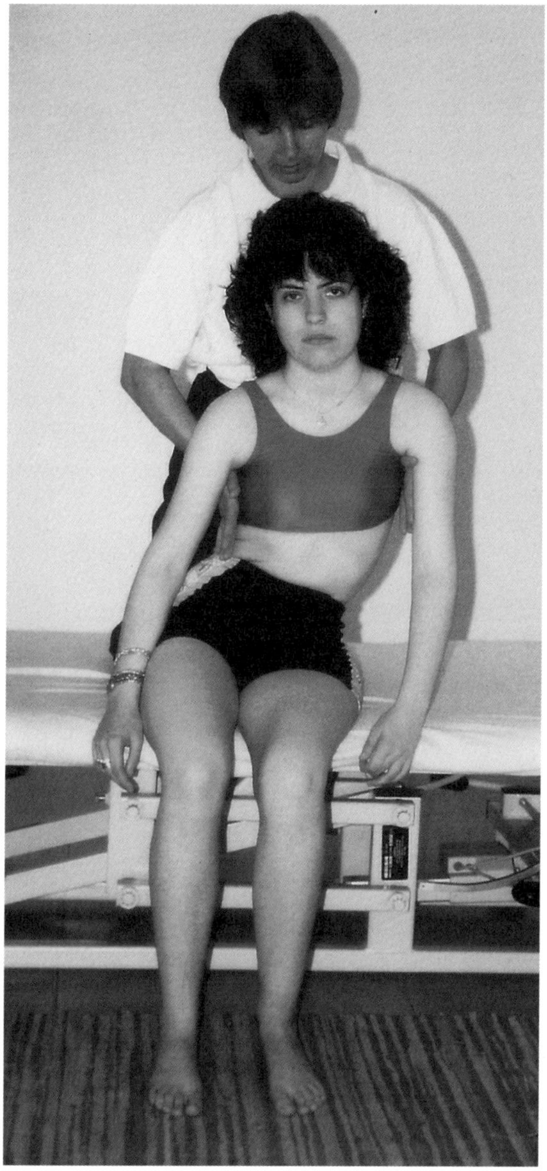

그림 2.6 M에서부터 3으로의 운동.

부터 6으로 움직이고, 등근육을 원심적으로 이완하고, 골반은 뒤로 기울며 팔이음뼈는 앞쪽으로 움직이는 것을 의미한다.

이 운동은 라켈의 경우 대칭적으로 실행되지 않고 왼쪽은 오른쪽과 마찬가지로 이완되지 않는다. 게다가 골반이 뒤쪽으로 움직이면 라켈의 왼쪽무릎이 "신장하는" 것을 확인하였다(**그림 2.8**, p.78 **참조**). 왼쪽 넓적다리의 기복을 관찰하면 넓다리곧은근이 원심적으로 이완될 수 없음을 알 수 있다. 엉덩뼈가시가 뒤쪽으로 움직이는 것을 허용하기 위해, 넙다리곧은근은 몸쪽부분에서 이완하여 있는 짧은 부분이 먼쪽부분으로 접근하고, 무릎을 폄으로 유도한다. 이 운동을 통해서 발은 양탄자의 위를 앞쪽으로 움직이고, 과민한 발바닥에 바로 양성 지지반응을 발생시킨다. 더욱 몸통의 운동은 이 연합반응에 의해서 불가능하다. 이 때문에 라켈을 직립 앉은 자세가 되는 M까지 되돌린다.

우선 연합반응에 의해서 발생한 발의 긴장 증가를 운동과 탈감작에 의해서 억제한다(상세한 것은 p.89이하의 "일어서기 위한 발의 준비"를 참조). 그리고 이번에는 넙다리곧은근의 긴장이 정상화된다. 이 치료에서는 라켈은 아버지가 시중을 들고 있었기 때문에 거듭 2개의 손이 그녀를 보조할 수 있게 된다. 아버지는 라켈의 앞에 있는 간이의자에 앉아 그녀의 왼발을 천천히 바닥으로 유도하고, 그 자신의 오른발을 그녀의 발 위에 살짝 그리고 주의 깊게 올려놓는다. 그의 손은 그녀의 넓적다리에 각각 놓인다(**그림 2.7**). 그가 근육조직을 잡는 동안 가볍게 먼쪽 · 아래쪽으로 움직이고, 발의 관절에 압각(pressure sense) 자극을 준다. 그리하여 라켈은 먼쪽에 하나의 안정된 점을 느낀다. 이 기준점(reference point)에 대해서 그녀는 골반을 움직일 수 있고, 그녀의 중추신경계가 근육조직 내의 상반신경 지배를 시작시키는 것을 용이하게 한다. 넙다리곧은근은 먼쪽부분을 움직이지 않고 몸쪽부분에서 일단 원심성 활동을, 다음으로 구심성 활동을 실행해야 한다.

몸통의 앞쪽 · 뒤쪽으로 선택적 운동의 개선

내가 라켈의 등(back)과 접촉한 채로 무릎을 꿇고, 바로 앉은 자세가 되는 것에 의해서 라켈의 골반이 M에서부터 6으로 운동, 그리고 뒤쪽으로 바로 누운 자세를 취하는 것을 의미한다.

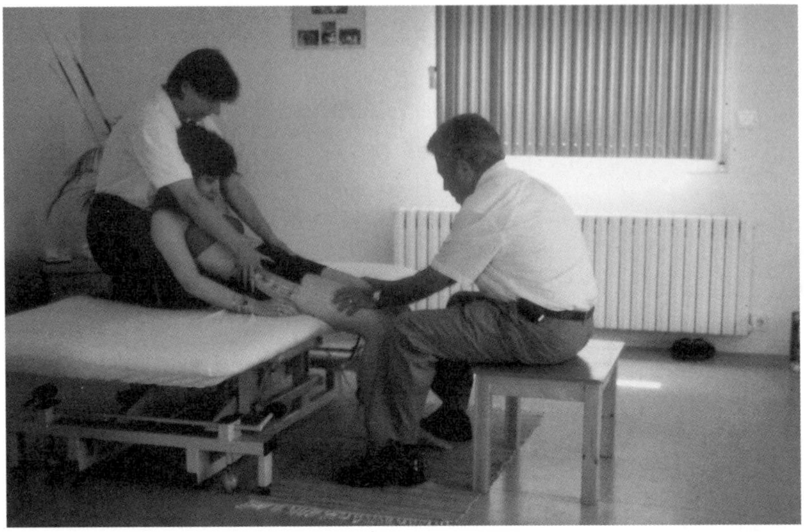

그림 2.7 라켈의 아버지는 넓적다리에 압력을 가함으로써 넙다리곧은근의 원심성 이완을 용이하게 하고 있다.

건강한 사람의 운동 추이를 알기 쉽게 기술하기 위해 4개의 단계로 나눠서 설명한다.

제1단계 : 직립에서 느긋한 앉은 자세가 되면(M에서부터 6) 척주세움근이 작용근으로서 원심성으로 이완한다. 복근(abdominal muscle)은 수축하지만 대항근으로서 움직이기 때문에 긴장의 증가는 약간이다.

제2단계 : 라켈이 나로부터 주어진 지지기저면을 사용하면, 느긋한 앉은 자세에서부터 더 뒤쪽에 걸쳐서 작용근과 대항근의 교체가 일어난다. 몸통이 중력에 대해서 별개의 각도를 취하기 때문에 복근은 높은 긴장으로 원심적으로 작용근으로서 작용해야 하며 등근육은 대항근의 역할을 이어받는다.

엉덩관절의 굽힘근(예를 들면, 넙다리곧은근)은 원심적으로 이완한다.

운동종료 시에 라켈은 상반신의 전체 체중을 나에게 맡기고 골반은 가볍게 앞쪽으로 움직인다.

제1단계에서 라켈의 일탈

등근육이 원심적으로 이완되는 것이 좌 · 우에서 마찬가지로 일어나지 않고 왼쪽은 오랫동안 "견고하게" 유지된다. 넙다리곧은근은 충분히 원심적으로 이완할 수 없기 때문에 왼쪽의 위앞엉덩뼈가시를 앞쪽으로 유지한다.

제2단계에서 라켈의 일탈

운동이 변화함에 따라 복근은 교체되고 높은 긴장과 함께 작용근으로서 작용하지만 비대칭 즉, 오른쪽은 정상적으로 긴장하고 있으나 왼쪽은 긴장도가 분명히 낮다. 넙다리곧은근은 긴장을 증가시킨다(복근의 부족한 작용을 보상하기 위해). 라켈의 아버지는 스스로의 손가락 밑에서 긴장의 증가를 느끼고 자극을 꼬리 쪽, 아래쪽으로 강화해야 한다.

운동의 후반이 되면 나는 상반신의 무게를 더 많이 느끼게 된다. 왼쪽의 몸통은 약간 "떠" 있고 넙다리곧은근에 의해서 유지되어 있다. 골반은 앞쪽으로, 특히 왼쪽이 오른쪽보다도 강하게 잡아당겨져 있다.

"바로 누운 자세"에서부터 직립 앉은 자세로 되돌아가는 운동에서 잇달아서 제3단계, 제4단계로 나뉜다.

제3단계 : 머리와 어깨가 배쪽으로 움직여 중앙핵심점보다 앞에 위치함으로써 직립 앉은 자세로 되돌아가는 것을 유도한다. 이 운동은 목빗근, 가슴근육, 그리고 복근이 작용근으로서 실행하고, 동시

에 골반을 뒤쪽으로 움직인다. 넙다리곧은근은 원심적으로 신장함으로써 위앞엉덩뼈가시를 등쪽으로 움직이지만 거기서는 보통 먼쪽부분에 접근하는 일은 없다.

이 근육조직의 활동으로 상반신은 지지기저면에서부터 들려올라가고 느긋한 앉은 자세로 유도된다.

제4단계 : 중력중심인 중앙 핵심점이 다시 신체 독자적인 지지기저면 내에 위치한다면 골반의 선택적 운동을 통해서 배쪽 · 머리쪽으로 움직여진다. 이것은 작용근으로서의 척주세움근의 엉치뼈부위 · 허리부위와 넙다리곧은근의 구심성 수축에 의해서 일어난다. 넙다리곧은근은 협동근의 역할도 담당하므로 긴장 상승은 약간이다.

제3단계에서 라켈의 일탈

치료를 시작할 때에 제3단계에서 특히 두드러진 일탈을 확인하였다. 그녀는 머리를 나의 복장뼈에 양 어깨뼈와 오른팔을 뒤로 밀어붙임으로써 스스로를 앞쪽으로 "들어 올리도록" 한다. 등의 폄에 의해서 골반은 앞경사 위치가 되고, 넙다리곧은근은 골반과 몸통을 앞쪽으로 움직이기 위해 높은 긴장이 구심적으로 당긴다.

제4단계에서 라켈의 일탈

제4단계는 제3단계와 함께 진행하였다. 이것은 라켈은 팔을 굽혀서 직립으로 앉기 때문이다.
이 연합반응은 긴장한 것에 의해서 야기된 것이다.

넙다리곧은근 몸쪽부분의 긴장이 높기 때문에 먼쪽부분도 단축하여 무릎은 펴지고 종아리는 앞쪽으로 움직여 과민한 발은 양성 지지반응을 나타낸다. 이들 모든 반응은 어떠한 주의 깊은 보조자일지라도 "힘"에 의해서만 방해할 수 있었다고 말할 수 있을 것이다.

제3단계에서 촉진

앞의 반응에 대해서, 바로 누운 자세에서부터 느긋하게는 앉은 자세에 이르는 제3단계에서는 개별적인 촉진(facilitation)이 필요하다.

나는 나의 손을 라켈의 이완된 팔 밑에 넣고, 엄지손가락은 갈비활(늑골궁)의 아래를, 다른 손가락은 복근에 접촉한다. 나의 머리와 위팔로 라켈의 머리와 팔이음뼈를 배 쪽으로 움직이고 굽힘의 자세세트(postural set)로 조절한다(**그림 2.8**).

그리고 나는 조금만 발꿈치에서부터 떨어져 앞쪽으로 움직이고 나의 어깨를 더 앞쪽으로 움직이도록 한다. 엄지손가락은 갈비뼈 하부를 조금만 꼬리쪽으로 "밀고" 다른 손가락은 복근을 머리 쪽으로 움직인다. 라켈이 운동을 능동적으로 실행하는지 그 상황을 본다. 그녀가 실행하지 않으면 말로 "자, 함께 합시다"라 요구한다. 라켈은 중력중심인 중앙 핵심점을 복근의 구심적인 작용근 활동으로 조금 꼬리 쪽으로, 그리고 크게 앞쪽으로 움직인다. 골반은 그 움직임에 대해서 정상적으로 뒤쪽으로 움직이지만, 양쪽의 위앞엉덩뼈가시를 함께 움직여버린다. 라켈 아버지의 손에 의해서 먼쪽부분의 안정된 기준점을 주의 깊게 지지되는 넙다리곧은근은 원심적으로 신장한다. 나는 더 앞 위쪽으로 움직인다. 라켈은 그녀의 중앙 핵심점이 좌석 면 내에 위치할 때까지 그 운동을 한다.

제4단계에서 촉진

이 단계에서의 운동은 거의 정상이다. 나는 척주세움근의 머리쪽 부분에 신호를 보내기 위해 라켈의 머리를 낮춘 채로 있도록 요구한다. "긴장하지 않고 힘을 빼시오"라고 말을 건다. 나는 자기의 팔이음뼈와 아래팔을 앞으로 내고 라켈의 팔이음뼈에 신호를 보내기 위해 "뒤로 당기는 것이 아니라, 힘을 빼고 앞으로"라 지시한다. 나의 손가락은 다음으로 엉치뼈 등쪽으로 옮기고 직립 앉은 자세를 위해 골반을 앞쪽으로 움직이는 척주세움근의 엉치뼈부분과 허리부분의 선택적 · 작용근적 · 구심적 활동을 아래에서부터 천천히 자극한다.

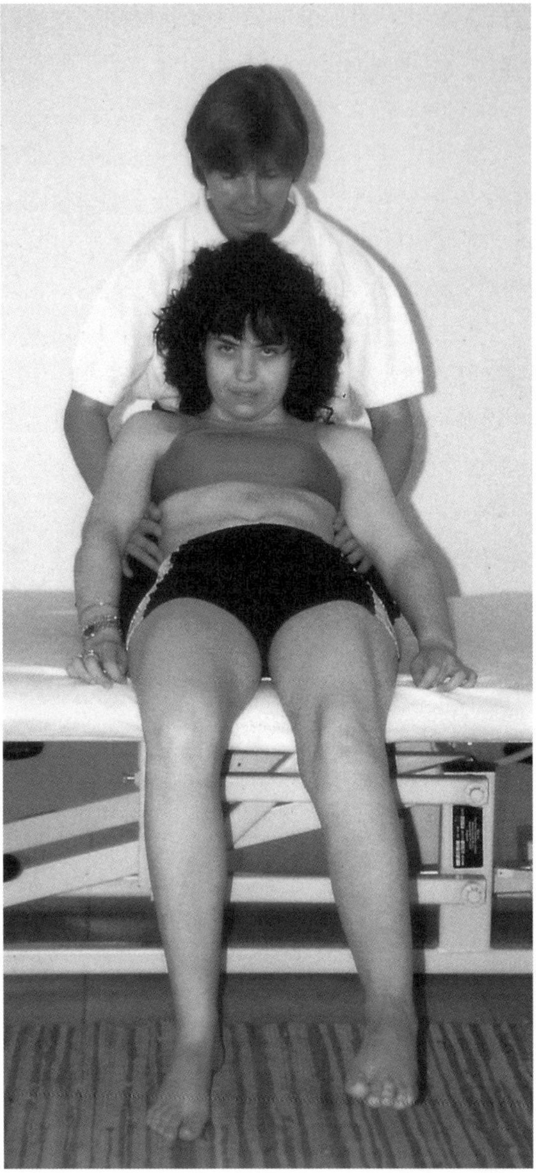

그림 2.8 제3단계에서 촉진.

골반의 옆쪽으로 선택적 운동의 개선

넙다리곧은근의 긴장이 정상화되었다고 느끼면 다음으로 몸통 근육조직의 적절한 신경근육조직 활동에 대처할 수 있다. 거기서 중앙 핵심점은 다음의 가능한 조합으로 움직여진다.

- 6에서부터 9로
- 9에서부터 1/2M을 지나서 3으로
- 3에서부터 6을 지나서 9로
- 9에서부터 7과 5를 지나서 3으로
- 3에서부터 5와 7을 지나서 9로
- 9에서부터 4로
- 4에서부터 6을 지나서 M으로 등

옆쪽으로 몸통 폄을 크게 하기 위해 나는 무릎을 꿇고 똑바로 앉은 자세이고 라켈은 "바로 누운 자세"를 취한다. 나는 왼손으로 환자의 왼쪽 팔꿈치를 잡고 그것을 나의 오른손으로 건네주어 가급적 크게 가쪽돌림을 시킨다. 잇달아서 나는 자기의 오른쪽 다리를 약간 가쪽에 놓고, 그 위를 넘는 것처럼 오른쪽으로 움직인다. 환자의 오른쪽 겨드랑이는 나의 오른쪽 넓적다리에 의지하고, 그 위에서 움직여지는 것이 가능한 돌림 점을 형성한다. 나의 왼손은 골반이 끌려 움직이는 것을 억제하고 환자의 몸통 옆쪽부분이 더욱 신장하도록 보조한다. 최종적으로는 골반 오른쪽으로의 운동을 허용한다.

라켈의 아버지는 왼쪽 넓적다리가 약간 움직이는 것을 허용하도록 지시를 받고, 라켈은 그녀의 왼쪽 골반을 아랫방향으로 가라앉게 하는 것 즉, 이완하도록 요구받는다. 나는 그녀의 몸통 근육조직 옆쪽을 잡고 먼쪽으로 가동화함으로써 보조한다. 그리고 중앙 핵심점을 되밀음으로써 신체쪽 부분이 가급적 신장되도록 한다. 이 운동은 아래에 기술하는 4단계로 분류된다.

- 내가 오른쪽으로 돌림을 함으로써 머리, 팔이음뼈, 왼쪽 위팔, 중앙 핵심점이 오른쪽으로 회전하고 골반은 계속해서 되밀어져 있다(**그림 2.9**).
- 왼쪽 골반은 활발하게 오른쪽으로, 약간 높이 움직여져야 한다.
- 왼쪽 골반은 활발하게 이완되지만 중앙 핵심점은 억제되어 있다(**그림 2.10**).
- 내가 정중위치로 되돌아가도록 회전하면 라켈의 중앙 핵심점, 팔이음뼈, 팔, 머리도 정중위치로 되돌아온다.

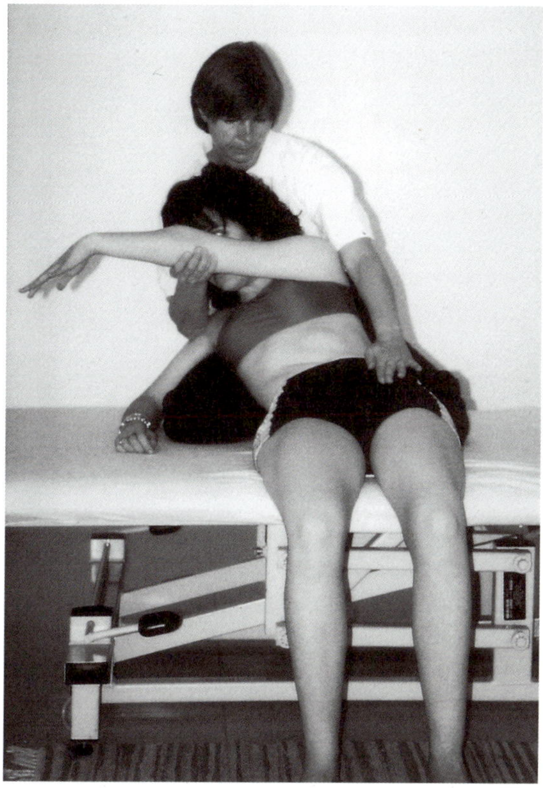

그림 2.9 몸통 신장의 제1단계에서 골반은 계속해서 되밀려져 있다.

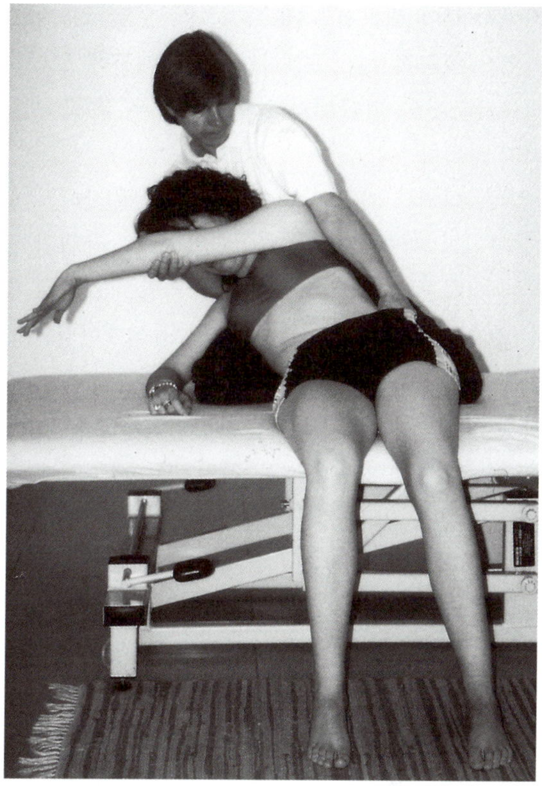

그림 2.10 라켈은 왼쪽골반을 활발하게 이완시키고 있다.

이 운동은 내가 바깥의 몸통 근육조직의 긴장이 정상화된 즉, 운동이 보다 원활하게 함께 실행하게 되었다고 느낄 때까지 계속된다. 그 전에 실시하고 있었던 바로잡기 반응의 운동패턴을 반복하기 위해, 또한 왼쪽방향으로의 중앙 핵심점의 운동이 개선되었는지, 또는 더 정상으로 실행할 수 있는지 아닌지를 확인하기 위해 나의 오른다리를 다시 중간 위치로 되돌린다.

골반 · 허리의 자세긴장 정상화

더욱 긴장의 정상화에는 골반의 선택적 운동의 촉진이 필요하다. 그래서 나는 라켈이 바로 누운 자세로 운동하는 것을 보조한다.

! 이제부터 언급하는, 바로 누운 자세에서 운동과 최적의 자세의 "받아들임"을 유도하는 자세에서 운동은, 이 자세세트(postural set) 물리치료에서, 이완할 때나 수면할 때의 자세로서도 효과적이다.

라켈은 치료 테이블에 앉는다. 머리에는 2개의 쿠션이 열십자로 깔리고 중앙 핵심점이 테이블을 향해서 더욱 아래로 가라앉는 동안, 그녀의 머리와 양 팔이음뼈를 보호하는 역할을 가진다.

나는 라켈의 왼팔을 잡고, 그녀의 팔꿈치를 자신의 팔꿈치와 허리에서 유지하고(**그림 2.11**), 등쪽과 배쪽에서부터 중앙 핵심점에 접촉되도록 나의 양손을 자유로이 한다. 거기서부터 몸통과 오른쪽 다리의 바로잡기 반응을 일으키기 위해 지지기저면을 크게 넘어선 왼쪽으로 체중이동을 촉진한다.

이어서 중앙 핵심점을 배쪽 · 아래쪽으로 움직이고 라켈을 오른쪽으로 회전시킨다. 이 때문에 그녀로서 눕는 것이 편안해지고 연합반응은 거의 관찰되지 않는다.

왼쪽 다리는 가급적 테이블 위에서 움직이는 것이 아니라, 아래로 늘어져 있어야 한다. 라켈의 팔은 천천히 테이블 위에 놓인다(오른팔은 스스로 할 수 있으나 왼팔은 나의 보조를 얻어 실행한다). 왼팔이 왼쪽 엉덩관절에서 촉진하는 나의 손을 방해하지 않도록 그녀의 양손은 라켈의 복부에 놓인다.

나는 팔이음뼈의 위치를 확인하고 경우에 따라서는 쿠션을 약간 가쪽으로 드티게 한다. 그동안 나의 한쪽 손은 중앙 핵심점에 약간 압력을 주고 있다(**그림 2.12**). 라켈에게는 "함께 하려하지 말고"라는 정보가 주어진다. 머리, 몸통, 팔은 가벼운 굽힘 자세세트(팔이음뼈가 중앙 핵심점보다 앞에 위치한다)로 쾌적하게 누워있다.

오른쪽 다리는 나의 보조로 테이블 위에서 세울 수 있다. 그래서 나는 테이블의 이웃에 앉아 나의 오른손으로 왼쪽 골반을 안정시키고 동시에 왼손은 발 중앙을 잡고 가볍게 엎침을 시킨다(**그림 2.13**).

왼쪽 다리도 마찬가지로 세울 수 있다. 그리고 골반과 허리뼈를 꼬리쪽 · 배쪽으로 움직이기 위해

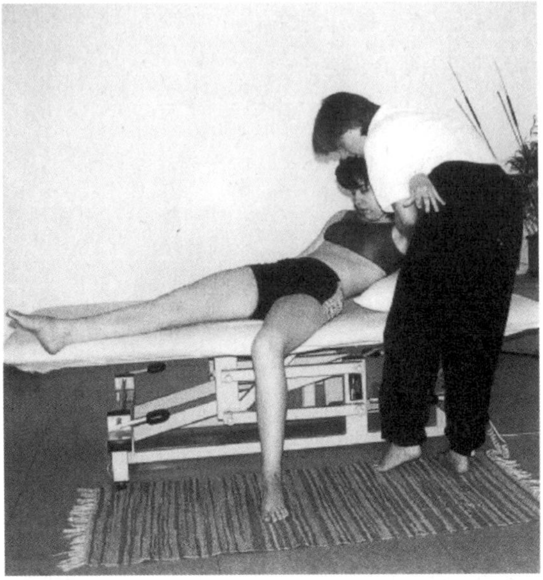

그림 2.11 왼쪽방향으로 체중이동에서 촉진

나는 한쪽씩 다리를 차례로 잡고 완전한 엉덩관절 굽힘으로 유도한다(골반의 뒤경사, 허리뼈 전만의 해소). 거기서는 라켈도 함께 움직여야 한다(**그림 2.14**). 이 운동의 목적은 그 다음에 이어지는 선택적 운동을 방해하지 않기 위해 복근의 긴장을 통해서 넓은등근을 포함한 등근육조직을 충분히 이완하는 데 있다.

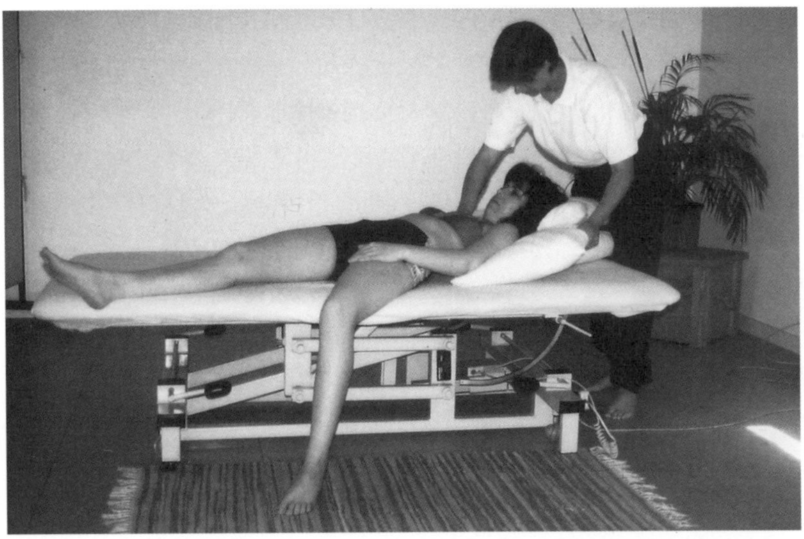

그림 2.12
치료사는 오른손으로 중앙 핵심점을 안정시키고 왼손으로 쿠션을 약간 가쪽으로 드티게 하고 척주가 아니라 왼쪽 어깨뼈만 보호하도록 조절한다.

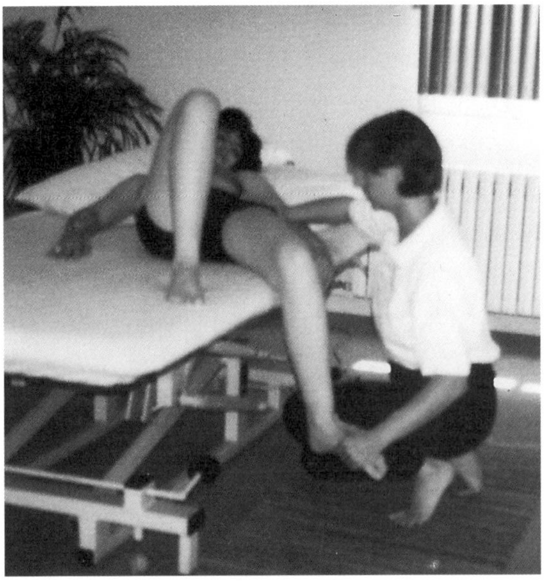

그림 2.13 골반은 안정되고 앞발부분이 엎침이 된다.

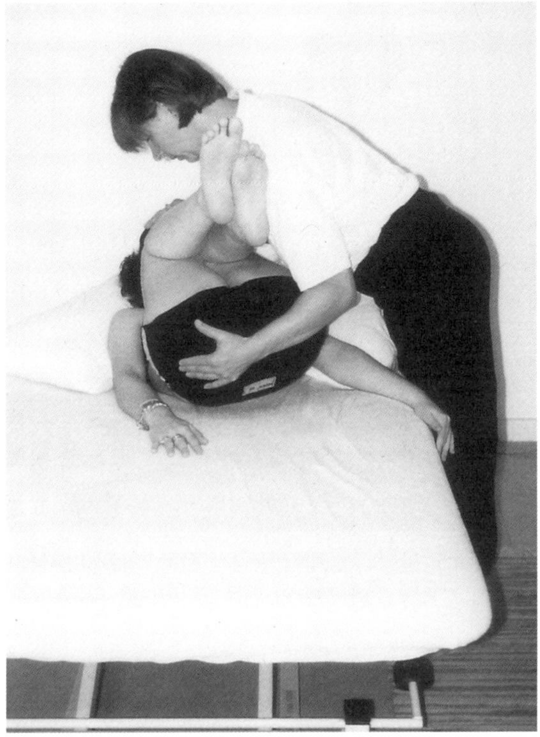

그림 2.14 복근을 긴장시킴으로써 등근육조직과 넓은등근을 이완시킨다.

돌림(회전)의 움직임을 통해서 골반의 뒤쪽으로 능동적인 선택적 운동과 엉덩관절 폄의 촉진

라켈의 발은 서로 똑바로 세워지고 허리폭 정도 떨어져 엉덩관절의 직선상에 있는 무릎관절의 밑에 놓인다. 나는 테이블 위에서 환자의 발의 곁에 앉고 나의 양발부분도 몸통의 옆에서 세워진다. 나의 넓적다리와 무릎에 의해서 그녀의 다리에 대해서 지지기저면을 제공하는 것이 가능하다. 나의 오른손은 왼쪽 다리가 안정하는 것을 보조하고, 나의 왼손은 그녀의 다리를 지나서 양 큰볼기근의 하부에 도달한다. 나의 오른손으로 환자의 왼쪽 넓적다리를 약간 움직이고 동시에 왼손으로 큰볼기근군에 접촉하여 골반을 꼬리쪽 · 위쪽으로 잡아당긴다 (**그림 2.15**). 라켈은 꼬리뼈와 엉치뼈 하부를 들어올린다. 즉, 그녀는 골반의 활발한 뒤경사 운동을 실행하고 있다(볼기근육과 복근의 양쪽으로의 수축에 의한 활동).

나는 오른쪽이 빨리 긴장하여 운동을 시작하고 높이 들려올라가고 있는 것을 인지한다. 이것은 우측반신 · 좌측 반신의 비정상적인 상반신경 지배를 의미한다. 즉, 좌측 반신의 낮은 긴장이 우측 반신의 과다긴장으로 보상되어 있다. 오른쪽 엉덩관절의 폄은 달성되지만, 샅굴부위를 통해서 잡아당겨지는 넙다리곧은근 힘줄의 촉각으로도, 시각으로도, 확인할 수 있는 긴장의 증가에 의해서 왼쪽 엉덩관절의 폄이 방해되어 있다. 더욱이 샅굴부위에서 정중으로 오므라드는 것을 눈으로 볼 수 있고, 이것은 모음근의 높은 긴장을 나타내고 있다.

나는 환자에게 이 비대칭성을 느끼고 있는지, 또한 그녀가 그것을 바꿀 수 있는지 아닌지를 묻는다. 다음의 운동의 개선은 비대칭의 최초의 운동을 이완하는 것부터 시작된다. "오른쪽을 먼저 테이블에 붙이시오"라 말함으로써 오른쪽을 풀어주는 것 즉, 억제하는 것을 요구한다. 이어서 이 변화 · 개선에 도달하도록 "왼쪽의 운동을 시작하시오!", "오른쪽이 그렇게 높아지지 않도록 주의하시오"와 같은

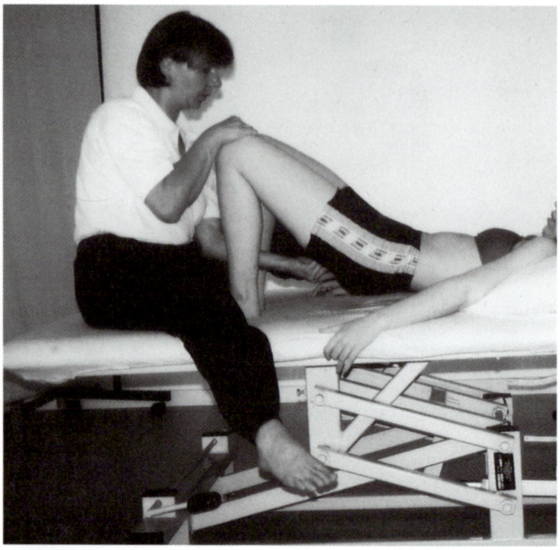

그림 2.15 골반의 선택적 뒤경사 운동. 치료사는 볼기근육에 자극을 준다(골반의 뒤쪽 · 위쪽으로 운동).

말에 의한 힌트를 준다.

환자의 활발한 운동에 의해서 운동요소의 개선이 기능을 하였으면 나는 치료를 속행한다. 만일 개선되지 않으면 운동을 방해하고 있는 근육조직 긴장을 낮추고, 정상적인 상반신경 지배를 일으키는 것 같은 더욱 조치를 취해야 한다. 이것은 예를 들면, 개별적인 억제 · 촉진 가동화에 의해서 달성될 수 있다.

개별적 억제 · 촉진 가동화

이 가동화는 다음의 목적으로 실행된다.

- 비정상적으로 높은 긴장을 가진 근육조직의 억제. 거기서는 원심성 수축을 하는 근육섬유가 손으로 지지된다.
- 혈행 불량에 의해서 활발하지 않게 된 낮은 긴장의 근육섬유의 혈행 촉진과 자극. 근육섬유의 운동의 결여는 결과적으로 상호유착, 근막과의 유착을 일으킨다. 운동을 용이하게 하기 위해 이것은 해소되어야 한다.
- 근육조직과 결합조직의 구축(contraction)에 대한 치료. 즉, "근육 연결교의 경화"나 근육원섬유마디(sarcomere)의 감소(Rothwell 1994년, Dietz 1992년), 또는 "길이의 변화와 결부된 운동단위의 유형 I 에서부터 유형 II 에의 변환"(Dattola 등 1993년)이라는 바이오메카닉스의 변화가 존재하는 경우.

원칙은 항상 같다. 나는 가동화되어야 할 근육조직으로부터 원심성 수축이 요구되는 정상적 운동의 운동 시퀀스를 찾는다. 그리하여 라켈의 중추신경계와 나의 손은 근육조직의 활동적인 신장이라는 같은 목적을 위해 대처한다. 이 활발한 신장이라는 것은 신축성이 있는 근육부위가 수동적으로 잡아 늘여지는 것과는 완전히 다른 과정이다.

모음근 조직의 가동화

나는 나의 무릎을 사용해서 환자에게 지지면의 감각을 제공하도록 시도한다. 그녀는 양 무릎을 가쪽으로 향해서 벌림 · 가쪽돌림을 시키면서 이완하고 운동의 마지막에는 나의 무릎에 기대게 한다. 모음근의 활발한 원심성 수축을 하는 동안, 나는 양손으로 주의 깊게 모음근을 가쪽 · 먼쪽으로 향해서 움직인다. 그리고 라켈은 양 무릎을 다시 원래로 되돌려야 한다. 이것은 모음근의 구심성 활동을 의미하고, 내가 근육조직의 개별적 가동화에 의해서 지지하는 이완을 반복하는 것이 된다.

이어서 모음근의 긴장이 저하하였는지를 확인하기 위해, 또한 운동요소의 개선으로 유도하기 위해, 나는 엉덩관절의 폄 운동을 재차 촉진한다.

넙다리곧은근의 가동화

결합조직의 변성(퇴행)을 방지하기 위해 근육의 가동화도 라켈에서는 필요하다.

골반의 앞경사를 방지하기 위해 오른발 부분은 직립으로 세워진다. 나는 테이블의 왼쪽에 서고 허리를 약간 굽히도록 보조한다. 이것은 발꿈치를 테이블에서부터 이완하고 다리를 밖으로 내어 아래로 늘어지도록 유도하기 위해서이다. 이 운동은 엉덩관절 굽힘근, 특히 넙다리곧은근의 원심성 이완을 필요로 한다.

> 활발하게 펴지는 근육은 간단하게, 적절하게 단축할 수도 있다. 이것은 반대에 있어서도 마찬가지이다.

이 이유로부터 선택적 엉덩관절 굽힘의 촉진과 엉덩관절 굽힘의 이완으로의 촉진이 실행된다. 먼쪽에 있는 나의 손으로 라켈의 발의 중앙을 잡고 엎침 · 외반으로 약간 움직인다. 나의 몸쪽의 손은 넓적다리의 먼쪽부분의 밑에 놓이고, 다음으로 실행되는 운동에서 무게를 제거할 수 있도록 한다. 라켈에게 그녀의 왼발의 발꿈치를 천천히 테이블 위에 가져가도록 요구한다. 나는 운동이 시작되는 것을 기다리고 환자가 어떤 운동을 어느 정도 실행하는지를 느낀다. 라켈의 운동이 가쪽돌림을 동반한 골반의 후퇴로 진행하고 있기 때문에 모음 · 안쪽돌림으로 주의를 돌려 보조한다.

이와 같이 하여 활동적이고 선택적 엉덩관절 굽힘과 그 이완 즉, 엉덩관절 굽힘근의 활발한 수축과 폄을 몇 번인가 실행한다.

넓적다리가 테이블 위에 놓이면 근육조직의 개별적인 가동화 기술을 여기서도 사용할 수 있다. 나는 적절한 높이의 간이의자에 앉고 나의 왼쪽 다리는 라켈의 왼쪽 종아리를 천천히 무릎 굽힘의 방향으로 밀고, 그 동안 나의 양손은 넓적다리의 배쪽의 근육조직을 다음과 같이 가동화를 한다. 오른손으로 근육군을 안쪽으로 잡고(**그림 2.16**) 약간 먼쪽으로 움직인다. 그 동안 나의 왼손은 정중 · 가쪽에서부터 먼쪽으로, 그리고 나의 오른손으로부터 떨어지도록 밀어 움직인다. 나의 오른손은 다시 잡고, 왼손은 작업을 반복하며, 또한 오른손이 다시 잡는다는 것처럼 내가 무릎까지의 모든 근육조

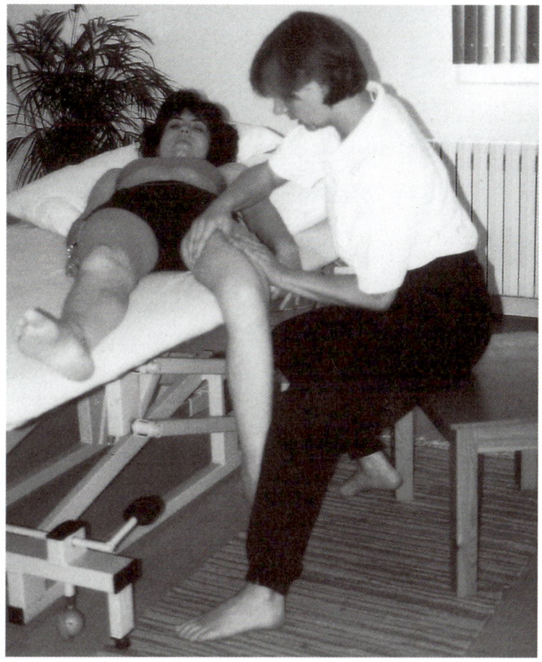

그림 2.16 넙다리곧은근의 가동화

직을 움직일 때까지 계속된다. 가동화를 중추신경계의 작용을 연결시켜가기 위해 나는 손의 작용을 무릎의 굽힘운동과 조합시켜야 한다. 즉, 원심성 이완을 촉진하는 근육조직의 먼쪽으로의 가동화에 의해서 종아리는 더욱 굽힘으로 움직여진다. 라켈은 여기서는 적극적으로 참여하고 발을 테이블의 아래로 움직인다.

그래서 넙다리곧은근의 긴장저하를 통해서 활발한 선택적 엉덩관절 폄이 더 용이하게 실행되는지 아닌지 시험해본다. 라켈은 양발을 테이블 위에 놓고 설명한 운동을 실행한다.

엉덩관절 주위근육의 벌림 · 가쪽돌림 활동

엉덩관절 주위근육의 벌림 · 가쪽돌림 활동은 라켈의 경우 바로 누운 자세에서부터 시작한다. 오른쪽 다리는 테이블 위에서 펴지고 왼쪽 다리는 세워진다. 왼쪽 엉덩관절의 샅굴부위가 왼발에서부터

오른쪽으로 회전할 때, 오른쪽 골반이 돌림 점으로서 사용된다. 나는 테이블의 왼쪽에 서거나 앉고 넓적다리를 가볍게 모음을 시키는 것부터 시작한다. 왼손으로 라켈의 오른쪽 골반을 안정시키고 왼쪽 겨드랑이로 왼쪽 엉덩관절의 벌림 또는 모음 위치를 조절한다. 운동이 시작될 때 넓적다리를 약간 먼쪽으로 잡아당길 수 있다.

벌레근쥐기의 형태로 한 오른손으로 큰볼기근 왼쪽을 회전적 "그네운동"에 의해서 중앙 · 배쪽의 방향으로 자극을 준다. 동시에 나의 겨드랑이와 오른손의 운동을 통해서 넓적다리를 안정시켜 운동시키도록 잘 조합되어야 한다. 이때 경우에 따라서는 말에 의해서 "함께 합시다"라고 라켈에 요구하는 것도 필요하다(**그림 2.17**).

모음근과 넙다리곧은근에 의한 샅굴부위의 열림(폄 · 벌림 · 가쪽돌림을 통해서)이 곤란한 경우는 환자는 넓은등근의 수축에 의해서 보상한다. 이때 왼쪽골반을 머리쪽 · 위쪽으로 끌어당긴다. 이러한 보상에 의해서 발생한 긴장의 증가를 다시 감소시키고 운동이 발생하여야 할 부위 즉, 엉덩관절에 의식이 향하게 하기 위해 나는 왼손의 새끼손가락의 모서리를 샅굴부위에 댄다. 골반을 이완할 때에는 주의 깊게 꼬리 쪽으로 향하도록 하고 몸통 왼쪽 전체가 약간 펴지도록 한다.

운동의 질이 좋은 상태로 진행되었으면 이번에는 테이블 위에 완전히 누워서 이완시킴이 없이 더 작은 진폭으로 반복된다. 그 운동을 통해서 볼기부분은 긴장을 증가시키고 상반신경 지배를 통해서 대항근의 긴장을 감소시켜 억제하도록 자극을 받는다.

엉덩관절 전체의 안정화라는 목적이 달성되었는지 아닌지, 다음과 같이 하여 확인할 수 있다. 왼쪽 골반이 들려올라가 오른쪽으로 크게 회전되고 넓적다리는 왼쪽으로 벌림 위치로 움직이면 라켈은 나의 보조 없이 이 자세를 유지해야 한다. 이것이 잘 진행되면 그녀는 골반을 그 위치로 유지하고 무릎을 더욱 안쪽과 가쪽으로 움직이고 이때 골반이 가라앉지 않도록 한다.

나는 계속적으로 샅굴부위의 기복을 관찰한다. 즉, 모음근의 힘줄, 넙다리곧은근의 힘줄이다. 이와 같이 하여 근육조직의 긴장 저하를 확인할 수 있다.

오른쪽 다리가 움직이고 있는 동안, 왼쪽의 엉덩관절이 안정하여 유지되는지 아닌지는 다음의 활동에 의해서 알 수 있다. 라켈의 왼쪽 다리는 세워지고 벌림 · 가쪽돌림과 모음 · 안쪽돌림의 중간위치에서 안정하여 있다. 나는 오른쪽 다리의 굽힘과 굽힘의 이완을 촉진하고 발에서부터 벌림 · 가쪽돌림 또는 모음 · 안쪽돌림으로 다리를 유도한다. 이때, 왼쪽 무릎은 조용히 거의 움직이지 않는 상태

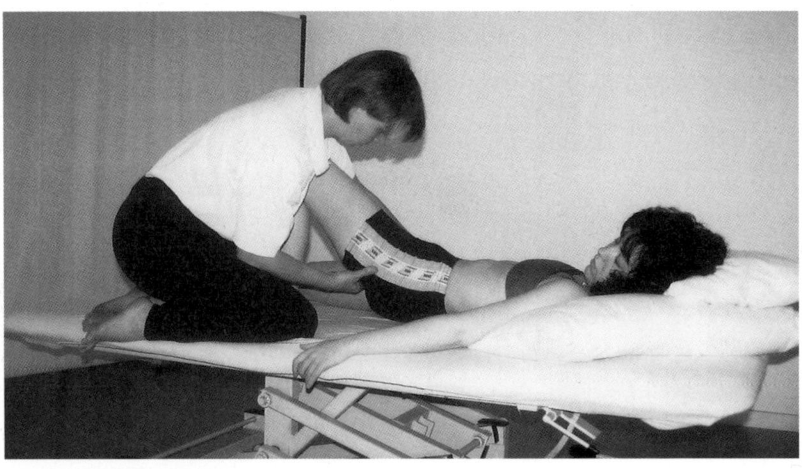

그림 2.17 바로 누운 자세에서 벌림 · 가쪽돌림 활동.
치료사에 의한 자극은 샅굴부위를 "여는" 것을 용이하게 한다.

로 있어야 한다. 내가 오른쪽 엉덩관절을 벌림 · 가쪽 돌림으로 촉진하면 특히 그것은 어려워진다.

엉덩관절에 관련된 선택적 운동요소 모두는 정상적인 입각기에서도 유사하게 진행된다. 라켈은 거기서 일탈을 나타내었기 때문에(p.68 "평가" 참조) 나는 그녀에 의해서 용이한 조건에서의 입각기를 준비한다(더 큰 지지기저면과 기준점의 제공 = 정상적인 상반신경 지배의 억제조절에 대한 보조). 가령 이 자세세트(postural set)로 운동요소의 질이 좋았다 해도 마찬가지로 입각기에서 (보다) 정상적으로 실행된다고는 유감스럽게도 말할 수 없다. 그것은 조건이 다르기 때문이다.

- 지지기저면은 더 작아진다.
- 이 때문에 긴장은 높아진다.
- 더 고도의 억제조절이 필요하다.
- 동시에 더 많은 운동요소, 즉, 선택적 운동을 조절해야 한다.

내가 수직에서의 입각기의 운동패턴을 "조합시키기" 전에 선 자세에서의 활동이 좋은 준비가 된다.

선 자세로 옮겨감에 있어서는 라켈이 연합반응을 나타냄이 없이 함께 대처하도록 촉진한다.

치료 테이블의 끝에서 일어나기의 촉진

특정 자세세트에서 활동의 질은 그 자세세트에 의해서 어떻게 운동이 달성되었는가에 따라서 결정된다. 바로 누운 자세에서부터 앉은 자세로 이행을 촉진하는 것은 어렵다. 다음을 유의해야 한다.

- 라켈은 일정시간 바로 누운 자세에서 몰두하고 있었다. 즉, 자세긴장은 지지기저면의 크기에 따라서 감소하고 있다.
- 중력에 대한 자세는 수평이다.
- 상반신 모두(비교적 큰 중량)가 낮은 자세긴장에 의해서 수평면에서부터 수직면으로 움직여져야 한다.
- 대칭적인 자세세트에서부터 비대칭적인 운동을 통해서 대칭적인 앉은 자세로 옮겨가야 한다. 이것은 상반신경 지배와 공간적 · 시간적 협응으로의 높은 요구를 나타낸다.

이것은 연합반응을 피하고 바로 누운 자세에서 얻어진 긴장의 정상화를 유지하기 위해 내가 보조해야 한다는 것을 의미한다.

보조 예 :

- 왼쪽 다리는 앞에서 언급한 활발한 선택적 운동으로 테이블에서부터 내려진다.
- 나는 라켈의 왼손 관절을 테이블의 끝에 놓는다. 즉, 그녀가 뒤에서 몸통을 수직으로 일으킬 때에 이 손으로 지지할 수 있는 정렬이라는 것을 의미한다(팔꿈치와 손의 지지에 대한 촉진, 또는 위팔세갈래근의 선택적 활동을 자극하는 좋은 가능성). 손목관절의 안정화를 위해 나는 나의 손을 그녀의 손 위에 놓고 나의 집게손가락과 엄지손가락이 손목관절의 돌림 점 위에 오도록 놓는다(**그림 2.18**). 지지할 때는 양 손가락이 자쪽에서부터 노쪽으로 안정하면서 움직이는 것을 유도한다.
- 나의 왼손은 라켈의 오른손을 잡고, 뒤침 · 가쪽돌림으로 촉진하여 왼쪽 허리와 손목관절 사이로 향해서 유도하고, 그 결과 오른쪽 어깨가 중앙 핵심점보다 앞에 위치한다.
- 머리가 자발적으로 떠오르지 않으면 라켈에게 그녀의 왼손을 보도록 요구한다. 그렇게 함으로써 양 팔이음뼈에 이어서 머리도 중앙 핵심점보다도 앞에 위치하고 굽힘의 자세세트가 갖추어진다. 이러한 방법으로 자극된 복근조직의 긴장은 상반신을 일으키기 위해 필요하다.
- 나는 라켈의 오른손을 더 오른쪽으로, 테이블의 끝에 평행이 되도록 유도하고 "발을 높게 하여 밖으로 내미시오"라고 요청한다.
- 들려올라가 테이블 끝을 넘어서 앞쪽으로 내밀

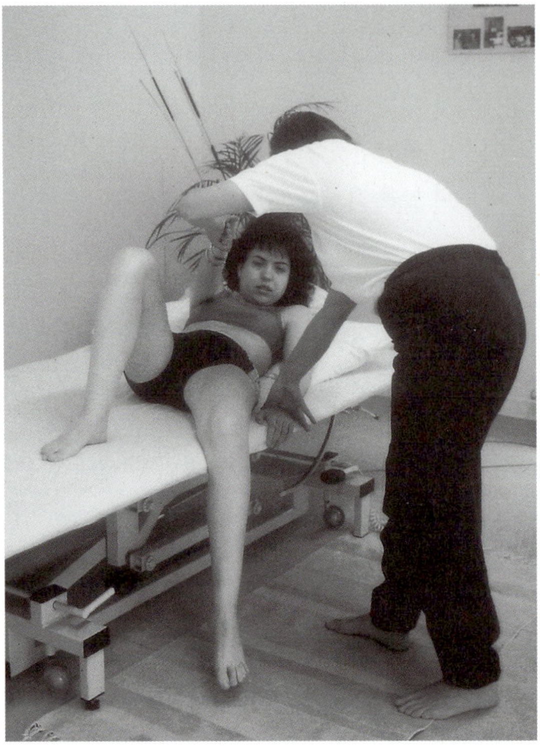

그림 2.18 일어나기의 준비. 라켈의 왼손 관절과 엉덩관절이 운동의 돌림을 유도한다.

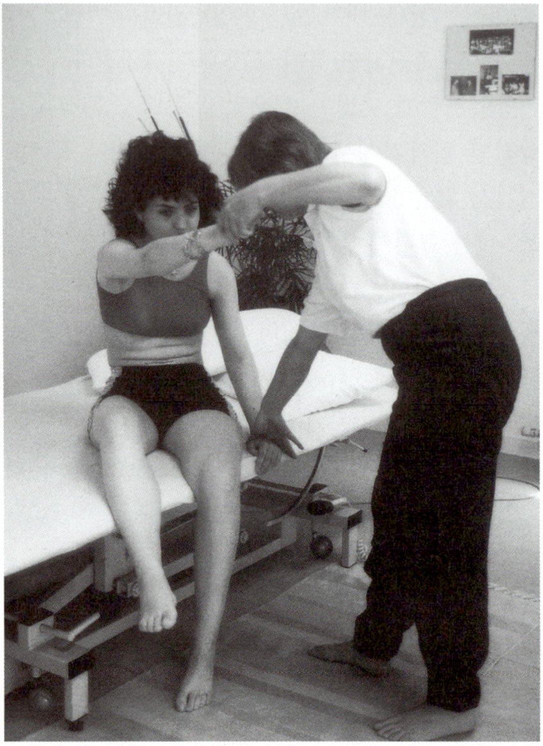

그림 2.19 치료사는 라켈에서부터 무게를 약간 떠맡는다.

어진 다리는 무거운 상반신으로의 대항력이 된다. 나의 왼손으로 약간 무게를 떠맡아 진행하기 쉽게 한다(**그림 2.19**).

라켈의 자세긴장이 높은 어려운 날에는 나는 더 많은 무게를 떠맡아 연합반응을 피해야 한다. 보조를 더 많이 제공하는 예 :

- 라켈의 오른손을 왼쪽 엉덩관절과 손목관절 사이로 유도하고, 그녀에게 손을 놓은 채로 그곳을 보도록 지시한다.
- 나의 왼팔로 라켈의 마비 쪽 팔을 잡고, 나의 오른팔은 그녀의 머리와 몸통부분을 지나서 중앙 핵심점의 오른쪽 · 등쪽을 잡도록 한다.
- 환자가 가볍게 왼팔로 지지하면서 오른쪽 다리를 높이 가쪽으로 내밀 때, 나는 상반신 체중을 얼마간 떠맡아 테이블 끝에서 앉은 자세에 이르기까지의 운동 추이를 용이하게 한다.

! 이 운동추이에서는 특별히 라고 말할 수 있는데 어느 촉진에서도 치료사의 전신을 사용한 협응운동은 매우 중요한 의미를 가진다. 환자의 증가하는 수직성에서 폄을 시키고 동시에 돌림을 시키기 위해 치료사는 가동적이어야 한다. 어느 운동에도 효과적이지만 치료사가 자기의 운동추이를 더 지배할 수 있으면 그만큼 더 잘 촉진할 수 있다고 말할 수 있다.

골반의 선택적 운동의 촉진

환자의 팔은 치료사의 어깨 위에 놓이고 마비 쪽의 손이 떨어지지 않도록 양손은 깍지를 끼고 있다. 두 사람의 머리는 가볍게 접촉하고 그렇게 함으로써 라켈은 중앙 핵심점이나 머리로부터가 아니라, 골반으로부터 운동을 시작시키는 2개의 중요한 기준점을 얻는다.

나는 라켈의 골반에 양손을 놓고 엄지손가락을 샅굴부위의 위앞엉덩뼈가시 하부에 놓고, 기타의 손가락은 가능한 한 엉덩뼈(장골)를 잡는다. 그리고 골반의 앞쪽, 뒤쪽, 옆쪽 그리고 대각선 방향(예를 들면, 뒤쪽 오른쪽에서부터 앞쪽 왼쪽으로)과 같은 반원형의 운동 또는 모든 운동을 조합하여 "벨리댄스(belly dance)"의 일종을 촉진할 수 있다(**그림 2.20**).

라켈의 다리는 정렬 즉, 허리폭으로 떨어지고 발은 무릎 밑에 놓여 **표 2.1**과 같이 골반의 운동 중에 안정되어야 한다.

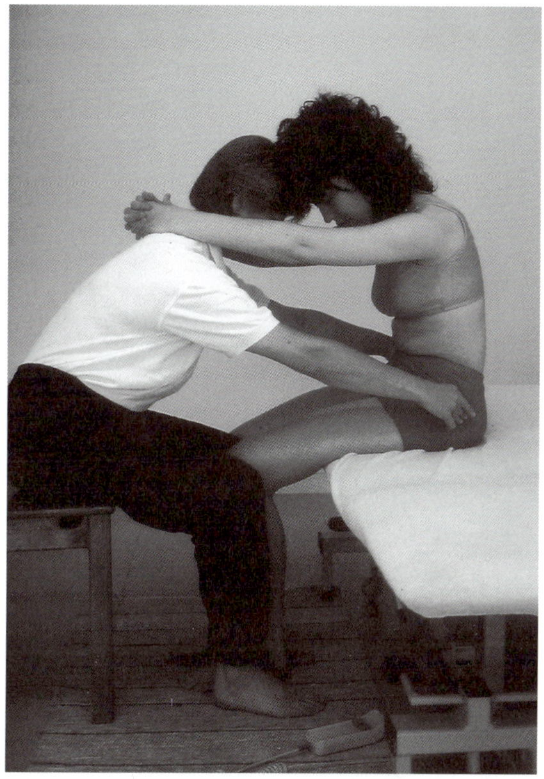

그림 2.20 골반의 선택적 운동의 촉진으로 시작자세.

치료를 시작할 때, 안정화는 아래의 이유로부터 라켈의 사례에서는 곤란하다.

- 뒤경사운동에서는 오른쪽 다리가 극도로 모음을 한다.
- 옆쪽운동에서는 오른쪽 다리는 상응한 활동으로 중간위치에서 안정하는 것이 아니라, 골반이 움직이는 방향으로 넘어진다.
  생각할 수 있는 원인의 하나는, 요구된 길이의 변경에 적응할 수 없는 모음근의 지나치게 높은 긴장이다.

엉덩관절에 작용하는 근육조직 모두의 긴장 정상화를 위해 나는 라켈의 양 다리를 벌림 · 가쪽돌림 위치로 크게 움직이고 나의 정중위치에 있는 무릎에 의해서 유지한다. 앞쪽운동 특히, 골반의 앞쪽 오른쪽으로 대각선상의 움직임이 촉진될 때, 왼쪽의 모음근이 더 신장되어야 한다. 이때 라켈에서는

표 2.1 선택적 골반운동에서 엉덩관절과 발목관절의 안정화

골반	넙다리뼈 · 엉덩관절	발
앞경사 운동	앞쪽, 약간 옆쪽 굽힘 · 가쪽돌림	등쪽굽힘
뒤경사 운동	뒤쪽, 약간 정중위치 폄 · 안쪽돌림	바닥쪽굽힘
오른쪽 옆	오른쪽 : 정중위치, 모음 · 안쪽돌림 왼쪽 : 옆쪽, 벌림 · 가쪽돌림	오른쪽 : 외반 · 엎침 왼쪽 : 내반 · 뒤침
왼쪽 옆	오른쪽 : 옆쪽, 벌림 · 가쪽돌림 왼쪽 : 정중위치, 모음 · 안쪽돌림	오른쪽 : 내반 · 뒤침 왼쪽 : 외반 · 엎침

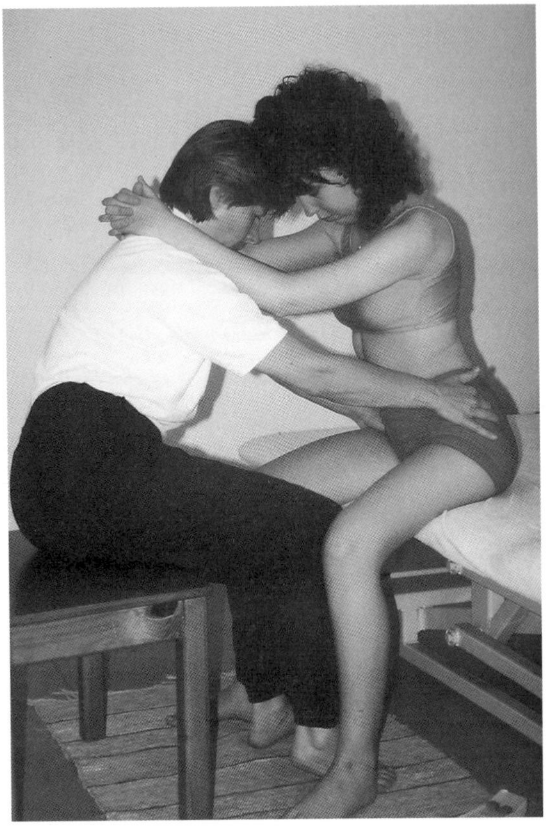

그림 2.21 골반의 대각선 앞쪽으로 운동. 모음근은 원심적으로 이완되어야 한다.

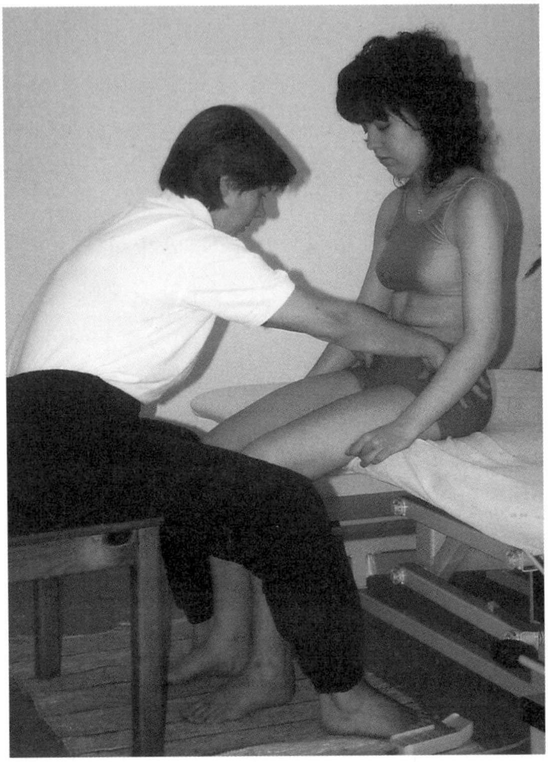

그림 2.22 라켈은 골반의 선택적 운동을 하는 동안, 중앙 핵심점을 기준점으로 하여 활발하게 안정시켜야 한다.

몸쪽 · 정중위치에서 약간 오므라드는 것을 볼 수 있다. 이것은 그녀의 모음근의 몸쪽부분에서 원심성 신장이 용이하지 않다는 징후라고 생각한다(**그림 2.21**).

나는 전신을 사용해서 움직이고 라켈의 운동을 확대하도록 노력한다. 환자의 기본자세(이 경우 바로 누운 자세를 의미한다)에서 라켈에게 볼기부분을 약간 들어 올려서 잠시 그것을 유지하도록 지시한다. 이것은 중력에 대항하여 무릎의 폄근, 볼기근육조직, 그리고, 특히 엉덩관절의 벌림근의 긴장을 구축하는 것을 목표로 하고 있다.

몇 번인가 반복한 후, 다리는 재차 일어서기 위한 정상적인 정렬위치로 세워진다. 오른쪽 엉덩관절이 더 안정화되는지 확인하기 위해 골반운동이 반복되고 라켈의 경우는 안정이 확인된다. 그리고 나는 그녀에게 제공하는 기준점을 적게 하여 과제를 더욱 어렵게 하고, 환자는 적극적으로 안정시킴으로써 스스로 기준점을 만들어내야 한다. 우선 나는 아무것도 언급하지 않고 머리의 접촉을 멈추고 골반의 촉진을 중단함이 없이 계속한다. 나는 머리가 특정의 위치에서 골반과 함께 움직이는 일이 없이 안정하여 있는 것을 평가하고, 팔이음뼈(양팔은 내려진다)의 기준점도 제거한다. 양팔은 힘을 빼고 몸통옆으로 내려지고 골반운동은 중단함이 없이 더욱 촉진된다(**그림 2.22**).

내가 앉은 자세에서부터 선 자세로의 치료로 옮기기 전에 라켈의 발은 신체의 체중부하, 또한 평형반응을 나타내기 위해 준비해야 한다.

정상적인 선 자세 균형에 대한 대처, 발의 가동화

라켈은 그녀에게 쾌적한 높이의 치료 테이블 위에 앉는다. 돌기(전자)는 무릎관절 중심부보다 얼마간 높게 위치하고 있다. 나는 바닥 위에 무릎을 꿇고 바로 앉은 자세로 그녀의 오른발 부분에 대해서 직각으로 앉고 거기서부터 치료를 시작한다. 나의 오른쪽 넓적다리를 가동적인 지지기저면으로서 제공한다. 나의 왼손은 발꿈치를 잡고 오른손은 앞발부분에 놓는다. 나의 체중을 발꿈치의 왼쪽에서부터 오른쪽으로 이동시키면 나의 넓적다리가 안쪽돌림 · 가쪽돌림으로 움직이고, 그것을 통해서 라켈의 무릎은 굽혀지고 발은 등쪽굽힘으로 움직이거나 발의 바닥쪽굽힘에 의해서 무릎이 펴진다.

다음으로 오른발 부분은 무릎관절의 아래에 위치하고 나는 라켈의 왼발부분에 대해서 직각으로 앉아 마찬가지로 치료한다. 여기서는 발의 촉진(palpation)과 이용하는 압력은 운동과 마찬가지로 더욱 주의 깊게 실행해야 한다. 왜냐하면 발은 최소의 자극에서조차 격렬하게 반응하기 때문이다. 그래도 역시 나는 발바닥널힘줄(족저건막) 전체를 가동화하여야 한다(**그림 2.23**).

나는 나의 오른쪽 아래팔을 앞발부분에 놓고 오른손으로 장딴지근(비복근) 조직에 도달하도록 한다. 개별적인 가동화로 발을 등쪽굽힘을 시키고 장딴지근 조직의 원심성 신장을 지지한다(**그림 2.24**).

라켈의 발은 마루 위에서 무릎관절의 바로 아래에 오도록 놓이고, 나로부터 촉진된 선택적 등쪽굽힘과 바닥쪽굽힘을 적극적으로 실행해야 한다. 처음에 그녀의 과도한 협동작업을 느끼지만 차츰 주어진 자극에 적응하고, 긴장을 억제조절 하에 두게 되는 것을 느낀다.

라켈은 서서히 그녀의 왼쪽에서도 무릎과 발의 운동을 약간이지만 함께 실행하게 된다. 이것이 선택적인 것인가, 허리와 몸통 왼쪽을 사용해서 발생하고 있는 것인가를 나는 항상 조절한다.

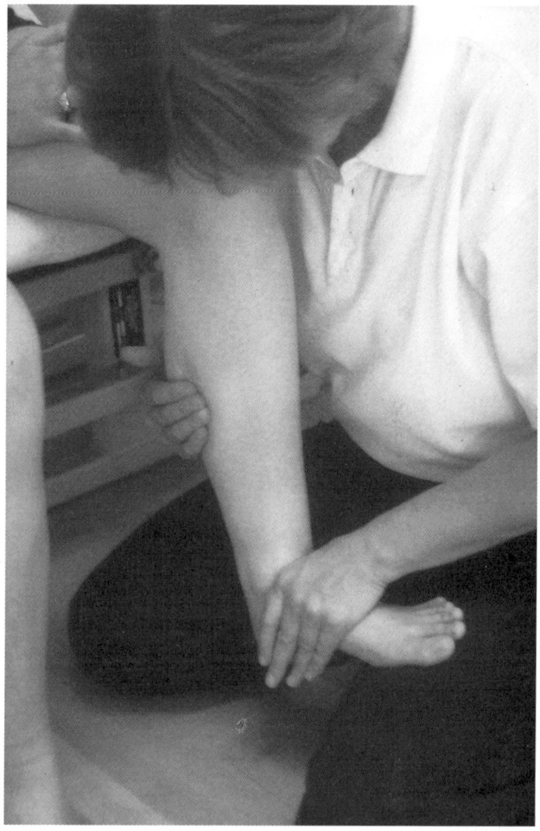

그림 2.23 발바닥널힘줄의 가동화.

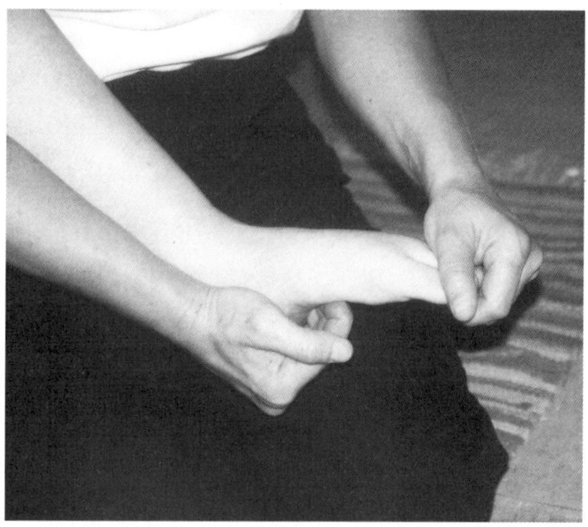

그림 2.24 무릎 · 발목관절의 운동 때, 장딴지근 조직이 가동화된다.

등쪽굽힘 · 바닥쪽굽힘의 가동화 후에, 나는 부위를 약간 이동하여 환자에게 등을 돌리도록 하고, 발꿈치를 환자의 넓적다리의 사이에 대고 서서 발

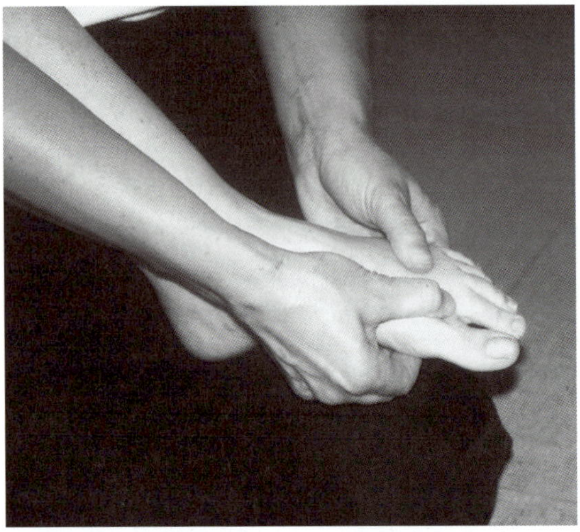

그림 2.25 뼈사이근의 가벼운 에플루라지(effleurage, stroking)

허리부분과 앞발부분의 가동화에 양손을 사용할 수 있도록 한다. 나는 발목뼈와 발허리뼈를 서로 움직여서 뼈사이근을 먼쪽으로 향해서 어루만지고(**그림 2.25**), 그것은 발가락을 넓히고 펴도록 작용한다. 지나치게 압력을 가하면, 첫째발가락이 심하게 펴지고 그것은 자극을 신중하게 주어야 한다는 신호가 된다.

다음으로 나는 라켈의 왼쪽 종아리 앞에 앉는다. 나의 양 무릎은 발가락에 기준점을 주고 나의 머리는 그녀의 무릎을 조절한다. 이리하여 나는 활동적인 바닥쪽굽힘을 보조하기 위해 양손을 자유로이 사용할 수 있고, 마루로 발꿈치를 이완할 때에도 종아리세갈래근 전체를 가동화하는 것이 가능해진다(**그림 2.26**).

라켈은 발을 서서히 더 느낄 수 있다고 주장한다. 발은 무릎관절 아래에 놓이고, 나는 집게손가락을 정확히 발가락의 발허리발가락관절 위로 따라가도록 놓고, 그곳에 기준점을 준다. 나의 왼손은 라켈의 발꿈치를 위쪽으로 바닥쪽굽힘이 되도록 유도하고 "함께 하시오" "거기서 멈추시오" "이완하시오" 라고 작업하도록 요구한다(**그림 2.27**).

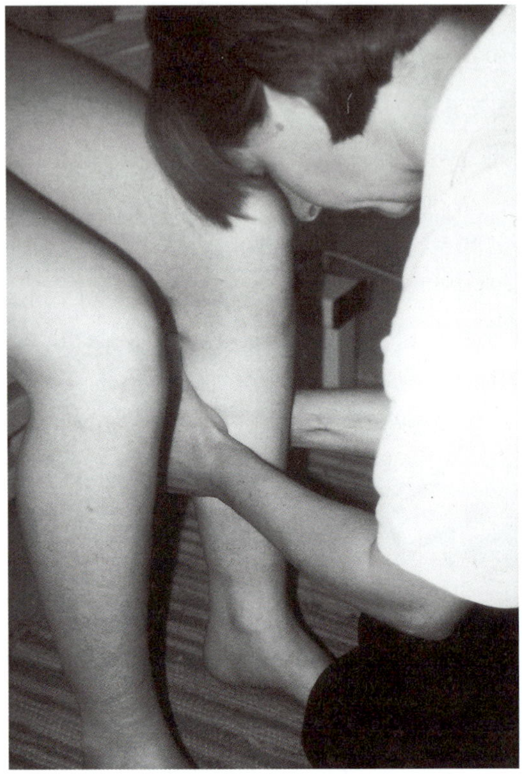

그림 2.26 종아리세갈래근의 가동화를 하는 동안 치료사는 발가락관절과 무릎에 기준점을 제공한다.

! 말에 의한 지시는 짧고 간결한 말로 구성되고 긴장의 구축 또는 감소를 목소리의 상태를 적응시키면서 요구한다. 언제 공동으로 대처하고 정지하고 또는 이완(release)해야 하는지는 환자가 감각이나 관찰을 통해서 스스로 결정해야 한다.

보조적 · 활발한 바닥쪽굽힘의 운동을 몇 번인가 반복한 후, 등쪽굽힘을 용이하게 하기 위해 발은 약간 앞에 놓인다. 거기서 나는 손가락 또는 브러시로 주의 깊게 다섯째발가락에서부터 첫째발가락쪽으로 손끝을 따라서 가볍게 문지른다. 이것은 발가락 폄근 또는 앞정강근을 자극한다. 더욱이 딱딱한 브러시는 자극을 주기 위해, 또는 탈감작을 위해 사용된다(**그림 2.28**). 경우에 따라 일어나는 첫째발가락의 연합반응은 앞에서 언급한 자극의 경계를 나타낸다. 여기서 일어난 가벼운 긴장의 증가

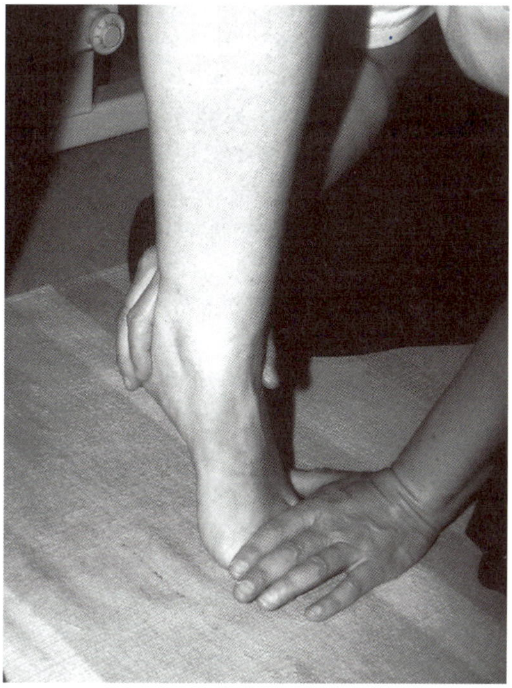

그림 2.27 선택적 바닥쪽굽힘.

는 아래쪽으로의 굽힘운동으로 억제할 수 있고, 나는 주의 깊게 촉각자극을 속행한다.

높은 긴장이 있는 날에 이 가동화는 바로 누운 자세로 하고, "상태가 좋은" 날은 선 자세에서 상응한 보행단계에서 실행할 수 있다.

그리고 양발은 무릎관절의 바로 아래에 위치한다.

일어서기의 촉진

처음에 정상운동에 대해서 언급한다.

비교 : 정상운동

발의 위치는 선 자세에서 무엇이 일어났는가에 좌우된다.

a) 일어서지 않으면 안 될 때는 평행으로 놓인다.

b) 일어선 후 바로 왼쪽으로 가지 않으면 안될 때는 발디딤(step) 위치에서 왼발은 크게 앞으로 내밀게 된다.

치료에서 선 자세에서 대처하기 위해 일어서는 일이 많기 때문에 여기서는 평행한 발에서의 일어서기에 대해서 언급한다.

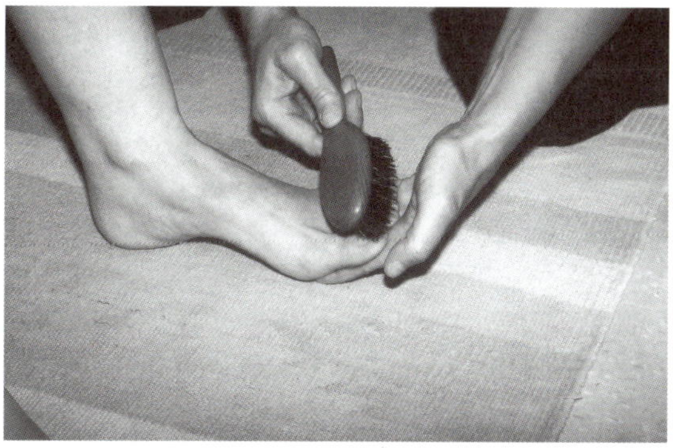

그림 2.28 브러시를 사용한 자극과 탈감작.

골반이 뒤로 경사진 느긋한 앉은 자세에서부터 우선 선택적으로 앞쪽으로 완전한 중간위치에 도달함이 없이 움직인다.

사전에 중앙 핵심점은 전체 몸통의 앞쪽으로 운동을 먼저하고, 골반은 앞경사 운동을 계속하여 중앙 핵심점도 가볍게 앞쪽으로 움직인다.

골반의 앞경사 운동에 의해서 양 넙다리뼈는 앞쪽으로 밀리고(넙다리네갈래근의 양쪽은 이미 긴장을 미세하게 증가시키고 있다), 정강뼈도 함께 밀어 이 때문에 발목관절은 약간 등쪽굽힘이 일어나 마루 위의 발에 더욱 압력이 가해진다.

양 팔이음뼈와 팔은 느긋하게 내려져 있거나, 물체를 잡는 등의 기본기능을 실행한다. 일어서는 운동에는 적극적으로는 참여하지 않는다.

머리도 일어서기 때에는 적극적인 역할을 갖지 않는다. 경우에 따라서는 인물 · 목표물 또는 일어서기가 종료한 후에 가야할 방향으로 눈을 돌리고 있다.

좌석 면에서부터 들어 올리는 역할은 무릎이 담당하고 선택적 폄을 시작한다.

무릎이 펴지는 동안은 골반의 속도에 적응한다.

중앙 핵심점은 복근 상부의 긴장의 미세한 증가와 함께 수직 · 꼬리 쪽 방향으로 안정되고, 골반의 선택적 운동을 용이하게 하는 기준점을 형성한다.

팔이음뼈와 머리는 운동에 적극적으로 참여하지

않고 반응적인 상태를 유지한다.

엉덩관절과 무릎관절의 폄이 종료하면 골반은 많은 사람(전원은 아니다)의 경우, 약간 앞으로 기울고 무릎은 선 자세에서 무엇이 일어났는지, 또는 그 사람의 활동상태 전체가 어떠한 것인가에 따라서 조절된다.

예:

a) 버스 정류장의 벤치에서 일어나 더 오랫동안 선 채로 기다려야 하는 경우, 활동 상태는 낮고 체중은 한쪽 다리로 이동되어 완전히 펴지고, 엉덩관절은 모음방향으로 이완되어 다리 위에 "실린다". 또 한쪽의 다리는 앞으로 내밀려진다.

일어서기의 최종단계에는 중앙 핵심점의 안정은 종료하고 시상면으로 약간 앞쪽돌림을 한다.

라켈은 일어설 때, 정상운동과는 명백히 다른 다음의 일탈을 나타낸다.

- 그녀는 일어선 후 바로 걷기 시작할 필요는 없음에도 불구하고, 오른발을 테이블에 딱 접근시킨다. 이 때문에 오른쪽 다리는 왼쪽 다리보다 더 많이 체중부하가 가해진다.
- 그녀의 중앙 핵심점은 골반운동을 앞경사로 유도하고 상반신을 앞쪽 그리고 약간 오른쪽으로 움직인다.
- 팔은 약간 흔들어 내밀려 앞쪽으로 움직여지면 오른쪽 팔이음뼈는 약간 되돌려진다.
- 특히 머리와 오른쪽 팔이음뼈 그리고 팔이 골반을 좌석 면에서부터 분리하는 운동을 시작시켜 무릎은 단지 지지하도록 작용할 뿐이다.
- 위쪽으로의 운동을 지지하기 위해 목의 폄근이 긴장을 구축한다.
- 왼쪽 팔이음뼈는 약간 후퇴한다.
- 중앙 핵심점은 시상면에서 위쪽으로 운동을 실행한다.
- 골반은 약간 뒤쪽으로 경사진다.
- 무릎은 펴진다. ■

정상운동과의 차이는 다음과 같이 요약된다.

- 발의 관절에서 등쪽굽힘은 거의 일어나지 않는다.
- 시간조절(타이밍)이 변화한다.
- 골반은 선택적인 뒤쪽으로의 운동을 실행하지 않는다. 왜냐하면 중앙 핵심점의 안정이 일어나지 않고 골반과 함께(앞에서 언급) 주도하기 때문이다.
- 양 무릎, 특히 왼쪽의 폄 활동의 결여는 팔이음뼈와 머리의 운동에 의해서 보상된다.

라켈에 의한 이러한 일탈로부터 억제와 촉진의 접근법이 결정된다.

나는 라켈의 왼쪽에 앉는다. 그녀의 왼손을 악수하는 것처럼 잡고 왼팔을 뒤침 · 가쪽돌림, 그리고 약간 벌림을 시킨다. 나의 오른손은 겨드랑이에 놓고 어깨위팔관절을 신장 · 가쪽돌림을 시키는 돌림점의 움직임을 조절한다. 두 사람 모두 중앙 핵심점이 지지기저면의 중심 위에 올 때까지 앞으로 기울인다. "자기의 발꿈치를 느끼도록 하시오!"라 말로 지시한다(**그림 2.29**). 그리고 앞으로 기울이고 라켈과 함께 일어선다(**그림 2.30**).

개별적 문제에 그때마다 대응하고 촉진하기 위해 보조하는 위치를 다양화할 필요가 있다.

예 :

a) 발을 극도로 뒤로 밀어붙여 앞쪽으로 기울이는 것이 곤란한 경우는 오른손은 등을 지나서 중앙 핵심점 또는 오른쪽 골반에 놓인다.

b) 넙다리뼈가 극도로 모음방향으로 끌어들여지는 경우는 왼손은 넓적다리를 약간 먼쪽으로 민다.

c) 나는 양 팔을 내린 환자 앞에서 적절한 높이의 간이의자에 앉는다. 나의 양손을 왼쪽 넓적다리의 옆쪽 · 먼쪽에 놓고, 무릎이 발 위로 움직여 뒤넙다리근에 몸쪽으로 펴지도록 자극을 주어서 골반의 앞쪽으로 운동이 용이해진다. 나는 엉덩관절 높이의 골반하부를 옆으로부터 양손으로 잡고, 위쪽으로 운동의 후반에서 앞경사운

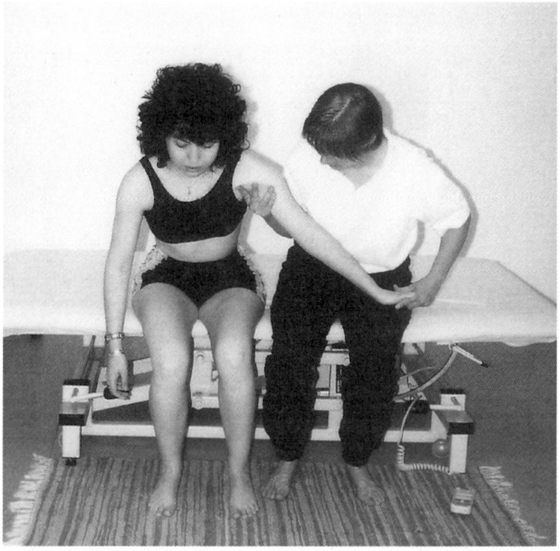

그림 2.29 일어서기의 준비.

동을 촉진한다.

골반과 엉덩관절에 낮은 긴장이 존재하면 선 자세에서 몸통의 직립을 확실히하기 위해 같은 쪽의 척주세움근이 보상한다. 이 때문에 어깨뼈가 후퇴하고 이미 언급한 문제가 일어난다. 몸통 폄근의 과다긴장을 억제하고, 동시에 무릎과 발의 선택적 운동을 실행하기 위해, 이점도 결점도 있는 자세세트가 개발되었다. 엎드려 누운 자세와 조합한 선 자세이다.

일어서는 준비로서 엎드려 선 자세 (prone standing)

이 자세는 아래의 이점이 있다.

- 상반신이 누워있기 때문에 중력에 대항할 필요가 없다.
- 몸통(중앙 핵심점)은 굽힘 긴장이 우세한 자세세트에 있다.
- 무릎관절과 발의 관절은 수직으로 서고 골반과 다리 자체의 무게로부터 압력을 받아 폄의 긴장을 자극한다.
- 몸통, 팔이음뼈, 팔, 특히 다리 · 발에 접근(관찰, 촉진의 가능성)이 좋다.

다만 아래와 같은 결점도 있다.

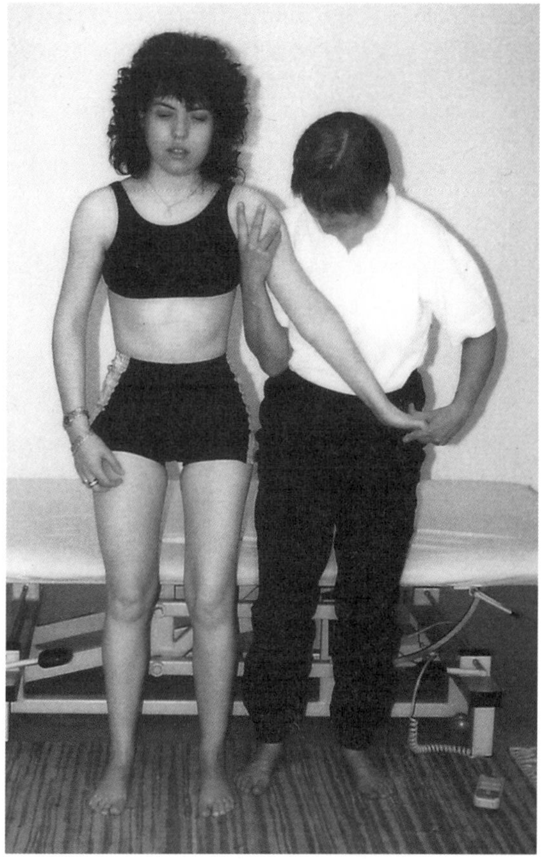

그림 2.30 치료사는 라켈과 함께 일어선다.

- 정상적인 기능적 자세가 아니다.
- 상반신은 엎드려 누운 자세에 있고 환자는 거의 아무것도 보이지 않기 때문에 인식상황 전반은 나쁘다 할 수 있다. 치료사가 말하는 것을 알아듣기 어렵다. 또한 공간관계 즉, 좌 · 우, 앞 · 뒤의 관계를 파악하기 어렵다.

나는 이점 · 결점을 음미하여 라켈의 경우, 이 자세세트를 선 자세에서 치료하는 것에 대한 준비로서 사용할 것을 결정한다.

라켈은 폭이 넓고 그녀의 골반의 높이(위앞엉덩뼈가시)로 조절된 치료 테이블 앞에 선다. 나는 그녀의 뒤에 선다. 골반을 뒤로 기울이도록 보조한다. 이어서 나는 자기의 몸으로 그녀의 등을 밀고 테이블에 "밀어붙인다". 나는 양손으로 겨드랑이를

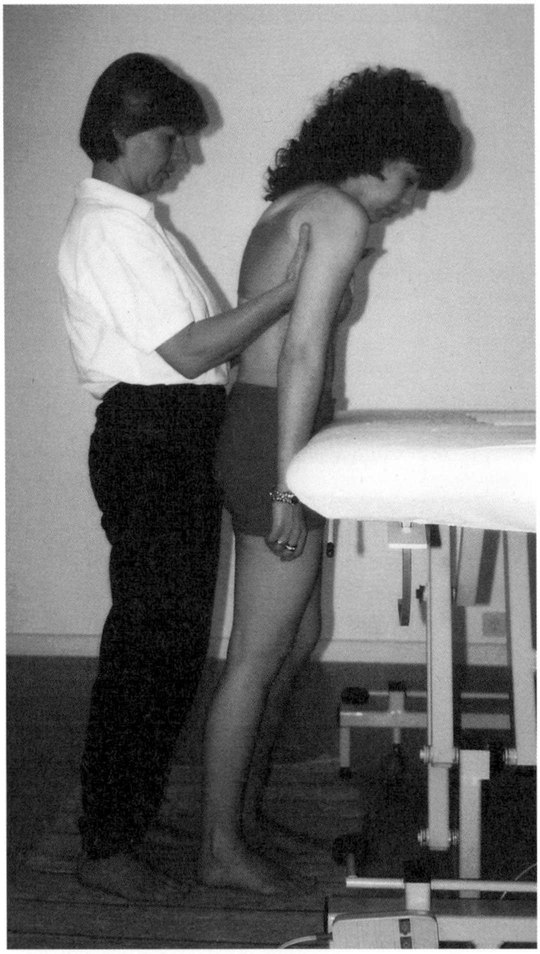

그림 2.31 엎드려 선 자세를 취하는 동안 치료사는 팔이음뼈를 앞쪽으로 움직인다.

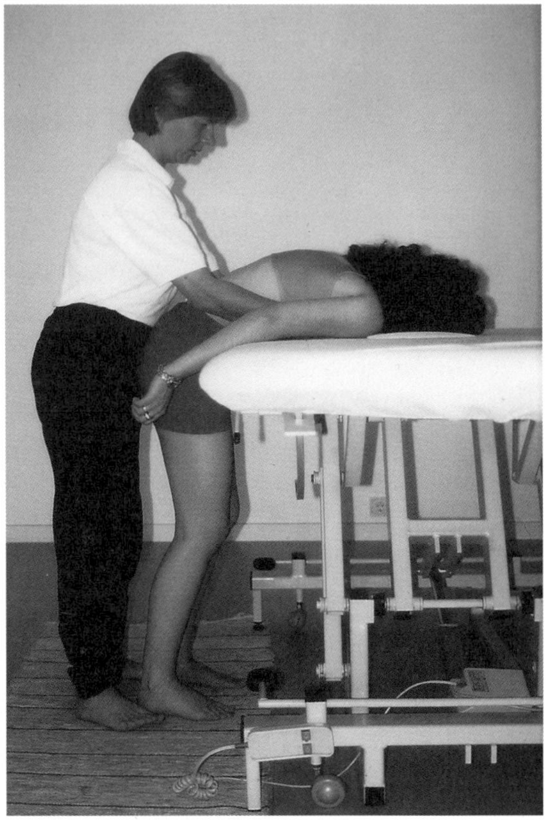

그림 2.32 엎드려 선 자세.

잡고 엄지손가락이 어깨위팔관절의 관절오목의 부근에 닿도록 한다. 나는 팔이음뼈를 순차로 회전시키면서 앞쪽으로 살짝 움직이고(**그림 2.31**), 라켈의 전체 상반신이 테이블 위에 덮이는 기본위치에 올 때까지 촉진한다(**그림 2.32**). 라켈은 머리를 편안하다고 느끼는 쪽으로 돌린다.

중력중심의 중앙 핵심점과 골반의 S2의 수직선은 정확히 양발 사이로 내려져 있어야 한다. 그렇지 않으면 수정되어야 한다. 이를 위해서는 상반신이 또 일으켜져(p.97의 엎드려 선 자세로부터 일어나기를 참조) 새로이 눕게 하거나 중력중심에서부터 상응한 거리에 양발이 놓여야 한다. 한쪽의 발을 들어올리기 위해서는 사전에 골반은 중력중심 S2와 함께 또 한쪽의 발 위로 움직여져야 한다. 그리하여 한쪽의 발은 위치를 바꿀 수 있다. 다음으로 체중은 수정된 발 위로 이동되어 또 한쪽의 발이 바른 위치에 놓인다. 라켈의 발은 마루에 평탄하게 놓이고 무릎은 뒤넙다리근의 긴장에 따라서 펴지거나 굽혀질 수 있다. 그녀의 팔은 안쪽돌림 위치에서 테이블 위의 몸통 옆에 놓인다. 팔이음뼈는 테이블을 느낄 때까지 배쪽(복측)의 방향으로 미끄러진다. 라켈이 익숙하지 않은 자세에 차츰 익숙해져 몸통과의 지지기저면을 받아들일 때까지, 그녀의 팔이음뼈를 배쪽으로, 또는 골반을 옆쪽으로 움직인다. 나는 라켈에 머리를 일단 다른 방향으로 돌리도록 의뢰하고 재차 대칭 · 비대칭성을 평가한다. 비대칭성이

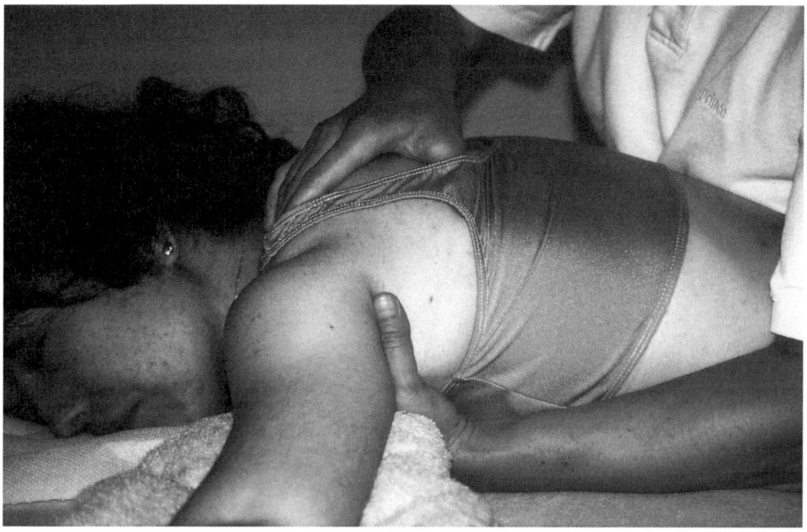

그림 2.33 엎드려 선 자세에서 어깨뼈 주위의 근육조직의 가동화.

더 적은 쪽에서 환자에게도 불쾌하지 않다면 머리는 그 방향으로 머물어야 한다.

나는 자세의 대칭성 · 비대칭성을 관찰하고, 양 어깨뼈가 척주에서부터 같은 거리에 위치하고 있는지 아닌지를 체크한다. 나는 왼쪽이 오른쪽만큼 배쪽으로 움직이지 않는 것을 인지한다. 그래서 나는 라켈의 오른쪽에 서고, 양손으로 어깨뼈를 옆쪽과 배쪽으로 움직여, 확실하게 잡은 근육조직(어깨올림근, 마름근, 등세모근)을 촉진한다. 완전하게 지지기저면에 접하지 않은 위팔의 일부분에는 타월이 깔린다(**그림 2.33**).

! 몸통과 중앙 핵심점은 엎드려 누운 자세에 있고 이것은 굽힘 긴장이 우위가 되는 자세세트이다. 폄근의 과다긴장이 감소되지 않으면 안 되는 경우에 요구되는 자세이다.
몸통과 팔다리의 사이에서 상반신경 지배가 결여되면 몸통은 이것들에 강한 굽힘 긴장을 야기한다. 이 때문에 팔꿈치를 펴서 팔을 놓는 것이나 다리의 폄은 불가능하다.
이 문제는 편마비 환자에서는 머리외상이나 사지마비 환자만큼 많이 발생하지는 않는다.

나는 옆쪽으로 몸통운동(옆쪽부분의 단축과 신장)을 촉진하고 특히 넓은등근의 개개의 가동화를 갖고 마비 쪽의 하복부를 펴지게 한다(**그림 2.34**).

얼마간 곤란해지는 것은 골반의 앞경사 · 뒤경사이다. 운동 폭이 매우 작다는 것에 유의해야 한다. 더욱이 뒤경사는 척주세움근 최하부분의 효과적인 신장을 유도하고, 그것은 후에 선 자세에서 큰볼기근에 의한 골반의 뒤경사를 용이하게 한다.

엎드려 누운 자세에서 더욱 치료목표가 달성되는 것은 아래의 사안이다.

- 양성 지지반응의 완화
- 무릎 · 발의 선택적 운동에 대한 대처
- 팔이음뼈 주변, 팔, 손의 자세긴장의 정상화

나는 마루에 앉아 한쪽 다리의 무릎관절을 약간 굽힘으로 이완하고 또 한쪽의 무릎관절의 폄 위치를 가벼운 압력을 통해서 안정하도록 촉진한다
나는 자극을 바꾸고 무릎의 선택적 폄에서 상호적으로 조절된 굽힘과 폄을 촉진한다(**그림 2.35**).

마비 쪽의 무릎관절의 폄은 다음의 행위에 의해서 보상된다.

- 발목관절의 바닥쪽굽힘에 의해서 정강뼈는 등쪽으로 밀리고 무릎은 폄 쪽으로 유도된다. 발꿈치

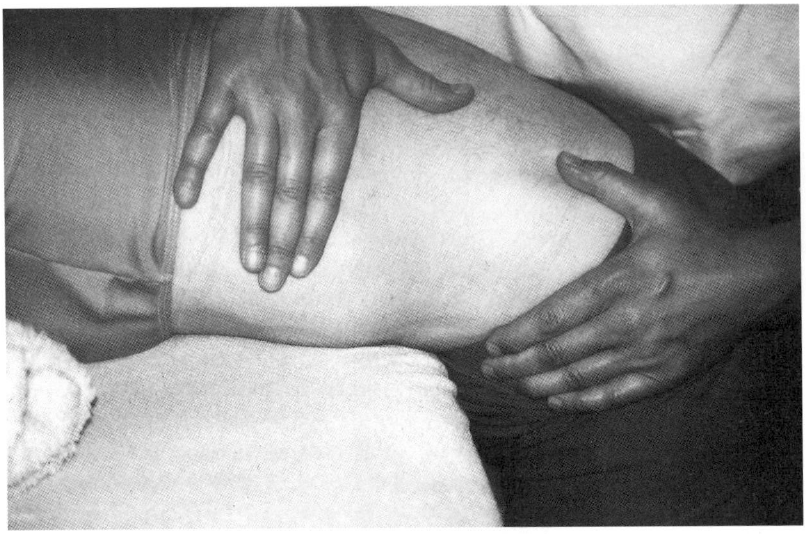

그림 2.34
엎드려 선 자세에서
몸통 가쪽의 촉진

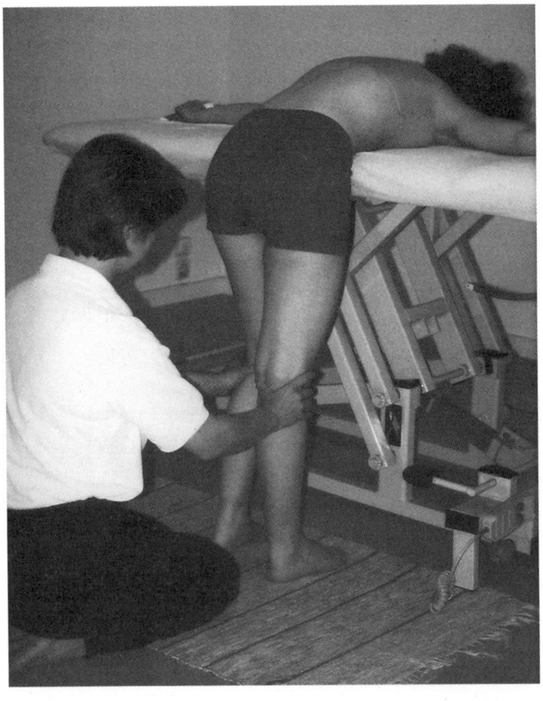

그림 2.35 엎드려 선 자세에서 무릎 폄의 상호적 굽힘과 신장.

부분은 가볍게 마루에서부터 들려올라가고 발가락은 굽힘으로 쳐 올려져 마루에서의 압력으로 하얗게 변색한다. 척주세움근의 한쪽만의 활동을 이유로 하여 골반이 보상적으로 높이 당겨 올라가거나 끌어내려지거나 하는 것이 관찰된다.

- 큰모음근과 함께 넙다리뼈를 등쪽으로 유도하여 무릎을 펴지게 하는 뒤넙다리근의 몸쪽부분의 작용.

이것은 근육조직이 긴장하는지 아닌지 내가 감지해야 함을 의미하고, 무릎뼈 상부에 울퉁불퉁한 기복을 발생시키는 안쪽넓은근의 수축을 인식하기 위해 넙다리네갈래근을 관찰해야 한다.

보상의 가능성을 감소시키기 위해 나는 라켈의 왼쪽 다리에 대해서 직각으로 앉고, 그녀의 왼발부분을 더욱 등쪽으로 바닥쪽굽힘을 시켜, 다리의 체중이 발허리발가락관절 위에 가해지도록 한다. 나의 왼손은 무릎관절의 배쪽(복측)에 놓이고 무릎뼈에 주의 깊게 압력을 가하여 머리 쪽으로 움직인다. 나의 오른손은 벌레근쥐기의 형태로 엄지손가락을 발꿈치 옆면에 대고 발꿈치를 잡는다(**그림 2.36**). 여기서는 발꿈치를 아래쪽으로 움직이고 다리를 길게 하는 것이 중요하다("발을 길게 하여주시오"라고 말을 늘어뜨리면서 강조한다). 이 자세 설정은 비교적 큰 지지기저면에서 조절된 조건 하에서 양성 지지반응을 치료하기 위한 적절한 자극을 주는 좋은 기회를 제공한다. 그 자극이란 앞발부분에 접촉하여 압력을 주고 긴엄지굽힘근과 발

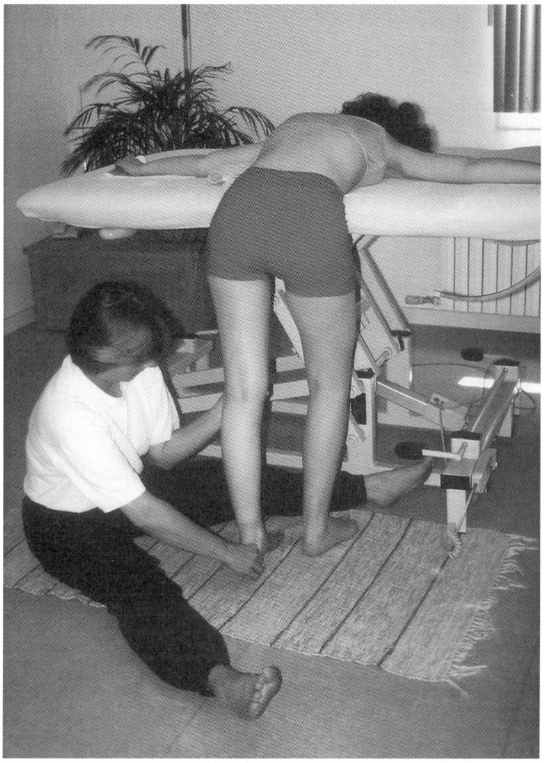

그림 2.36 발꿈치는 마루 위에 접지해야 한다. 치료사는 무릎뼈에 압력을 가한다.

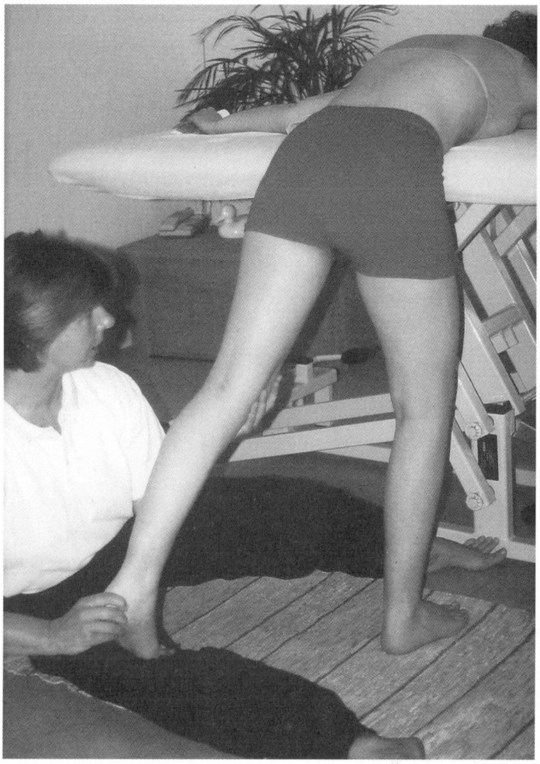

그림 2.37 무릎관절의 선택적 폄의 촉진.

바닥굽힘근을 펴는 것이다.

더욱 큰 변화(variation)로 라켈의 발을 나의 왼쪽 넓적다리에 놓고, 그 넓적다리를 밖으로 회전시키면서 라켈에게 재차 발을 "길게" 하도록 지시하는 것이다(**그림 2.37**). 이 발꿈치를 더욱 아래로 움직이는 것은 어렵지만, 골반을 들어 올리는 보상이 없이 무릎의 선택적 폄과 큰볼기근의 활동을 유도할 수 있다. 발을 움직이는 것이라면, 지지하는 다리는 반드시 신체의 중심에 있는 중력중심의 바로 아래에 위치해야 한다(p.94 참조).

엎드려 선 자세(prone standing)로부터 일어나기

이 운동과정은 용이하지 않다. 환자가 등(back)을 펴는 총 패턴으로 일어나고 이제까지의 준비가 엉망이 되어버리지 않도록 천천히 매우 주의 깊게 실행하여야 한다.

나는 환자의 뒤에 서서 양손으로 골반을 잡고 평행으로 서 있는 발의 약간 뒤로 올 때까지 당긴다. 그리고 나의 오른손은 주의 깊게 갈비뼈를 지나서 중앙 핵심점까지 도달하고, 가볍게 배쪽 · 하부로 움직인다. 나의 왼손은 왼쪽에서부터 복근 하부에 대고 골반이 뒤로 기울도록 자극을 주어 라켈이 앞쪽으로 기울려고 하는 것을 방지한다. 그리고 라켈은 천천히 직립하도록 구두지시가 주어지고, 척추뼈를 하나씩 들어 올리는 것처럼 하여 척주를 세우며 머리는 마지막까지 늘어뜨린 채로 둔다(**그림 2.38**).

나는 골반과 중앙 핵심점에 접촉하여 중력중심을 나의 몸으로 가까이 끌어당겨 감아올리는 것 같은 운동을 보조한다. 거기서는 나는 골반의 앞경사 운동(뒤경사 운동의 감소), 중앙 핵심점의 위쪽운동, 몸통이 완전히 직립할 때까지 머리를 이완시키는 것을 조절한다.

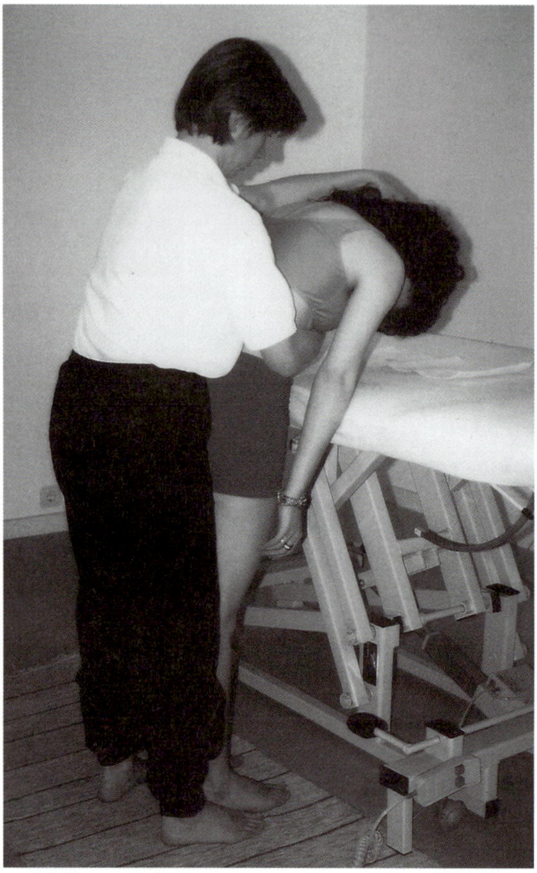

그림 2.38 엎드려 누운 자세에서 선 자세로부터 일어나기.

환자가 직립하면 얼마간 시간을 주고 엎드려 누운 자세 선 자세에서부터 움직임으로 안정을 회복시킨다. 또한 새로운 수직공간에서 방향 감각을 배양하도록 한다.

입각기의 촉진

그리고 입각기의 촉진이 시작된다. 다음에 언급하는 정상적인 선 자세 균형을 전제로 한다.

비교 : 정상운동

정상적인 선 자세 균형에는 다음의 기준이 설정된다.

양발은 지지기저면과 상관관계로 선다. 즉, 그 축수용기와 압력수용기를 통해서 표면의 성질을 인식하고, 또한 고유수용기를 통해서 그 수평성 또는 경사, 경도(hardness)를 인식한다.

발가락, 앞발부분, 발허리부분은 가동적이고 평형반응을 일으킬 수 있다.

목말관절은 특히 옆으로의 운동에 대해서 안정하여 있다(무릎관절의 정상 고정에 좌우된다. 또한 그것은 엉덩관절의 가쪽돌림 활동에 좌우된다).

무릎관절은 배쪽 · 등쪽으로 가동적이다(엉덩관절에서의 넙다리뼈의 가쪽돌림 운동과 정강뼈의 안쪽돌림 위치에서의 안정화에 의해서 고정된다).

골반의 뒤경사를 유지하고 시상면, 이마면(벌림위치의 안정화), 수평면(가쪽돌림)의 완전한 엉덩관절 폄. 이것은 한쪽다리 선 자세에서도 마찬가지이다.

엉덩관절 폄은 여기서는 중요한 의미를 갖는다. 엉덩관절 폄은 생물진화의 역사에서도 흥미있는 요소이다. 이것을 통해서 인간은 생물에서 유일하고 완전한 직립에 도달하였다. 고릴라의 골격과 근육조직을 관찰하면 다음의 운동과정으로의 엉덩관절 폄의 중요성을 이해할 수 있다(**그림 2.39**).

척주의 수직위치는 몸통 근육조직 전체의 높은 수준에서의 정상적인 상반신경 지배와 평형반응을 실현한다.

중앙 핵심점의 위치는 골반의 중간위치에서 약간 아래쪽으로 돌림을 하고, 그것을 통해서 팔이음뼈는 앞쪽으로 미끄러지도록 움직이며 팔이음뼈와 팔은 가쪽돌림을 한다. 이리하여 신체의 정중위치에서 양손이 작업하기 쉬워진다.

완전한 엉덩관절 폄은 꼬리 쪽에도 작용한다. 발의 아치를 형성하는 무릎관절의 폄근 고정에 영향을 준다.

정상적인 어린이의 성장에서는 엉덩관절 폄이 완전히 나타나려면 3년 반에서 4년 걸린다. 유아는 복부가 약간 나오고 그것이 볼기부분을 뒤쪽으로 민다. 발의 아치도 아직 나타나지 않기 때문에 이 연령

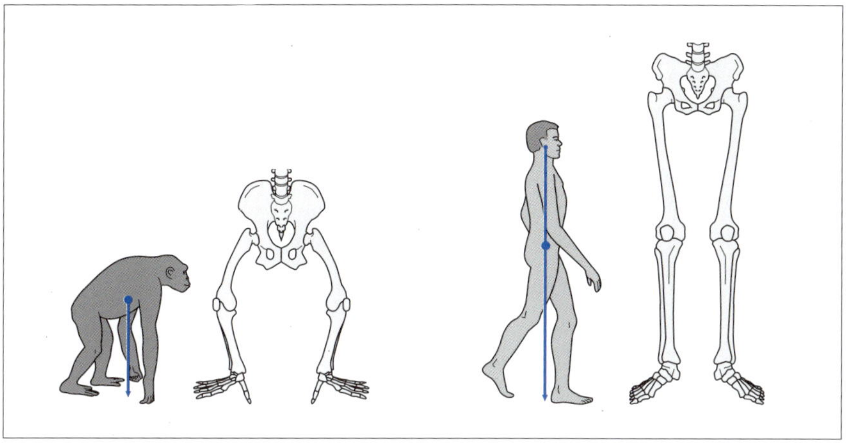

그림 2.39
비교 : 고릴라와 인간의 골격

의 평발(편평족)로 불안해지는 일은 없다. 보행분석 도식을 관찰하면, 유아는 입각기 초기에서는 언제나 발꿈치에서부터 접지하지 않고 발의 전체로 접지하고 있는 것을 알아차릴 수 있다. 골반의 뒤경사에 의해서 성립하는 완전한 엉덩관절 폄이 없이는 입각기 초기에서의 발꿈치 접지가 결여된다. ■

라켈에서는 뒤쪽에서부터 중간위치까지의 골반운동에 제한이 있다는 것을 확인하였다. 이것은 왼쪽 엉덩관절의 높은 긴장을 원인으로 하고 있다. 골반은 하나의 단위를 형성하고 있다. 왼쪽의 엉덩관절 폄이 완전하게 성립하지 않는 것은 오른쪽에서의 불성립도 의미하고, 입각기 초기에서 왼발의 등쪽굽힘을 거의 기대할 수 없다. 이러한 이유로부터 그녀는 부목을 대고 있다.

골반의 선택적 뒤경사 · 앞경사 운동

골반의 선택적 뒤경사 · 앞경사 운동에 대처하기 위해 촉진한다. **그림 2.40**과 **그림 2.41**은 벽에서 안정된 중앙 핵심점에 대한 골반의 선택적 뒤경사 · 앞경사 운동을 나타내어 보여주고 있다. 라켈은 벽에서부터 발의 길이 정도로 떨어져 서고 등을 벽에 기대게 한다. 나는 오른손으로 복근하부(꼬리쪽에서부터 머리 쪽으로)의 수축을 자극하고, 왼손으로 큰볼기근 하부의 수축을 자극한다. 양쪽의 수축은 골반의 뒤경사 운동으로 연결된다. 골반의 앞경사 운동은 오른손으로 복부하부를 꼬리 쪽으로 움직이는 것에 의해서 촉진한다. 왼손으로는 뒤넙다리근을 꼬리 쪽으로 안정시키고 몸쪽부분을 약간 원심성 신장을 시킨다.

중앙 핵심점의 방향부여로서의 벽이 필요하다면, 이 골반운동은 선 자세에서 높이 설치된 치료테이블의 앞에서 실행할 수도 있다.

골반의 선택적 옆쪽운동

골반의 옆쪽으로의 운동 특히, 왼쪽골반의 꼬리쪽으로의 운동(벌림, 중간볼기근의 작용)을 촉진하기 위해 라켈은 직접 벽에 서고, 나는 왼쪽무릎을 안정시켜 골반을 약간 뒤경사를 시켜 기준자세(zero position)에 안정시키도록 보조한다. 그래서 라켈은 그녀의 오른쪽 다리를 기준자세로 안정된 발과 함께 똑바로 높이 끌어올리고, 그 동안 나는 나의 왼쪽 무릎으로 그녀의 오른쪽 무릎에 폄을 의식시킨다.

일어서기에서 골반의 선택적 운동

선 자세에서 엉덩관절이 완전히 펴지기 위해 골반운동은 일어설 때에도 필요하다. 나는 팔꿈치 · 아래팔에서부터 어깨관절을 뒤침 · 가쪽돌림을 시키도록 촉진하고, 라켈은 절반정도의 높이로 설정

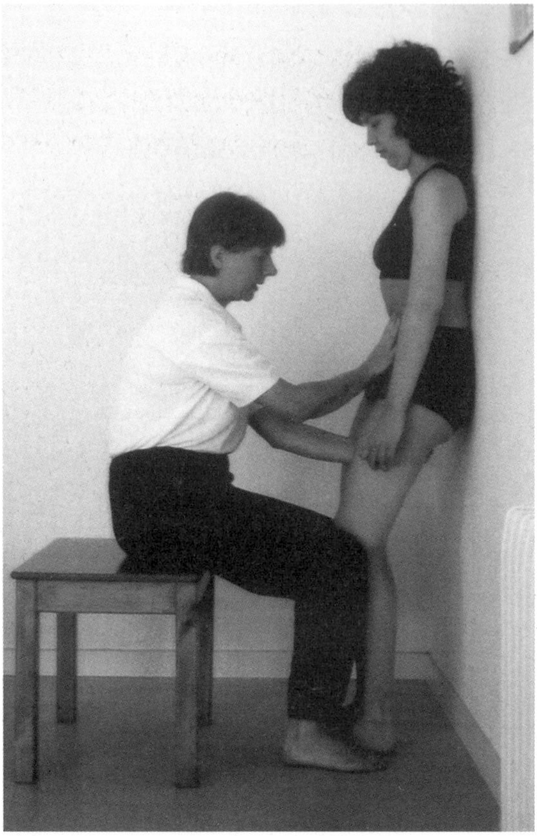

그림 2.40 골반의 선택적 뒤경사 운동.

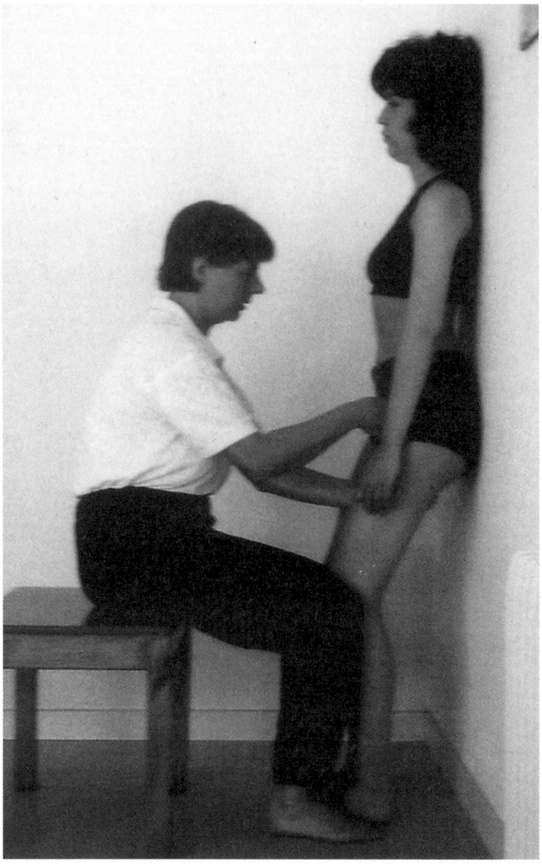

그림 2.41 골반의 선택적 앞경사 운동.

된 테이블에서부터 일어선다(**그림 2.42**).

완전한 선 자세에 도달하면 오른발을 테이블 위에 놓인 체중계에 올려놓고, 5kg에서부터 10kg 사이를 나타내도록 해야 한다. 이것은 체중이 왼발에 부하되는 것을 전제로 한다(**그림 2.43**). 놓인 체중계의 높이는 의도적으로 선택하고 있다. 높이 놓일수록 골반의 뒤경사 운동이 빨리 촉진된다. 나는 라켈이 균형을 유지하도록 보조하지만, 차츰 이완하도록 하고 그녀가 혼자서 유지하도록 시도한다. 상태가 좋은 날에는 왼발부분에 평형반응이 일어나 성공한다.

정상적인 선 자세 균형에는 안정된 발목관절이 필요하다. 그리고 발은 마루와 유연한 상호작용 하에 서야 한다. 이것은 모든 방향으로 움직이고, 발을 크게 넘어서 위치하는 일도 있는 중력중심을 받아들이기 위해서이다. 이때, 종아리세갈래근의 과다긴장 또는 양성 지지반응은 특히 방해가 된다.

개개의 보행단계에서의 촉진에 의해서(p.104를 참조) 장딴지근 조직의 긴장을 저하시킨다. 또는 앞발부분의 과민증을 완화하는 것 같은 활동이 일어난다. 길이를 조절하기 어려운 비정상적인 근육조직은 충분히 수축할 수도 없다. 라켈에서는 입각기 종기가 양호한 형태로 끝나지 않기 때문에, 그것이 또한 오른쪽의 엉덩관절 폄을 불완전한 것으로 하고 있다. 이러한 이유로부터 선택적 바닥쪽굽힘이 보행분석 도식의 개선을 향한 치료의 부분목표가 된다. 선택적으로 이 요소는 이미 앉은 자세에서 실행되고 있다. 우선 발끝서기로 양쪽을 다음과 같이 자극한다.

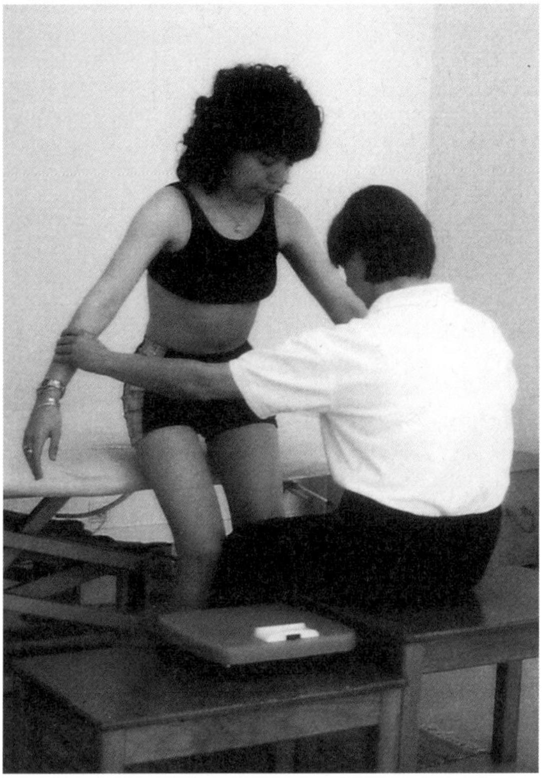

그림 2.42 일어서는 동안의 골반의 선택적 운동.

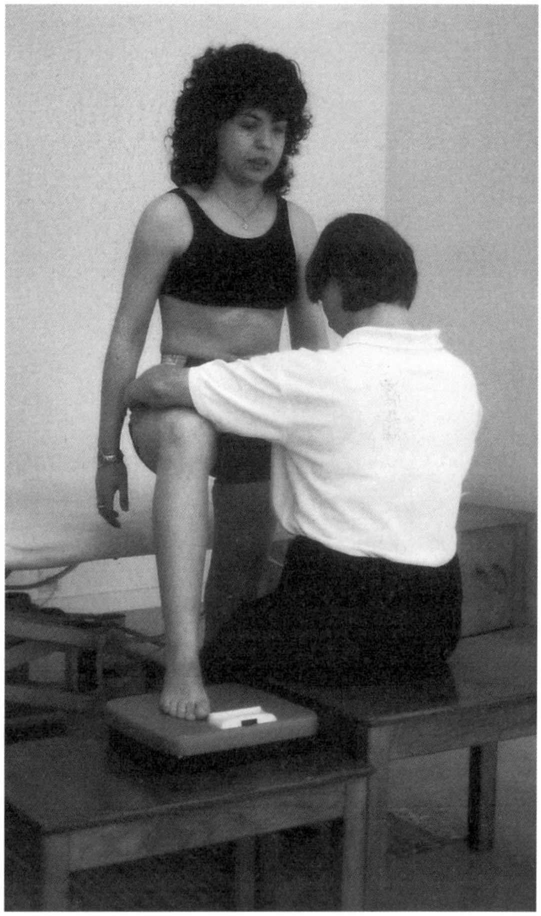

그림 2.43 체중계는 5kg에서부터 10kg까지밖에 나타내서는 안 된다. 이것은 지지하는 다리의 부하를 확실하게 한다.

발끝서기에서 바닥쪽굽힘과 옆쪽 안정화의 촉진

여기서는 양성 지지반응을 일으키는 자극이 크게 발생한다. 높은 자세긴장을 기초로 한 최소한의 지지기저면 때문에 억제조절의 높은 요구가 이미 존재하고, 그것이 발가락굽힘근을 먼쪽으로 편다. 이 높은 요구 때문에 처음에는 많은 보조가 필요하다. 그러나 목표는 이 보조를 차츰 제거하는 것에 있다.

라켈은 높게 설치된 치료 테이블 앞에 선다. 보조자가 그녀의 앞에 서고 라켈은 오른손을 보조자의 왼쪽어깨 위에 가볍게 놓는다. 나는 라켈의 왼발부분의 옆에 무릎서기를 하고 왼발부분의 발가락 밑에 양말을 감은 것을 놓는다. 나는 라켈의 발목관절을 양손으로 잡고 요구된 운동에서 중간위치에서 안정할 수 있도록 한다. 그래서 라켈은 발끝서기로 서고 천천히 발꿈치를 내린다. 기타의 많은 활동과 마찬가지로 1회째는 많은 보조를 얻어 달성된다. 이 때문에 반복이 필요하지만 라켈이 보조자에게 지나치게 기울지 않도록 주의한다. 반복함으로써 발가락은 그다지 꽂아 세울 수 없게 되어 발목관절도 차츰 활발하게 안정화되는 것을 나는 확인한다.

그래서 나는 나의 위치를 바꿔 라켈 앞의 간이의자에 앉는다. 이번에는 그녀의 발을 나의 양발 위에 안정시키고 양손으로 골반과 엉덩관절의 활동을 조절한다.

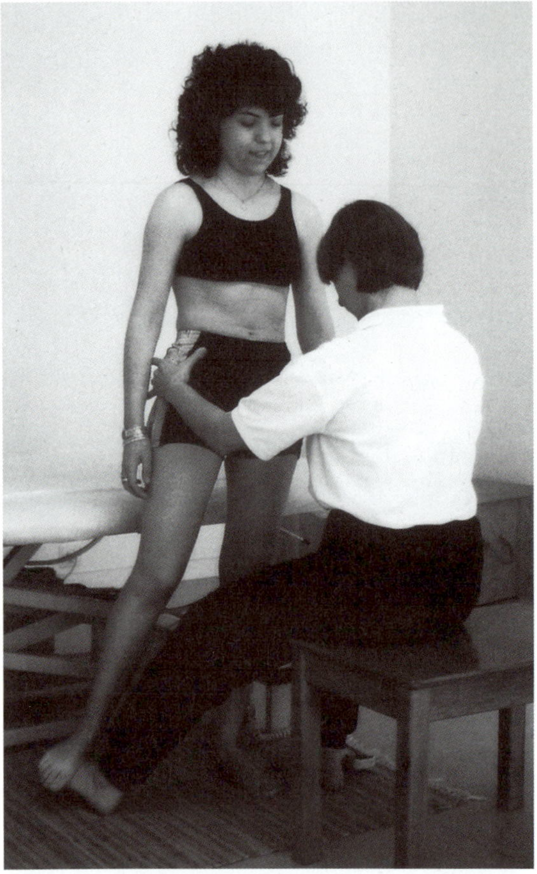

그림 2.44 라켈은 골반을 수평보다 높이 들어올린다.

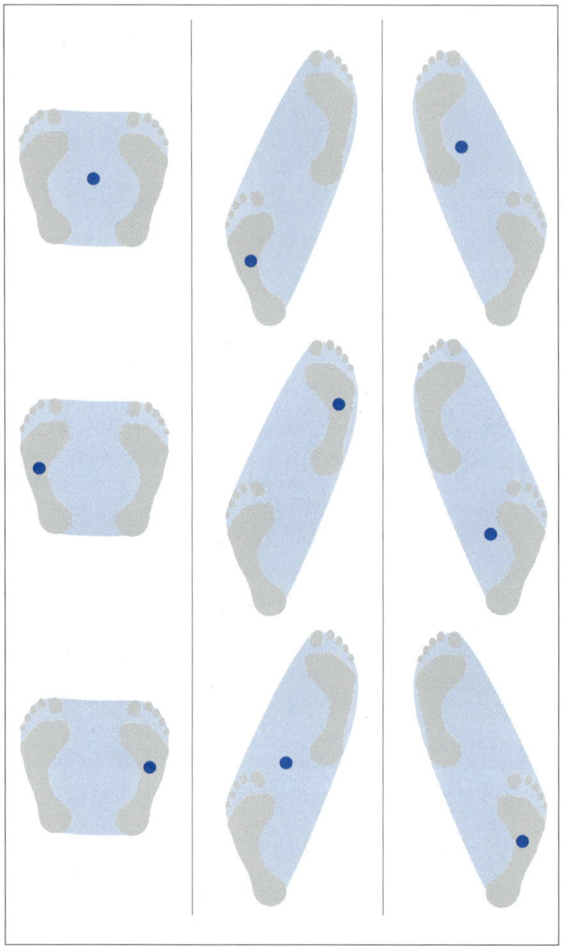

그림 2.45 중력중심이 지지기저면 내에서 어떻게 이동될 수 있는가의 예.

라켈에 있어서 큰 도전은 경사면에서의 보행에서 왼발의 접지를 준비한다는 목적으로 대처하는 것이다. 라켈의 집은 급경사면에 건축되어 있기 때문에 이 대처가 필요하다. 라켈은 오른발을 그녀의 앞에 있는 간이의자에 놓는다. 오른손은 보조자의 어깨에 가볍게 놓는다. 대부분의 체중은 이것으로 그녀의 왼발에 걸리고, 그 발가락 끝으로 서야 한다. 이때도 발목관절의 안정을 위해 나의 양손을 사용한 많은 보조가 필요하다. 몇 번인가 반복한 후, 나는 다시 간이의자에 앉아 라켈의 발을 나의 양발부분에 안정시키고, 골반의 보호와 조절을 위해 양손을 자유로이 사용할 수 있도록 한다.

진화의 역사상, 가장 젊은 근육은 중간볼기근이라 생각되지만 이 근육은 시상면에서 완전한 폄에서만 작용한다. 골반이 앞으로 기울면 즉, 엉덩관절을 약간 굽히면 넙다리근막긴장근이 옆으로의 안정을 이어받는다.

중간볼기근을 통해서 이마면에서의 벌림의 안정을 자극하기 위해 시상면에서의 완전한 폄이 절대 필요하다. 이것은 다음의 활동에 의해서 대처할 수 있다.

• 선 자세에서 라켈은 왼발을 간이의자 위, 또는 나의 발 위에 놓아야 한다. 골반을 오른쪽으로 들어 올리고, 이번에는 얼마간 내려 재차 수평보다 높게 들어올린다(**그림 2.44**). 이 운동은 왼쪽 중간볼기군(작용근)과 오른쪽 허리네모근(협동근)을 통해서 일어난다. 내가 주의하는 것

은 왼쪽 중간볼기근이 정말 큰볼기근의 강화 하에 기능하고 있는가이다. 그 이유는 중간볼기근이 골반의 뒤경사와 엉덩관절의 가쪽돌림을 확실한 것으로 하기 때문이다. 골반을 들어 올리는 것은 오른쪽 허리네모근의 보상적인 과다활동에 의해서 야기되어서는 안 된다.

- 왼팔에 연합반응이 일어나는지 아닌지를 관찰해야 한다. 이것은 척주세움근과 넓은등근에서의 높은 긴장과 함께 상반신의 수직위치가 유지되고 팔의 안쪽돌림과 굽힘을 야기하는 것을 의미하기 때문이다.
- 만일 그러하다면 골반을 오른발 위에 이동시키고 왼쪽 다리는 이완되고 하중의 움직임이 재차 반복된다. 이번에는 더 천천히, 그리고 골반 가쪽(볼기부분)에 얼마간 많은 자극을 준다. 또는 내가 체중을 부담하면서 실행한다.

비교 : 정상운동

정상적인 선 자세 균형의 더욱 기준은 다음과 같다.

- 가동적인 허리뼈.
- 안정된 등뼈.
- 가슴우리 위에 자연스럽게 위치하고 조작한다는 주된 기능을 실행하는 준비가 되어있는 독립된 팔이음뼈. 몸통이나 골반의 가동성이나 안정성을 방해하도록 작용해서는 안 된다.
- 목뼈 위에 자연스럽게 위치하고 외부수용기 특히, 눈으로 환경을 확인하고 조작을 조절하면서 유도한다는 주된 기능을 충족하는 독립된 머리. 머리도 또한 팔이음뼈, 몸통, 골반의 가동성이나 안정성을 방해하도록 작용해서는 안 된다.
- 중력중심, 특히 골반과 중앙 핵심점을 지지기저면 내에서 자유로이 움직이는 능력. **그림 2.45**는 중력중심을 지지기저면 내에서 이동시키는 상이한 가능성을 보여주고 있다. ■

라켈의 선 자세 균형에서 장애

라켈의 오른발은 보상을 실행하기 위해 정상보다 높은 긴장을 갖고 있다. 그 결과, 평형반응을 이루는 약간의 긴장변화가 여기서도 발생하지 않는다. 그녀의 왼발은 양성 지지반응을 나타내고 발가락 굽힘근의 긴장도 증가하여 바닥에 밀어붙여져 있다. 앞발은 바닥쪽굽힘과 뒤침에서 높은 긴장을 갖고 있다. 목말관절은 내반을 하거나 외반으로 구부려져 있어(지나치게 낮은 긴장인 경우) 모두 불안정성을 의미한다.

오른쪽 무릎관절은 자주 과다긴장으로 유지되고 등쪽으로의 움직임이 불가능하다. 라켈의 이전의 사진으로부터 이것이 그녀에게 친숙한 자세였다는 것을 알 수 있다. 왼쪽무릎도 마찬가지로 기준자세(zero position)에서 안정할 때에 문제를 갖고 있다. 발은 아래에서부터 정강뼈를 뒤로 밀어붙이고 엉덩관절에서는 굽힘이 일어나 넙다리뼈를 등쪽으로 유지한다. 이와 같이 하여 무릎이 젖힘(과신전)에서 잠기는(lock) 일이 용이하게 일어난다. 그러나 라켈은 이것을 수의적으로 수정할 수 있다. 이때, 무릎뼈와 넙다리뼈가 정중선을 향하고 있다는 것을 알아차린다. 그 이유는 엉덩관절에 있다. 여기서는 시상면의 폄이 결여되어 있을 뿐만 아니라 가쪽돌림과 벌림에 의한 안정성도 결여되어 있는 것이다.

허리뼈는 척주세움근과 넓은등근의 비정상적으로 높은 긴장을 통해서 전만을 하여 비교적 움직이기 어렵게 되어있다. 골반은 앞으로 경사져 있다. 등뼈는 마찬가지로 척주세움근과 넓은등근의 높은 긴장에 의해서 가동성 · 안정성 모두 제한되어 있다. 목뼈는 완전히 자유롭다는 것은 아니다. 등세모근과 어깨올림근의 높은 긴장이 어깨뼈와 목뼈몸통(경추체) 또는 뒤통수부분과의 너무 견고한 결합을 이룬다. 이것은 머리가 그 독립성과 운동의 자유를 제한한다는 것을 의미한다. 라켈이 왼쪽, 오른쪽 또는 위를 보면, 그녀는 팔이음뼈의 움직임(비정상적으로 높은 긴장을 원인으로 하는 상반신경 지배의 결여)에 의해서 균형은 용이하게 상실된다(머리의 무게만이 이동하는 것이 아니라 팔이음뼈와 등뼈도 이동한다).

운동요소와 실제로 관찰되고 실행된 라켈의 신경근육조직 활동을 정상적인 것과 비교함으로써 또한 치료의 단서를 파악할 수 있다.

개개의 보행단계의 촉진

개개의 운동패턴은 연속하여 실행되어야 한다. 그래서 라켈은 자기의 오른쪽에 높게 설치한 치료테이블이 오도록 서고, 오른손을 테이블 위에 가볍게 놓음으로써, 균형에 문제가 발생하였을 때에 지지할 수 있도록 한다. 시작위치는 발디딤 위치이고 오른발이 앞에 놓인다.

! 오른발은 테이블의 모서리에 상응하는 거리를 유지해야 한다. 이것은 옆쪽운동으로 오른쪽으로 체중이 이동해도 골반이 부위를 확보하여, 바로 테이블에 부딪히지 않도록 하기 위해서이다. 그렇지 않으면, 환자의 상반신 전체가 오른쪽으로 기우는 것을 유도할지도 모른다.

유각 초기 : 발꿈치 이지

무릎과 발허리발가락관절은 이완되어야 한다. 나는 무릎의 선택적 폄과 엉덩관절 굽힘근의 이완과 동시에 골반을 오른쪽 다리의 위까지 움직인다. 왼쪽 다리는 좀 더 뒤에 머물러야 한다(**그림 2.46**). 그래서 라켈은 왼쪽 무릎을 펴게 하면서 이완한다. 이 운동의 돌림 점은 발허리발가락관절이고 특히 첫째발가락의 관절이다. 거기에 기준점 형성을 위한 자극이 일어나도록 나는 왼쪽 손가락을 그 위에 놓는다. 나의 오른손은 발꿈치를 잡고 발꿈치가 이지하는 동안 발목관절을 안정하도록 보조한다. 발은 뒤침을 하려고 하는데 그것은 방지할 필요가 있다(**그림 2.47**).

! 이 자세에서는 발디딤 위치의 크기가 적절한지 어떤지 조절한다. 넓적다리는 수직으로 바로 아래로 향할 필요가 있다. 라켈은 이완하여 아래로 늘어진 다리의 감각을 얻어야 한다.

다음으로 제자리로 되돌아가게 움직여지고 오른쪽 앞발부분, 그리고 최종적으로 발의 전체가 들려 올라가서 뒤에 놓일 때까지 체중은 다시 왼쪽 다리 위에 뒤로 이동되어야 한다. 나는 라켈의 왼쪽 발꿈치를 약간의 움직임으로 마루 쪽으로 움직인다. "발꿈치를 아래로 움직이시오"라고 구두지시를 하는 것도 효과적이다. 발꿈치를 내리는 것(종아리세갈래근을 원심성으로 이완하는 것)은 넙다리네갈래근의 선택적 활동의 자극이 된다. 여기서도 뒤침·내반에 질질 끌리지 않도록 주의해야 한다.

넙다리네갈래근의 수축은 무릎뼈의 운동에서 잘 관찰하고 느낄 수 있다. 여기서 넙다리곧은근은 몸쪽에서 이완되고 먼쪽에서 긴장을 구축한다는 상반신경 지배를 나타내어 보여야 한다. 무릎관절의 폄은 엉덩관절의 선택적 폄을 발동시킨다. 엉덩관절 폄이 정말 선택적으로 실행되고 있는지, 그렇지 않으면 골반 전체가 잡아당겨져 있는지를 확인해야 한다.

나의 오른손은 그녀의 왼쪽 골반에 중간볼기근을 긴장시키도록 자극을 주고 골반이 체중을 받아도 수평으로 유지되도록 한다.

이 단계는 긴장이 정상이라고 느끼고 손에 의한 보조가 적어도 될 때까지 몇 번인가 반복된다.

유각 중기

준비된 운동요소를 신경근육조직 활동과 함께, 입각기에서 폄 구축과 같은 운동패턴과, 유각기의 도입부가 되는 폄의 해소를 조합시키는 것을 목적으로 한다.

유각중기에서 왼쪽 다리를 앞쪽으로 내미는 것은 테이블을 따르고 있는 이 자세에서는 충분히 대처하는 것은 어렵다. 천천히 걷는 것과 보행의 차이는

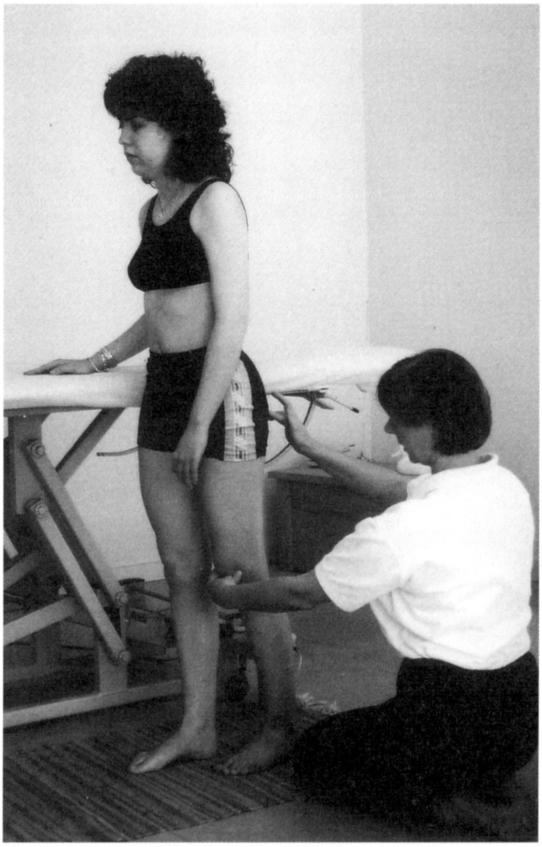

그림 2.46 골반은 오른쪽 다리 위로 움직여진다. 왼쪽 다리는 뒤에 머무른다.

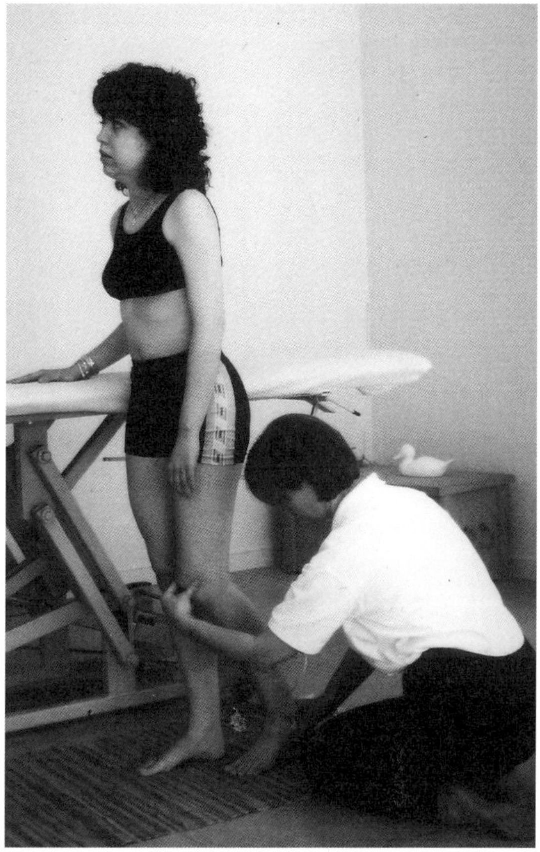

그림 2.47 라켈은 무릎을 이완시킨다.

속도와 지지기저면으로서의 발과, 중력중심으로서의 중앙 핵심점, 또는 골반 사이의 운동 시간조절에 있다. 보행을 가능한 한 준비하기 위해서는 왼쪽 다리를 굽힘 활동과 함께 앞쪽으로 들어 올려야 한다는 감각을 피하는 것에 있다. 이 방법은 라켈에게 즉석에서 모든 굽힘 패턴, 골반을 옆쪽으로 끌어올리는 것을 발생시킨다. 이것은 내가 왼손으로 앞발부분과 발가락의 아래, 오른손으로 발꿈치를 잡아야 한다는 것을 의미한다. 나는 그녀의 발의 전체를 반원운동과 같이 마루를 따라서 또 한쪽의 발을 지나쳐가서 앞쪽으로 움직여야 한다(**그림 2.48**)

유각말기 · 입각초기 : 발꿈치 접지

나는 움켜잡기와 운동방향을 유지한 채로 종아리가 수직으로 선 순간에 환자에게 발꿈치를 앞쪽에 놓도록 지시한다. 이것은 넙다리네갈래근의 선택적 구심성 수축을 필요로 하고, 라켈에서도 관찰하고 느낄 수 있다. 등쪽굽힘의 활동은 이것에 반해서 나타나지 않는다(**그림 2.49**). 그래서 저항이 존재하지 않는다는 것으로부터 이전의 치료에 대해서 진전되어 있음을 느낀다. 처음에는 바닥쪽굽힘으로 격렬하게 밀어붙이지만, 내가 등쪽굽힘으로 움직이는 것에 별로 저항하지 않게 된다.

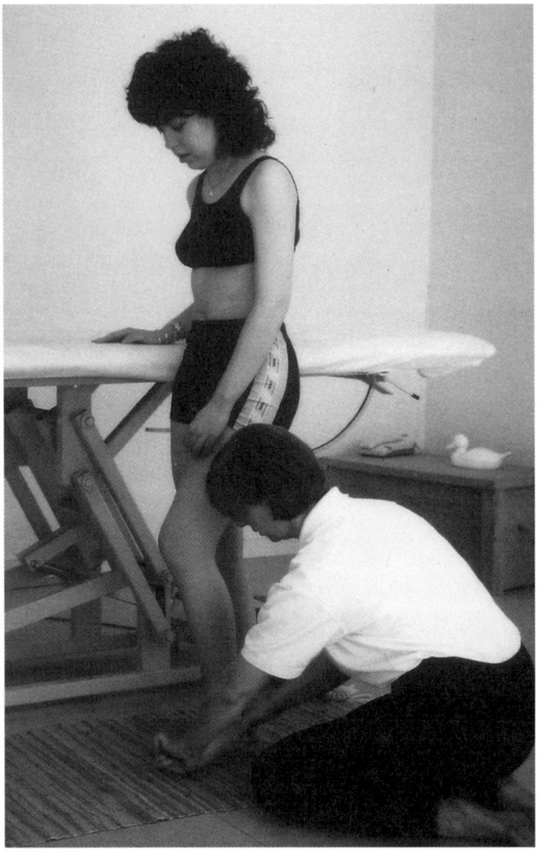

그림 2.48 유각의 발은 반원을 그리도록 마루를 따라서 앞쪽으로 움직인다.

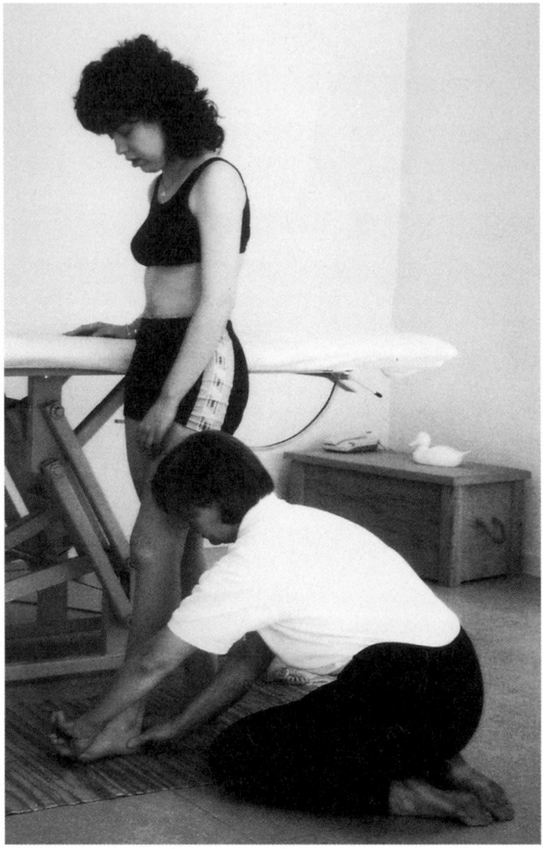

그림 2.49 발꿈치의 움직임은 넙다리네갈래근의 선택적 활동을 자극한다.

입각중기

라켈은 체중을 앞쪽에 위치하고 있는 왼발 위로 이동시킨다. 무릎은 뒤넙다리근과의 양호한 상반신경 지배를 요구하는 폄으로 유지해야 한다. 시상면 · 수평선상의 완전한 엉덩관절 폄에 도달하기 위해 골반은 약간 뒤로 경사진다. 게다가 골반을 수평으로 유지하기 위해 중간볼기근은 긴장을 증가시킬 필요가 있다. 나는 넙다리네갈래근과 큰볼기근의 활동을 자극한다. 라켈의 오른손은 균형을 유지하기 위해 치료 테이블 위에 가볍게 놓는다(**그림 2.50**).

그래서 오른쪽 다리가 발꿈치와 발가락의 이지단계에 들어가면, 왼쪽 엉덩관절의 폄은 유지되고 유각중기로 옮겨가 오른발이 발꿈치와 함께 앞쪽에 놓인다.

발디딤단계에서부터 천천히 걷는 것으로 옮겨감

공간에서 느릿하고 계속적인 전신운동으로 옮겨가야 한다. 라켈은 이제까지 느릿하게 밖에는 걸을 수 없었기 때문에 상이한 변화의 균형문제가 존재한다. 보조자가 라켈의 오른손을 위해 손가락을 내밀거나 또는 라켈은 끝이 미끄러지지 않도록 고무스토퍼(rubber stopper)가 부착된 긴 나무 지팡이를 사용한다.

라켈은 보조자, 지팡이에 몸을 의지해서는 안 된다는 것을 알고 있다. 양자 모두 상반신의 작은 흔들림을 막아내고 연합반응을 회피하기 위해 사용되는 것이다. 왼발이 PVC로 만든 마루에서 미끄러지기 쉽게 하기 위해 양말을 신는다. 라켈을 계속

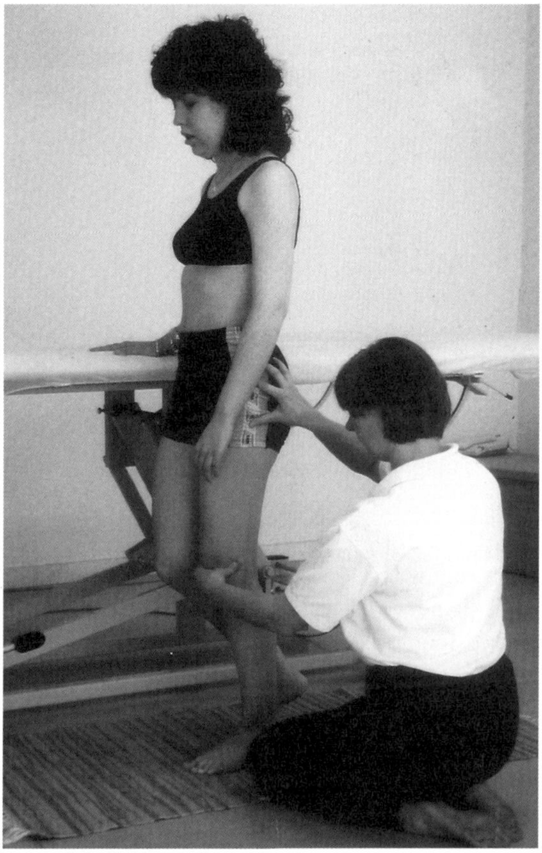

그림 2.50 입각중기에서 큰볼기근과 넙다리네갈래근이 자극된다.

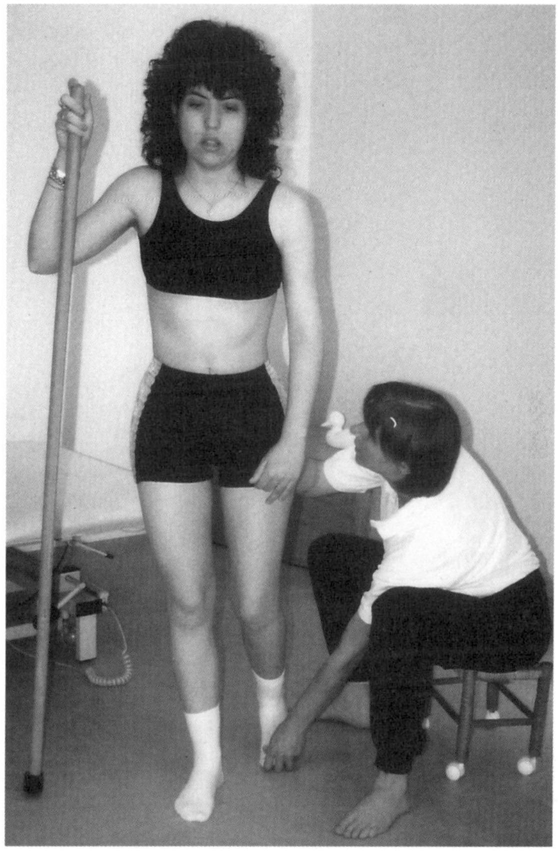

그림 2.51 나무 지팡이는 균형을 유지하기 위해서만 사용되고, 라켈은 그것에 몸을 의지하지 않는다

적으로 유도할 수 있도록 나는 작고 낮은 롤러가 붙은 간이의자에 앉는다. 이리하여 나의 양손은 발이나 발가락에 용이하게 도달하고, 또한 골반에도 도달한다. 나의 뒤쪽으로, 또는 옆쪽으로의 움직임도 협동적으로 실행할 수 있다.

입각기가 실행되고 오른쪽 다리는 앞에 위치하며 왼쪽 다리는 이완된다. 중요한 것은 시간이 주어졌다는 것이다(**그림 2.51**).

나는 발가락의 아래를 잡고 앞쪽으로 흔들어 내미는 운동을 유도한다. 발이 오른발의 높이에 오면 넙다리네갈래근의 선택적인 활동을 자극하기 위해 라켈에게 "발끔치를 앞으로!"라 지시한다. 이 수축은 발을 더욱 들어 올리고 발끔치를 접지시키도록 자극한다. 이어서 체중이 왼쪽 다리 위로 이동하고 오른쪽 다리는 이완되어 앞으로 내밀어진다. 여기가 균형과 연합반응의 발생에 있어서 위험한 순간이다. 라켈의 경우는 이러한 종류의 문제는 발생하지 않았다.

그림 2.52는 나의 오른손에 의한 작은, 그러나 중요한 보조를 보여주고 있다. 큰볼기근 상부로 이완되도록 자극을 주어 골반이 유각기에서 들려올라가지 않도록 한다.

체중을 오른쪽으로 이동하는 것, 왼쪽 무릎을 펴게 하면서 이완하는 것, 그리고 내가 종아리를 앞쪽으로 유도하는 동안 그것을 이완시키는 라켈의 이 운동에서 협동 작업은 양호하다.

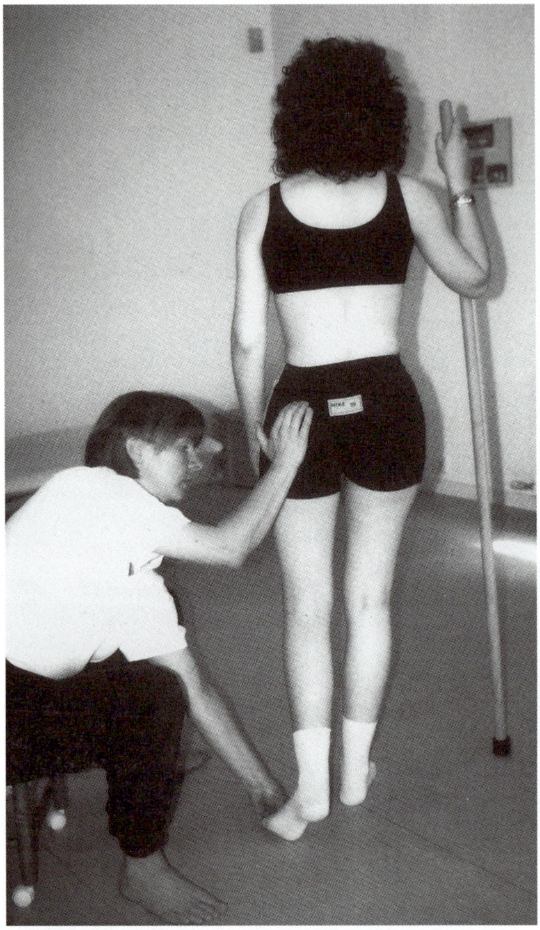

그림 2.52 큰볼기근 상부에 꼬리 쪽으로 향해서 자극을 주는 것은 유각기에서 골반이 들려올라가 앞으로 기우는 것을 방지한다.

! 발은 들어 올리는 것이 아니라 마루 위를 따라서 질질 끌어야 한다. 또 한쪽의 복사뼈를 따라서 앞쪽으로 운반된다.

무릎의 폄에서 라켈의 협동 작업은 전혀 존재하지 않는 상태와 매우 양호하다는 상태 사이에서 일정하지 않다.

등쪽굽힘에서는 저항은 거의 존재하지 않거나 또는 전혀 존재하지 않다고 할 수 있다(이전의 치료에서 다발한 앞발의 발생구역을 만지고 발가락 굽힘근의 폄에 의해서 양성 지지반응을 억제하는 것).

보행의 촉진

속도와 그것에 기인하는 긴장의 증가에 의해서 명백히 곤란해지는 보행을 촉진하기 위해 라켈은 양말과 신발, 그리고 부목(Schiene)을 착용한다. 나는 그녀의 뒤에 서거나 뒤를 따라서 걷고, 골반을 잡고 전신의 중력중심을 왼발부분 위에 이동시키며 그리고 앞쪽으로 이동시킨다. 이 때문에 오른쪽 다리의 보호 발디딤이 일어나 앞쪽으로 내딛게 되지만, 이것은 내가 체중을 이동시킨 부위이다(**그림 2.53**). 그래서 나는 골반을 오른발 위로 밀고 그것을 통해서 왼쪽 다리로 보호 발디딤이 형성된다(**그림 2.54**). 선택적 운동에 의해서 다리는 더욱 앞으로 이동된다. 팔에 의한 연합반응이 발생하지 않는 것도 중요하다. 나는 새로이 골반을 왼발 위, 그리고 거듭 앞쪽으로 움직이고 다시 오른쪽 다리의 보호 발디딤이 일어나게 한다.

주석 : 라켈의 치료에서도 물론 팔의 선택적 활동이 다양한 자세세트로 실행된다.
이 점에서 기본적 사항은
마리타, 아델라, 안토니오의 증상사례에서 언급하고 있는 것에 상응하고 있다.
다만, 마찬가지의 활동이라 해도 그것은 유사하다는 것으로 감각, 긴장, 자극의 대처와 환자의 관심이 매우 다르다는 것으로부터 완전히 같다는 것은 아니다. 이 때문에 내용은 환자에 따라서 결정되어야 하고 필요성과 능력에 적응시켜야 한다.

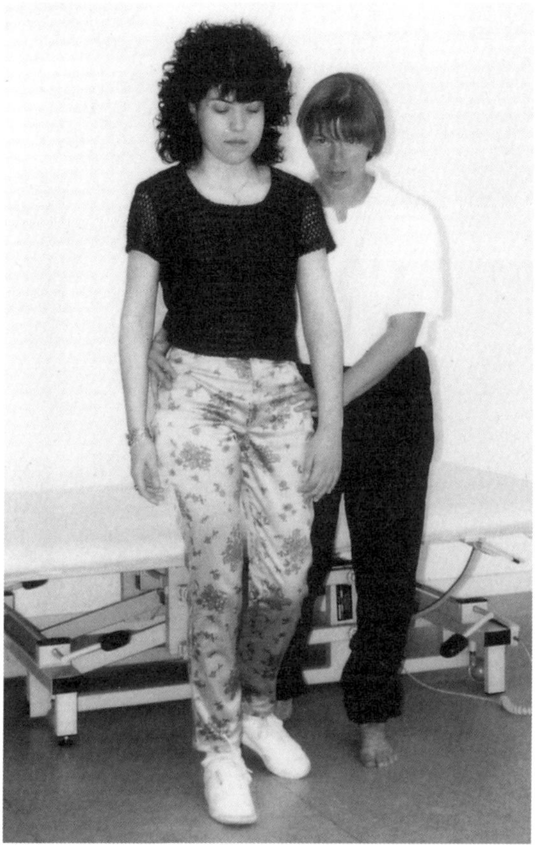

그림 2.53 오른쪽에서 보호 발디딤이 유도된다.

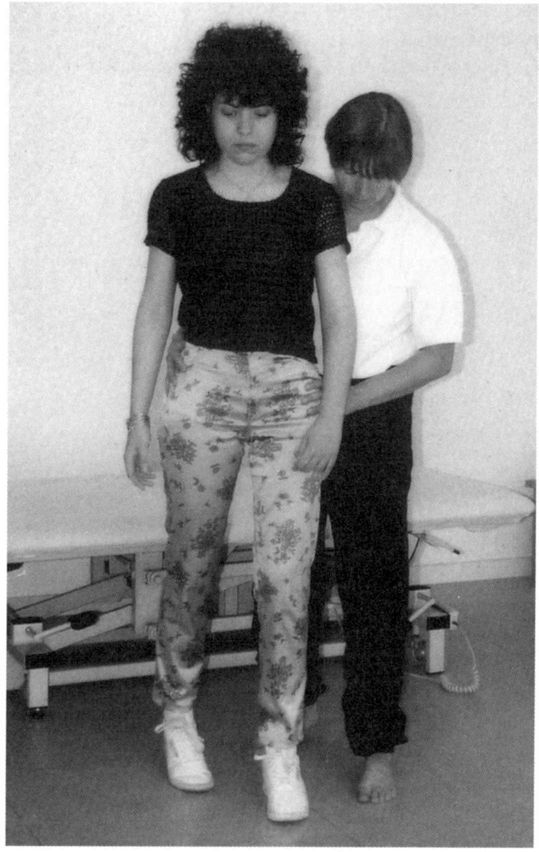

그림 2.54 팔의 연합반응의 출현 없이 왼쪽에서 보호 발디딤이 유도된다.

라켈이 혼자서 보행할 때는 일반적인 보행의 기준이 관찰된다.

- 속도 : 연령과 성별에 상응하고 있는가?
- 리듬 : 1, 2, 3, 4라는 행진곡의 리듬이 존재하는가?
- 보폭길이의 분포 : **그림 2.3 a 참조**
- 보폭너비 : 발꿈치의 중심에서부터 또 한쪽의 중심까지 정상적인 범위인 3㎝에서부터 4㎝ 떨어져 있는가? 이것은 균형을 평가하기 위해, 또한 보조 기구가 보행에 작용하는지 아닌지를 판단하는 중요한 파라미터이다.
- 팔은 신체의 옆으로 완만하게 내려가고 보행 속도에 따라서 함께 흔들리는가? 팔은 기본적인 기능인 무언가를 들거나, 포켓에 손을 넣거나, 누군가에게 손을 흔들거나 할 수 있는가?
- 눈과 머리는 독립하여 움직일 수 있는가? 예를 들면, 가는 방향을 보는가, 그렇지 않으면 마루에 "달라붙어" 그것만을 주시하고 있는가?

객관적으로 보행을 관찰하기 위해 기능적인 보행지수(Gait Index)를 사용할 수도 있다.

2.2 증상사례 : 아델라와 M

아델라의 주된 문제 : 낮은 긴장, 손 증후군(종창이 있는 손)
M의 주된 문제 : 낮은 긴장, 낮은 긴장을 원인으로 하는 과도한 보상.

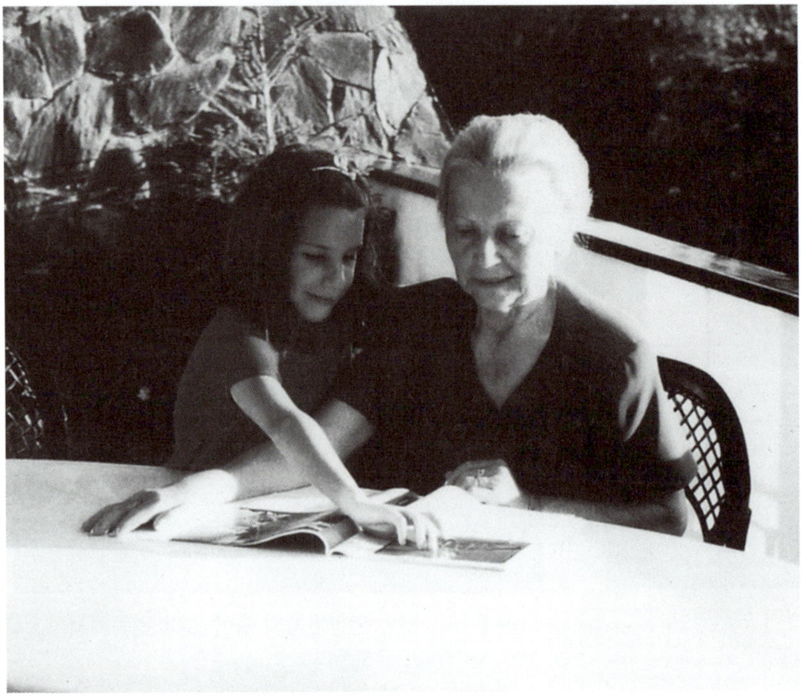

그림 2.55
아델라와 그녀의 손녀

아델라(Adela)는 69세의 여성이다. 그녀는 1997년 12월에 심장판막증을 원인으로 하는 중대뇌동맥의 허혈발작을 앓았다. 급성기 병원에서 2주간에 걸친 치료 후, 딸의 집으로 되돌아가 매일 외래에서 물리치료를 받았다. 4주일 전부터 그녀는 나의 진료소에 오게 되었다.

M은 16세의 청년이다. 4개월 전, 그가 백혈병을 앓고 있는 것을 알게 되어 상응한 화학치료가 도입되었다. 2회째의 약물 투여 후, 1주일간 귀가할 예정이었으나 병원을 떠날 때에 오른쪽 대뇌반구에 뇌내 출혈이 일어났다. 그 후 그는 5일간 혼수상태가 되고 중증의 낮은 긴장의 편마비를 나타내고 깨어났다. 나의 진료소에 처음으로 온 시기는 발병에서부터 4주일 경과하고 있었다.

1차 탈신경(denervation)

이완/중증의 낮은 긴장

연합반응

요양/회복

이전의 기억흔적(engram)에의 접근,

새롭게 기능적인 사용법의 구축 *치료*

2차 문제

근육조직의 생체역학적 변화

구축(contracture),

변형(deformation) *관리*

그림 2.56
추이도식
(Lynch에 의한 것
(1998년)을 수정)

2.2.1 아델라와 M의 평가와 예후

아델라와 M의 긴장(tone)과 감각도식

두 사람의 치료는 밀접하게 연관된 것으로서 소개한다. 왜냐하면 치료 처음 진단이 매우 유사하였기 때문이다. 아델라도 M도 매일 1시간에서부터 1시간 반 치료를 받았다. 이에 더해서 아델라는 매주 1, 2회의 언어치료를 1시간씩 받고 M은 매일 1시간 작업치료를 받았다. 그러나 증상경과는 매우 달랐다. 상이한 전개의 이유는 나의 평가에 따르면, 상이한 진단 이외에 성격이나 연령의 차이, 그리고 그것으로부터 발생하는 재활의 과정 전반에서 협동 작업에 대한 에너지를 열거할 수 있다.

1998년의 메리 린치(Mary Lynch)에 의한 도식에 내가 수정을 가한 것(**그림 2.56**)은 중추신경계 손상에 의한 작용의 추이의 가능성을 보여주고 있다.

치료의 목적은 가소성 재편성을 유도하고 총 패턴(total pattern)의 발현을 방지하여 선택적 운동을 가능케 하는 것이다. 치료는 중력에 대항하고, 아델라와 M의 노력을 필요로 하는 일상생활, 예를 들면, 신체위생, 착탈의, 이동, 식사 등에 영향을 준다. 이것들은 억제조절의 결여에서 긴장증가에 대한 자극을 계속적으로 이룬다. M에게는 그 중에서 몇 가지는 매우 노력을 필요로 하는 것으로, 이 때문에 강력한 연합반응의 발생과 결부되어 있다. M은 승강기가 없는 건물의 4층에 살고 있다. 치료하러 가기 위해서는 계단을 내려가고 올라가야 한다. 이 때문에 발생한 긴장의 증가는 경우에 따라서는 경증에서부터 중등도, 나아가서는 중증의 과다긴장(경직)으로 발전하는 일도 있고, 이것이 구축과 변형의 발현으로 연결된다. 그 영역에 도달하면 치료는 관리의 단계로 들어간다.

낮은 긴장을 극복하기 위해서는 긴장의 구축이라는 치료적 영향이 주어져야 한다는 것을 의미한다. 동시에 총 패턴의 형성을 피하기 위해 충분한 억제가 촉진되는 것을 조기에 확실하게 주의해야 한다.

예후를 판단하는 기준 : 아델라

(+ = 유리하게 평가, − = 불리하게 평가)
기초질환에서부터 아델라 쪽이 좋은 전제조건을 갖고 있는 것처럼 보인다.
+ 색전증은 완치되고 있다.

+ 그녀는 침착하고 원숙하다. 이것은 연합반응을 즉각 많이 나타내지 않는다는 것에 도움이 된다.
+ 가족과의 환경이 매우 양호하다. 그녀에게는 6명의 딸이 있고, 그 중 한사람과 함께 생활하고 있다. 또한 다른 딸도 번갈아 지원한다. 전원 일상생활에서의 보조를 학습하고 실천하고 있다.
- 손증후군과 어깨의 약간의 통증. 아델라는 이 때문에 확실하게 수면을 취할 수 없어 치료에도 영향을 주고 선 자세와 보행에서의 균형에 대처하는 것을 단념시킨다.
- 연령, 침착한 성격, 그리고 약간의 우울상태는 가소성 재편성에 제동을 거는 영향을 주고 있는 것처럼 보인다. 이것은 긴장의 구축에서의 매우 느린 그리고 작은 진전으로부터 추측된다.

예후를 판단하는 기준 : M

(+ = 유리하게 평가, − = 불리하게 평가)

M은 아델라와 다른 전제조건을 갖고 있다.

+ 뇌내 출혈은 신속하게 수술되었기 때문에 뇌 조직은 극히 약간 동안만 압력을 경험하고 손상은 그다지 크지 않을 것이다.
+ 아직 16세이고 사춘기여서 가소성이 왕성하다.
+ 가족과의 환경이 매우 양호하다. 어머니, 아버지, 누이동생은 그를 매우 사랑하고 있고 그를 돕고 지지하고 힘을 북돋아준다. 가족은 이동(transfer), 목욕, 착탈의, 식사, 놀이 때의 보조를 적극적으로 학습한다.
- 화학요법은 세포의 성장을 방지하는 것을 목적으로 하고 새로운 가지돌기(수상돌기)와 시냅스의 발아에 불리하게 작용한다.
- 병원에서 그는 물리치료를 받았으나 그것은 보상에 중점을 둔 것이었다. 팔걸이(arm sling), 목발(Lofstrand crutch), Bitutor라 불리는 보조기구(높이가 있는 정형구두에 발을 들어 올리는 판이 붙은 것). 종아리의 정중위치, 또는 가쪽이 2개의 금속지주로 무릎 아래까지 고정되고 고리로 고정한다. 무게는 약 2kg. 그리고 오른쪽을 강화하기 위해 5kg이나 되는 모래주머니를 오른쪽 다리의 먼쪽에 고정하고, 그것을 바로 누운 자세에서부터 펴게 한 채로 들어 올려야 하였다. 또한 무릎을 잠그는 플라스틱판을 붙이고 혼자서 울짱 안에서 보행을 연습해야 하였다. 이 과대한 요구는 바로 팔에 연합반응(어깨에서의 모음 · 안쪽돌림, 팔꿈치의 굽힘 · 엎침, 손가락의 굽힘)을 야기하였다. 부모와 이야기한 결과 이러한 종류의 "재활"을 그만 두게 되었다.

+/− 이 병원에서의 작업치료는 어느 쪽인가 하면 감각운동치료라는 것이다. 그의 창조성을 촉진하고 자유 시간에 대처할 수 있는 가능성을 나타내고, 이 때문에 이점이라 평가할 수 있다. 불리한 점은 이것이 작업치료에서는 당연하다고 할 수 있는 중추신경계의 가소성 재편성에 특별한 영향을 주는 일이 없는 낭비와 피로를 의미하는 것이다.

신경생리학적 관점

> 중등도의 낮은 긴장의 단계에서는 연합반응은 중추신경계의 재편성 능력의 긍정적인 징후라 파악할 수 있다. 아델라는 선 자세에서 모음근, 뒤넙다리근, 종아리세갈래근의 긴장의 증가를 통해서 다리의 기계적인 폄을 유도할 가능성이 있는 굽힘의 총 패턴을 느낀다. M의 경우는 팔이음뼈와 팔에 후퇴와 팔이음뼈의 끌어올리기, 그리고 팔꿈치의 굽힘이라는 형태로 느낄 수 있다. 개별적인 민감한 자극에 대한 운동반응은 총 패턴이고 이것은 수정되어야 한다. 연합반응이 전혀 나타나지 않는다는 것은 바람직하지 않은 징후이다.

! 그렇다고는 해도, 이러한 것으로부터 연합반응을 유발하고 받아들인다는 결론을 이끌어내서는 안 된다. 수정이란, 긴장의 증가를 억제하고 선택성과 조절로 유도하는 것을 의미하는 것이다.

2.2.2 아델라에 대한 목표설정과 전략

목표 :

- 참여수준 : 주거 내외에서 단거리의 보행능력을 획득하고 일상 활동을 완전히 자립하여 실행하는 것.
- 신체구조와 심신기능수준 : 마비 쪽의 오른쪽 반신의 자세긴장의 구축, 손의 부종을 완화, 손과 손가락의 가동화, 어깨위팔관절의 불완전 탈구의 완화, 팔의 운동의 개선

전략 : 아델라에게는 집중력이 있고 그녀의 실어증은 물리치료에서의 이해에 영향을 미치지 않는다. 이 때문에 선택적 · 수의적으로 대처할 수도 있고 활동수준에서 자동적인 반응도 불러일으키는 것이 가능하다.

2.2.3 치료

치료 테이블에서 앉은 자세에서 몸통 가동화

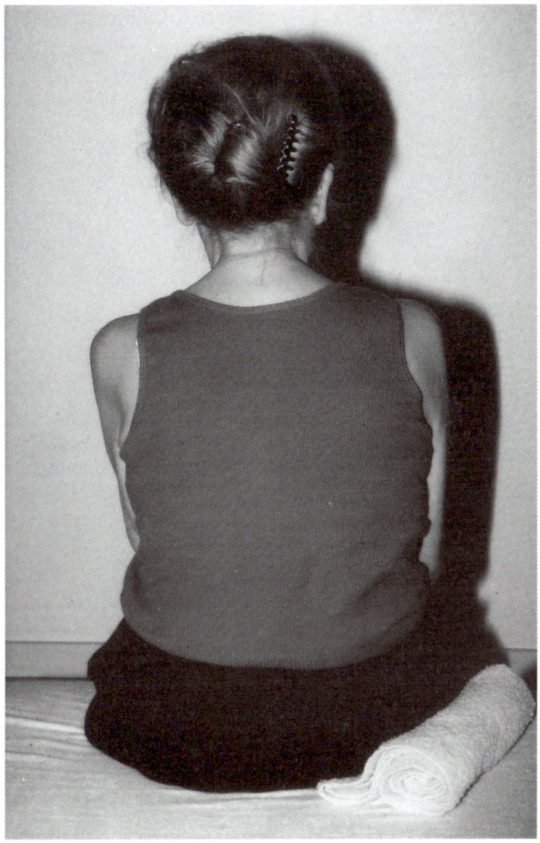

그림 2.57 그녀의 오른쪽 골반 아래에 놓은 둥글게 감은 타월이 아델라에게 옆쪽으로 안정성을 준다.

오른쪽으로 "떨어지는"을 발생시키는 오른쪽 큰볼기근의 낮은 긴장을 조절하기 위해 나는 타월을 개키어서 둥글게 하고 그것을 오른쪽 궁둥뼈결절의 아래에 놓는다(**그림 2.57**). 이것은 옆쪽으로의 안정성을 주는 역할을 가진다.

발은 마루 위에 놓인다. 목적은 배의 근육조직과 등의 근육조직의 대칭적인 활동이다. 이 때문에 처음에는 낮은 긴장의 마비 쪽을 직접 자극해야 한다. "6"에서부터 "1/2M"(p.74)에의 운동에서는 나의 오른손은 처음에 오른쪽 복근에 대고, 손가락으로 꼬리 쪽에서부터 머리 쪽으로 쓰다듬고, 엄지손가락으로 머리 쪽에서부터 꼬리 쪽으로 쓰다듬는다. "M"에서부터 "6"으로의 운동에서는 아델라는 상반신을 조절하고 제동을 걸면서 되돌려야 한다.

나날이 긴장이 구축되고 일정한 대칭성이 형성된 후는, 치료 초기에 실행하는 몸통 바로잡기 반응의 촉진을 단축할 수 있다. 그러나 선택적 긴장을 구축하기 위해 오른쪽의 자극은 더 정확히 해야 한다. 자세 "6"에서부터의 운동은 "1/2M"으로 가기 전에 우선 "5"와 "4"로 가고, "6"으로 되돌아온 다음에 실행한다.

이 활동은 앉은 자세의 안정성으로 유도한다. 이번에는 약간 통증을 느끼는 오른쪽 어깨의 가동화를 시작한다.

어깨의 가동화

환자와 나의 앞에 치료 테이블이 놓이고 그 위에

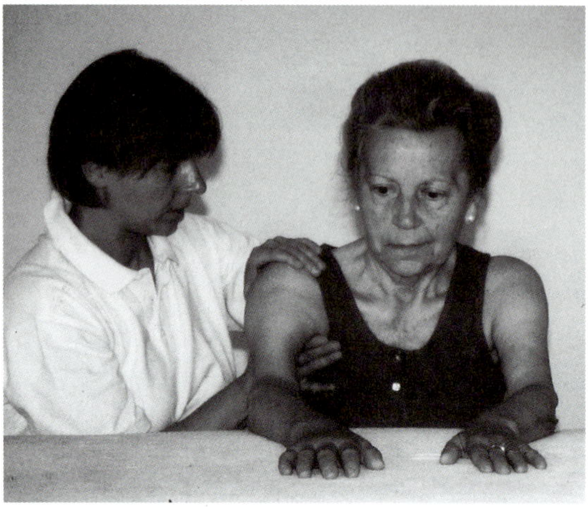

그림 2.58 어깨뼈와 위팔뼈를 잡아 늘이고 가쪽돌림을 하도록 촉진한다.

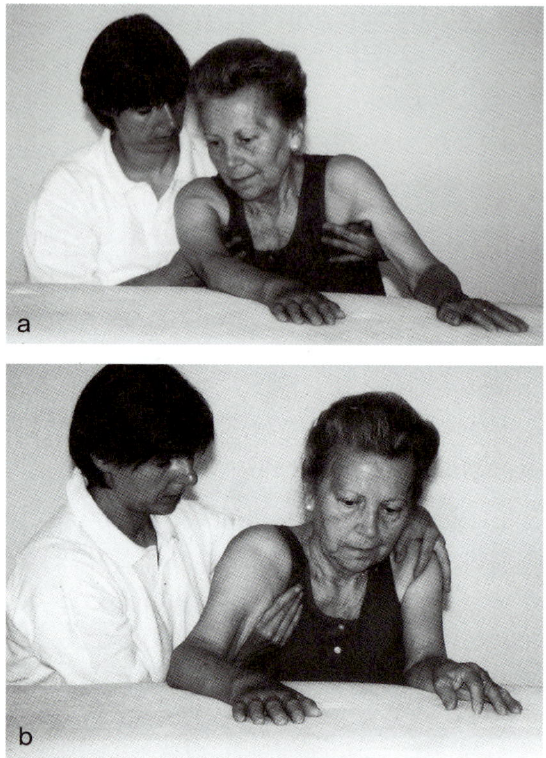

그림 2.59 a,b a 아델라는 팔이음뼈 안으로 회전하고 b 다시 밖으로 회전한다.

환자의 손을 올려놓는다. 나는 그녀의 오른팔을 주의 깊게 테이블 위에서 모음·안쪽돌림으로 유도하여 통증을 피하도록 한다.

나는 아델라의 오른쪽 이웃에 앉아 오른손으로 겨드랑이를 잡고(엄지손가락을 어깨위팔관절의 관절오목에 맞춘다), 거기서 어깨뼈와 위팔뼈를 잡아 늘여 가쪽돌림을 하도록 촉진한다. 나의 왼손은 봉우리(견봉)에 놓이고, 꼬리 쪽으로 향해서 약간 압력을 가한다(**그림 2.58**). 아델라는 거기서 오른쪽으로 회전해야 한다(**그림 2.59 a, b**). 나는 이때 어깨위팔관절을 더욱 잡아 늘이고 가쪽돌림·벌림으로 움직인다. 운동의 경계선은 관절통이라 명백히 인식되는 통증의 발생이다(p.58의 "통증에 대한 대처" 참조).

머리를 전체 방향으로 움직이고, 나의 왼손으로 관절을 보호하면서 중앙 핵심점을 등쪽, 꼬리쪽, 옆쪽으로 움직이는 것은, 양 팔이음뼈의 가동성을 확대한다.

통증이 있는 부종의 손의 치료

종창과 통증을 동반하는 오른손은 집중적으로 치료되어야 한다. 왜냐하면 팔 전체의 긴장에 나쁜 영향을 주고, 또한 아델라가 그곳에 주의를 돌려버리기 때문이다. 아델라는 어떠한 활동 전에도 손이 아프지 않은지 질문하고, 그녀의 집중력은 언제나 일부만 다른 감각운동 활동에 할애된다.

손증후군의 병태생리학

아래의 기준으로 분별한다.

- 림프의 수종에 의해서 손이 종창하는 경우. 이에 관한 2차 질환을 갖지 않는 편마비환자에서는 드물다.
- 특히 따뜻한 날씨에 선 자세나 보행 시 손이 늘어져 있을 때, 낮은 긴장환자에게 손의 종창이 잘 나타나는 경우. 손은 그 수동적인 가동성으로 제한되어 있으나 전형적인 손증후군의 특징은

나타내지 않는다.

- 편마비의 종합적 증상의 하나로서 알려진 전형적인 손증후군 또는 어깨-손증후군이 존재하는 경우. 이것은 아래의 증상으로 인식 가능하다.
  - *종양(Tumor)* : 노뼈 · 자뼈와 몸쪽 손목뼈열 사이의 관절상의 종창, 또는 손등 전체, 손바닥, 손가락의 종창.
  - *발적(Rubor)* : 특히 손등에서 검푸른 변색.
  - *열감(Calor)* : 손등, 또는 손 전체의 경증에서부터 중증의 발열.
  - *통증(Dolor)* : 손가락 굽힘, 손가락을 펼치다(벌림), 엄지손가락 · 새끼손가락맞섬근, 손목관절의 등쪽굽힘과 노쪽벌림, 아래팔의 뒤침, 팔꿈치의 굽힘에서의 통증을 동반하는 가동 제한.
- 불완전 탈구도 일어나기 쉽다. 손배뼈, 반달뼈, 세모뼈는 배쪽으로 드티고 정상적인 정렬을 사전에 형성함이 없이 등쪽굽힘을 실행하면 극도의 통증이 발생한다.
- 손증후군은 어깨의 통증을 동반하여 발생하는 일이 많다. 이른바 어깨-손증후군이다 (Davies 1985년 ; p.206이하)

손증후군에서 치료의 중점

- 첫째 사례에서는 림프배출과 팔을 높이 들어 올릴 필요가 있다.
- 둘째 사례에서는 특히 수직으로 대처할 때의 자세에 주의하는 것에 중점을 둔다. 림프배출의 필요성은 보여주지 않지만 물론 추가 치료로서 사용할 수 있다.
- 셋째 사례에서는 자세에 주의함과 동시에 몸쪽으로의, 또는 먼쪽으로의 스트로킹(stroking)을 매우 주의 깊게 실행할 것을 권장한다. 이것은 손허리손가락관절의 주변조직을 굽힘으로 가동화하기 위해서이다. 게다가 엄지손가락을 반대 방향으로 주의 깊게 움직이고, 손목관절을 등쪽굽힘, 노쪽으로 움직이고, 아래팔을 뒤침, 팔꿈치를 굽힘, 어깨위팔관절을 올림 · 벌림, 특히 가쪽돌림으로 유도해야 한다.
- 손목관절 고정보조기(hand splint)를 개인용으로 제작하는 것(예로, Davies 1985년; p.240이하)도 고려할 수 있다. 고정보조기를 장착하면 손목관절을 등쪽굽힘으로, 손가락을 손허리손가락관절에서 굽힘으로 오래 유지하는 것이 가능해지고, 손바닥을 기능적인 아치 형태로 유지할 수 있다. 간단한 해결방법은 "futura"사의 완성품(크기는 S, M, L이 있다)을 약국이나 의료기기점에서 구입하는 것이다(**그림** 2.60 a, b).

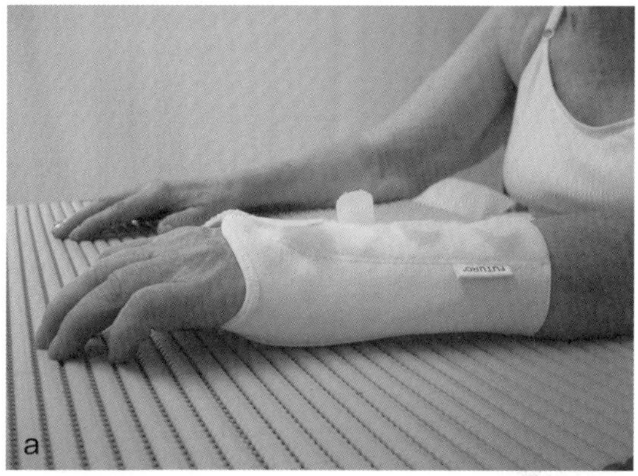

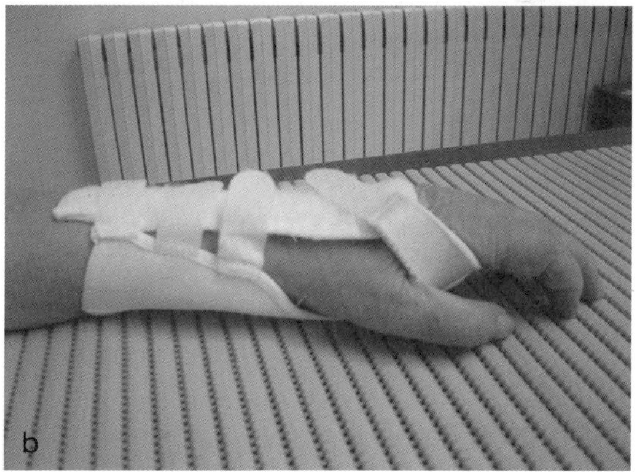

그림 2.60 a,b hand splint

손과 팔의 가동화

나는 아델라의 손을 노쪽에서부터 왼손으로 잡는다. 그래서 나는 손바닥쪽에서부터 손허리손가락관절을 지지한다. 나는 평탄하게 한 오른손으로 손등에서부터 손목관절을 지나서 아래팔까지 몸쪽으로 가볍게 문지른다(**그림 2.61**).

아델라의 손은 그 후 자쪽을 마루 위에 놓고 나는 그녀의 손가락을 나의 왼손으로 여유를 갖게 한 굽힘 위치로 잡는다. 그래서 나는 손허리뼈 사이를 먼쪽으로 가볍게 문지르고, 손허리손가락관절의 굽힘을 개선시킨다. 손허리손가락관절을 지나는 손가락 폄근의 힘줄은 그 아래에 위치하는 조직을 약간 당김으로써 가동화된다. 또한 이것은 손허리손가락관절의 굽힘 능력을 개선한다. 손목관절의 불완전 탈구위치를 바꾸기 위해 견인이 필요하다면, 나는 나의 오른손을 약간 회전시켜, 나의 집게손가락이 환자의 엄지손가락과 집게손가락 사이에 놓이고, 나의 엄지손가락이 아델라의 손의 자뼈의 가장자리에 놓이도록 한다. 그렇게 함으로써 약간 먼쪽으로의 움직임에 의해서 관절면을 서로 떼어 놓을 수 있다(**그림 2.62**).

! 먼쪽 손의 엄지손가락은 엄지두덩에 의해서만 자뼈의 모서리에 접해도 된다. 엄지손가락의 먼쪽부분은 손허리손가락관절을 결코 밀어서는 안 된다.

나는 나의 왼쪽 아래팔을 아델라의 아래팔과 평행으로 놓고, 나의 엄지손가락은 붓돌기(경상돌기)에 놓으며, 기타의 왼쪽 손가락은 노뼈와 자뼈의 먼쪽부분에 비스듬히 평탄하게 놓는다. 나의 오른손으로 가볍게 움직이는 동안, 왼손은 아래팔을 천천히 등쪽·가쪽과 배쪽·정중으로 움직인다. 이러한 방법으로 나는 먼쪽에 대해서 몸쪽의 지레를 사용해서 노쪽 벌림의 방향으로 등쪽굽힘으로

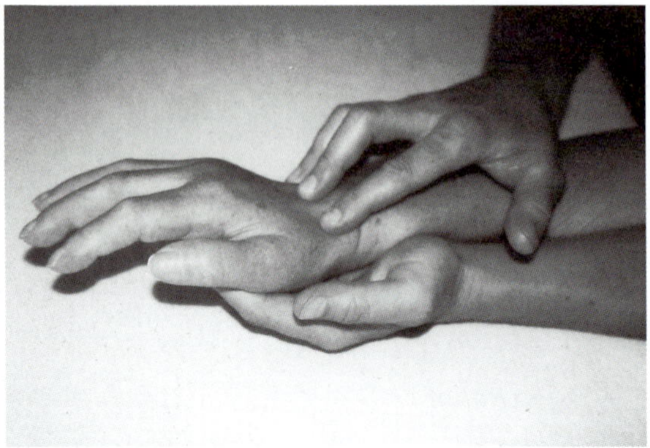

그림 2.61 손등을 아래팔까지 몸쪽으로 스트로킹(stroking)을 실행한다.

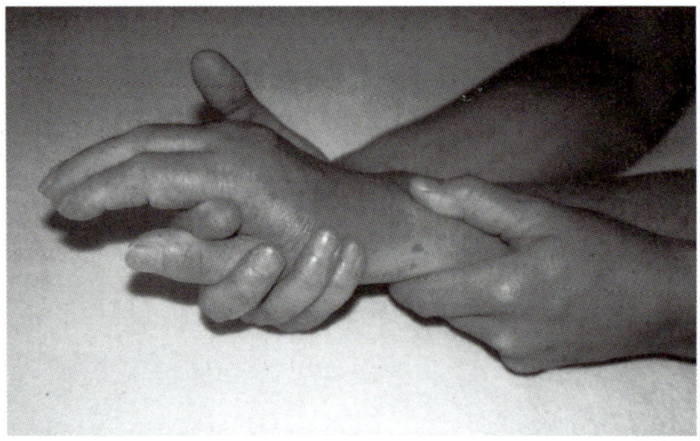

그림 2.62 등쪽굽힘의 가동화. 손목관절을 약간 견인하면서 먼쪽에 대해서 몸쪽으로 움직인다.

움직이고(보바스 개념의 초기의 원칙), 이것을 통해서 아델라에게는 아래팔에 대해서 손을 움직이는 것보다도 명백히 보다 적은 통증을 의미한다.

그 후, 나의 오른손이 아델라의 손가락을 안정시키고 있는 동안, 왼쪽 손가락으로 부어오른 손바닥을 먼쪽으로 향해서 가볍게 문지른다. 그리하여 손에는 기능적인 아치가 형성되고 나의 왼쪽 엄지손가락은 아델라의 엄지손가락을 주의 깊게 반대방향으로 움직인다(**그림 2.63**). 또한 펼쳐진 손가락에서부터 손허리손가락관절의 방향으로 천천히 압력을 가하는 것은 굽힘으로의 큰 가동성을 유도한다(p.161의 **그림 2.117을 참조**).

게다가 나는 손허리손가락관절의 굽힘을 크게 한다. 손허리뼈부분 사이를 손가락사이의 "물갈퀴

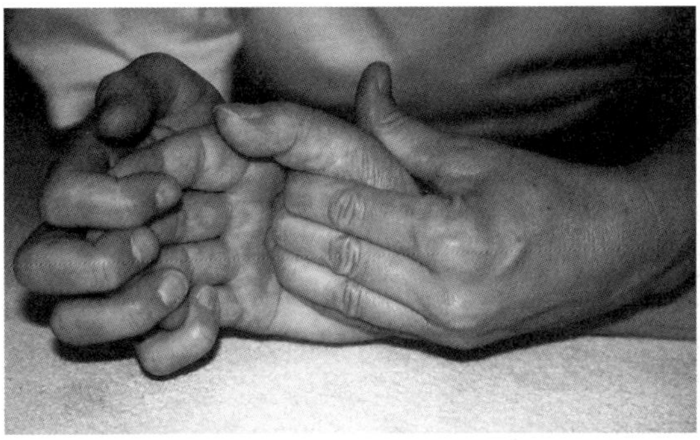

그림 2.63 손의 기능적인 아치가 형성된다.

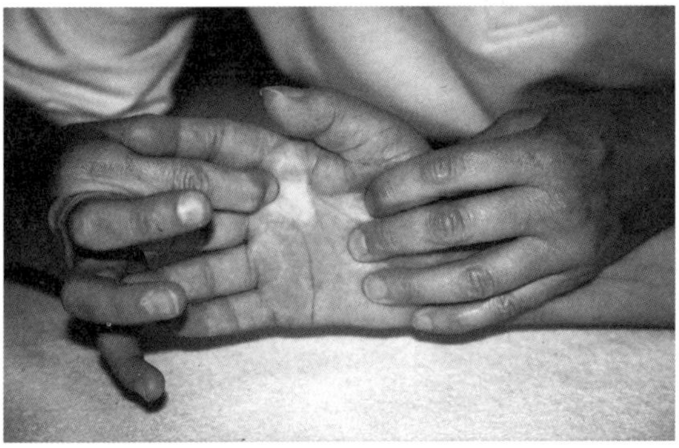

그림 2.64 손허리뼈부분 사이를 가볍게 문지르고 맞섬근을 가동화한다.

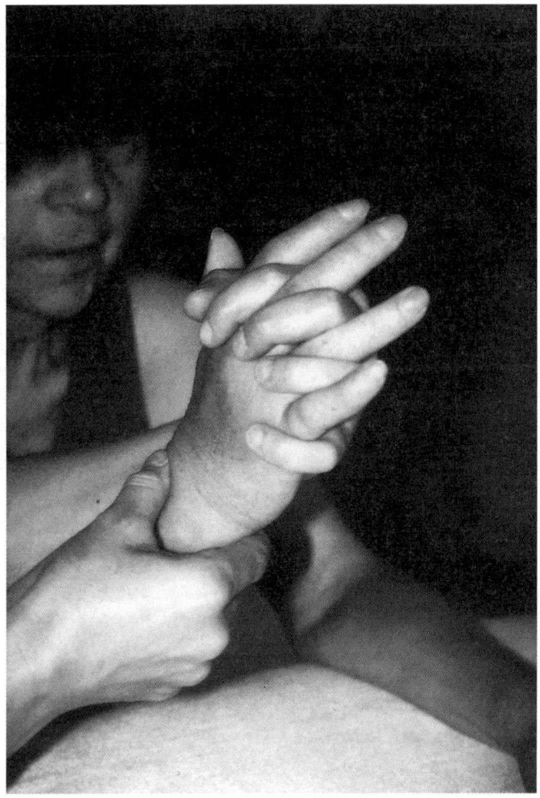

그림 2.65 손목관절은 먼쪽에 대해서 몸쪽으로 움직여짐으로써 등쪽굽힘과 노쪽벌림으로 유도된다.

부분"까지 먼쪽으로 향해서 가볍게 문지르고, 나의 왼쪽 집게손가락은 동시에 맞섬근을 가동화 한다(**그림 2.64**).

아래팔 전체를 뒤침을 시켜 팔꿈치 굽힘으로 움직이기 위해 나의 왼쪽 손가락은 아델라의 손과 깍지를 끼게 되고, 나의 오른손은 아래팔의 먼쪽부분에 놓인다(엄지손가락을 붓돌기 위, 기타의 손가락을 손목관절의 관절공간의 몸쪽부분 위). 여기서도 몸쪽에 있는 쪽의 치료사의 손이 아래팔을 움직이기 위해 더 활발하다는 것에 주의해야 한다(**그림 2.65**). 팔꿈치의 굽힘과 뒤침에서부터 폄으로 되돌아가기 위해, 나의 왼쪽 엄지손가락은 주의 깊게 붓돌기에 압력을 가하고, 엎침과 마찬가지로 노쪽벌림을 하면서, 등쪽굽힘에 도달하도록 한다. 이 자세는 유리컵이나 작은 병을 잡는 것 같은 손목관절의 기능적인 자세에 상응하고 있다.

그 후 아델라의 아래팔은 테이블 위에 놓인다. 안정된 기준점을 만들기 위해 아델라는 그녀의 손을 깍지 끼고 테이블 위에 놓거나, 그녀의 딸이 아래팔을 아델라의 아래팔에 가볍게 놓도록 한다. 보조자는 손을 아델라의 팔꿈치 위에 놓는다. 내가 중앙 핵심점에서부터 촉진하는 운동을 팔꿉관절에서 제한해야 한다(**그림 2.65**).

- 중앙 핵심점에서부터 등쪽 · 꼬리쪽으로 운동을 통해서 오른쪽 어깨위팔관절에 올림 · 가쪽돌림이 일어난다.
- 머리와 중앙 핵심점의 오른쪽으로 운동을 통해서 오른쪽 어깨위팔관절에 모음 · 안쪽돌림이 일어난다.
- 머리와 중앙 핵심점의 왼쪽으로 운동을 통해서 오른쪽 어깨위팔관절에 벌림 · 가쪽돌림이 일어

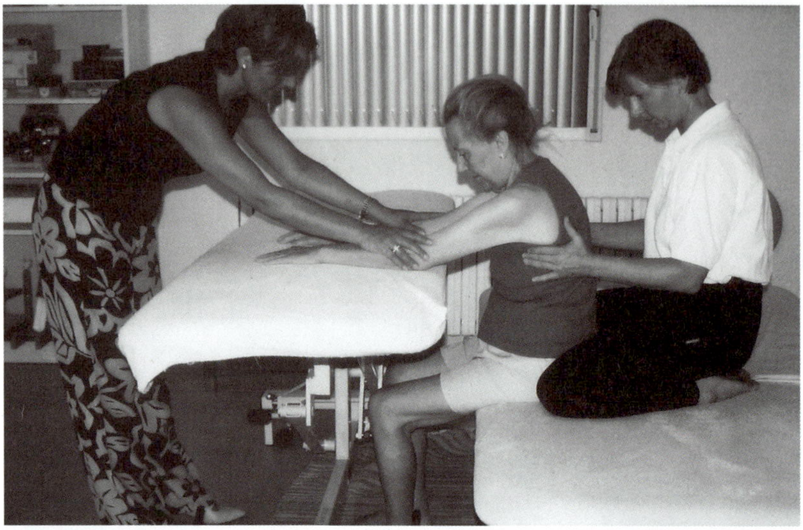

그림 2.66
중앙 핵심점의 운동은 어깨와 팔꿉관절에 작용한다.

난다.

- 나는 아델라의 뒤에 앉고 양손으로 겨드랑이를 잡는다. 엄지손가락은 관절공간에 놓이고 다른 손가락은 가슴근육에 놓인다. 오른쪽 또는 왼쪽의 운동은 어깨위팔관절에서 앞에서 언급한 운동을 강화한다.

손과 몸통이 가동화되고 중추신경계에의 정상적인 피드포워드가 유도된 후, 다시 팔이음뼈로 되돌아가야 한다. 우선은 손의 가동화에 의해서 어깨의 가동성이 개선되었는지 아닌지를 체크하기 위해, 이전의 운동이 반복된다. 실제로 개선되었기 때문에, 나는 왼손으로 그녀의 겨드랑이를 잡고 어깨위팔관절을 보호하면서, 아델라의 오른손을 크게 가쪽으로 테이블의 모서리에 놓는다. 그리고 굽힌 팔꿈치로 최초와 마찬가지로 돌림운동을 실행한다. 특히 머리와 팔이음뼈를 왼쪽으로 돌리는 것은 어깨위팔관절에서 매우 효과적인 벌림 · 가쪽돌림, 또는 오른팔의 굽힘근군 전반의 신장에 작용한다(**그림** 2.67).

아델라에게 더욱 운동을 실행할 여지가 존재하는 것을 느꼈기 때문에 나는 그녀의 이웃에 앉아 팔을 가능한 한 벌림 · 가쪽돌림 방향으로 움직인다.

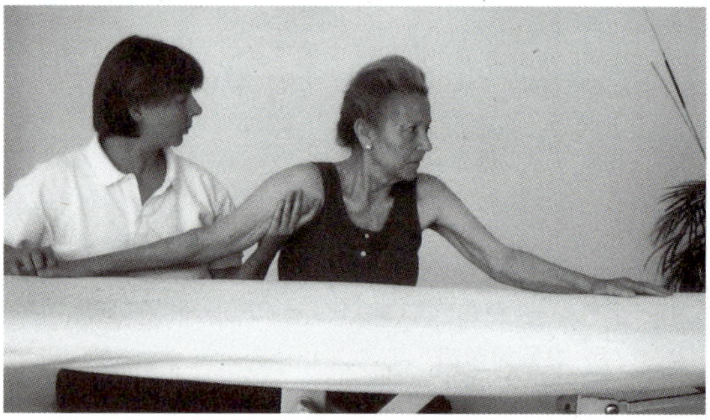

그림 2.67 머리와 팔이음뼈의 왼쪽방향으로의 돌림은 어깨관절의 벌림과 가쪽돌림에 작용한다.

! 엉덩관절의 완전한 폄(폄, 벌림, 가쪽돌림)을 달성하기 위해 어깨뼈의 정상적인 정렬에서의 안정과 어깨관절의 가쪽돌림이 필요하다.

앉은 자세에서부터 선 자세로 이행

벌림 위치의 팔로 몸통을 앞쪽으로 기울이게 하는 것은 앉은 자세에서부터 선 자세로 이행을 용이하게 한다. 골반주변과 오른쪽 다리의 낮은 긴장은 주의 깊게 체중을 다리에 부하시킴으로써 감소한다. 긴장은 증가하고 그것은 넓적다리의 기복, 넙다리네갈래근의 윤곽에서 눈으로 보아 용이하게 확인할 수 있다(**그림** 2.68).

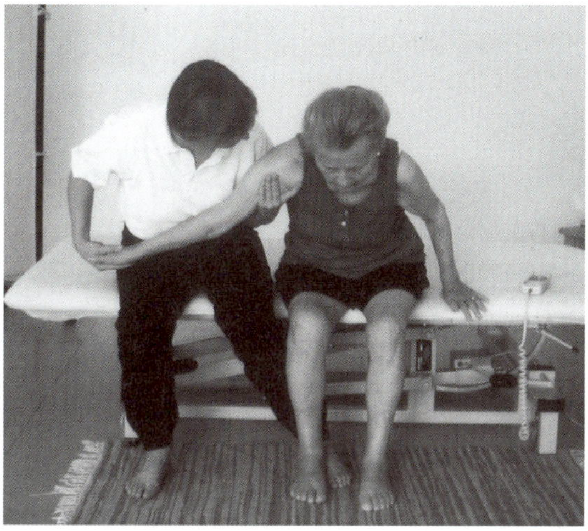

그림 2.68 앞경사 자세는 넙다리네갈래근 등의 긴장을 증가시킨다.

! 일어서기 전에 팔을 벌림 · 가쪽돌림을 시켜 팔꿈치를 펴게 하여 테이블의 위에 놓고 양발을 자극하여 준비시킬 것을 권장한다. 또한 다리를 안정시키기 위해 보조기구(Talo-bandage나 Aircast 등)가 필요한지 아닌지 결정해야 한다.

치료 테이블은 약간 높게 설정한다. 나는 아델라 앞의 간이의자에 앉고 그녀의 오른쪽 무릎을 나의 무릎으로 안정시킨다. 그리고 나는 팔이음뼈에서부터 앞경사를 촉진한다. 몇 번이나 앞경사를 반복한 후 아델라는 볼기부분을 1㎝ 정도 들어 올리고 앉는다.

완전한 일어서기는 중앙 핵심점에서부터 촉진한다. 이때, 아델라는 선 자세로 직립하고 다시 테이블 위에 앉도록 해야 한다. 나는 양손을 중앙 핵심점에서부터 골반 · 엉덩관절 쪽으로 내리고, 거기서 볼기근유조직의 활동을 자극하며, 이것에 의해서 가쪽돌림과 벌림으로 안정된 완전한 엉덩관절 폄에 도달하도록 한다(**그림 2.69**).

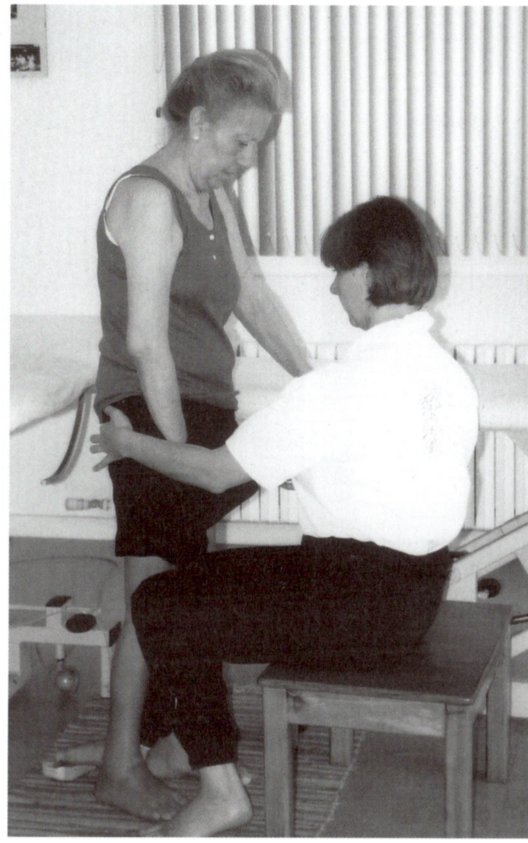

그림 2.69 볼기근육조직의 활동이 자극된다.

! 오른팔이 이쪽으로 늘어지는 것을 방지하기 위해, 또한 무게를 조금 줄이기 위해 나는 아델라의 오른손을 그녀의 바지주머니에 넣는다. 손가락은 그 안에서 약간 굽혀지고 손목관절은 약간 등쪽굽힘을 하고 있다. 기타의 선택으로 팔을 팔걸이(arm sling)로 안정시킬 수 있다 (**그림 2.74 a-c**, p.122을 참조).

골반 · 엉덩관절과 다리의 긴장 구축

여기서 치료전략의 전환이 발생한다. 이제까지는 심신기능과 신체구조수준에서 대처하였으나, 선 자세에서는 활동수준에서 자극하고 이리하여 필요로 하는 자세긴장이 자동적으로 구축되도록 한다.

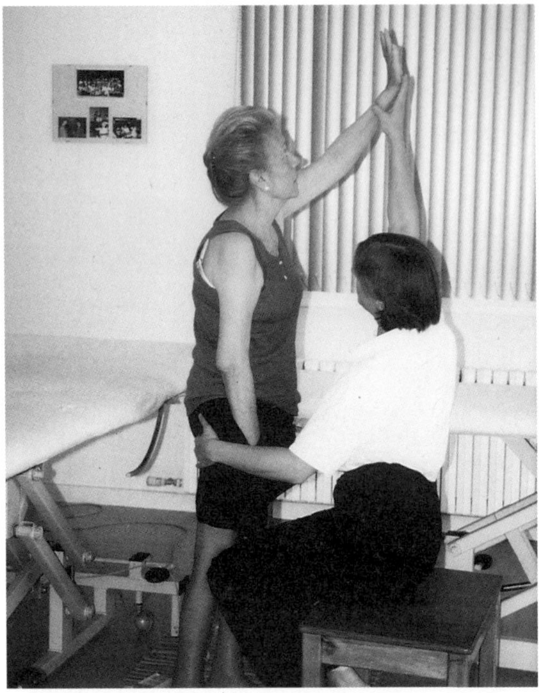

그림 2.70 아델라는 체중을 왼쪽으로 이동시킨다. 이것은 오른쪽 무릎관절의 선택적 폄을 자극한다.

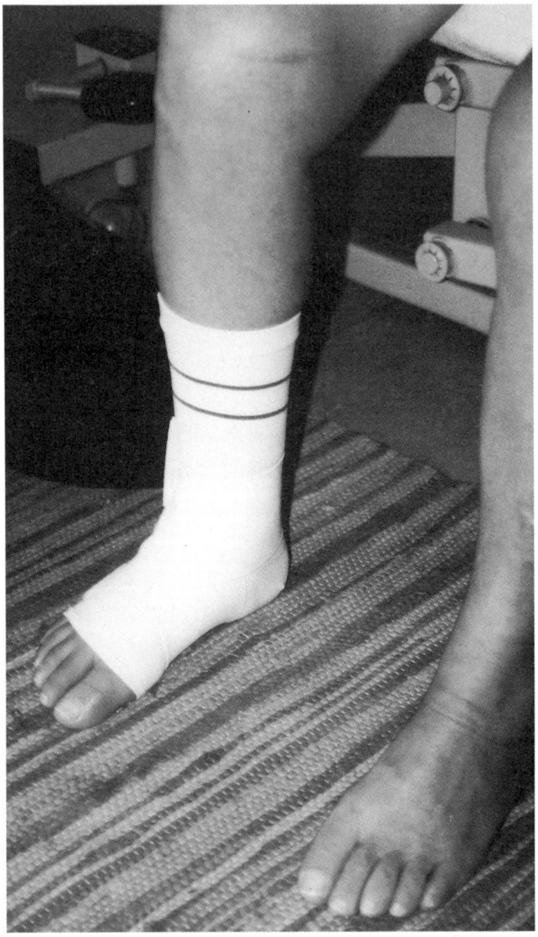

그림 2.71 보호대(bandage)는 발목관절을 안정시킨다.

신체운동에 의해서 좌·우에의 중력중심 이동이 유도된다. 아델라는 내가 위로 뻗힌 손에 가볍게 접촉하고 실내의 상이한 것을 관찰하여 손가락으로 가리켜야 한다(**그림 2.70**).

더욱이 중력중심 이동이 다음과 같이 실행된다.

- 보조자는 내가 지시하는 방향으로 풍선을 밀어붙이고 아델라는 이것을 그녀의 왼손으로 되밀어야 한다.
- 아델라 옆의 테이블 위에 상이한 동전(coin)이 놓이고, 그 옆의 간이의자에 저금통이 놓여있다. 나는 특정 동전을 지정하고 그것을 아델라는 저금통에 넣어야 한다(이것에 의해서 언어치료사와 상의한 다음에 아델라의 실어증에 의한 단어 이해 장애에도 대처한다).
- 아델라 앞의 테이블 위에는(나는 옆의 간이의자에 앉고 그녀의 오른쪽 무릎을 안정시킨다) 접시, 식탁용 나이프, 포크 등 날붙이(cutlery), 냅킨이 놓여 있다. 아델라는 자택에서 어떻게 테이블을 꾸미는지 나에게 나타내어 보여주고 동시에 그녀가 지금 놓고 있는 물건의 이름을 말해야 한다(호칭장애에 대처하는 것에도 대응).
- 오른쪽 다리에 전체 체중을 부하하고, 중추신경계에 긴장을 구축하도록 자극을 주기 위해 아델라는 그녀의 왼발을 나의 허리 옆에 있는 테이블 위에 잠깐 동안 놓아야 한다. 처음에는 그 때, 옆에 있는 치료 테이블에 의지하지만 그 후에도 의지하게 된다.

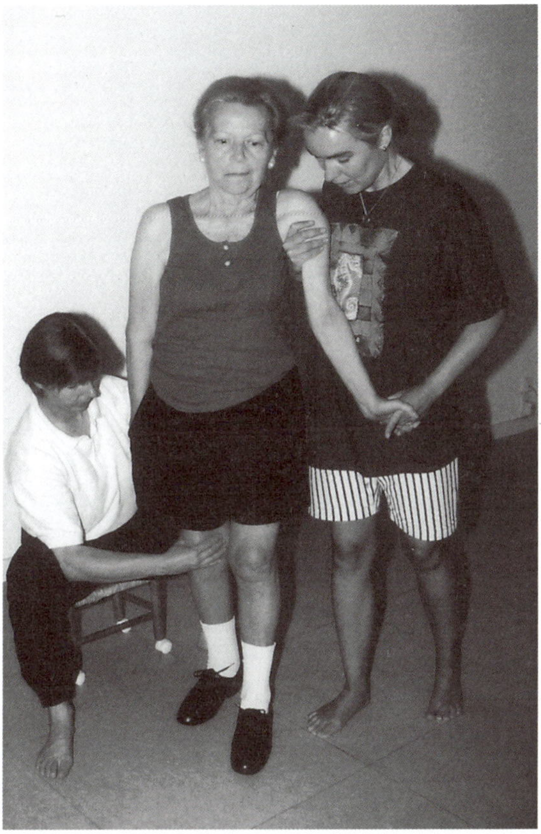

그림 2.72 치료사와 보조자가 자동적 보행을 촉진한다.

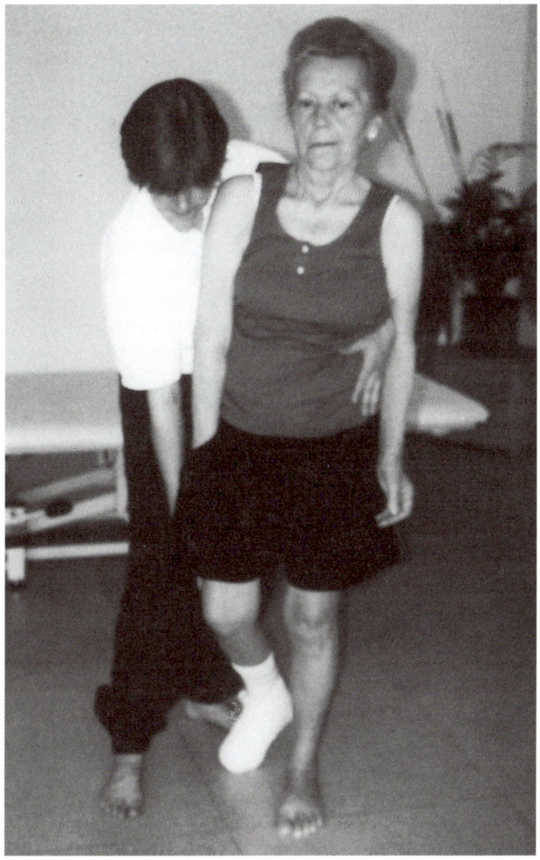

그림 2.73 경험을 쌓은 치료사에 의한 촉진.

아델라나 M과 같은 낮은 긴장에서 자동적인 보행을 통해서 자세긴장을 구축하는 것이 가능하다(p.131 참조). 발이 내려가고 중추 패턴발생기(central pattern generator)의 시작 · 계속을 방해하는 것 같은 말초부에서부터의 장애가 일어나지 않도록 보행을 촉진하기 전에 나는 아델라의 오른쪽 발목관절을 안정시키기 위해 보호대를 장착한다(**그림 2.71**). 이것은 신축성이 있는 양말부분과 신축성이 있는 폭넓은 테이프로 구성되고, 끝에는 연결용 금속이 붙어있고, 첫 번째의 테이프는 중앙에서부터 옆쪽으로 발목관절 주위에 감아 발의 아치를 들어 올리도록 한다. 두 번째의 테이프는 옆쪽에서부터 중앙으로 감고 밖의 모서리를 들어 올려 발의 전체를 가볍게 등쪽굽힘을 시키도록 유도한다.

보행

보행에서 아델라는 비마비 쪽에 또 한사람의 보조자를 필요로 한다. 내가 입각기 · 유각기에서 마비 쪽의 다리를 촉진하는 동안, 보조자는 비마비 쪽의 어깨로부터 체중을 떠맡는 것을 촉진하고, 유각기에서의 자유로운 다리, 또는 입각기에서 체중을 밀어내는 것을 보증한다(**그림 2.72**). 이 양쪽의 운동요소의 촉진은 중앙 핵심점에서부터도 실행할 수 있다. 이를 위해서도 역시 또 한사람의 보조자가 필요하다.

상태가 좋은 날에는 나는 혼자서 아델라와 대처할 수 있다. 이때는 나의 왼쪽 어깨와 팔로 몸통을 안정시키고 나의 왼손과 전신으로 체중이동을 오

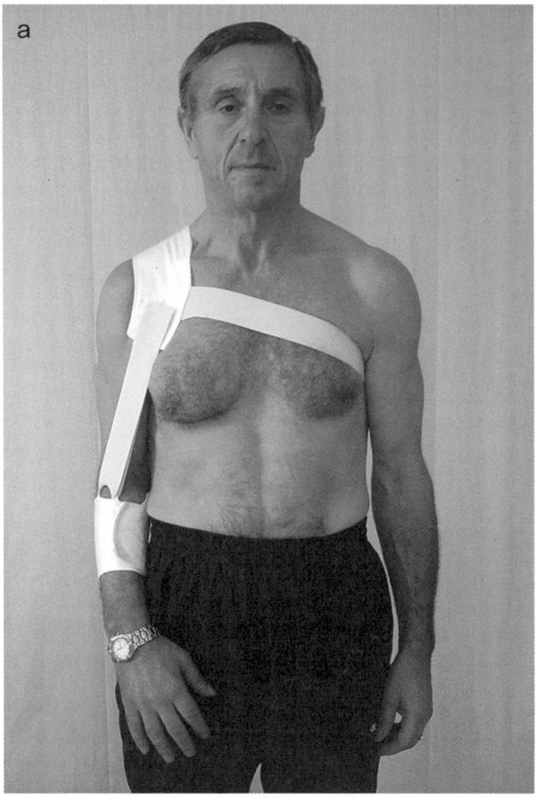

그림 2.74 a–c 팔걸이(arm sling)
팔꿈치머리의 높이에서부터의 팔의 무게는 팔이음뼈(봉우리)에 매달린다. 그리하여 어깨관절오목과 위팔뼈머리의 2개 사이의 관절 파트너가 서로 접근한다.

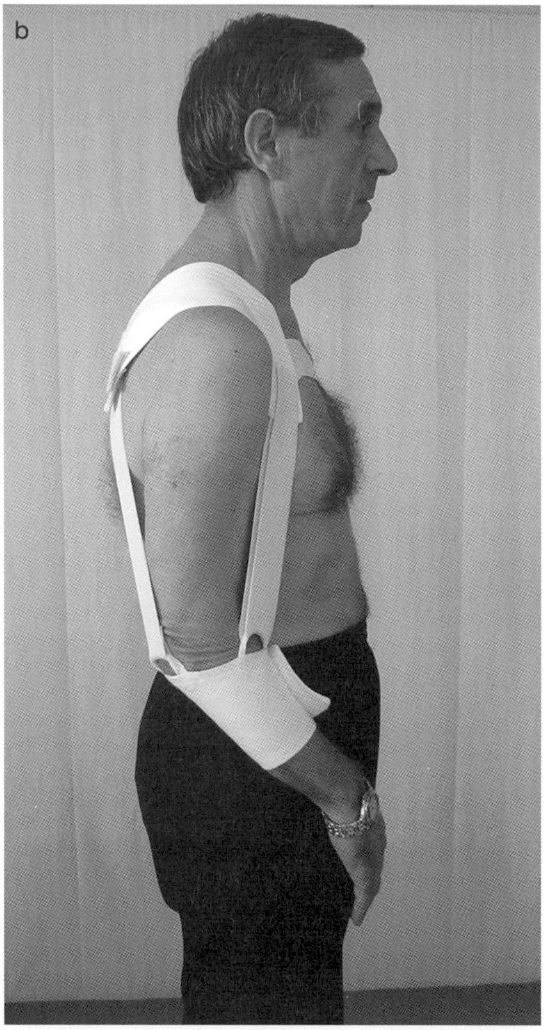

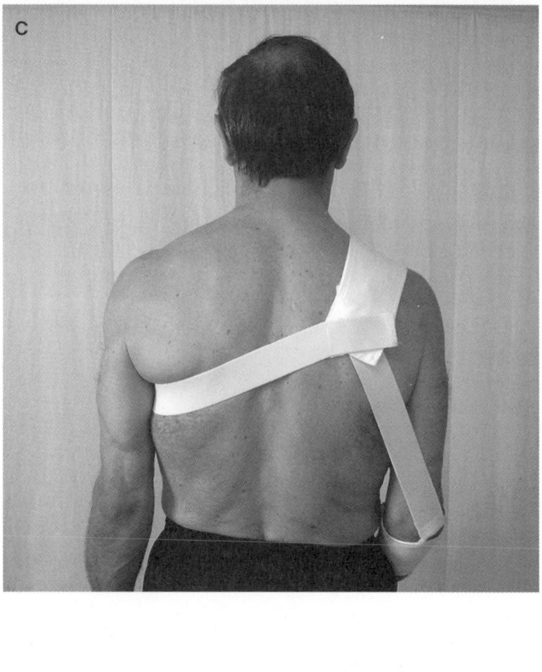

른쪽, 왼쪽으로 조작한다. 나의 오른손은 입각기에서는 무릎을 안정시키고 유각기에서는 다리를 앞으로 흔들어 내미는 것을 보조한다(**그림 2.73**).

불완전 탈구한 어깨에서 낮은 긴장의 팔의 선 자세와 보행에서의 대처에서는 문제가 발생한다. 통증은 발생하지 않지만, 가시위근(극상근)과 어깨세모근(삼각근)의 계속적인 신장은 그 활동준비에 공헌하는 것은 아니다. 아델라가 이용할 수 있는 해결방법은 손을 바지주머니에 넣는 것이다. 이 밖에 **그림 2.74 a–c**처럼 팔걸이(arm sling)를 이용할 수도 있다.

2.2.4 M의 치료목표와 전략

목표 :

- 참여수준에서는 특히 보행능력, 또는 빨리 걷는 것이나 가능하다면 달리는 것, 난간이 없는 계단을 오르는 것이 달성되어야 한다. 다른 사람들과 마찬가지로 M도 또한 가급적 빨리 일상생활에서 완전한 독립을 얻기를 바라고 있다. 마비 쪽 팔의 가능성은 아직 평가할 수 없다. 이 때문에 학교나 직업훈련에 대해서 생각하는 것은 조금 더 기다려야 한다.
- 심신기능과 신체구조수준에서는 마비 쪽 긴장의 구축, 보상하는 쪽의 긴장의 감소, 동적 선 자세와 보행에 대한 대처를 열거할 수 있다.

전략 : 자동적으로 긴장에 적응할 수 있도록 체중이동의 촉진에 중점을 둔다.

2.2.5 치료

치료 테이블 위에서 앉은 자세에서의 몸통 가동화

목표는 복근조직과 등근육조직의 대칭적인 활동이다. 처음에는 낮은 긴장의 마비 쪽만 직접 자극되어야 한다.

M의 발은 마루에 놓인다. 운동은 "6"에서부터 "1/2M"으로 이동한다. 운동을 시작할 때, 나의 왼손으로 복근 왼쪽을 잡고, 손가락을 꼬리 쪽에서부터 머리 쪽으로 문지르고, 엄지손가락은 머리 쪽에서부터 꼬리 쪽으로 가볍게 문지른다. "M"에서부터 "6"으로의 움직임에서는 "M"은 상반신이 뒤쪽으로 움직이는 것을 조절하고 억제해야 한다(**그림 2.75**).

차츰 오른쪽으로 긴장이 구축된 후, 대칭적인 운동의 촉진이 시작되기 전에 세 번째의 치료에서 일단 약화되어야 한다. 그리고 왼쪽으로의 자극은 더 정확해야 한다. 그것은 몸통 오른쪽에 의한 보상을 피하기 위해서이다. 운동은 "6"의 위치에서부터 "5", "4"의 방향으로, 그리고 "6"으로 되돌아가고, 그 후 '1/2M'으로 유도된다. 오른쪽 반신이 더 적고 왼쪽 반신이 더 많이 작동하도록 운동을 유도하기 위해 팔도 운동에 참여시킨다. 나는 양 팔꿈치를 잡고 가볍게 가쪽돌림을 시킨다. 오른팔은 "6"에서부터 "7"을 지나서 "8"로 가는 운동을 유도한다. 왼팔은 아래팔을 엎침을 시키고 운동추이에서 팔에 의한 지지가 자극되어 실현하는 것 같은 정렬로 테이블 위에 놓는다.

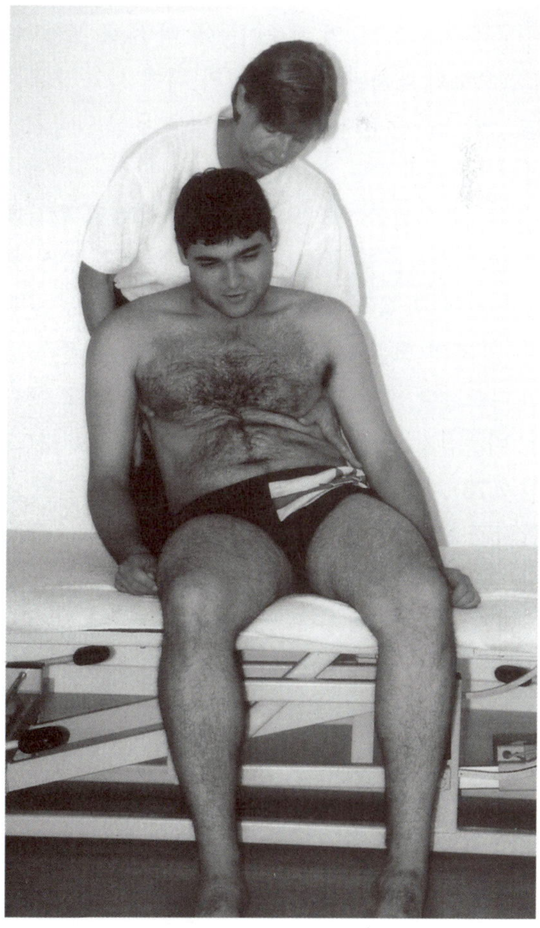

그림 2.75 M은 상반신이 뒤쪽으로 움직이는 것을 조절하고 억제한다.

신경생리학적 관점

M의 사례에서는 어떻게 바른 정렬이 중요한지가 명백해진다. 몸통과의 관계에서 운동경과를 지지하는 역할을 수행하는 아래팔, 특히 손목관절이 있는 위치에서 중앙 핵심점이 중력중심으로서, 이 손목관절을 움직이면 피드포워드와 중추신경계를 매우 효율적인 움직이는 방법이 생긴다. 이것은 손목관절을 지지면으로서 인식하여 이용하는 것이다. 이것은, M에서는 팔의 폄근조직의 긴장발생으로 보아 느낄 수 있다. 손목관절이 약간 달리 위치하고 있으면 체중의 부하와 팔의 폄근의 활발한 움직임은 일어나지 않는다.

굽힘위치에서 몸통 오른쪽이 증가하는 과다활동(오른팔의 빈번한 지지에 의해서 일어난다)은 치료에서 오른쪽으로의 체중이동에 마비 쪽 팔을 도입함으로써 대처된다. 나는 M의 뒤에 서고 오른손을 그의 오른손 위에 놓고 그의 팔을 우선 팔꿈치의 굽힘으로 유도한다.

그리고 오른쪽 위쪽으로 유도하여 M의 팔꿈치와 팔의 전체를 펴게 한다. 이 운동은 그가 중앙 핵심점에서 그 움직임을 쫓아("M"에서부터 "3"까지) 허리의 오른쪽에서 앉게 될 때까지 가급적 멀리 유도된다. 이리하여 몸통 오른쪽은 펴지고 왼쪽은 바로잡기 반응에서 머리와 몸통이 단축된다(**그림 2.76**). 되돌아올 때는 오른쪽 팔꿈치의 폄이 이완되고 왼쪽 골반이 가라앉는 것에 의해서 유도된다. 중앙 핵심점은 "3"에서부터 "M"으로 움직인다.

몇 번인가 이 운동을 반복한 후, "M"을 넘어서 "9"로 움직여보고, 왼쪽 엉덩관절의 근육조직이 폄근을 안정시키기 위해 긴장을 구축할 수 있는지 아닌지 확인한다. 이것은 단시간만 잘 된다. M이 왼쪽에서 장시간 앉아야 할 때는 골반이 뒤로 가라앉아 버린다.

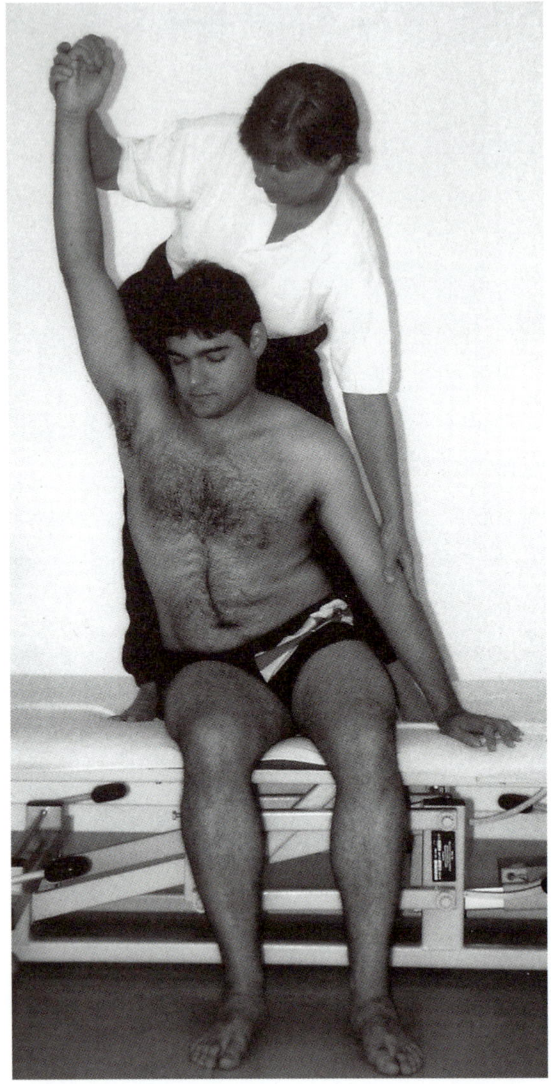

그림 2.76 팔을 당겨 올리면 몸통 오른쪽이 펴지고 체중도 오른쪽으로 이동된다. 왼쪽의 몸통 근육조직은 긴장을 구축한다

골반과 몸통의 촉진

골반과 몸통의 펴는 능력을 촉진하기 위해 양손을 깍지 낀 채로 아래팔을 몸의 앞에 있는 테이블에 놓는다. M은 "느긋한 앉은 자세"이고 골반은 뒤로 경사져 있다.

나는 양손을 골반의 옆면에 놓고 나의 엄지손가락은 척주세움근의 아래쪽, 엉치엉덩관절 하부부

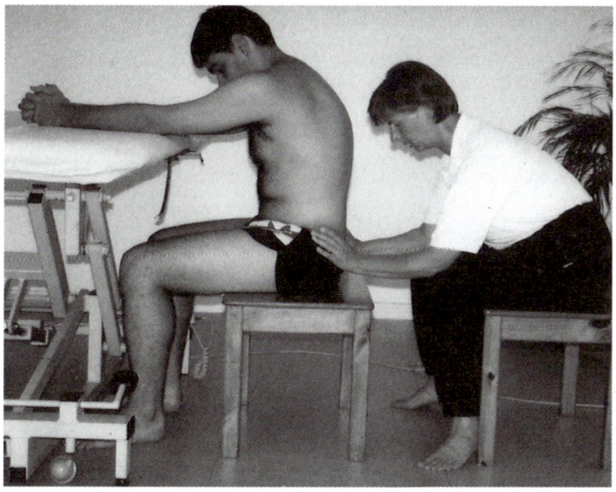

그림 2.77 특히 왼쪽 골반을 자극하는 것은 중추신경계에 "이곳을 더 활성화시키시오!"라는 정보를 준다.

근에 위치한다. 우선 M에게 나의 엄지손가락을 느끼는지 아닌지를 묻는다(손가락을 피부 위에서 상하로 움직여 느끼는 것을 용이하게 한다). 이어서 배꼽을 앞쪽으로 움직이도록 지시한다. 이때, 머리와 어깨는 자연스럽게 내려진 채이어야 하며 그 무게가 기준점(안정점)으로서 느껴지도록 공헌한다. 골반이 앞쪽으로 움직여지는 동안 나는 왼쪽 손가락에 의한 압박을 강화하고 오른쪽보다 더 명백한 자극을 주도록 한다. 이것은 M의 중추신경계에 이곳을 더 활발하게 하도록 한다는 정보를 주는 데에 도움이 된다(**그림** 2.77).

신경생리학적 관점

> 낮은 긴장의 증상 : 긴장은 증가할 수 있지만 계속적으로 높은(즉, 정상적인) 수준을 유지할 수 없다.

이제까지의 활동은 M이 안정하여 앉을 수 있도록 유도하는 것이었다. 다음으로 왼쪽 어깨에 대처한다. 나는 M의 이웃에 앉고, 왼손으로 그의 왼손을 잡고 나의 오른손을 겨드랑이에 놓아, 거기서 어깨뼈와 위팔뼈를 폄·가쪽돌림을 하도록 촉진한다. 큰가슴근 조직과 손가락 굽힘근의 비정상적인 긴장이 약화되는 것이 느껴지면 나는 일어서기와 선 자세의 준비를 시작한다.

앉은 자세에서부터 선 자세로 이행

양손은 테이블 위에 우와 좌로 지지할 때의 정렬 위치에 놓인다. 나는 M의 왼쪽 발에 직각이 되도록 마루 위에 무릎을 꿇고 바르게 앉는다.

우선 오른쪽을 들어 올리도록(선택적 엉덩관절 굽힘) 촉진한다. 오른쪽의 다리를 단순히 마루에 놓는 것이 아니라 마루를 강하게 밀어붙이고 있기 때문이다. 나는 오른쪽의 선택적 등쪽굽힘과 발끝서기(바닥쪽굽힘)를 촉진하고 "보상에 의한 과다긴장"에서부터 "정상적인 긴장"으로 유도한다.

신경생리학적 관점

> 중추신경계로부터 선택적 운동이 요구되면 억제조절을 높임으로써 긴장이 더 낮게 전환되어야 한다(p.6 **그림 1.1** 참조).

나는 M의 왼발부분을 나의 왼쪽 넓적다리 위에 놓고 스스로 왼쪽에서부터 오른쪽으로 움직인다. 이 때문에 발은 바닥쪽굽힘과 등쪽굽힘, 무릎은 폄과 굽힘으로 움직여진다. 또한 그의 발가락을 양손으로 움직이고 정상적인 발이 선 자세와 보행에서 실행하는 모든 운동을 실행함으로써 선 자세에서의 과제에 대비한다.

신경생리학적 관점

> 발에 접촉하는 것은 지각능력을 높이고 과민증의 예방에도 도움이 된다. 촉각자극, 압력자극, 근육조직과 그것에 의한 근육방추의 신장, 긴장의 증가와 골지힘줄기관의 자극을 의미하는 힘줄에 대한 압력은 말초신경을 통해서 척수의 뒤뿌리에 전달된다. 여기서부터 척수소뇌로를 통해서 안뜰소뇌로 전달된다.

안뜰척수계는 몸통의 폄에서의 긴장의 구축을 조절한다.

정상적인 선 자세 균형을 위해서는 2개의 안정된 발목관절이 특히 중요하다(p.89 참조). 왼쪽 발의 관절은 아직 낮은 긴장으로 안정되어 있지 않기 때문에 외부로부터의 안정성의 피드포워드가 마련되어야 한다. 이리하여 중추신경계가 비정상적인 긴장을 구축하지 않도록 한다. 이것은 발가락과 발의 뒤침근과 굽힘근의 과다긴장에 의한 비정상적인 고정을 야기할지도 모른다.

비정상적인 긴장의 구축을 피하기 위해 나는 M에게 에어캐스트(aircast)라는 부목(splint)을 장착시킨다. 이 부목에 의한 안정성은 확실한 감각을 주고 발의 더 나은 부하를 유도한다. 양발에 장착된 부목은 중등도 또는 중증의 낮은 긴장에서 일정한 대칭성을 성립시킨다(**그림 2.78**).

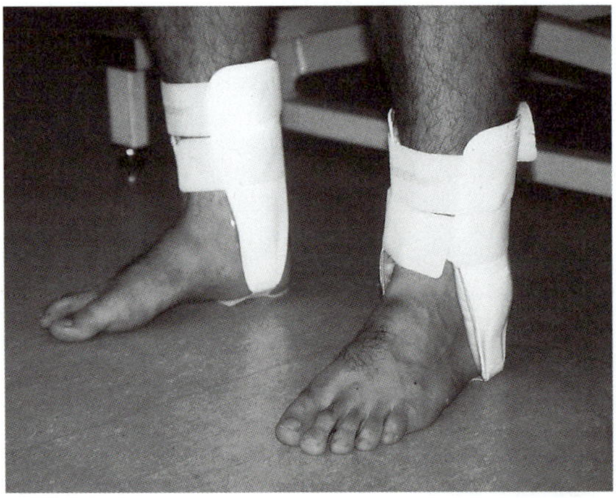

그림 2.78 에어캐스트는 안정성의 피드포워드를 준다.

신경생리학적 관점

"인간은 운동을 학습하는 것이 아니라 운동의 감각을 학습하는 것이다." 부목은 발의 근육조직의 균형이 잡힌 상반신경 지배를 구축하기 위한 적극적인 피드포워드를 준다.

발은 앞경사와 일어서기를 위한 정렬 즉, 허리폭 정도로 떨어져 무릎관절 아래에 놓이고, 앞경사 때, 중앙 핵심점의 수직선이 목말관절 상부의 앞쪽으로 내려지도록 위치한다.

나는 M 앞의 간이의자에 앉는다. 나는 왼손으로 무릎관절에서부터 넙다리뼈를 지나서 엉덩관절까지 직선적으로 압력을 가한다. 이것들이 뒤로 움직이지 않도록 나의 오른손이 등쪽에서부터 항력을 준다. 이 압력은 몇 번이나 주어지고 나는 M에게 왼쪽 엉덩관절에 그것을 느끼는지 묻는다.

그 다음에 그의 팔을 나의 어깨에 놓도록 보조한다. 나의 양손은 중앙 핵심점에 접촉하고 나의 팔은 M의 팔의 부목의 역할을 수행한다. 이때 그의 왼팔이 아래로 미끄러져 떨어지지 않도록 특히 주의를 기울인다. 중앙 핵심점에서부터 촉진하고 까칠까칠한 타월로 넙다리네갈래근의 위, 특히 안쪽넓은근의 위를 힘차게 앞뒤로 문지른다(**그림 2.79 a,b**). 이때, 넙다리네갈래근이 어떻게 긴장을 증가시키는지를 관찰한다. 나는 앞경사의 대칭에 주의한다. 이것은 M의 머리와 몸통이 오른쪽으로 옆굽힘을 하는 경향을 보이기 때문이다. 이것은 내가 양손으로 대칭성을 유지하기 위해 중앙 핵심점의 오른쪽 위쪽으로의 약간의 운동을 촉진해야 한다는 것을 의미한다.

그리고 M은 볼기부분을 겨우 수 밀리미터를 들어 올리고, 또한 앉는다는 과제가 주어진다. 이것은 넙다리네갈래근 왼쪽의 활동을 자극한다. 볼기부분을 잠깐 동안 들어 올리는 움직임은 몇 번이나 반복되고 양 다리에서 가능한 한 대칭적인 긴장의 증가를 가져오도록 한다. 불기부분이 들려 올라가면 나는 M에게 직립으로 일어서도록 지시한다. 낮은 긴장 때문에 M으로서 직립은 큰 노력을 요한다는 것을 의미하고, 이것은 전신 즉, "비마비 쪽"도 포함한 총 패턴의 활동에서만 수행된다는 것을 의미한다. M은 오른발을 마루에 밀어붙이고 오른쪽 무릎은 폄으로 저지될 때까지 밀어붙여진다. 그는 전신을 반신만으로 위쪽으로 밀어 올려야 할 필요성을

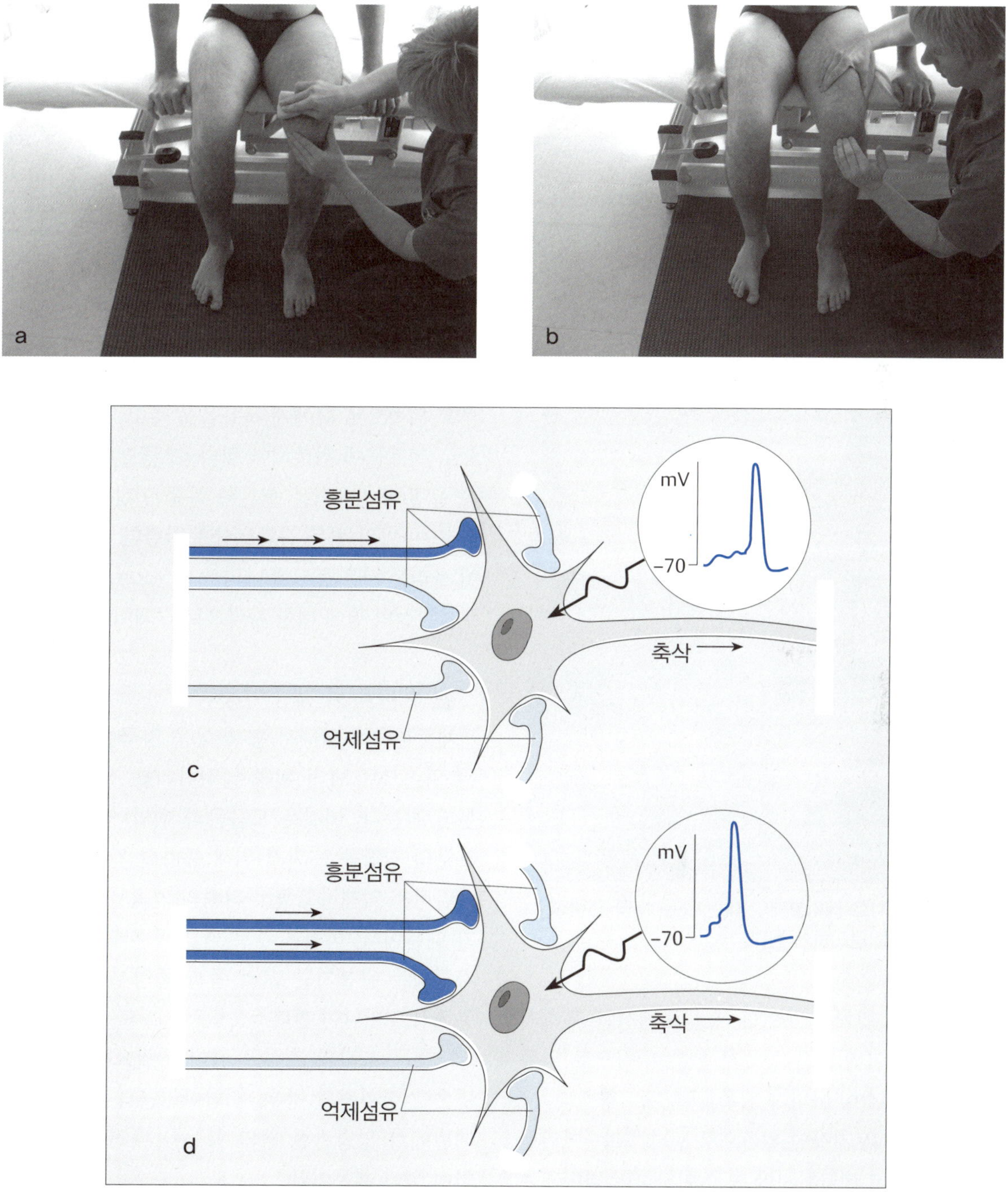

그림 2.79 a–d 피부의 기계수용기의 자극

a 치료사는 넓적다리를 까칠까칠한 스펀지로 가볍게 문지른다. 이 수용기도 평근 긴장의 구축에 공헌한다.

b 무릎힘줄(슬개건) 위를 두드림으로써 근육방추를 자극한다.

c 시간가중 : 몇 번이나 같은 자극을 준다.

d 공간가중 : 몇 번이나 상이한 자극을 준다.

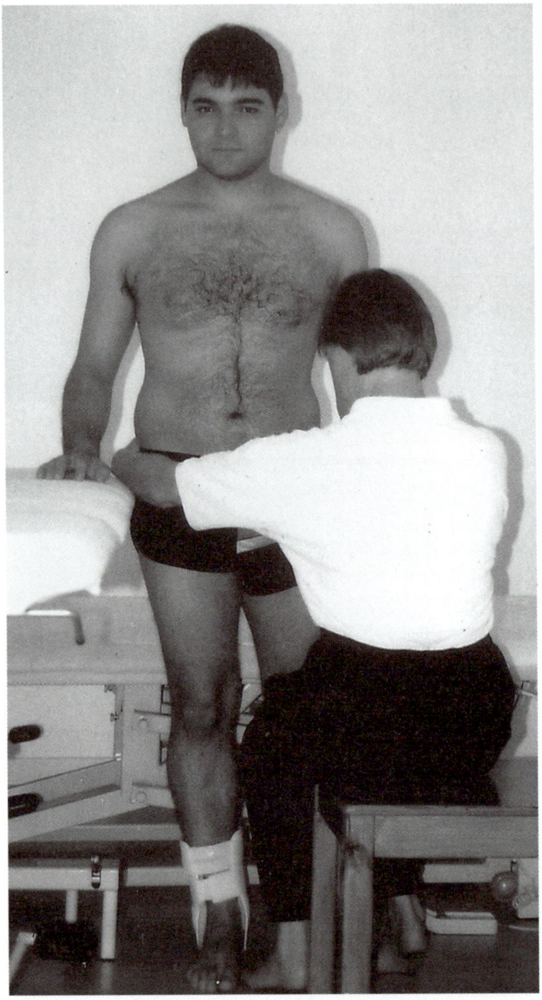

그림 2.80 치료 테이블에 기대는 것은 M의 선택적 긴장의 구축을 용이하게 한다.

느끼고 있는 것처럼 보인다. 오른쪽에서만 구축되는 비대칭적인 압력을 통해서 힘은 수직으로 위쪽으로 향하는 것이 아니라 뒤쪽 왼쪽으로 향한다. M은 체중을 낮은 긴장인 왼쪽으로 민다. 그는 이러한 것을 느낀다고 전달하지만 힘을 이완하여 넘어지는 것을 두려워하고 있다(p.183의 **표 2.7**과 비교).

M의 오른쪽 선택적 긴장의 구축을 용이하게 하고 무게를 왼쪽으로 밀어내는 대신에 부담하기 위해 그의 오른쪽에 치료 테이블을 놓고 거기에 골반을 의지시킨다(**그림 2.80**).

내반 · 뒤침 위치에서 바로잡기 반응을 나타내는 오른발 위에 체중을 싣는 것은 M으로서는 어렵다. 원래라면 오른쪽으로 더 체중이 이동되는 것이 정상이다. 나는 왼쪽 엉덩관절을 잡고 거기서 볼기근 육조직 활동을 자극하여 완전한 가쪽돌림의 엉덩관절 폄과 벌림 안정성을 가져오도록 한다. 그리고 나는 M의 왼쪽무릎을 나의 무릎으로 넓혀 폄 위치에서 안정시킨다.

오른쪽으로 체중이동

오른쪽으로 체중이동을 달성하기 위해 나는 오른쪽 위쪽으로 M에게 목표물을 주고, 그는 오른손으로 목표물에 접촉해야 한다. 오른팔 팔꿈치의 폄을 동반하는 올림은 오른쪽 몸통 연장(폄)을 자극하고 이 발의 폄을 결과로서 동반한다. 오른손을 들어 올리는 것은 동시에 나의 오른손으로 보호된 왼쪽 무릎관절의 폄에 대한 자극으로도 되어있다.

왼쪽 다리로 체중이동

체중부하에 의해서 폄 활동을 자극하기 위해 나는 왼손으로 M의 왼쪽 넓적다리를 정중부분에서부터 잡는다. 이것은 모음근과 뒤넙다리근의 중앙부분의 긴장을 느끼기 위해 증가한 긴장을 경우에 따라서는 억제하고 넙다리뼈의 가쪽돌림을 촉진하기 때문이다. 이것은 주로 나의 오른쪽 손가락으로 자극되는 큰볼기근 꼬리 쪽과 중앙부분의 수축을 통해서 일어나야 한다.

모음근 조직의 조절은 절대로 필요하다. 이것은 낮은 긴장환자의 경우, 뒤넙다리근과 협동하여 총패턴에서 엉덩관절 폄의 기능을 대신해서 떠맡는 일이 있기 때문이다.

비교 : 정상운동

모음근이라 간주되는 6개의 근육이 실행하는 기능을 관찰하면, 벌림 이외의 모든 운동방향을 망라하고 있음을 확인할 수 있다.

- 두덩정강근 : **모음**, 굽힘, 무릎관절의 굽힘

- 두덩근 : **굽힘**, 모음, 가쪽돌림
- 짧은모음근 : 모음, **가쪽돌림**, 굽힘
- 긴모음근 : 모음, 가쪽돌림, 굽힘
- 큰모음근 : 모음, **폄**, 가쪽돌림, **안쪽돌림**
- 작은모음근 : 모음, 가쪽돌림 ■

이것들은 넙다리뼈를 골반(두덩뼈)과 결부시키기 위해 주로 대칭적이고 긴장성으로 작용한다. 모음근은 진화상 "오래된" 근육이며 중추신경계 손상 때에 중요성을 증가시킨다. 진화상 오래된 근육의 신경지배나 활동은 인간이 선 자세에서 직립하는 것을 통해서 기능을 변화시킨 큰볼기근이나 중간볼기근과 같은 진화상 젊은 근육에 비하여 저항력이 있는 것처럼 보인다. 이러한 근육군은 더 좁은 범위만 기억흔적(engram)이 형성되고, 접근성도 분명히 어려우며 또한 장애에 대한 "저항이 약한" 것처럼 보인다. 이것은 비교적 조기에 상태가 나빠지고 정상적인 기능을 회복하는 것도 시간을 필요로 한다.

병태생리학

다발성경화증 환자의 대부분은 중증의 장애환자에서도 모음근이 아직 활발한 한편, 조기에 낮은 긴장과 볼기근조직의 기능부전이 확인된다. 모음근의 활동은 비정상이고 낮은 긴장이지만 환자에게 장기간에 걸쳐서 예를 들면, 이동(transfer) 때에 일정한 안정감을 준다.

특히 M과 같은 낮은 긴장 환자에서 볼기부분의 수축이 인지되는 것보다 상당히 이전부터 모음근의 활동이 회복한다. 굽힘의 총 패턴에서 시작한 모음근은 앞에서 언급한 것처럼 엉덩관절의 모든 운동방향에 대해서 활동한다.

모음근의 보상 활동의 회피

모음근의 보상 활동을 회피하기 위해서는 원래의 엉덩관절 폄근, 큰볼기근과 중간볼기근이 개별적으로 자극되어야 한다. 이를 위해서는 이러한 근육에는 작용하고 모음근에는 작용하지 않는 중추신경계 활동이 필요하다. 넙다리네갈래근이 볼기부분의 수축의 유발점이 되기 때문에 그 자극도 반드시 필요하다. 다만, 넙다리네갈래근은 무릎 폄의 최종단계에서 작용하고 그것을 통해서 이 자세의 무릎의 안정성을 필요로 한다.

나의 무릎으로 M의 왼쪽무릎을 펴지게 하고, 나의 양손으로 왼쪽 엉덩관절을 완전한 폄(0°)으로 잡는다. 이렇게 하여 핵심점에서부터 왼쪽으로, 또한 약간 앞쪽으로 체중이동을 유도할 수 있다. 목적은 M이 왼쪽 다리로 서고 나의 골반 옆에 있는 간이의자 위에 오른발 부분을 놓는 것이다. 그가 더욱 체중을 오른발 부분에 가하면 그의 왼쪽 다리는 수직이 아니라 약간 앞으로 경사진다. 이 자세에서는 중력에 대해서 무릎을 펴지게 하는 큰 자극이 발생한다. 모음근과 뒤넙다리근으로서는 이것을 보상하는 것은 곤란하기 때문에 넙다리네갈래근에 대한 크고 확실한 자극이 일어난다. 나는 이 자극을 왼손으로 보호하기 위해 무릎뼈에 약간의 압력을 주어 손가락의 등쪽으로 안쪽넓은근을 "손으로 더듬는 것처럼" 접촉한다(**그림 2.81**).

M이 오른발을 마루 위에 되돌리기 전에 그의 체중이 오른발에서부터 왼발로 이동한다. 나는 엉덩관절과 무릎관절을 안정시키지만, 이것은 M의 활동에 좌우되고, 필요한 만큼 가능한 한 적게 하도록 한다. 경우에 따라서는 팔이음뼈와 팔에 발생하는 연합반응이 엉덩관절에 대해 비정상으로 효율적이지 않은 작용을 나타내는 일이 있다. 팔이 어깨관절에서 모음 · 안쪽돌림으로 당겨지면 이 근육조직이 엉덩관절에서도 활발 · 과다 활발하다고 생각된다. 이 경우는 활동을 중단하는 것이 필요하며, 연합반응이 일으킨 비정상적 높은 긴장을 억제한 후 신중하게 엉덩관절과 무릎관절의 정렬을 조절하고, 활동을 재차 시도해야 한다. M의 경우는 연합반응이 일어나지 않았기 때문에, 올바르게 앉는 방법이나

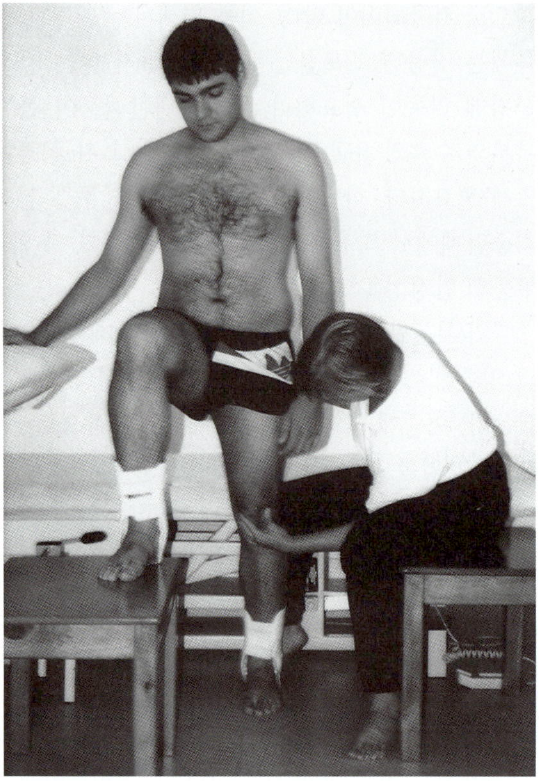

그림 2.81 이 자세에서는 모음근이 폄근 활동을 보상할 수는 없다.

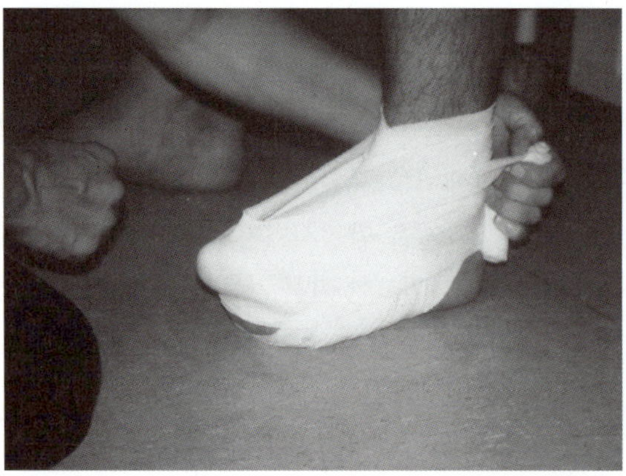

그림 2.82 붕대는 외반 · 내반을 안정시키고 발가락을 펴지게 한다.

골반의 선택적 운동이라는 "휴식"을 사이에 두고 활동은 몇 번이나 반복된다.

선 자세에서부터 보행으로 이행

선 자세에서부터 보행으로 옮겨갈 때, 탈로붕대(Talo-Bandage) 또는 외반 · 엎침, 그리고 내반 · 뒤침 때에도 안정시키는, 신축성이 있는 소재로 만든 발의 서포터(supporter)가 발가락 폄을 보조하는 것으로서 권장된다. 그래서 6㎝ 폭, 길이가 약 50㎝ 신축성이 있는 붕대의 중앙에 발가락을 놓는다. 발가락은 크게 펼치고 붕대는 중앙에서부터 가쪽으로 십자로 발목관절 부근에 감아 고정한다(**그림 2.82**). 이것으로 보행 중에 발가락이 장애가 되지 않는 것이 보장된다. M의 경우, 유각기에서 발가락이 활발하게 펼쳐지는 것을 기대할 수 없다. 발가락이 비정상적인 긴장으로 굽힘으로 당겨진다는 것도 일어나고 있지 않기 때문에 이 작은 서포터로 충분하다.

M은 나의 보조를 받아 일어선다. 이어서 그의 뒤에 서서 양손으로 중앙 핵심점을 잡는다. 중요한 것은 자동적인 전진보행을 실현시키기 위해, M의 앞에 충분히 넓은 장애물이나, 정신을 딴 데로 돌리게 하는 물건이 없는 공간이 존재하게 하는 것이다.

신경생리학적 관점

보행을 위한 중추 패턴발생기(central pattern generator) : 중추 패턴발생기는 유전자학적으로 설계된 신경세포결합이며, 일단 자극되면 스스로 발생시켜 활발하게 유지한다. 중추 패턴발생기는 겉질에 의해서 조절된다. 이 조절은 스위치를 끄는 것을 의미하고 예를 들면, 눈이 겉질에 장애물을 전달하면 일어난다. 그리고 장애물을 극복하기 위해 인식해결과정이 필요하다. 예를 들면, 타고 넘어 가다, 샛길로 가다, 뛰어넘다 등이다.

문제해결과정에는 예를 들면, 그것이 1/1000초라고 해도 시간이 필요하다. 이 시간 동안은 장애물에 접근할 수 없다. 즉, 중추 패턴발생기는 정지되고 더욱 걸음은 겉질에서 조작된다(이 때문에 충분히 넓고 장애물이 없는 공간이 필요하다)(**그림 2.83**).

중추 패턴발생기는 말초에서부터도 조절되고 마찬가지로 스위치를 끄는 것을 의미한다. 예를 들면, 발가락이 걸려 넘어지는 것, 또는 부상을 의미하는 피드포워드 또는 피드백을 전달하면 일어난다. 이 경우 다시 문제해결전략을 위해 겉질이 필요하고 문제가 해결되지 않는 한 보행하는 것은 불가능하다(이 때문에 탈로붕대 또는 발가락붕대의 준비가 필요하다. p.130 참조).

> 낮은 긴장의 환자에서는 긴장을 조절하기 위해 (자동적) 보행을 이용할 가능성이 존재한다. 과다긴장 환자에서는 긴장을 조절하고 그 긴장으로 보행할 수 있게 한다.

자동적 보행은 트레드밀(treadmill)을 사용해서 실행할 수도 있다. **표 2.2 – 2.3**에서는 공간보행과 트레드밀 위에서의 보행을 비교하여 이점과 결점을 열거하고 있다.

표 2.2 트레드밀과 촉진의 적절한 도입

트레드밀이 우선되는 상황	치료사에 의한 촉진이 우선되는 상황
• 완전형 척수횡단 증후군 환자	• 불완전형 척수횡단 증후군 환자
• 장애정도가 진행한 다발성경화증환자	• 뇌경색 후의 편마비환자
• 재활이 진전된 단계에 있는 환자 (이른바 "회복이 순조로운" 환자)	• 초기의 머리외상환자 • 중증의 장애 · 손상을 나타내고 개별적 촉진을 필요로 하는 환자

수의적인 무릎 폄을 시도할 때, M은 이 기억흔적(engram)에 접근할 수 없으므로, 개별적 고유수용자극과 촉각자극에도 불구하고 만족할 수 있는 무릎 폄이 일어나지 않지만, 촉진된 보행에서는 더 적극적인 관찰이 가능하다. M은 앞쪽을 보고 보행할 수 있는지 어떤지, 문제가 일어나지 않는지와 같은 생각을 전혀 하지 않도록 한다. 나는 그에게 용이하니까 나와 함께 걷기 시작하자고 말한다.

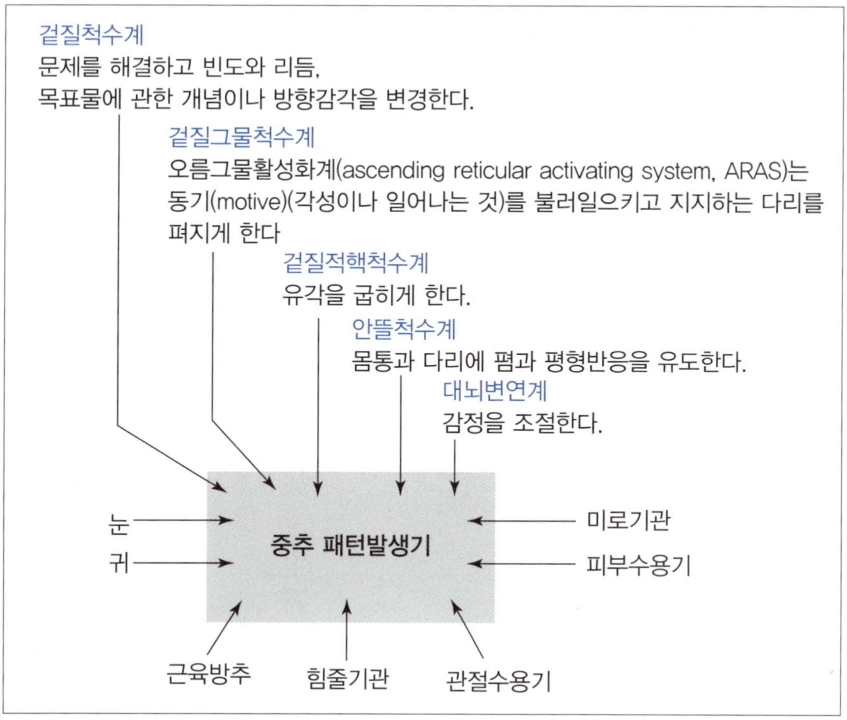

그림 2.83
중추 패턴발생기에 대한 영향

표 2.3 트레드밀의 이점과 결점

트레드밀의 이점	치료사에 의한 촉진(결점)
체중의 일부를 장시간에 걸쳐서 일정량 정확하게 경감시킬 수 있다.	체중을 경감시키는 것은 주관적이며 장시간에 걸쳐서 마찬가지로 실행하는 것은 불가능하다.
훈련을 받은 보조자가 환자의 발을 앞으로 내밀게 할 수 있다.	1명 또는 2명의 특별히 양성된 물리치료사에 의해서 실행하여야 한다.
속도를 정확히 설정할 수 있다.	속도는 주관적으로만 결정할 수 있기 때문에 메트로놈을 이용하는 것이 필요하다.
예를 들면, 시속 6㎞까지와 같은 비교적 높은 속도에 도달할 수 있고, 이것은 양호한 작용을 가져온다.	치료사는 비교적 낮은 속도에서만 촉진할 수 있다.
비교적 장시간에 걸쳐서 장거리를 진행할 수 있고, 환자의 컨디션을 훈련할 수 있다.	치료사는 비교적 단거리에서 단시간만 촉진할 수 있다.
트레드밀의 결점	**치료사에 의한 촉진(이점)**
골반의 일부체중이 경감되고 엉덩관절에 대한 압력감각 정보를 방해한다.	가슴우리(중앙 핵심점)의 일부의 체중이 경감되고 엉덩관절의 압력감각 정보를 방해함이 없이 "다리가 가벼워졌다"라는 감각을 줄 수 있다.
긴장은 준비한 치료 후 바로 장애수준 또는 활동수준에 적용할 수 없다. 왜냐하면 환자를 우선 트레드밀로 데려가서 설정해야 하기 때문이다.	준비한 치료 후 과도기적으로 하는 것이 아니라 바로, 장애 및 운동패턴 수준에서 실행할 수 있다.
인공적이고, 뇌줄기에서 중추 패턴발생기를 시작시키기 위해, 미로기관에 인식되는 수평면에서 가속이 존재하지 않는다.	공간에서 뇌줄기로 중추 패턴발생기를 시작시키기 위해 미로기관에 인식되는 자연스런 체중이동과 운동이 실행된다.
정상적인 상황(context)은 아니고 공간의 1부위에 한정되어 있다.	자택, 밖의 아스팔트포장도로, 밖의 잔디 등. 어디서나 자연스럽게 실행할 수 있다.
비정상적인 운동추이. 발밑의 마루가 잡아당겨져 있다.	자연스런 운동추이. 체중은 앞쪽으로 이동되고 정상에서 자발적인 중력중심 반응(보호 발디딤)이 자극된다.
운동 중에 긴장이 증가하면 그것을 감소시키기 위해 활동수준 또는 장애수준으로 간단히 되돌려서 치료할 수 없다. 왜냐하면 환자는 매달려 있는 상태에 있으므로 자세를 변경하는 것은 노력을 필요로 하기 때문이다.	운동 중에 긴장이 증가하면 언제나 자세를 변경할 수 있다. 예를 들면, 운동패턴 또는 장애수준에서 치료하여 긴장을 감소시키기 위해 가까이 끌어당긴 의자에 앉는 등 대응이 가능하다.

왼쪽 앞쪽으로 체중의 촉진을 통해서 나는 안뜰계에 필요한 자극을 준다. 그 반응으로써 오른쪽 다리가 앞쪽으로 나오는 보호 발디딤의 형태로 일어난다. 중앙 핵심점은 계속 앞쪽으로, 약간 가쪽으로의 이동과 함께 움직여지고, 그것을 통해서 (보호) 발디딤(stepping)이 번갈아 발생한다. 양말과 붕대로 보호된 왼발부분은 왼쪽 다리에 거의 정상적인 운동패턴에서 앞쪽으로 놓인다.

입각기에서는 무릎이 거의 정상적인 선택적 폄과 엉덩관절이 안정하여 있는 것을 관찰할 수 있다. 발디딤에서 왼쪽 다리가 젖힘(과신전)으로 밀어붙이는 것을 나는 논평을 하지 않고 인식한다. 이것은 구두에 의한 수정은 걸질에 활동을 요구하게 되어 중추 패턴발생기가 정지해버리기 때문이다. 앞에서 언급한 것처럼 이 시점의 치료 또는 재활의 과정에서는, M의 경우, 겉질에서 조작되는 선택적 운동은 아직 가능하지 않다.

주석 : 전체적으로 아델라보다
M에서의 진행 쪽이 매우 빠르다.
그의 이점은 바로 구축되는 자세긴장이
혼자서 보행하는 것, 일상생활의 활동을
혼자서 실행하는 것을 가능케 한다.
아델라는 일상에서는 휠체어를 사용하고
아직 많은 보조를 필요로 한다.
그러나 결점도 있고,
M의 팔은 연합반응을 비교적 빠르게 나타내고
선택적 운동의 촉진을 어렵게 한다.
그의 근육조직은 신장에 대해서 매우 민감해졌다.
근육조직의 개별적 가동화 기술은
과민증을 일으키지 않기 위해서도
특별히 주의 깊게 사용해야 한다.

2.3 증상사례 : 안토니오 (Antonio)

안토니오의 주된 문제 : 어깨의 통증

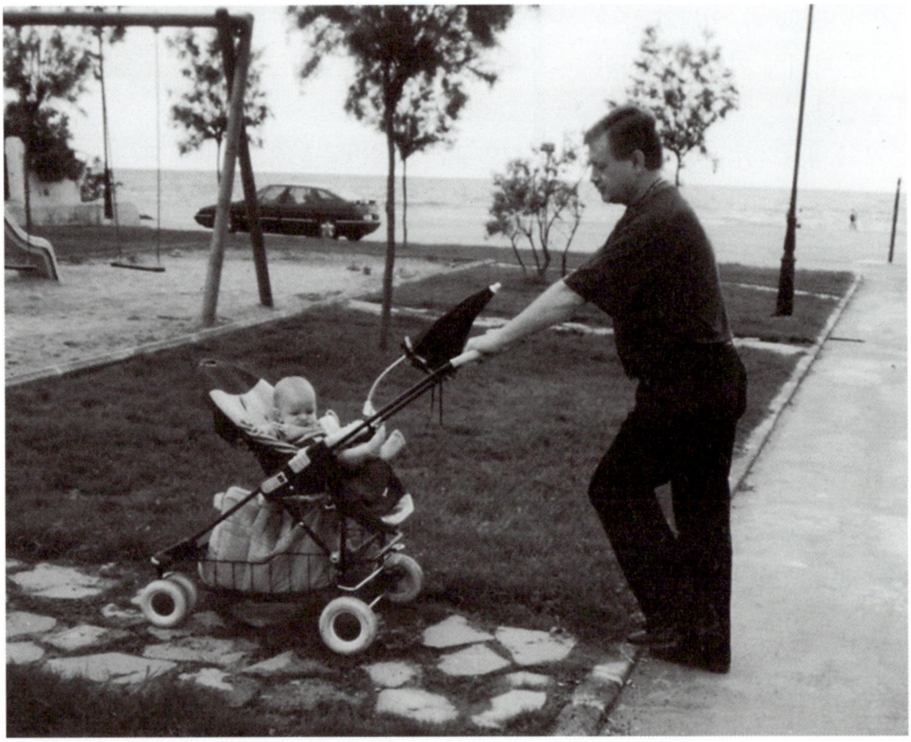

그림 2.84
안토니오는 그의 손자가 타는 유모차를 양손으로 민다.

안토니오는 46세이다. 그의 레스터랑에서 인사 교육, 홍보, 회계, 경리, 파티의 준비, 테이블의 배당 등 생각할 수 있는 많은 일에 종사하고 있다. 질환이 있기 전에는 조리와 웨이터의 일도 해내고, 피크 타임(peak time)의 접객을 향상시키기 위해서도 다시 이것을 담당하고 싶다고 희망하고 있다.

1997년 가을에 오른쪽 대뇌반구에 뇌 내 출혈이 일어나 왼쪽의 낮은 긴장의 편마비를 앓았다. 자연치유력에 의해서 몸통의 선택적 운동과 기능(바로잡기 반응), 그리고 골반, 다리, 발의 선택적 운동은 조기에 회복하였다.

안토니오는 자기가 운전하는 자동차로 자택에서부터 외래진료소를 방문한다(70㎞의 거리). 자동차에서부터 치료실까지 보조기구 없이 걷는다. 그가 옷을 갈아입은 후(짧은 운동복 바지), 그는 치료의 시작을 치료 테이블 위에 앉아서 기다린다.

2.3.1 안토니오의 평가

종합평가

앉은 자세, 선 자세, 보행에서 균형반응은 폄을 구축할 때의 운동패턴에 있어서 왼쪽으로 체중을 이동하면 약간 일탈을 나타낸다. 큰볼기근과 중간볼기근은 골반을 앞쪽과 가쪽으로 움직이는 것을 유지하고 실행하기 위해 충분한 긴장을 구축할 수 없다. 게다가, 항상 왼쪽으로 약간 기울어 있는 머리가 충분한 바로잡기 반응(오른쪽으로 옆굽힘)을 나타낼 수 없다는 것도 인지한다.

정상적인 보행에서 왼쪽어깨의 가동성이 제한되고 반응적인 협동운동이 결여되어 있다. 빠른 보행 때에 긴장의 증가를 통해서 좌측반신 전체에 장애가 있다는 것이 명백해진다. 선택성은 소실하고 유각기에서는 왼발을 앞으로 흔들어 내밀기 위해 굽힘의 총 패턴이 이용된다. 몸통은 굽혀지고 다리도 골반의 후퇴와 함께 높이 들려올라간다. 왼쪽어깨에서부터 긴장이 증가하고 그것이 더욱 후퇴로 끌어당겨지는 것을 알아챈다. 빨리 보행하는 것과 동시에 접시나 쟁반을 운반하는 것은 안토니오의 직업을 수행하기 위해서도 절대 필요한 것이다.

왜 팔이음뼈가 증상의 회복에서부터 이와 같이 제외되어 있는가라는 질문이 성립한다. 다음의 문제가 발생하였을 때에도 팔과 손에 의한 조절된 운동은 가능하였다. 항력(drag)에 대항한 무리한 운동, 어깨위팔관절, 봉우리빗장관절, 봉우리위팔관절의 비정상 정렬에서의 무게를 동반하는 올림이나, 비정상적인 어깨위팔 리듬에 의해서 관절통이 야기되었다. 이것은 당시에는 주의되고 있지 않았다. 가급적 조기의 회복을 위해 안토니오는 이 통증을 참으면서 훈련에 매진하였다. 통증이 지나치게 심해졌기 때문에 약물이 투여되었다. 안토니오는 야간에 수면할 수 없게 되고, 주간에는 피곤하여 우울해져 있었다. 코르티손(cortisone)(항염증작용이 있는 스테로이드의 일종)을 포함하는 약제로 염증을 치료하였다. 안토니오는 대략 6주일 동안 팔걸이(arm sling)를 장착하고 팔의 모음, 안쪽돌림, 팔꿈치의 굽힘, 엎침을 시켰다.

어깨의 평가

주관적인 호소 및 안토니오의 표정으로부터 어깨에 통증이 발생하고 있는 것은 명백하다. 통증을 "수량화"하기 위해 시각적 아날로그 척도(visual analog scale, VAS)의 1(약간의 통증)에서부터 10(견딜 수 없는 통증)의 범위에서 평가한다(p.60, **그림 1.30**). 안토니오는 정지 시에 저린 느낌(세기 4)이라 언급하고 팔을 들어 올릴 때에 심해진다고

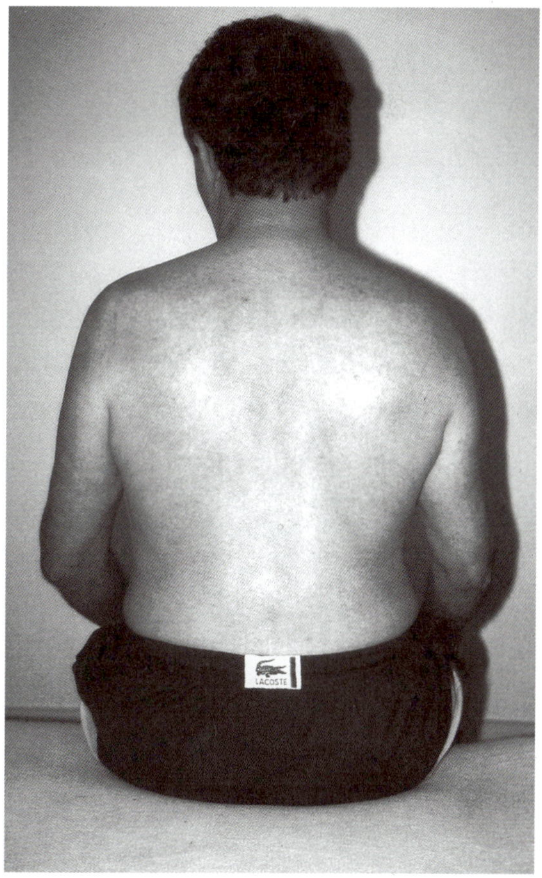

그림 2.85 평가를 위해 등쪽에서 본 안토니오의 자세

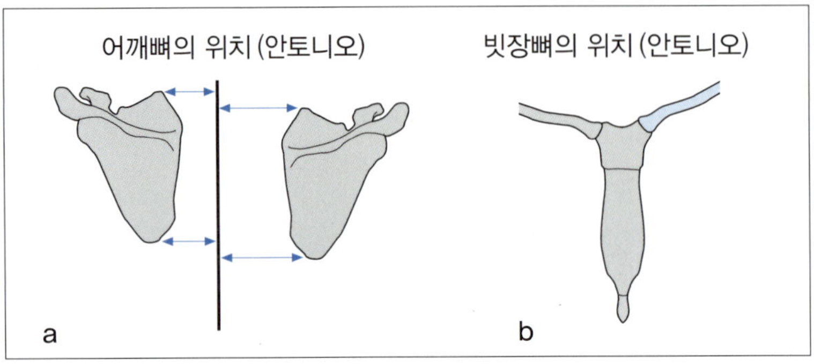

그림 2.86 a,b
a 왼쪽의 어깨뼈가 높고 척주에의 거리도 오른쪽보다 짧다.
b 왼쪽의 빗장뼈가 높게 경사져 있다.

(세기 6) 언급한다. 특정의 자세가 되면 명백히 찌르는 것 같은 통증(8)이 관절 깊숙이에서 일어난다.

앉은 자세에서 일탈의 관찰

a) 등쪽에서부터(**그림 2.85**)

머리 : 명백히 왼쪽으로 기울고 약간 왼쪽으로 회전하고 있다.

목뼈 : 왼쪽으로의 옆굽힘

팔이음뼈 : 왼쪽이 오른쪽보다 더 높이 위치하고 있다. 안쪽 모서리에서부터 척주에의 거리는 오른쪽보다 왼쪽이 짧다(**그림 2.86a**). 윗각은 왼쪽이 약간 앞으로 기울고 있다. 아랫각과 안쪽모서리는 오른쪽보다 왼쪽을 더 선명하게 볼 수 있다[왼쪽은 최소한의 날개어깨뼈(winged scapula)].

등뼈 : 비교적 똑바로 위치하고, 양 어깨뼈 사이에서 평탄하다.

허리삼각부분(lumbar triangle) : 왼쪽이 오른쪽보다 명백히 크다. 몸통근육조직 왼쪽은 낮은 긴장이고 오른쪽은 명백히 긴장하고 있다.

등의 근육조직 : 뒤통수부분에서부터 엉치뼈에 걸쳐서 왼쪽이 오른쪽보다 심하게 도드라져 보인다.

골반돌기부분 : 왼쪽이 오른쪽보다도 얼마간 깊이 위치하고 있다.

엉치뼈 : 엉치뼈 위의 기복은 낮은 긴장처럼 보인다.

좌석 면 : 큰볼기근은 왼쪽이 오른쪽보다 얼마간 폭이 넓고 평탄해 보인다.

b) 배쪽(복측)에서부터

머리 · 목뼈 : 양쪽 왼쪽으로 기울고 있다.

빗장뼈 : 왼쪽이 전체적으로 높고 위로 경사져 있다(**그림 2.86b**).

위팔 : 왼쪽이 오른쪽보다 크게 안쪽돌림을 하고 있다.

아래팔 : 왼쪽이 오른쪽보다 크게 엎침을 하고 있다.

손 : 오른손과 손가락의 위치는 같다. 왼손은 조금 종창이 있고 오른쪽보다 움직임이 적은 것처럼 보인다.

허리삼각부분 : 왼쪽이 오른쪽보다 크다.

배꼽 : 중앙에 위치하고 있다.

복부의 기복 : 명백히 오른쪽으로 주름이 발생하고 중앙에서부터 비대칭적이고 하나의 층계도 존재한다. 왼쪽에서는 약 1㎝ 꼬리 쪽으로부터 넓어진다. 양쪽 모두 움푹 팬 것 같은 형태가 있고 왼쪽이 오른쪽보다 깊게 보인다.

골반돌기부분 : 왼쪽이 오른쪽보다 깊게 위치하고 있다.

넓적다리 : 왼쪽이 크게 벌림을 하고 기복도 평탄하다.

무릎 : 왼쪽이 크게 등쪽에 위치하고 이 때문에 왼쪽넓적다리를 짧게 보여주고 있다.

종아리와 발 : 특히 두드러지지 않는다.

촉진(palpation)

목뼈와 목근육 : 왼쪽이 오른쪽보다 단단하다. 안토니오는 등세모근에 대한 약간의 압력이나 등쪽 · 꼬리쪽으로의 운동으로 통증이 발생한다고 언급하고 있다.

중앙 핵심점에서부터 엉치뼈 상부까지의 척주옆 근육조직은 왼쪽이 오른쪽보다 명백히 단단하고 엉치뼈 위는 양쪽 모두 낮은 긴장이다.

복근조직은 양쪽 모두 보통보다 높은 긴장을 갖고 있다.

큰볼기근의 왼쪽은 낮은 긴장이다.

몸통근육조직은 왼쪽이 오른쪽보다 단단하다. 왼쪽 어깨뼈 밑의 넓은등근에 대한 압력에 대해서 안토니오는 통증을 호소한다.

어깨관절 주변의 근육 : 겨드랑이를 잡으면 겨드랑이의 앞쪽(큰가슴근)이나 뒤쪽(넓은등근, 어깨밑근, 큰원근, 작은원근)도 높은 긴장을 갖고 있다는 것을 느낀다.

위팔 · 아래팔근육조직 : 왼쪽이 분명히 높은 긴장을 나타낸다.

왼손은 오른손보다 따뜻하고 말랑말랑 부드럽다.

감각능력

안토니오에게는 감각능력의 제한은 존재하지 않는다.

손과 팔의 운동의 시간적 협응

어깨와 팔꿈치운동의 조절을 갖고 있는데도 손, 손가락, 팔에 의한 잡기나 물건을 들어 올리는 것, 신발 끈을 매는 것 등의 조절을 갖고 있지 않은 일부의 환자가 있다. 이것을 더 잘 이해하기 위해 정상적인 시간적 협응을 아는 것이 중요하다.

비교 : 정상운동

손과 팔의 운동의 정상적인 시간적 협응 : 팔 운동의 동기(motive)는 손이 목표물을 입수하는 것에 있다. 머리가 가려우면 그곳을 긁기 위해 손이 유도된다. 목이 마르면 음료를 입으로 가져가기 위해 테이블 위의 유리컵으로 손이 뻗혀지고 또한 테이블 위로 되돌린다. 전화벨이 울리면 손이 뻗혀져 수화기를 들고 귀로 유도된다.

손이 없으면 목표물을 정한 팔의 운동은 시작되지 않는다 할 수 있다(예로, 보행 중의 흔들이운동은 활발한 것이 아니라, 몸통의 돌림을 통해서 일어나는 팔의 반응운동이다). 손이 목표물을 정하면 중추신경계는 몸통과 특히 팔이음뼈의 안정된 자세를 마련한다. 이것은 팔이 몸통과 직접 결부되어 있는 것이 아니라 어깨뼈의 주변근육조직의 활발한 안정성을 통해서 결부되어 있기 때문이다(**표 2.4**). 어깨뼈는 위팔, 빗장뼈와 어깨가슴우리관절을 통해서 가슴우리와 연결되어 있다(**그림 2.88**).

근육조직은 안쪽모서리와 아랫각을 가슴우리 · 꼬리 쪽으로 안정시킨다. 등세모근 상부와 어깨올림근은 이것을 원심적 신장으로 가능케 한다. 결과

표 2.4 어깨뼈의 주변근육조직

협동근 그룹	근육
머리, 목, 목구멍, 가슴우리에서부터 어깨뼈로 당기는 근육	*어깨뼈와 위팔뼈를 연결하는 근육*
• 등세모근 상부	• 어깨세모근 앞부분
• 어깨올림근	• 어깨세모근 옆부분
• 등세모근 중부	• 어깨세모근 뒷부분
• 큰마름근	• 위팔세갈래근 긴갈래
• 작은마름근	• 위팔두갈래근 긴갈래
• 등세모근 하부	• 부리위팔근
• 앞톱니근	• 큰원근
• 목갈비근(사각근)	• 작은원근
• 어깨목뿔근 (견갑설골근)	• 어깨밑근
• 작은가슴근	• 가시위근
	• 가시아래근

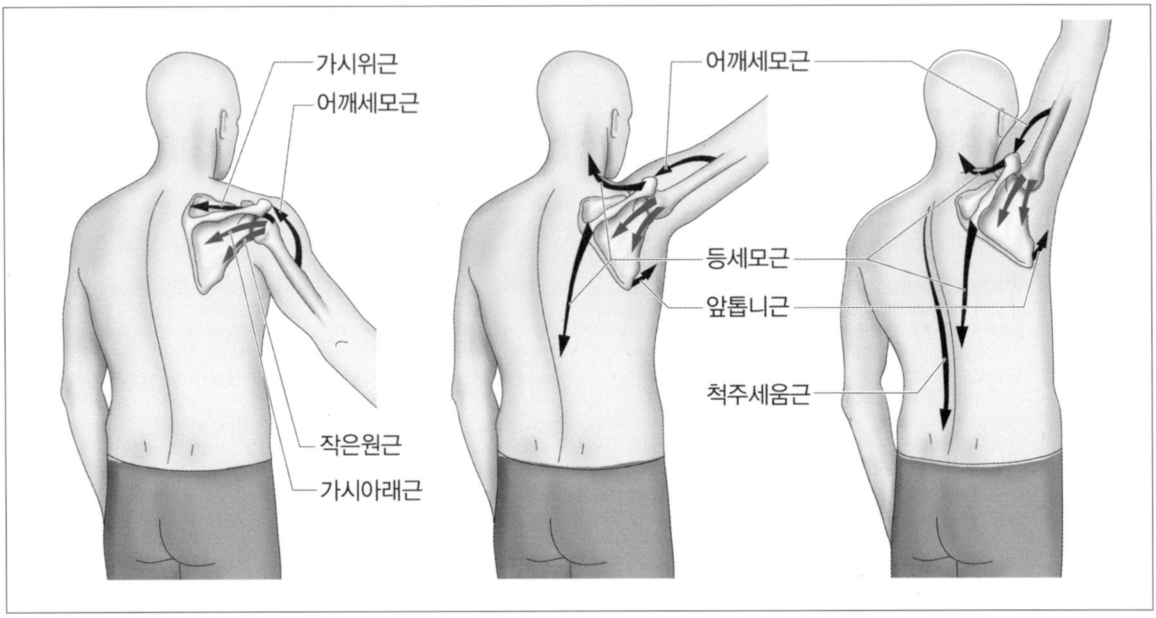

그림 2.87 팔을 들어 올릴 때의 근육조직활동의 정상적인 시간적 협응

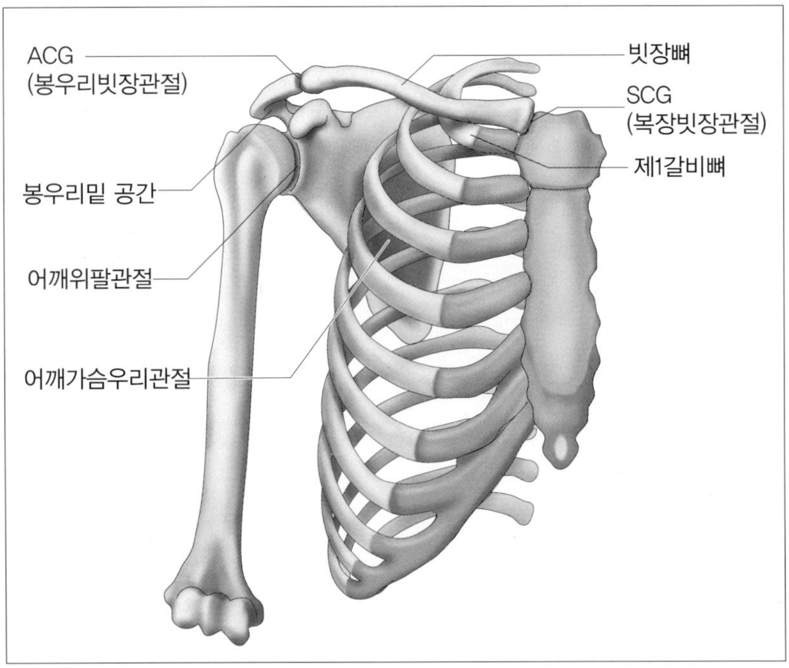

그림 2.88
4개의 관절이 어깨뼈와 연동하고 있다. 어깨뼈의 부적절한 정렬은 동시에 4개의 관절의 부적절한 정렬을 야기한다.
(ACG = 봉우리빗장관절,
SCG = 복장빗장관절)

적으로 관절오목에서부터 위팔뼈에의 관계가 변화하고 약간 가쪽돌림을 한다.

위팔뼈머리를 관절오목으로 가까이 붙이는 가시위근의 수축은 어깨세모근의 활동을 자극하는 어깨위팔관절의 압력을 변화시킨다.

눈에 보이는 위팔의 최초의 운동은 "운동을 시작시키는" 팔꿈치에서 발생한다. 굽힘근이 아래팔을 들어 올리고 팔이 어떤 위치에 있는가에 따라서

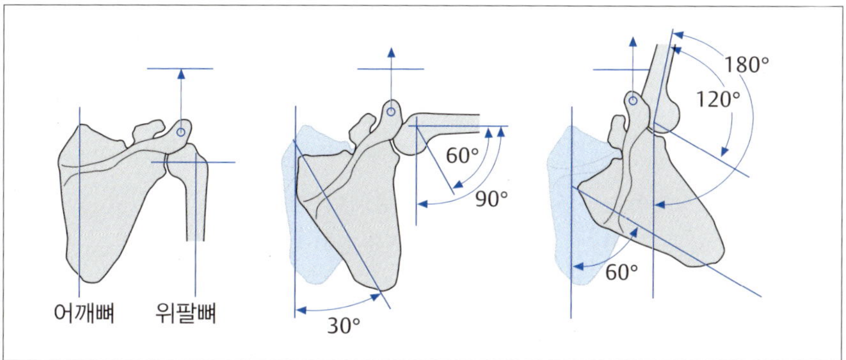

그림 2.89
정상적인 어깨위팔리듬

약간, 또는 큰 팔꿈치 굽힘이 실행된다. 예를 들면, 아래팔이 넓적다리 위, 또는 테이블 위에 놓여 있다면 부담이 완화할 정도만 움직여진다. 팔이 몸통의 옆으로 펴지고 축 늘어져 있다면 굽힘은 더욱 커진다. 위팔세갈래근은 폄을 시작하고 어깨세모근과 협동하여 중력에 대해서 팔의 중점이 되는 팔꿈치를 높이 들어 올린다(앞경사를 실현하기 위해 몸쪽부분에서 대항근의 원심적 활동을 하고 먼쪽부분에서 작용근의 구심성 활동을 한다).

위팔뼈는 계속되는 어깨관절의 앞경사 · 올림에서 더욱 가쪽돌림으로 회전한다. 이것은 위팔뼈 큰결절 가쪽이 봉우리를 활주하고, 위팔뼈와 봉우리 사이에 있는 조직 즉, 가시위근힘줄, 위팔두갈래근 짧은갈래힘줄과 어께세모근 아래주머니에 걸리지 않도록 하기 위해 필요하다. 손이 목표물에 접근하기 위해 아래팔이 뒤침, 중간위치, 엎침을 하고 있는가에 좌우되지 않고 가쪽돌림이 발생한다.

위팔을 들어 올릴 때의 근육활동은 Kapandji에 따라서 **그림 2.87**에서 나타내어 보여준다.

정상적인 어깨위팔 리듬 : 어깨위팔관절의 본래의 운동범위는 대략 120°이다. 팔을 180°로 올리기 위해서는 어깨뼈의 협동운동과 등뼈를 똑바로 일으키는 것이 필요하다. 이를 위해서는 갈비뼈관절과 복장갈비관절(흉늑관절)의 운동 잠재능력도 전제가 된다. 위팔뼈와 어깨뼈 사이의 리듬, 또는 시간적 협동운동은 위팔뼈 : 어깨뼈 = 2 : 1의 관계에 있다(**그림 2.89**). 위팔뼈가 운동을 시작하여 2개의 단계(step)를 실행하고 어깨뼈가 3개째의 단계를 실행한다. 팔의 90° 올림에서 어깨위팔관절이 60°의 운동을 실행하고, 어깨뼈는 가슴우리 위에서 약 30° 가쪽 · 배쪽으로 움직인다.

눈은 목표물을 발견한 시점에서 신체와 목표물의 거리를 파악한다. 중추신경계는 목표물에 도달하기 위해, 팔의 들어 올림과 폄으로 충족되는지, 그렇지 않으면 몸통의 앞쪽이동이 필요한지 아닌지를 조기에 판단한다. 목표물이 멀리 떨어져 있는 경우에는 아래팔을 구부려서 상반신을 앞으로 이동시키고 등의 근육조직이나 발에 대한 압력을 증가시키면서 엉덩관절과 무릎관절의 폄근의 활동이 증가한다.

손은 목표물의 부위에 도달하기 직전에 펴진다. 잡는 방법은 형태와 예상되는 무게에 의해서 결정된다. 눈은 목표물의 성질에 관한 정보를 이미 중추신경계에 전달하고 있다. 이것은 손과 손가락의 형태를 만들고, 자세긴장을 상응하게 정하기 위해 겉질의 제2차 · 제3차 시각영역과 기억이 비교된다. 예를 들면, 1.5ℓ 의 병에 들어간 물에 손이 움직여지면 손은 크게 펴지고(손가락 끝은 완전한 폄) 손목관절은 중간위치에서 안정된다. 물이 절반 들어간 유리컵이 손의 목표물인 경우는, 그 정도로 크게 펼 필요는 없고(손허리손가락관절은 중간위치이고 몸쪽손가락사이관절과 먼쪽손가락사이관

절은 약간 굽힘 위치), 손목관절은 약간 등쪽굽힘으로 안정하여 있다. ■

안토니오의 팔의 운동반응

왼팔이 움직여지지 않으면 안 된다고 예측하는 시점에서 안토니오는 우선 왼쪽 팔이음뼈를 들어올리고 이 때문에 어깨위팔관절이 약간 안쪽돌림 위치에 놓인다. 중앙 핵심점은 오른쪽으로 회전한다(이것에 의해서 왼쪽 팔이음뼈는 더 머리쪽으로 움직여진다). 중앙 핵심점의 운동에 의해서 체중이 얼마간 왼쪽 골반 위로 이동된다. 이에 반해서 긴장을 조금 증가하여 자동적으로 반응하는 것이 아니라 골반은 약간 뒤쪽으로 가라앉는다. 이 골반운동이 중앙 핵심점과 팔이음뼈의 배쪽으로의 돌림에 작용하고, 등세모근 상부가 더욱 작용하게 된다. 이러한 운동이 설정된 후 안토니오는 안쪽돌림을 하고 있는 팔을 복근의 긴장과 함께 힘들여가면서 앞쪽으로 들어올린다.

안토니오에게 관찰되는 어깨위팔 리듬은 두 가지의 방법으로 저해되어 있다.

1. 어깨뼈는 내려서 가슴우리에 밀착하는 것이 아니라, 위 앞쪽으로의 운동을 시작한다. 이 위쪽 · 배쪽으로 기운 자세는 그대로 유지된다. 위팔뼈는 앞쪽으로 움직이고, 어깨뼈가 원래의 그 움직임으로 계속되어야 하는 순간 그 비정상적인 자세에 머무른다.
2. 어깨위팔관절은 더욱 움직여진다. 그러나 위팔뼈와 어깨뼈를 연결하는 근육조직이 높은 긴장을 나타내어 저해하기 때문에 정상적인 120° 의 범위는 도달되지 않는다. 눈으로 보고 잘 만져서 느껴지는 것은 넓은등근, 위팔세갈래근긴갈래, 큰원근, 어깨밑근이다. 또한 큰가슴근과 작은 가슴근의 높은 긴장 때문에 가쪽돌림이 방해된다.

피로 때문에 팔꿈치와 손목 굽힘근의 긴장이 증가하여 엎침을 동반하는 굽힘이 일어나 손은 쥐어진다. 안토니오는 팔꿈치 굽힘을 느끼고 이 때문에 손을 앞쪽으로 움직인다는 목표는 달성되지 않는다. 이러한 이유로 그는(자동적으로!) 폄을 시작시킨다. 위팔세갈래근은 굽힘근에 대항하여 작용하고 이 때문에 명백히 긴장을 증가시킨다. 이 높은 긴장 때문에 근육조직 내에서 필요로 하는 상반신경 지배는 이미 불가능하다. 안토니오가 격렬하게 팔꿈치를 펴려고 하면 할수록 위팔세갈래근의 몸쪽부분은 위팔을 아래로 뒤경사를 시키도록 잡아당긴다. 긴장은 높아지고 등세모근도 긴장을 증가시켜 팔이음뼈, 팔, 손은 차츰 단단해지고 안토니오가 최종적으로 운동을 시도하는 것을 단념할 때까지 계속된다.

통증이 증가하기 때문에, 또는 갑작스런 찌르는 것 같은 관절통이 일어나기 때문에 운동의 중단이 필요하다. 이것은 어깨위팔관절의 가쪽돌림이 부족하여 있기 때문에 일어난다. 봉우리의 곁을 활주하는 대신에 큰결절이 가시위근, 위팔두갈래근짧은갈래의 힘줄이나 어깨세모근 아래주머니에 끼워 넣어진다. 이것은 종창과 통증을 동반하는 염증의 원인이 된다.

종창 때문에 공간이 더욱 감소하고 더욱 끼워 넣어짐의 우려가 증가한다. 통증은 굽힘근 조직의 긴장 증가를 일으키고 어깨위팔관절의 안쪽돌림 유지가 확대하여 더욱 끼워 넣어지는 것은 불가피하다.

안토니오는 2개의 통증점을 열거한다.

- 봉우리와 위팔뼈머리 사이의 관절공간에서 가시위근 힘줄 위의 배쪽
- 어깨뼈의 관절아래결절의 등쪽과 위팔세갈래근 긴갈래의 이는곳(origin)

생각할 수 있는 일탈의 원인

팔이음뼈 주변의 근육조직 전체의 긴장의 증가는 비정상적인 상반신경 지배와 시간적 협응운동을 유발한다. 봉우리와 위팔뼈관절의 관절주머니

에서 압력이 증가하였기 때문에 안정시 통증이 발생한다. 운동에서는 큰결절과 봉우리 사이에서 앞서 언급한 조직에서 끼워 넣음을 통해 통증이 발생한다.

팔이음뼈의 전체적으로 높은 긴장은 어깨와 다리이음뼈 사이의 비정상적인 상반억제를 통해서 이미 존재하고 있는 왼쪽 엉덩관절 주변의 낮은 긴장을 유지시켜버린다.

2.3.2 안토니오의 목표, 전략

목표 :

- 참여수준 : 가능한 한 높은 기능수준, 적어도 수준 4에서 팔의 기능의 회복.
- 심신기능과 신체구조수준 :
  - 통증의 완화
  - 특히 팔이음뼈와 팔의 굽힘근에서 자세긴장의 감소
  - 몸통의 자세긴장의 정상화
  - 다리이음뼈, 특히 왼쪽엉덩관절에서 긴장의 증가
  - 왼팔, 또는 양팔과 양손의 기능에서 정상적인 선택적 · 시간적 협응운동을 촉진

이제부터는 안토니오에서 통증의 완화와 운동기능의 개선을 유도하는 치료사례를 소개한다. 치료사례는 다른 환자에게도 용이하게 적용할 수 있으나, 안토니오 때도 마찬가지로 활동의 순서는 반드시 준수해야 하는 것이 아니라 그날의 상황에 따라서 개별적으로 결정되어야 한다. 처음에는 비정상적으로 높은 긴장을 억제하기 위해 많은 활동이 할애되어, 그것이 정상적인 선택적 · 시간적 협응운동 패턴의 촉진 준비에 도움이 되고, 이것에 의해서 손의 기능을 용이하게 실행할 수 있게 된다.

2.3.3 치료

몸통의 가동화

앉은 자세에서의 몸통의 단시간의 가동화(p.130 참조)는 약간 높은 긴장의 정상화로 연결된다. "6"에서부터 "5"를 지나서 "4"에서부터 "3"으로 움직이고, 또한 되돌아가는 운동을 통해서 환자는 보상하고 있는 오른쪽의 넓적다리 하부를 신장시켜 약간 신장하고 있는 왼쪽을 단축시킨다. "6"에서부터 "7"을 지나서 "8"에서부터 "9"로 움직이고, 또한 되돌아가는 운동은 척주세움근 하부와 볼기근육조직의 폄 구축을 자극한다.

전동으로 움직이는 치료 테이블을 약간 높게 설정한 후, 앞쪽에 있는 테이블의 끝에 앉기 위해 안토니오는 중앙 핵심점을 통해서 촉진된 몸통의 선택적 운동, "볼기부분 보행"을 실행한다. 이 옆쪽운동에서 나는 골반을 약간 보조한다. 내가 팔이음뼈와 팔에서 긴장을 조절하는 가동화운동을 실행하는 동안, 지지기저면이 감소한 것을 통해서 골반에 구축된 폄의 긴장은 유지되기 쉬워진다.

팔이음뼈와 팔의 가동화

나는 안토니오 앞의 왼쪽에 서서 나의 왼발을 치료 테이블 위에 놓고 그의 왼쪽팔꿈치에 지지기저면을 제공한다. 안토니오의 왼쪽 아래팔을 나의 팔꿈치와 허리 사이에 끼운다. 나는 왼손으로 위팔뼈 몸쪽부분을 잡고 가쪽돌림을 시킨다. 나의 오른손은 안쪽모서리와 아랫각을 가쪽 · 배쪽으로 움직이고 이것을 당기는 근육조직(등세모근 하부, 마름근 ; **그림 2.90**)을 가동화한다.

가쪽돌림으로의 운동이 가장 제한되어 있다. 촉진(palpation)으로 넓은등근이 매우 과다긴장이라는 것을 알 수 있다. 이 때문에 나는 안토니오의 도움과 함께 팔을 배쪽으로 가쪽돌림을 시켜 근육조

직의 억제 가동화를 사용한다. 이것은 팔이 앞쪽으로 움직이기 시작하는 순간에 넓은등근의 근육섬유를 배쪽 · 머리쪽으로 움직이는 것을 의미한다.

먼쪽에 대해서 신체부위 몸쪽을 움직이는 것은 이 환자가 긴장을 정상화하여 통증이 일어나지 않는다는 것이 명백해졌다. 이 때문에 나는 안토니오의 앞에 치료 테이블을 놓고 그는 그 위에 양팔을 놓는다. 나는 왼쪽으로 무릎을 꿇고 바르게 앉아 중앙 핵심점에서부터 몸통의 옆으로의 바로잡기 반응을 촉진한다. 어깨위팔관절이 모음 · 안쪽돌림을 하고 이리하여 뒤경사로 잡아당기는 근육조직을 신장시킨다. 나는 양손으로 위팔뼈 몸쪽부분의 운동을 촉진한다(**그림 2.91**).

중앙 핵심점의 등쪽으로의 운동을 통해서 나는 올림을 촉진한다(**그림 2.92**). 팔꿈치가 같은 높이에 있으면 양 팔이음뼈가 팔의 운동을 유도할 때 어떻게 다른지를 확인할 수 있다.

그 후 나는 "1/2M"에서부터 "8"로, 그리고 또한 되돌아가는 운동을 촉진한다. 이를 위해, 나는 안토니오 뒤의 테이블에서 무릎을 꿇고 바로 앉아 나의 양손으로 중앙 핵심점을 가쪽에서부터 움직여 왼쪽을 신장으로 유도한다(**그림 2.93**). 그래서 나는 어깨뼈에서부터 움직이고 이어서 안토니오의 뒤에 서서 나의 무릎으로 중앙 핵심점을 촉진한다. 동시에 오른손으로 머리의 오른쪽으로의 굽힘, 왼손으로 등세모근 상부를 촉진한다.

팔이음뼈가 이러한 방법으로 가능해지면 다음의 활동이 실행된다. 안토니오의 아래팔은 치료 테이블 위에서 엎침을 하고 그의 손목관절은 기준자세(zero position)이고 손가락은 느슨하게 굽어있다. 왼손으로 중간정도 크기의 둥근 물체(예로, 판지를 둥글게 감은 것이나 물을 넣은 병)를 잡고 있다.

그는 물체를 수직으로 안정시키고 또한 양쪽으로 움직여야 한다.

그는 판지의 롤을 망원경처럼 오른쪽 눈과 왼쪽 눈의 앞에서 유지해야 한다.

그는 판지의 롤을 청진기처럼 가쪽돌림이 요구되는 위치인 왼쪽 귀에 대어야 한다.

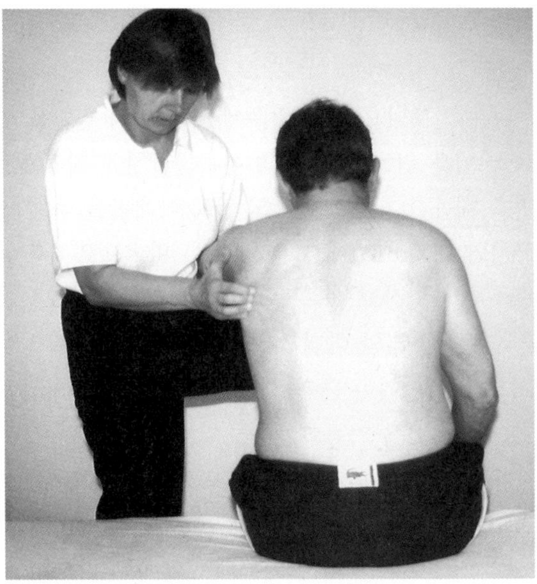

그림 2.90 뒤로 당기는 근육조직의 가동화

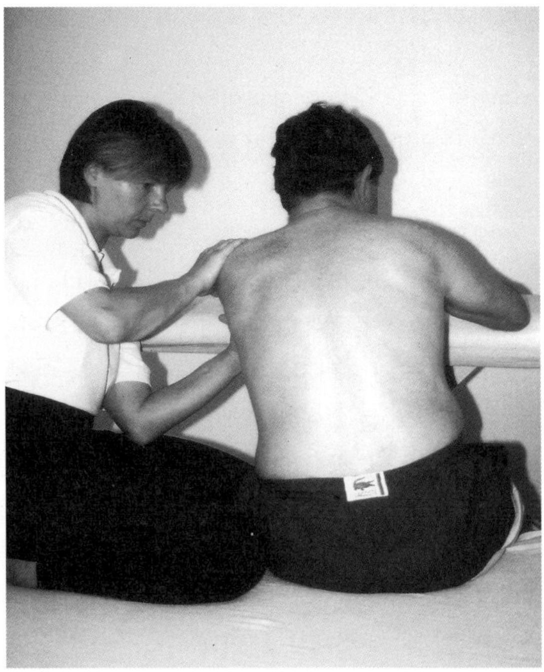

그림 2.91 중앙 핵심점의 옆으로의 바로잡기 반응은 어깨관절을 모음 · 안쪽돌림을 시킨다.

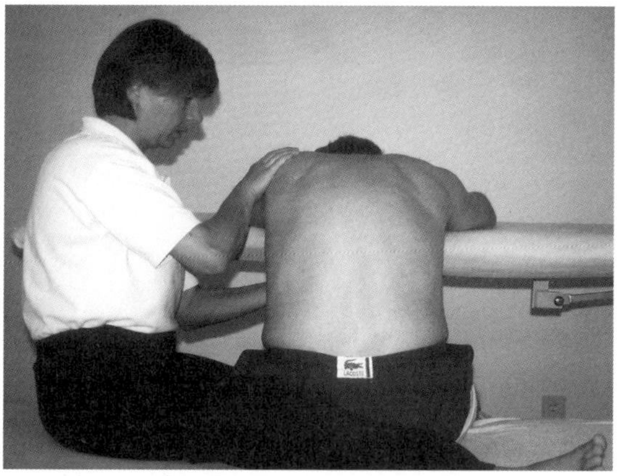

그림 2.92 중앙 핵심점의 등쪽으로의 운동은 올림을 촉진한다.

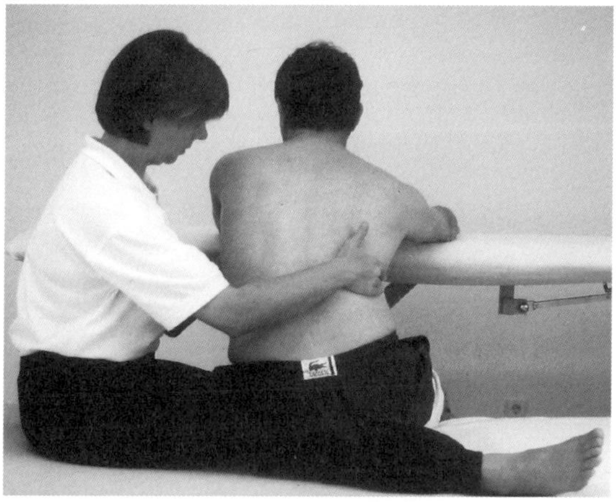

그림 2.93 "1/2M"에서부터 "8"에의 운동의 촉진

! 그 동안 오른팔을 테이블 위에 놓는 것이 아니라 테이블을 밀어붙이는 일이 많은 환자에게 관찰된다.

팔꿈치를 펼 때에 어깨위팔관절을 더욱 벌림·가쪽돌림으로 가동화하기 위해 안토니오와 나는 다음의 운동을 실행한다. 나는 왼손으로 안토니오의 왼손을 잡고 오른손으로 어깨위팔관절을 만진다. 엄지손가락은 관절공간의 등쪽을 따라서 놓이고 집게손가락은 배쪽에 놓인다. 안토니오는 머리와 몸통을 오른쪽으로 회전시켜야 한다. 나는 이 운동을 나의 오른쪽 아래팔의 뒤침으로 유도한다 (나의 엄지손가락은 관절공간의 등쪽에서부터 앞쪽으로 약간 민다).

그래서 안토니오는 모음을 하면서 왼쪽으로 회전하고 이어서 오른쪽으로 크게 회전한다(**그림 2.94**). 안토니오는 나의 보조에 의해서 그의 왼손을 테이블 왼쪽 끝으로 움직이고 이것은 어깨위팔관절 더욱 벌림을 시킨다. 머리와 몸통의 오른쪽과 왼쪽으로의 돌림운동은 반복된다. 이때, 나는 안토니오에게 방의 오른쪽 또는 왼쪽에 있는 상이한 물체를 보여준다.

팔의 활동을 더 많이 자극하기 위해 "peanuts"라 불리는 타원형의 공을 안토니오 앞의 테이블에 놓는다. 안토니오는 나의 보조에 의해서 양손을 이 가동성 지지기저면 위에 놓는다. 나는 안토니오의 왼쪽에 놓은 두 개 째의 간이의자에 앉고 나의 왼손으로 팔꿈치의 폄을 자극하고 오른손으로 어깨위팔관절의 올림을 자극한다(**그림 2.95**). 겨드랑이 뒤의 근육조직이 더 올리는 것을 방해하고 있기 때문에 그것이 개별적으로 가동화된다.

팔의 굽힘근조직(등세모근 하부, 큰가슴근, 작은가슴근, 팔꿈치 또는 아래팔의 굽힘근과 엎침근, 손목관절과 손가락의 굽힘근)의 긴장을 억제하는 다른 방법은 바로 누운 자세와 비마비 쪽을 아래로 한 옆으로 누운 자세에서 실행된다. 바로 누운 자세

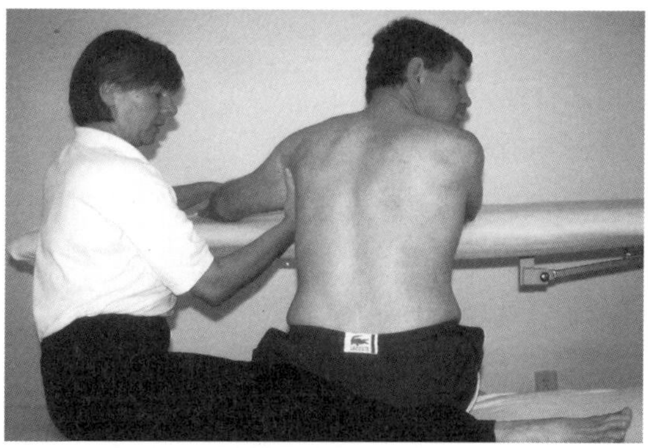

그림 2.94 머리와 몸통의 돌림은 어깨관절을 벌림·가쪽돌림을 시킨다.

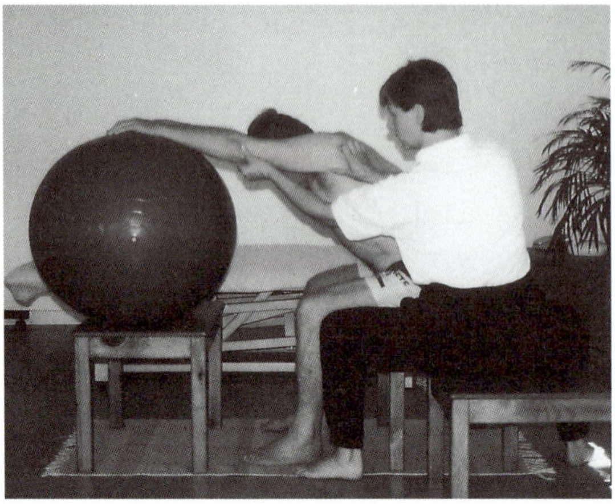

그림 2.95 이 시작자세에서부터 팔꿈치의 폄과 어깨관절에서 올림이 자극된다.

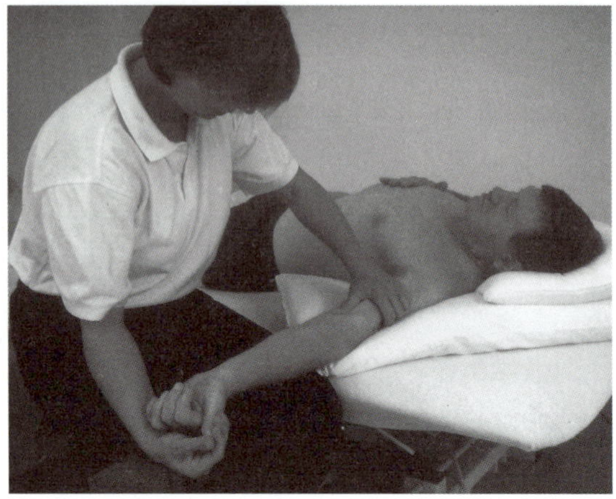

그림 2.96 두갈래근힘줄에 압력을 주면 원심성 이완을 용이하게 한다.

의 이행이나 그 자세에 대해서는 "라켈"의 단원 (p.80 참조)에서 설명한 것처럼 실행된다.

바로 누운 자세에서의 팔이음뼈와 팔의 가동화

! 뒤에 언급하는 활동에서 치료 테이블의 높이는 나의 키, 또는 실내에서의 치료를 하는 높이에 적응되어야 한다. 내가 섰을 때에는 높게 설치되고 나의 넓적다리가 안토니오의 팔에 지지기저면을 제공할 때에는 낮게 설정되어야 한다.

나는 왼손으로 안토니오의 왼쪽 위팔을 잡고 가쪽돌림을 시킨다. 나의 오른손은 어깨뼈 하부에 놓인다. 그리고 양손으로(오른손이 더 활발하게) 팔이음뼈 전체를 머리쪽과 꼬리쪽으로 움직인다.
나는 자세긴장의 감소를 느끼면 안토니오의 팔을 가쪽돌림으로 배려하면서 올리게 한다. 90°에 도달하면 약간의 견인을 유지하면서 그의 손을 편다.

여기서 나는 왼손을 어깨위팔관절의 아래, 등쪽에 놓고 약간 배쪽으로 들어올린다.

나는 테이블 끝에 앉고 팔을 몸쪽에서부터 먼쪽으로 유도하면서 벌림으로 움직인다. 이때 안토니오는 그의 팔의 무게를 느끼고 팔꿈치를 천천히 테이블 위에서부터 아래로 향해서 놓아야 한다. 거기

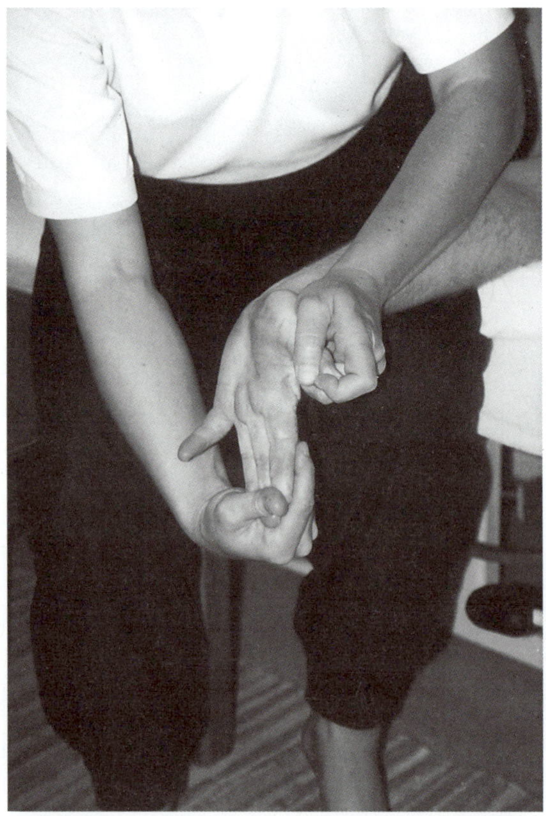

그림 2.97 손을 편다. 나의 넓적다리가 지지기저면을 제공한다.

에 놓았으면 나의 보조와 함께 아래팔을 펴게 하여 이완시킨다. 위팔두갈래근의 힘줄에 약간 압력을 주면 원심성 이완이 용이해지고 팔꿈치 굽힘근의 긴장이 감소한다(**그림 2.96**). 이 자세에서 안토니오의 손은 완전히 펴진다. 조금 중단하여 쉬게 하면 긴장이 감소한 것을 느낄 수 있다(**그림 2.97**).

여기서 나는 "근육조직의 개별적 가동화" 기법을 굽힘근 전체에 사용할 수 있다. 나는 나의 왼손으로 안정된 기준점을 형성하도록 주의하고, 거기서부터 오른손으로 근육조직을 따라서 먼쪽으로 가동화한다. 겨드랑이 앞면의 근육조직, 큰가슴근과 팔의 굽힘근 전체의 긴장을 감소시키기 위해 가동화를 하면서 움직인다. 왼손으로 복장빗장관절 즉, 작은가슴근의 몸쪽부분을 안정시켜 펴도록 하고 몸쪽의 이는곳(origin)을 먼쪽으로 잡아당기지 않도록 한다. 왜냐하면 이 관절의 불완전탈구를 유도할 가능성이 있기 때문이다.

나는 팔 전체가 더욱 가쪽으로 밀려나가도록 하고 싶다. 거기서는 여느 때와 같이 환자의 협력이 요망된다. 이때 안토니오는 팔 전체에서부터 손가락 끝에 이르기까지 예리한 통증이 일어난다고 전달한다. 이것은 손가락의 폄을 시도해도 굽힘 자세를 유지시킬 정도로 강하다. 이 통증은 근육조직을 폈을 때에 일어나는 통증과는 질적으로 다른 것처럼 보이고 말초신경의 신장의 원인이 될 가능성 있다.

! 위팔신경얼기가 잡아 늘여지면, 불쾌하고 불안을 야기하는 자율신경반응, 예를 들면, 식은땀이나 위(stomach)의 메슥거림, 경우에 따라서는 가슴이 답답함(협심증과 유사한 것)을 일으키는 경우가 있다. 나는 경험으로부터 환자에게 이러한 종류의 증상이 조금이라도 발생하면 바로 알리도록 요청하고 있다. 이것은 폄 자세를 바로 완화시키거나 중단하기 위해서이다. 이러한 자율신경반응이 격렬하게 발생한 경우는 적신 타월(경우에 따라서는 얼음)을 복장뼈 위에 놓거나 또는 다리를 높게 하여 눕힌다. 신선한 공기나 차가운 물을 마시는 것이 효과적이다.

다음으로 안토니오에게 팔꿉관절을 움직이도록 지시한다. 내가 그의 손을 오른손으로 잡고 왼손으로 어깨위팔관절을 조절하는 동안, 그는 팔꿈치를 가볍게 굽혀 이완시키고 90° 이상 굽히고, 펴고 이완시킨다. 이것은 그가 손에 무언가를 들고 기능적인 행동을 실행하면 더 양호하게 진행된다. 그래서 나는 0.33ℓ 의 병을 선정하고 그것에 절반 물을 넣음으로써 가벼운, 그러나 감지할 수 있는 무게를 발생시킨다. 이 병을 선택적으로 잡기 위해서는 우선 손목관절 굽힘근이 가동화되어야 한다. 나는 왼손으로 팔꿈치에 안정된 기준점을 주고, 오른손으로 자쪽과 노쪽 굽힘근의 아래팔 근막 사이를 차례로 가동화한다. 그리고 나는 안토니오의 손과 손가락을 완전히 펼 수 있다(**그림 2.97 참조**). 그 후, 그의 손으로 병을 감싸는 것처럼 잡을 수 있다. 우선은 병을 가볍게 들어 올리고 다음으로 내리며, 이번에는 80° 정도까지 들어 올려 그의 머리쪽으로 내리고(가쪽돌림 위치), 중간위치로 되돌려 나의 쪽으로 내리며(안쪽돌림 위치), 다시 중간위치로 되돌린 후 옆으로 내린다(팔꿈치의 폄).

나는 병을 만지지 않고 그 움직임을 손으로 쫓고 만일 안토니오가 아래팔과 손의 조절을 상실하면 병을 잡을 수 있도록 주의한다.

팔을 높이 들어올리기 위해서는 다음의 방법이 선택되어야 한다. 팔꿈치가 가볍게 굽혀지면 안토니오는 팔을 길게 하는 즉, 팔꿈치를 위팔세갈래근의 작용근으로서의 구심성 활동으로, 배쪽으로 공중에 들어 올려 천천히 지지기저면으로 되돌아가서 그 위에 놓는다.

다음의 일련의 운동도 효과적이다. 팔꿈치는 약 80° 굽혀진다. 팔은 배쪽으로 높게 들려올라가야 한다. 그리고 팔꿈치는 일정한 굽힘에 도달할 때까지 옆으로 내려지고 다시 이완된다. 팔이 약 100°

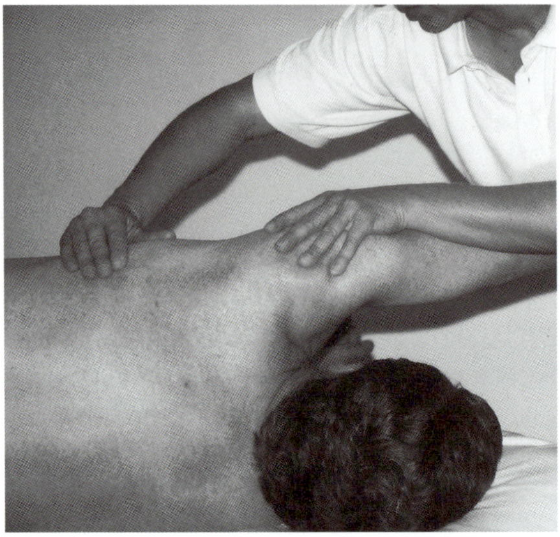

그림 2.98 안토니오는 치료사를 팔로 활발하게 되밀고 그 동안 치료사는 어깨뼈와 위팔 사이의 근육조직을 개별적으로 가동화한다.

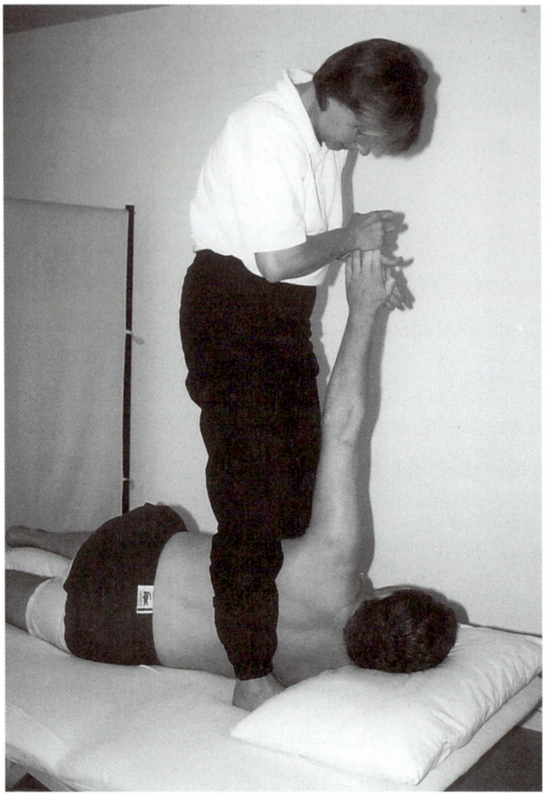

그림 2.99 안토니오는 팔이음뼈를 안정시키면서 팔꿉관절의 작은 운동을 실행한다.

올라가면 나는 일어서고 팔을 유지하면서 머리 부분으로 가서 오른손으로 위팔뼈를 중앙에서부터(가쪽돌림 방향) 잡는다. 안토니오의 아래팔은 나의 허리에 놓이고 나의 오른쪽 아래팔에 의해서 고정된다. 나의 자유로워진 왼손으로 어깨뼈와 위팔뼈 사이의 등쪽 근육조직(넓은등근, 위팔세갈래근 긴갈래, 어깨밑근)을 가동화한다. 이 개별적인 가동화를 필요로 하는 운동은 나의 신체가 유도하는 약간의 굽힘과 팔꿈치의 폄이다.

팔꿈치의 폄을 더 활발하게 실행하기 위해 나는 안토니오의 손목에 왼쪽 골반돌기부분, 또는 위앞엉덩뼈가시로 확실한 기준점을 제공한다. 나의 왼손은 팔꿈치의 위팔세갈래근을 구심성 수축으로 자극한다. 나의 오른손은 안토니오의 왼쪽 손목관절을 조절한다. 그리고 그는 손가락을 굽혀 끼움이 없이 나를 천천히 되민다. 이 활동은 바로 누운 자세나 옆으로 누운 자세에서 실시된다(**그림 2.98**).

옆으로 누운 자세에서 팔이음뼈와 팔의 가동화

오른쪽 옆으로 누운 자세는 어깨세모근의 보다 나은 자극에 도움이 된다. 바로 누운 자세에서 옆으로 누운 자세로 옮길 때, 나는 안토니오의 왼손을 나의 오른손으로 유지하여 모음을 시킨다. 그래서 그에게 따라오도록 지시한다. 그는 왼쪽 다리를 굽히고 오른쪽으로 회전한다. 보호를 위해 그의 굽힌 왼쪽 다리의 아래에 베개를 놓고 2개째의 베개를 머리의 보호를 위해 테이블에 평행이 되도록 놓는다.

! 이 자세는 안토니오로서는 취침 시의 자세에도 적합하다. 이 경우, 왼쪽팔의 아래에도 베개를 추가하여 놓는다.

오른쪽 옆으로 누운 자세에서 안토니오는 왼팔을 그의 왼쪽 반신 위에 놓는다. 그의 머리는 베개 위에서 안정하여 있다. 그는 손을 왼쪽 넓적다리를 따라서 더욱 무릎의 방향으로 꼬리쪽으로 움직여야 한다. 나는 왼쪽 팔이음뼈를 꼬리쪽으로 움직이고 등세모근과 어깨올림근을 가동화한다.

안토니오는 약간의 보조만으로 손을 넓적다리의 위, 머리 옆의 테이블 위, 또는 다른 지시된 목표물로 움직임으로써 큰 어깨의 운동을 실행할 수 있다. 마비 쪽이 위에 있기 때문에 나는 전체를 관찰할 수 있고 과다긴장의 근육조직에 대한 약간의 움직임도 인지할 수 있다. 나는 어깨뼈 주변의 근육조직이나 어깨뼈와 위팔뼈의 사이도 마찬가지로 가동화한다.

사전에 긴장을 감소시킨 팔의 굽힘근 조직을 더욱 억제하기 위해 나는 90°의 벌림과 가쪽돌림으로 원심성 활동을 실시한다.

나는 안토니오의 팔을 천장 방향으로 펴게 하도록 보조한다. 이때, 나의 다리로 그의 가슴우리를 안정시키고 움직이는 팔이음뼈에 대한 안정된 기준점을 형성하기 위해 중앙 핵심점을 지지한다. 활동의 목적은 팔을 이 자세로 유지하는 것, 또는 더욱 올림, 앞경사, 벌림에의 작은 운동을 실행하는 것에 있다(**그림 2.99**).

비교 : 정상운동 / 신경생리학적 관점

> 이 자세에서는 중력이 위팔뼈머리를 관절오목으로 밀어붙여 관절의 압력수용기를 자극하고 그것을 통해서 원심적으로 작용하는 어깨세모근이 자극된다.

앉은 자세에서 팔이음뼈와 팔의 가동화

옆으로 누운 자세에서 대처한 가동화는 다음에 앉은 자세로 옮겨 놓고 실행해야 한다. 나는 안토니오의 뒤에서 무릎을 꿇고 바로 앉는다. 안토니오의 옆에 균형 공(balance ball)을 놓고 나는 그가 그 위에 손을 놓는 것을 보조한다. 그는 공의 움직임을 조절하고 가능한 모든 방향으로 움직인다. 이때, 나의 손에 힘이 들어가 있지 않은지, 손가락이 조절되지 않고 굽혀져 있는지 아닌지에 주의한다. 공의 위치에 따라서 안토니오로서는 그 안정화가 용이하거나 곤란하거나 한다. 나는 가쪽돌림을 시키기 위해 어깨위팔관절과 손의 먼쪽부분을 촉진(facilitation)하도록 보조한다(**그림 2.100**). 그리고 안토니오는 공의 위에 손을 놓은 채로 몸통을 오른쪽으로 움직이고 거기서부터 다시 안정시킨다.

선 자세에서 팔이음뼈와 팔의 가동화

펌의 자세세트인 이 자세에서는 볼기근육조직의 긴장이 자극된다. 게다가 팔이음뼈와 팔의 원심에 작용하는 운동이 용이해진다. 특히 양팔 사이, 또는 다리와 팔 사이의 상반신경 지배에 중점이 놓여진다.

잡기를 용이하게 하기 위해 2개의 긴 스키용 지팡이의 끝에 스펀지모양의 고무가 부착되어 있다. 나는 일련의 운동에서 정상적인 타이밍으로 그가 왼손으로 그것을 잡는 것을 보조한다. 이때, 손목관

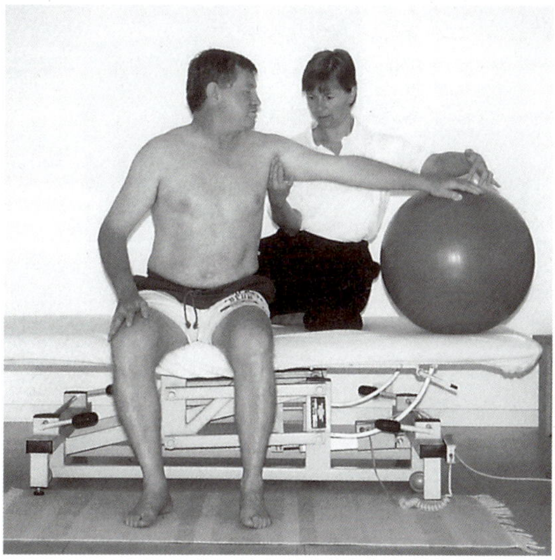

그림 2.100 공의 조절을 위해 안토니오는 어깨를 안정시켜야 한다.

절이 물체를 잡을 때의 정상적인 정렬인 기준자세(zero position) 또는 가볍게 등쪽굽힘이 되어 있도록 주의한다.

그의 왼손은 스키용 지팡이를 수직으로 유지하고 오른손은 또 하나의 스키용 지팡이를 모든 가능한 방향으로 활발하게 수의적, 그리고 나의 운동을 좇으면서 반응적으로 움직인다.

안토니오는 양쪽의 스키용 지팡이를 다음과 같이 마루에서부터 약간 들어 올리고 또한 내린다. 우선 왼쪽의 스키용 지팡이를 안정시키고 오른손만 들어 올리고 다시 내린다. 그 후 그는 양쪽의 스키용 지팡이를 번갈아 들어 올리고 또한 내린다. 그는 한쪽의 스키용 지팡이를 들어 올리고 크게 옆으로 내리며 그 동안 또 한쪽의 스키용 지팡이를 시작자세로 되돌린다. 그리고 한쪽을 앞으로 밀어내고 또 한쪽을 신체에 접근시킨다(**그림 2.101**). 이번에는 양쪽의 스키용 지팡이를 크게 옆으로 움직이고 양 팔의 굽힘근군을 동시에 원심적으로 이완한다. 머리를 오른쪽으로 움직임으로써 왼쪽 등세모근을 신장시키는 것도 포함된다(**그림 2.102**).

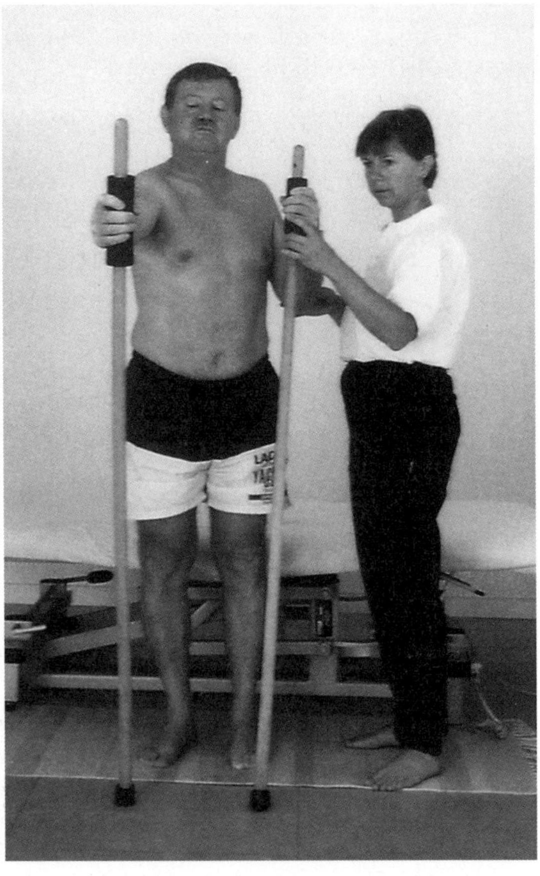

그림 2.101 안토니오는 스키용 지팡이로 활발하고 수의적으로 반응적인 운동을 실행한다.

팔과 다리의 상반신경 지배를 개선하기 위해 안토니오는 왼쪽 다리를 앞에 놓는 발디딤 위치를 취한다. 그는 뒤쪽의 오른쪽 다리에 체중을 가한다. 그가 왼손으로 잡는 스키용 지팡이는 그의 팔의 길이만큼 그의 앞에 떨어져 놓는다. 그가 앞쪽에 있는 왼쪽 다리로 서도 스키용 지팡이를 잇달아서 수직으로 유지해야 한다. 이 과제를 해내기 위해서는 그는 왼쪽팔꿈치를 폄으로 이완해야 한다. 이를 위해서는 다리의 폄 긴장의 구축과 팔의 폄 긴장의 완화가 필요하다(**그림 2.103**). 체중을 뒤의 오른쪽 다리로 되돌리면 그는 "스키용 지팡이를 수직으로 유지시키는" 과제를 달성하기 위해 팔꿈치를 새로이 펴지게 해야 한다(다리의 폄 긴장의 완화와 팔의 폄 긴장의 구축).

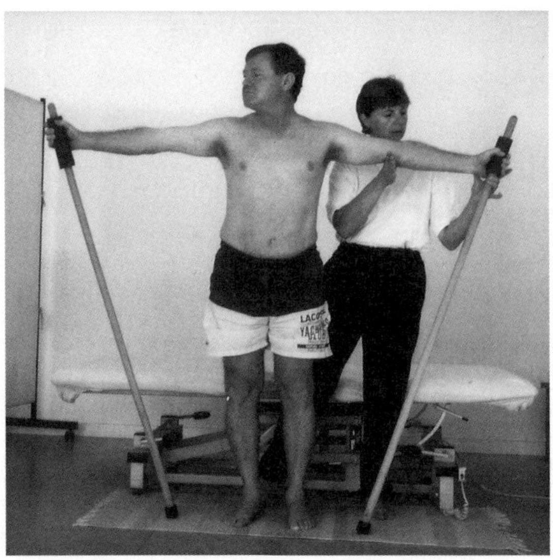

그림 2.102 오른쪽으로 머리 회전은 왼팔의 굽힘근군을 완전히 신장시킨다.

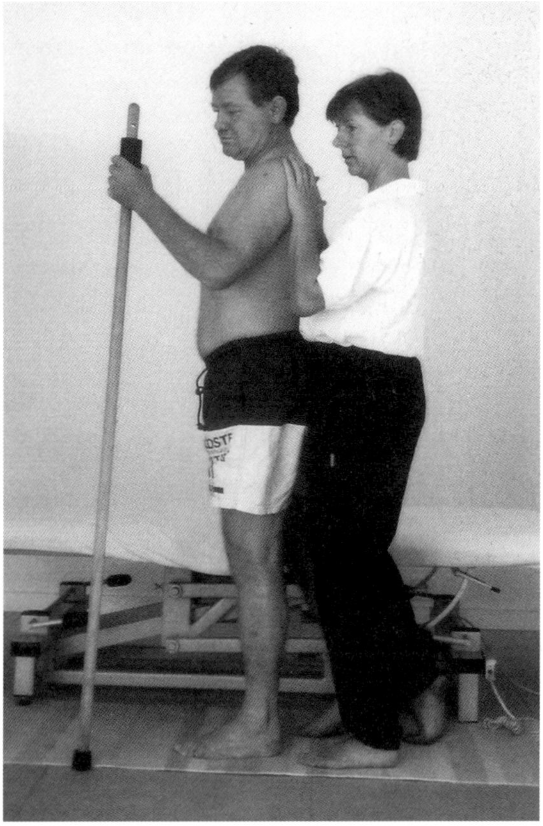

그림 2.103 왼쪽 다리 폄의 구축, 왼팔 폄의 완화

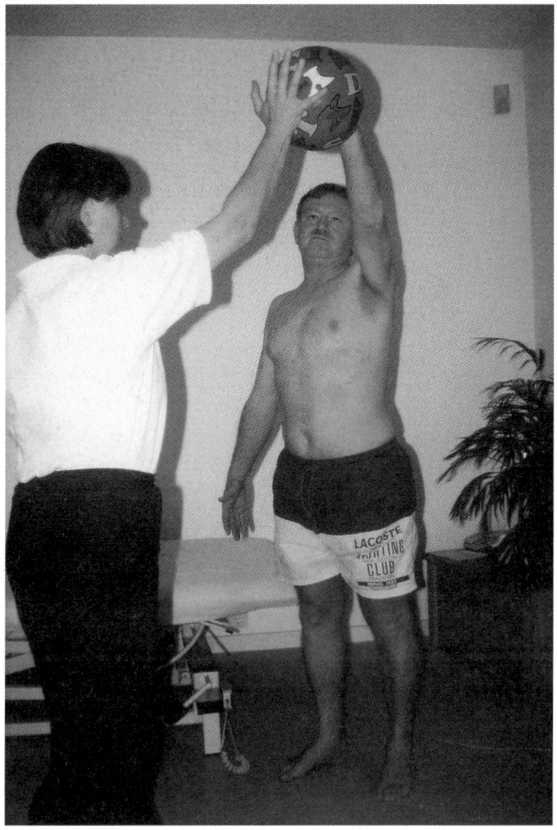

그림 2.104 공을 안정시키기 위해서는 매우 섬세한 단계적 활동이 실행되어야 한다.

다른 가능성으로 환자는 발디딤 위치(왼쪽 다리를 앞)에서 테이블 옆에 서서 뒤쪽의 오른쪽 다리에 부하를 가한다. 왼손은 균형 공(balance ball) 위에 놓고 팔은 약 20° 벌림을 한다. 그가 체중을 앞쪽의 왼쪽 다리로 옮기면 그의 팔은 벌림을 통해서 "부위를 만들어야 한다".

어깨의 가쪽돌림과 팔을 신속하게 들어 올리는 것은 앞에서 언급한 자세긴장의 준비 후에 균형 공을 사용해서 대처할 수 있다. 나는 오른손으로 공을 들고 안토니오는 왼손으로 그 공을 되밀어야 한다. 거기서는 아래쪽과 위쪽의 운동 중에 공을 안정시켜야 한다(**그림 2.104**).

거기서 공을 양손으로 잡도록 안토니오를 보조한다. 처음에는 오른손이 지나치게 강하게 밀어 왼손은 그것에 대항하여 밀 수 없다. 몇 번인가 시도한 후, 그는 오른쪽의 과다활동을 감소시키고 왼손을 적응시켜 균형을 잡을 수 있다. 나는 공을 머리보다도 높이 들어 올리고 보조자가 있는 앞쪽으로 던지는 것처럼 보조한다. 나는 공을 그에게 되던진다. 공을 받는 것은 양팔의 동시운동을 신속하게 자극한다. 안토니오에게 받을 기회를 주기 위해 나는 매우 주의 깊게 목표를 정해서 던질 필요가 있다(**그림 2.105**)

안토니오는 공을 포환던지기와 유사한 운동으로 던져야 한다. 나는 그의 왼팔을 굽히고, 손을 등쪽굽힘을 시키도록 보조하고, 공을 그 위에서 정지시키도록 한다. 확고하게 공을 드는 것을 오른손이

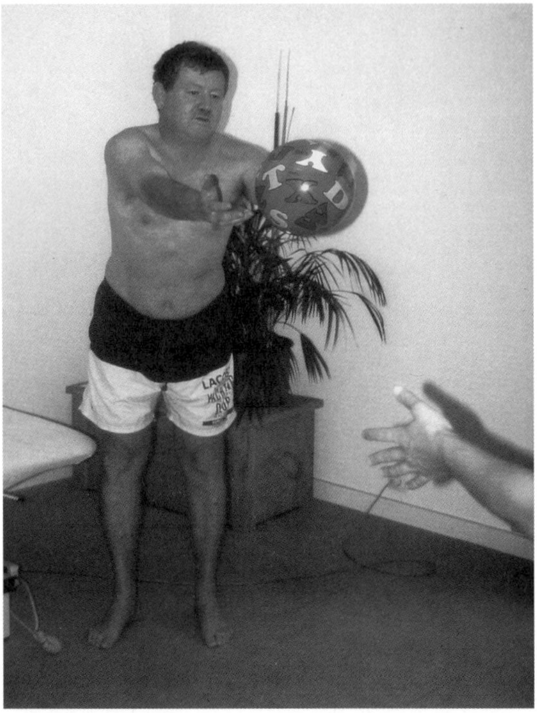

그림 2.105 공을 받는 것은 팔을 동시에 들어 올리는 것을 자극한다.

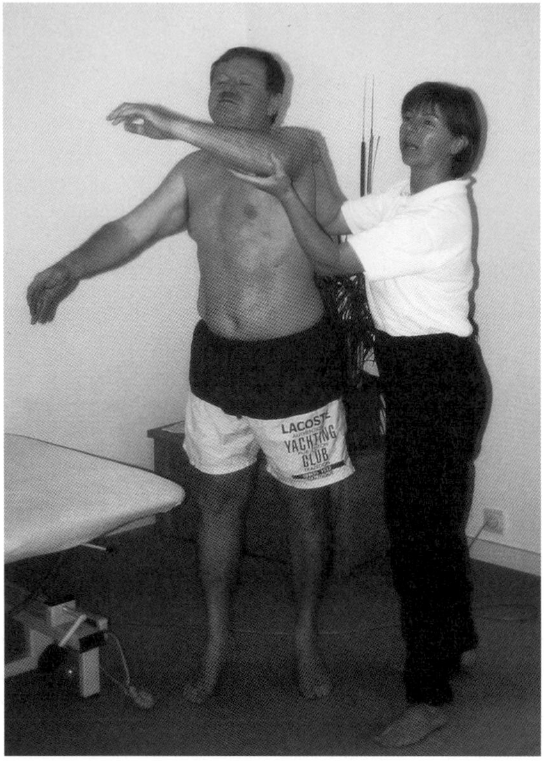

그림 2.106 안토니오는 팔을 안쪽돌림을 시키지 않고 공을 던지는 것을 학습한다.

약간 돕는다. 신속하게 던지는 운동 때는 그는 아직도 보조를 필요로 한다. 팔꿈치를 신속하게 펼 때 지나치게 크게 안쪽돌림이 되어 있기 때문에 공은 조절되지 않고 오른쪽으로 날아간다. 몇 번인가 시도한 후 희망하는 방향으로 던지는 것이 차츰 잘 이루어지게 된다(**그림 2.106**).

안토니오는 그의 팔을 더 움직이기를 희망하고 통증이 발생하지 않고 비교적 확실하게 비정상적인 운동을 동반함이 없이 실행할 수 있는 활동을 스스로 찾는다. 그는 체리(cherry)를 몇 개 올려놓은 쟁반을 운반한다. 잡는 것을 용이하게 하기 위해 내가 쟁반을 내민다. 또는 쟁반을 테이블에서부터 들어 올릴 수도 있다. 이때 마비 쪽의 손에 의한 잡기는 쟁반의 왼쪽이 약간 밖으로 돌출하여 있으면 용이해진다.

안토니오의 손가락은 쟁반 아래에 놓이고 왼쪽 엄지손가락이 위에 놓인다(벌레근잡기). 이리하여 쟁반을 들어 올릴 수 있다. 처음에는 어깨를 높이 잡아당김으로써 들어 올리는 운동을 실행하기 때문에 나에 의한 수정이 필요하다. 나는 오른손을 봉우리(견봉) 위에 놓고, 왼손을 환자의 손 위에 놓아 팔꿈치에서부터의 운동(굽힘)을 촉진한다. 이러한 방법으로 안토니오는 어깨에 의한 최소한의 보상과 함께 쟁반을 들어 올릴 수 있다. 그리고 그는 천천히 걷고 보행과 손 · 팔의 운동조절을 협응시키기 위해 몇 걸음 필요로 한다. 그리고 그는 나에게 체리를 제공해야 하지만 이때, 나는 일단 왼쪽으로 떨어져 서고 다음으로 오른쪽으로 떨어져 선다.

2.4 마리타 [Marita] 와 누리아 [Nuria]

치료의 관점 : 손가락, 손, 팔의 운동회복의 촉진

손은 언어와 신경심리학적 기능과 아울러 확실히 최고의 산물로 간주할 수 있을 것이다. 인간은 이 도구를 사용해서 무엇을 할 수 없다고 하는 것일까. 그리고 우리들의 언어에서 얼마만큼 많은 단어나 표현에 이 신체부위가 인용되고 있는 것일까. 이 책에서도 치료하는(독일어의 "Be-Hand(손)-ein") 것이나 조작하는(독일어의 "Hand(손)-haben") 것을 논함으로써 건강하지 않은 사람이 그들의 인생을 다시 스스로 개척하는(독일어로 "in dieHand(손) nehmen") 것을 할 수 있도록 지원해야 한다.

이 단원에서는 처음에 팔의 다양한 과제나 기능에 대해서 언급하려 한다.

- 조작
- 비언어 의사소통, 제스처
- 보호반응
- 바로잡기 반응, 보호 폄 반응

나는 이러한 기능을 구별하고 아래에서부터 위의 순번으로 언급하려고 생각한다. 왜냐하면 조작이라는 주된 기능에 대해서는 가장 많은 것을 말할 수 있기 때문이다.

우선은 팔의 자율운동에 대해서 생각해본다.

균형을 유지하기 위한 지원 :

- 바로잡기 반응 : 매우 좁은 또는 흔들흔들하는 지지기저면 위를 걸을 때(일상생활에서는 별로 볼 수 없는 장면) 팔이 균형을 유지하기 위한 무게로서 사용된다. 예를 들면, 작은 개울의 디딤돌에서 디딤돌로 걸을 때에 균형을 잡는 등.
- 지지반응 : 갑작스럽고 빠르게 큰 체중이동이나 낙하(일상생활에서는 다행히도 매우 드문 일이다)에서 신체를 지지하기 위한 낙하방향으로 향해서 편다. 이것은 손이나 팔이 예를 들면, 물건을 드는 것 같은 기능을 실행하고 있지 않은 경우에만 효과적이다. 우리들의 손에 있는 물체는 중요하지 않음에도 불구하고 떨어뜨리는 것으로부터 보호하기 위해 높이 들고, 이 때문에 무릎에 부상을 입는 일도 있을 수 있다.

다른 자동적인 반응 :

- 보호반응 : 물체가 얼굴로 날아온 경우, 방어와 보호를 위해 팔이 자동적으로 들려올라간다 (일상에서는 드물다).
- 보행 시의 팔의 흔들이운동 : 양손에 아무것도 들지 않고 추위로부터 손을 보호하기 위해 포켓에 넣고 있지 않은 경우, 팔은 보행리듬에 맞춰서 번갈아 흔들이운동을 한다. 이 흔들이운동은 몸통과 팔이음뼈의 긴장, 보행속도, 보폭길이에 좌우된다.

의사소통의 지원 :

- 신체언어 : 팔이음뼈가 내려가면 슬픔이나 의기소침을 나타낸다. 높이 당겨 올라간 팔이음뼈는 근심(anxiety)을 나타낸다. 가볍게 팔이음뼈를 들어 올리는 것은 "모릅니다."라는 것을 의미한다.
- 제스처 : 팔과 손은 다소간에 말하는 내용을 강조한다(문화나 기질에 좌우된다).
- 수의운동이 손가락, 손, 팔의 운동을 실행한다.
  - 다양한 형태의 조작.
  - 물체를 만지고 잡고, 움직이고, 뗀다. 상황을 조사하고 변화시킨다.
  - 손가락, 식탁용 나이프, 포크 등 날붙이(cutlery), 젓가락에 의한 식사 때.
  - 가사, 씻다, 말리다, 빨래를 널다,

다리미질을 하다, 껍질을 벗기다, 자르다 등.
- 작업 활동. 글씨를 손으로 쓰기나 컴퓨터 조작, 기계조작, 운동을 촉진한다.
- 수공업, 가구장인, 뜨개질, 코바늘로 뜨다, 도예.
- 예술 활동 : 음악, 디자인, 회화, 조각.
- 운동 활동 : 테니스, 탁구, 배드민턴, 등반, 기계체조.

몇 번이나 반복하는 동안에 이러한 운동은 자동화된다.

손과 팔은 함께 활동하는 일이 많고 쟁반을 운반할 때 등이 드물게 대칭적이지만, 대부분은 상반신경이 지배적으로 작동한다. 한쪽의 손이 물체를 잡고 반대쪽 손이 그것을 조작한다. 손과 팔은 신경생리학적으로 조절이 더 많이 요구된다. 이른바 "열린 사슬(open chain)" 기능우위로 작동한다. 즉, 몸쪽의 안정된 기준점(reference point)과 함께 먼쪽에서 운동이 실행된다. 이에 반해서 다리는 "닫힌 사슬(closed chain)" 즉, 발이 먼쪽의 안정된 기준점이고 몸쪽의 신체부위인 무릎, 골반, 상반신이 발에 대해서 운동을 하고 있다. 이 기능 쪽이 신경생리학적, 생체역학적으로부터도 용이하게 실행할 수 있는 것처럼 보인다.

몸통, 골반, 다리의 활동이 신속하게 회복하는 것에 반해서, 팔, 손, 손가락 운동의 회복은 많은 경우 늦어진다. 이것은 흔히 관찰되는 과정이다. 어째서 일까? 손상부위와 관계가 있는 것일까? 물론 그것도 하나의 이유일지도 모른다. 다른 이유로서는 필요도(needs)를 생각할 수 있다.

뇌경색 후 편마비를 나타내는 첫 단계에서 거의 모든 환자는 다음과 같은 질문을 한다. "나는 일어설 수 있을까요? 또한 언제 걸을 수 있을까요?" 그들에 있어서 가장 중요한 목표는 자립성의 확립이다. 보조 없이 식사하는 것을 노력하게 되고 몸통 안정성의 개선과 섬세한 동작 앉은 자세는 조기에 달성되는 일이 많다. 이것은 비마비 쪽의 팔이 사용되기 때문이다(마비 쪽의 불사용을 학습(learned nonuse"). 혼자서 화장실에 가는 것 같은 보행에 대한 큰 욕망이 있다. 골반과 엉덩관절은 누운 자세에서 이미 팔이음뼈, 팔, 손보다도 많은 강력한 압력자극을 받는다. 침대의 끝으로, 그리고 침대에서부터 휠체어로의 이동 동작에서 다리는 "사용하지 않을 수 없는(forced use)"이라는 형태로 필연적으로 편입된다. 중력은 발 · 무릎 · 엉덩관절에 압력자극으로 작용하고 "사용하고 있지 않는 부속물"과 같은 팔은 중력과 함께 아래로 늘어지고 잡아당겨지는 자극(⇒ 굽힘자극)을 받는다. 앉은 자세에서 허리는 상반신의 무게를 떠맡고(⇒ 폄 자극), 팔은 놓인 스스로의 무게로부터 약간 압력을 받고 손목관절의 정렬이 아니라 아래팔 자쪽의 어딘가에 위치하고 있다.

다리가 용이한 "닫힌 사슬"인 것에 반해서 손과 팔이 이른바 "열린 사슬"이라는 더 어려운 기능을 회복시켜야 한다는 사실이 다리의 회복을 더 빨리 좋은 형태로 일어나게 한다. 많은 환자, 또한 치료사의 머리에도 다리 쪽이 회복의 가망성이 있기 때문에 그쪽에 더 대처하려 한다는 신념이 생기는 경우가 있다. 이리하여 악순환이 일어난다. "팔은 천천히 회복하는, 또는 극히 약간 또는 전혀 회복하지 않는"다는 예측이 팔의 치료를 더 적게 하여 자극이 감소하고 그것이 느린 회복으로 연결되어 부정적인 예측을 입증하게 된다. 자기충족적인 예언(self-fulfilling prophecy)이 조작기능의 재활이 느려지고 있는 심각한 원인으로 되어있다.

결론 : 손가락, 손, 팔, 팔이음뼈는 치료 첫날부터 몸통, 골반, 다리, 발과 마찬가지로 자극되어야 한다! 다리의 치료에서 팔의 아래에는 잡아 당겨지는 자극이 아니라 압력자극을 받아들이는 것 같은 쿠션이 놓여야 한다. **그림 2.107 a-d**에서는 실제 어떻게 실행되는지 몇 가지 예를 들었다.

물리치료와 작업치료의 큰 목표로서 숙련된 손가락과 손의 활동의 완전한 회복이 있다. 팔에 있

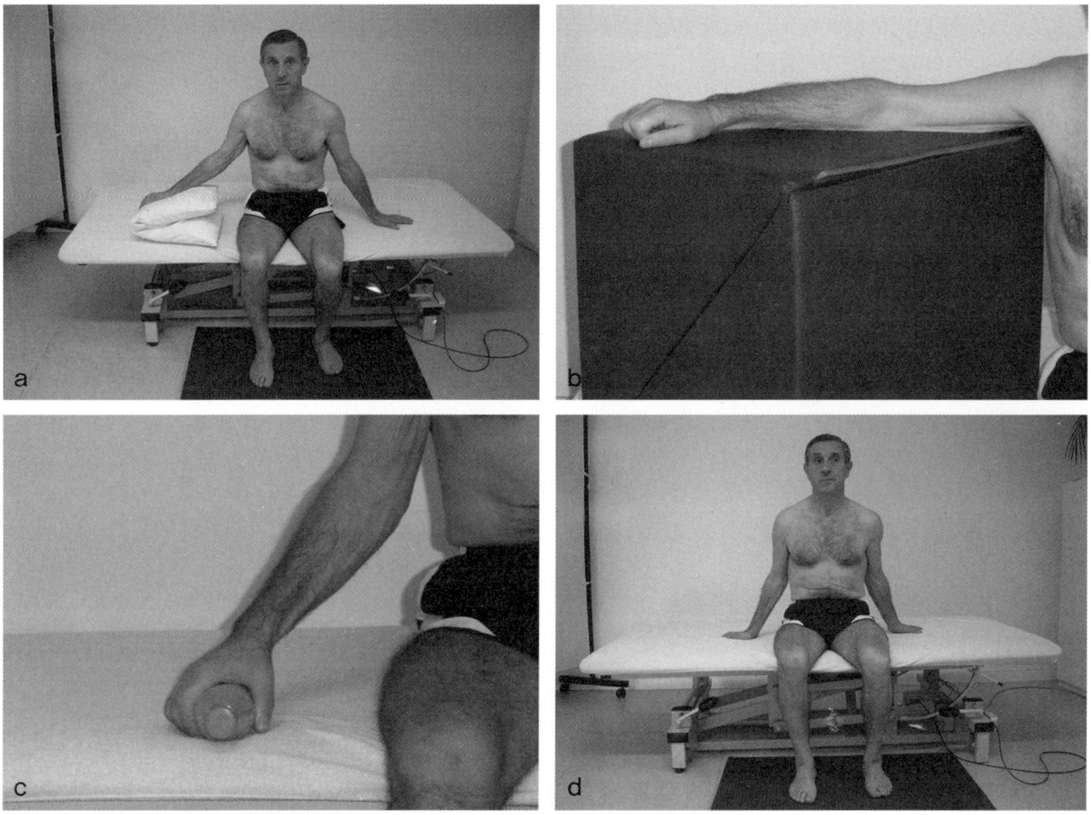

그림 2.107 a–d 다른 신체부위가 치료되는 동안에 있어서의 마비 쪽의 팔과 손을 놓는 방법의 예.

어서 양단간의 결과를 방지하기 위해 여기서 몇 가지의 서서히 대처해야 할 중간목표를 열거한다.

- 손상에 의해서 활동의 회복능력이 인지되지 않는 경우는 팔을 적어도 느낄 수 없어서는 안 되며, 그리고 연합반응을 나타내지 않고(또는 가급적 적게), 그리하여 동적 앉은 자세에서, 특히 보행에서 머리와 몸통의 균형반응을 방해하지 않도록 해야 한다.
- 활동이 회복하지 않는 경우, 팔은 적어도 머리, 몸통, 또 한쪽의 팔이 움직이고 있는 동안 머물 수 있어야 한다. 예 : 식사 중에 손을 테이블 위에 놓는다. 다른 팔과 몸통은 놓여있는 마비 쪽의 팔에 대해서 필요한 운동을 실행해야 하고, 마비 쪽의 팔은 연합반응을 나타냄이 없이 몸통이나 비마비 쪽의 팔을 따르고 경우에 따라서는 테이블의 접시를 닦는다(이 기능의 치료사례는 p.162 참조).
- 어깨에서 크고 투박한 운동조절은 일상생활에서 도움이 된다. 예 : 팔을 종이 위에 놓아 고정하고 또 한쪽의 손으로 글씨를 쓴다. 한쪽의 아래팔로 바지가 흘러내리지 않도록 누르고 또 한쪽의 손으로 지퍼를 잠근다. 마비 쪽의 손이 브래지어를 고정하고 또 한쪽의 손으로 브래지어를 상반신에 감고 훅(hook)을 채운다.
- 손으로 물건을 잡는 능력은 일상생활을 매우 용이하게 한다. 예를 들면, 식사할 때 요구르트 팩을 잡는, 페트병을 들고 뚜껑을 여는 등.
- 손가락의 조작에서 조절된 운동능력이 큰 목표이다.

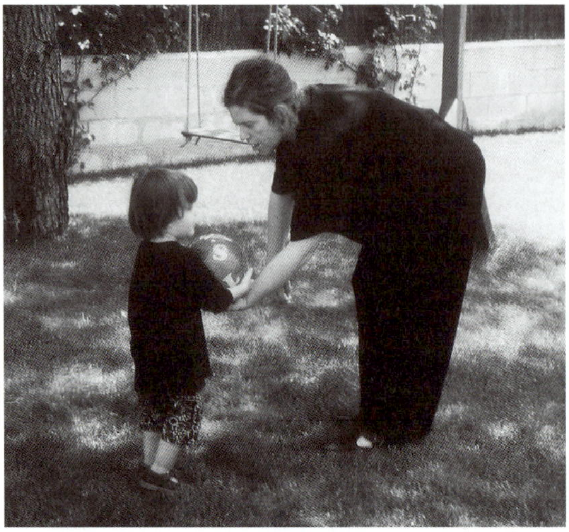

그림 2.108 마리타와 그녀의 딸 파울라(Paula)

2.4.1 마리타

마리타(Marita)는 내가 가장 오래 치료하는 환자의 한 사람이다. 중간대뇌동맥폐색증의 대략 10주일 후, 29세의 나이로 나를 방문하였다. 발병 조기 환자를 치료할 때에는, 치료사가 다른 환자와의 여러 해에 걸친 경험을 모으는 것이 매우 도움이 된다.

마리타의 혈중에는 자유기(free radical)가 비정상적으로 높은 농축물이 존재하고 이것은 바로 혈전증을 일으킨다. 이것이 중간대뇌동맥폐색증의 원인이라 생각된다. 폐색증의 결과로서 오른쪽 편마비와 중등도의 베르니케 실어증이 발생하였다. 실어증 때문에 그녀는 교사직을 그만두어야 했다. 지금은 연금수급자로 되어있다.

마리타는 침착한 여성이고 치료의 당초부터 매우 집중하는 마음가짐으로 대처하고 "나는 좋아져야 한다!"라고 스스로를 정신적 압박 하에 두는 일도 없었다. 그녀의 과다긴장이 극히 약간이고 스트레스가 발생하였을 때만 연합반응이 일어난다는 것은 그녀내면의 침착성이 매우 공헌하고 있다고 나는 확증하고 있다.

최초의 2년은 그녀를 매일 치료하고 3년째는 1주일에 3회에서 4회, 1995년 그녀의 임신 중에는 반년 동안 매주 2회에서 3회, 그 후는 매주 2회 치료하고 있다.

그녀의 불완전마비의 자연치유력은 몸통과 다리에서 비교적 빨리 작용하였다. 4주일 후에는 보조기구 없이 보행할 수 있었다. 그러나 전형적인 베르니케뇌증에서 관찰되는 보행운동실조로 발이 안정되지 않고 선택적 운동은 없다. 혼자서 보행하려면 균형이 아직 불안정하기 때문에 치료에는 그녀의 남편이 항상 곁에 따라서 내원하였다(**그림 2.108**).

마리타의 평가

팔은 중등도의 낮은 긴장이고 최초의 연합반응은 하품과 기침에서의 균형문제로 일어났다. 어깨위팔관절은 하나에서 2개 손가락 폭 정도의 불완전탈구를 나타낸다.

비교 : 정상운동

어깨의 정상적인 연결기전 : 정상적인 자세긴장, 그리고 정상적인 어깨뼈의 위치에서는 위팔뼈머리를 관절오목에 활발하게 유지할 필요는 없다. 거기서는 수동적인 연결기전이 작용한다. 어깨뼈의 위치는 위팔뼈머리를 관절오목의 관절테두리 위에서 지지시킨다. 더욱이 부리위팔인대는 정상적인 긴장과 길이로 정상적인 정렬에 존재하고 위팔뼈머리를 그 자리에서 안정시킨다. 또한 가시위근의 정상적인 안정 시 긴장이 위팔뼈가 꼬리 쪽으로 가라앉는 것을 방지하는 것에 공헌하고 있다. ■

마리타는 골반과 몸통의 선택적 운동을 실행할 수 없기 때문에 직립으로 앉기 위해서는 전체의 척주세움근을 총 패턴으로 펴지게 한다. 이것은 오른쪽 어깨뼈의 후퇴를 유도하고 이 때문에 정상적인 정렬을 상실하여 앞에서 언급한 정상적인 연결기

전도 기능을 하지 않게 된다. 봉우리와 위팔뼈머리 사이의 관절공간은 거의 2개 손가락 폭이고, 보면 느낄 수 있다.

이러한 꼬리 쪽으로의 불완전탈구가 존재하면 정상적인 자극의 시간추이(피드포워드)나 신경근 육조직 활동이 진행하지 않는다(p.136이하, "안토니오" 참조). 운동을 시작하려고 하면 어깨는 당겨 올라가고 팔꿈치는 굽는다(부리돌기를 시작으로 하는 위팔두갈래근짧은갈래의 활동). 아래팔의 무게는 몸쪽에서 안정시킬 수 없다. 이 때문에 아래팔은 무게로 안정점을 형성하고, 위팔뼈를 꼬리쪽 · 앞쪽으로 당기고, 관절오목에서부터 밖으로 당겨버린다.

관절에 압박이 결여되어 있기 때문에 압력수용기는 자극을 받지 않고 가시위근과 어깨세모근, 그리고 회전근개 전체의 근육활동이 유발되지 않는다. 팔과 손을 위로 들어 올린다는 아이디어가 생기면, 팔이음뼈 전체가 들려 올라가고(안쪽돌림이 일어난다) 게다가 등뼈가 직립하고(몸통의 폄 총 패턴의 강화) 팔은 실제로 약간 높이 위치한다. 다만 이 보상은 매우 노력을 동반하는 것이며 연합반응이 팔 전체를 굽힘의 총 패턴(팔꿈치, 손, 손가락)으로 고정한다. 안쪽돌림 위치에서의 올림을 통해서 봉우리 밑이 사이에 끼워질 위험성이 일어난다. 이것은 어깨 통증의 최초의 단계가 된다(p.134, "안토니오" 참조).

마리타의 목표, 전략, 치료

구조수준에서 나의 **치료목표** :

- 몸통에서 자세긴장의 정상화
- 골반에서 선택적 운동의 촉진
- 선 자세와 한쪽다리 선 자세에서 균형의 개선
- 팔에서 긴장의 구축과 손 · 팔꿈치 · 어깨의 선택적 운동의 촉진

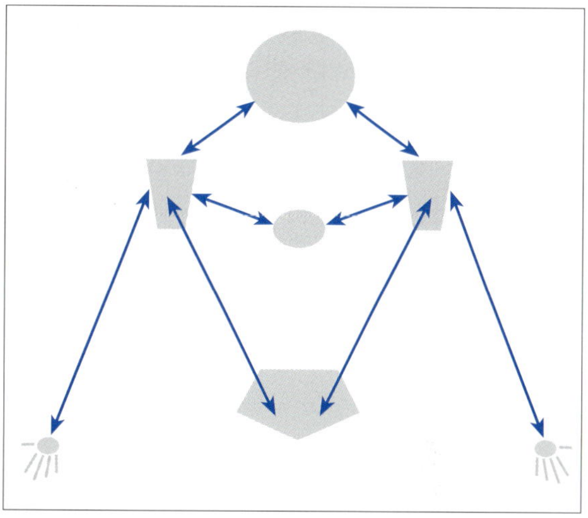

그림 2.109 화살표는 팔이음뼈와 다른 핵심점의 복합적인 결합을 상징하고 있다.

최초의 2개의 치료목표를 달성하기 위해 라켈의 증상사례에서 언급한 것처럼(제2장 2.1을 참조) 중앙 핵심점에서부터 중앙 핵심점과 골반의 운동이 촉진된다.

마리타의 팔이음뼈를 세밀하게 치료해가기 전에 우선 기준점을 이루는 다른 핵심점이 최선의 정렬(관절의 위치 및 긴장상태)에 있는지 아닌지 확인한다(**그림 2.109**). 팔이음뼈와 팔이 선택적으로 활동해야 하는 경우에는 특히 중앙 핵심점이 안정된 기준점으로서 절대로 필요하다. 또한 다른 절박한 치료의 부분목표를 달성하기 위한 다음의 활동에서도 안정된 기준점으로서의 역할을 중앙 핵심점에 준비시킨다.

골반의 선택적 운동에 더욱 발을 들여놓기 위해 바로 누운 자세의 자세 세트가 선택된다. 운동추이의 촉진과 누운 자세에 대해서는 라켈의 증상사례에서 언급한 대로이다(p.87 참조).

바로 누운 자세에서 골반의 가동화

마리타는 양 다리를 세우지만 우선 더 안정시켜야 하는 오른쪽 다리를 세운다. 그리고 그녀는 골반을 뒤로 기울이면서 들어 올린다. 그것은 그녀에

있어서 어렵지 않다. 이때, 나는 골반을 들어 올리는 것이 등 전체가 들려 올라가지 않도록 주의한다. 움직이는 골반에 대해서 안정된 기준점을 형성하고 운동을 제한하고 있는 것은 팔이음뼈가 아니라 중앙 핵심점이다. 마리타는 양 다리를 벌림 위치, 모음 위치로 안정시킬 수 있다. 그녀는 우선 오른쪽골반, 그 다음에 왼쪽골반을 각각 약간 높이 들어 올리고 또 한쪽을 약간 가라앉혀야 한다. 그 동안, 엉덩관절에서는 들려 올라간 쪽에 더 벌림 · 가쪽돌림이 일어나고 가라앉힌 쪽으로 모음 · 안쪽돌림이 일어난다. 이 운동을 말로 상세히 설명하지 않아도 되도록 말을 사용하지 않고 골반을 촉진하거나 또는 예를 들어, "트위스트를 춤추는 것처럼"과 같은 운동의 이미지를 주도록 한다. 또한 골반을 크게 왼쪽으로, 또는 오른쪽으로 위치시키고 다시 들어 올리는 것은 더욱 벌림 · 가쪽돌림, 모음 · 안쪽돌림을 자극한다.

마리타는 바로 누운 자세에서의 선택적 운동 모두에서 그다지 어려움을 느끼지 않았다. 새로운 운동을 실행하는 첫 번째에는 거기까지 능숙하게 되지 않고 경우에 따라서는 연합반응이 몸통의 옆에 놓인 팔에서 관찰된다. 이 때문에 나는 바로 억제조절을 웃돌았다는 것을 알게 된다. 이러한 이유로부터 팔을 움직여서 힘을 이완시켜 보조한다. 두 번째, 세 번째의 활동에서는 마리타는 훨씬 능숙하게 조절하여 연합반응이 발생하지 않게 된다. 나는 보조를 다시 감소시킬 수 있다.

운동이 매우 잘 조절되기 때문에 나는 "환자의 중추신경계가 지루해하고 있다"는 인상을 갖는다. 더 요구가 많은 과제를 하기 위해 어떻게 구성하는가를 생각하고, 예를 들면, 지지기저면을 더 작게 하거나 기준점을 적게 하거나 한다.

나는 마리타가 일어서는 것을 보조한다(운동추이의 촉진, 발의 준비와 선 자세에의 이행의 준비에 대해서는 p.88이하 "라켈"을 참조).

일어서기의 촉진

앉은 자세에서부터 선 자세까지의 이행에서 마리타는 운동이 2/3정도 진행된 부분에서 중지하고 이 자세로 골반의 앞경사 · 뒤경사 운동을 실행하며 나는 골반을 촉진한다(p.86참조). 옆쪽으로의 운동에서는 마리타에게 "더 큰 테이블의 왼쪽, 또는 오른쪽에 앉으시오"라 지시한다. 마리타가 완전히 직립하기 전에 이러한 선택적 운동의 조합은 배꼽춤(belly dance) 또는 훌라춤처럼 실행할 수 있다.

팔이음뼈, 팔, 손의 기능의 촉진

몸통, 다리이음뼈, 다리, 발에서 거의 정상적인 선택적 운동을 실행할 수 있게 된 후, 마리타의 치료의 중점은 팔이음뼈, 팔, 손의 운동과 기능의 대처에 두어진다. 다만 사전에 자세긴장과 정렬이 정상이 되도록 준비해야 한다. 앞에서 언급한 몸통, 골반, 다리의 선택적 운동을 통해서 마리타는 이것들의 긴장과 정렬을 직립 앉은 자세 및 선 자세에서도 일정시간 문제없이 유지할 수 있다. 이것은 내가 팔이음뼈 핵심점에 집중하여 대처하는 것을 의미한다.

앉은 자세에서 팔이음뼈의 가동화

우선, 양 어깨뼈가 같은 높이인지 아닌지, 척주까지의 거리가 같은지 아닌지를 관찰한다(**그림 2.110**). 나는 오른쪽 어깨뼈가 내려가고 윗각도 아랫각도 척주 쪽으로 가까이 당겨져 있는 것을 확인한다.

나는 마리타의 앞에서 약간 오른쪽으로 이동하고 그녀의 양 팔이음뼈를 배쪽으로 움직인다. 오른쪽 팔이음뼈는 앞쪽으로 움직이기 때문에 나의 평탄하게 놓은 손의 보조를 필요로 한다. 그래서 나는 오른손으로 위팔의 몸쪽부분을 가쪽돌림 위치로 잡고, 마리타의 아래팔을 팔꿈치와 허리의 사이에 끼워 나의 왼손으로 윗각을 잡는다. 그리하여 어깨뼈를 옆쪽 · 배쪽으로 움직이고 딱딱해진 근육조직에 운동성을 준다. 그 동안, 나는 왼쪽 다리에

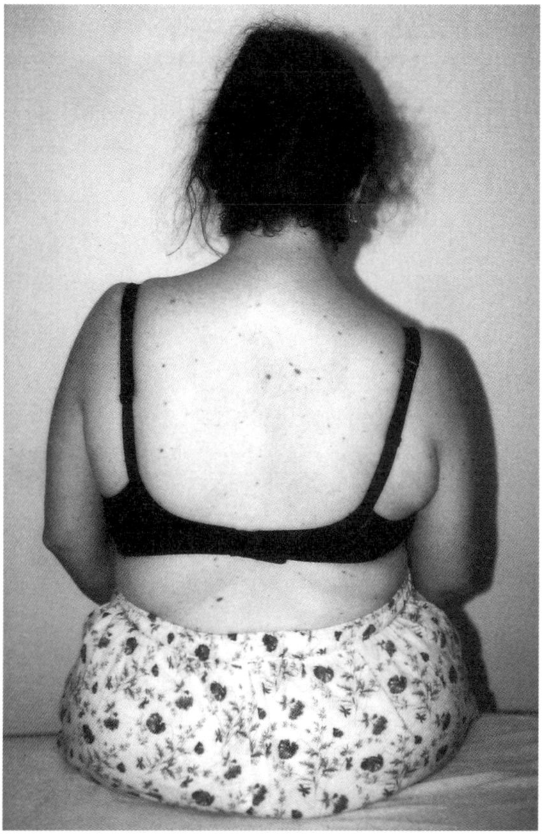

그림 2.110 양 팔이음뼈의 비대칭적인 위치.

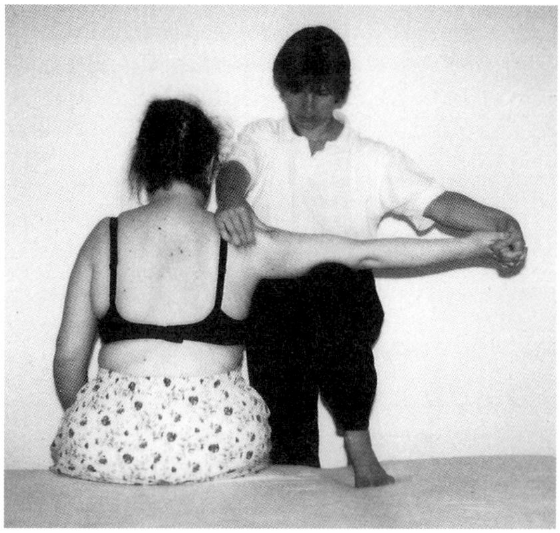

그림 2.111 팔은 약 90°의 벌림으로 놓인다. 이 자세에서부터 근육조직은 운동성이 주어지고 손은 등쪽굽힘이 된다.

서부터 오른쪽 다리로 움직이고 동시에 허리 오른쪽을 약간 위쪽으로 움직여 마리타의 팔의 가쪽돌림에 작용한다.

어깨관절의 운동성이 적기 때문에 그녀의 어깨위팔 리듬은 저해되어 있다. 이 때문에 같은 운동으로 위팔뼈를 움직여 어깨뼈를 안정시킨다. 이것은 어깨뼈와 위팔뼈를 연결하여 안쪽돌림 · 뒤경사를 시키는 근육조직(어깨밑근, 넓은등근, 위팔세갈래근긴갈래, 큰원근)을 원심성 신장으로 유도한다.

팔이 90°로 들려올라가 유지되는 동안, 나는 그것을 가쪽돌림과 함께 벌림을 시킨다(**그림 2.111**). 나는 굽힘근 조직 전체를 팔꿈치에서부터 손목관절의 방향으로 먼쪽으로 회전시키도록 가동화한다. 마지막으로 나는 손을 잡고 등쪽굽힘으로 움직인다.

이 가동화의 동안, 마리타는 팔꿈치와 손가락의 통증을 호소하고, 그 통증의 척도는 4에서부터 5정도라 말한다. 그녀는 이 통증에 견딜 수 있고, 운동성이 증가함에 따라 감소하고, 굽힘근 긴장이 감소하면 통증은 약화된다.

선 자세에서 팔의 가동화

위에서의 활동을 실시해가기 위해 자세세트로서 치료 테이블 또는 간이의자 위의 직립 앉은 자세에서부터 선 자세로 옮겨간다. 양쪽 모두 몸통하부, 골반, 다리에서는 폄의 긴장이 우세하고 몸통상부나 팔에서는 굽힘이 약간 우위의 자세세트의 조합이 중요하다. 선 자세에서는 더 작은 지지기저면 때문에 폄의 긴장은 직립 앉은 자세보다 명백히 높아져 있다. 이것은 중추신경계로서는 비교적 높은 기본 긴장을 조절하기 위해, 더 고차원의 억제조절을 동반하는, 꼬리쪽과 머리쪽 신체부위 사이에서의 상반신경 지배를 필요로 한다는 것을 의미한다.

마리타는 상부에 스펀지모양의 고무가 감긴 긴 스키용 지팡이를 든다. 처음에 나는 잡는 것을 보조한다. 앉은 자세에서부터 선 자세에서의 운동 때 마리타는 스키용 지팡이의 위치를 유지해야 한다

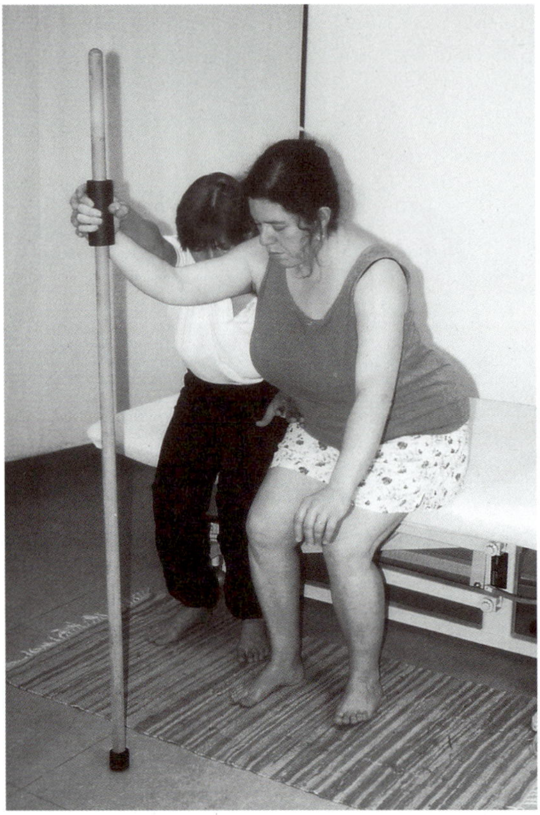

그림 2.112 마리타는 일어서는 동안 스키용 지팡이의 위치를 유지해야 한다.

(**그림 2.112**).

선 자세에서 나는 스키용 지팡이의 위치를 통해서 신경근육활동을 정확히 조작할 수 있다. 환자 앞의 스키용 지팡이의 각도가 어떤 근육이 활성화되는지를 결정하다. 예로, **그림 2.113 a,b**에 나타냈다.

스키용 지팡이에 의해서 작용근으로서 활발하게 작용하는 것이 어깨관절의 모음근 · 안쪽돌림근(어깨세모근 앞부분, 큰가슴근) 인지, 그렇지 않으면 벌림근 · 가쪽돌림근(어깨세모근 뒷부분, 기타) 인지를 결정할 수 있다(**그림 2.114**).

나는 마리타의 옆에 서서 손을 그녀의 손 위에 놓고 활동과 스키용 지팡이의 조절을 느끼고 경우에 따라서는 촉진한다. 왼쪽 손가락은 봉우리에 곁들이고 어깨에 "높이 들어 올리시오"라는 정보를 주며 엄지손가락은 올림을 지원하기 위해 위팔뼈 등쪽에 놓는다. 필요하다면 나의 오른손의 손가락으로 팔꿈치의 등쪽 몸쪽부분 또는 관절의 먼쪽부분에서 위팔세갈래근의 구심성 활동을 자극한다.

스키용 지팡이를 움직여서 팔을 벌림을 시키는 것은 마리타에게는 어렵다. 왜냐하면 굽힘근군이 원래 실행해야 할 원심성으로 이완하는 것을 용이하게 실행할 수 없기 때문이다. 그녀의 왼손의 연합운동이 이 과제가 마리타로서 요구가 높은 것이라는 것을 보여주고 있다(**그림 2.115**). 그러나 운동은 정상이고 운동을 더 지배할 수 있으면 연합운동은 자연스럽게 소실한다. 다른 경우에는 그녀에게 "왼손이 함께 움직이고 있는 것을 알아차립니까?"라고 묻고 이완하도록 요구한다. 몇 번인가 반복하면 운동은 더 용이하게 거침없이 진행한다. 목쪽 굽힘근(등세모근)을 포함하는 모든 굽힘근의 완전한 신장을 달성하기 위해 마리타는 머리를 왼쪽으로 돌리게 하고 오른팔의 벌림을 유지시켜야 한다.

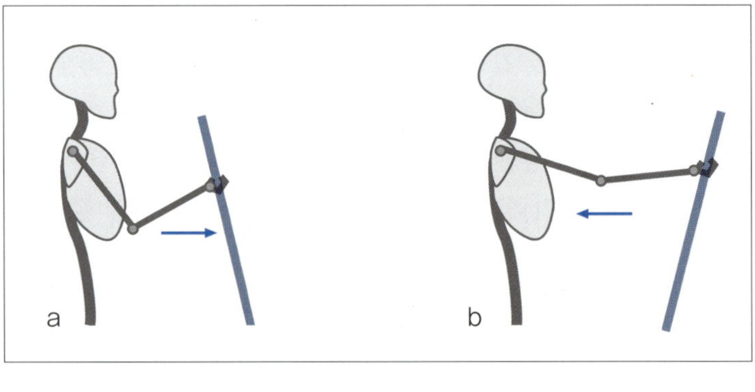

그림 2.113
a 스키용 지팡이는 환자 쪽으로 기울어 있고 위팔세갈래근의 작용근으로서 구심성 활동을 통해서 수직으로 움직여지는 것이 가능하다.
b 스키용 지팡이는 위팔두갈래근의 작용근으로서 구심성 활동을 통해서 수직으로 움직여지는 것이 가능하다.

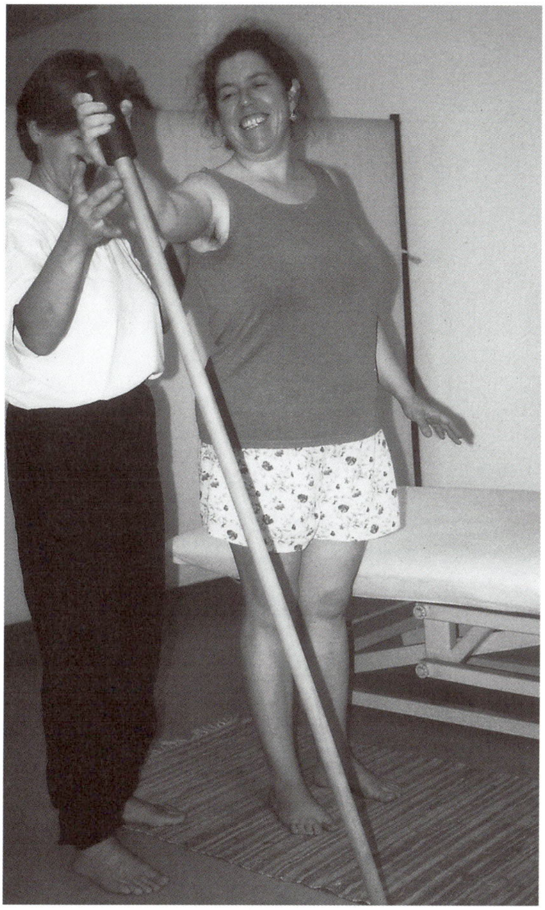

그림 2.114 어깨관절의 모음근과 안쪽돌림근을 이완시키면 스키용 지팡이는 기운다.

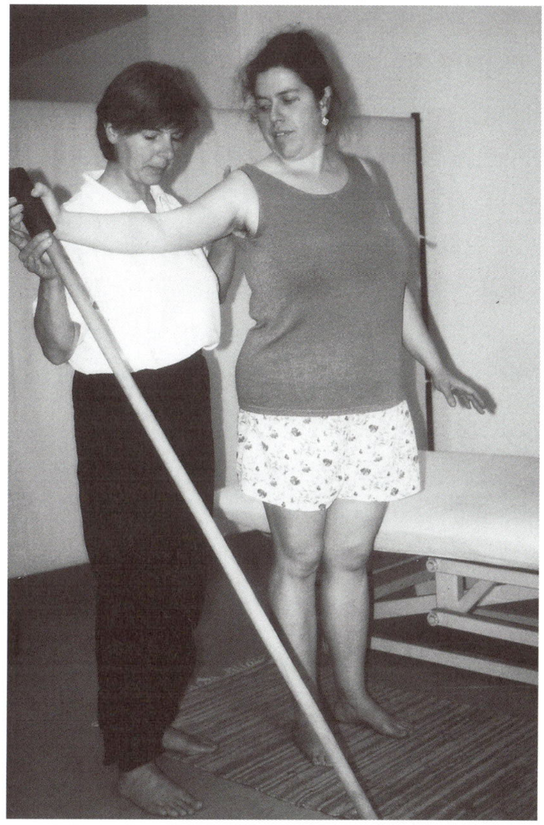

그림 2.115 굽힘근군에 의한 원심성 이완의 능력이 부족하기 때문에 벌림은 곤란하며 마리타의 왼팔은 연합운동을 나타내고 있다.

비교 : 정상운동

스키용 지팡이를 움켜잡는 이점 : 손은 주된 기능인 움켜잡기를 연습할 수 있다. 움켜잡기는 어깨뼈와 어깨위팔관절의 안정된 활동을 자극한다. 움켜잡기는 손과 손가락의 굽힘근과 폄근 사이의 약간 굽힘근 우위가 되는 조화를 이룬 상반신경 지배를 의미한다. 팔꿈치는 펴지고 어깨위팔관절에서는 어깨세모근, 가슴근육, 넓은등근, 그리고 신체의 먼 쪽과 몸쪽 사이에서의 활동 즉, 상반신경 지배가 일어난다.

스키용 지팡이를 움켜잡는 결점 : 움켜잡기가 지나치게 강하면 팔 전체의 굽힘 총 패턴을 유발할 가능성이 있다. 환자는 마루로 향해서 아래로의 압력을 통해서(가슴근육과 넓은등근에는 바람직하지 않은 활동) 조절을 연습할 수 있다. ■

당시 11개월이 된 마리타의 딸은 보조원으로서 능력을 발휘하였다. 그녀는 치료실을 기어 다녔고 마리타는 당연히 딸이 문제를 일으키지 않도록 주의해야 하였기 때문이다. 그녀가 이와 같이 다른 데로 주의를 돌리는 것은 그 시점에서는 문제가 없다고 판단하였다. 그 이유는 마리타는 스키용 지팡이에 의한 과제를 집중하여 수의적으로 실행하는 것이 아니라 무의식적으로 실행할 수 있기 때문이다. 일상생활에서도 예를 들면, 물이 들어간 병을 열 때나 냄비 안을 휘저으면서 들을 때처럼 또 한쪽의 손이 무언가 물체와 행동하고 있는 동안, 한쪽의 손은 물체를 무의식적으로 안정시키고 있다.

Paula가 기어와서 스키용 지팡이의 아래를 잡고 거기서부터 기어오르려고 하면 마리타는 스키용 지팡이를 아래로부터의 운동에 대항해서 수직으로 유지하도록 해야 한다. 그리고 파울라는 가랑이를 크게 벌리고 서서 아직 흔들흔들하지만 스키용 지팡이를 가볍게 움직이고 어머니는 마비 쪽 손으로 스키용 지팡이를 정지(stand still)시키려고 한다. 노력이 증가하면 손목관절과 팔꿈치의 굽힘 방향으로 연합반응이 일어날 것처럼 되지만 그것은 나에게는 억제 불가능한 정도이다. 나는 손목관절을 유지하고 엄지손가락을 등쪽굽힘의 회전점 위 즉, 노뼈와 손배뼈 사이의 관절 위에 놓고 엎침의 방향으로 움직여서 팔을 펴지게 한다(팔꿈치 폄). 다음으로 파울라는 큰 균형 공(balance ball)을 발견하고 그것에 흥미를 갖는다. 나는 이것을 다음의 활동에 이용한다. 마리타가 스키용 지팡이를 움켜잡는 것에 의해서 수직 아래쪽으로 조절하는 동안 그녀는 균형 공을 딸 쪽으로 몇 번이나 굴리고 딸은 그것을 매번 재미있어하여 되민다. 왼손으로 공을 굴리기 위해서는 마리타는 몸을 약간 웅크려야 한다.

나는 마리타가 이와 같이 하여 조절해야 하는 많은 운동요소에 대해서 기쁘게 생각한다(**그림 2.116**). 이러한 운동요소의 예를 든다.

- 발목관절의 등쪽굽힘의 확대와 감소
- 무릎관절의 폄의 완화와 구축
- 엉덩관절의 벌림 · 모음 조절, 그리고 돌림 조절에서의 폄의 완화와 구축
- 몸통 앞굽힘
- 벌림 · 모음 · 돌림 조절 하의 어깨관절의 올림을 확대

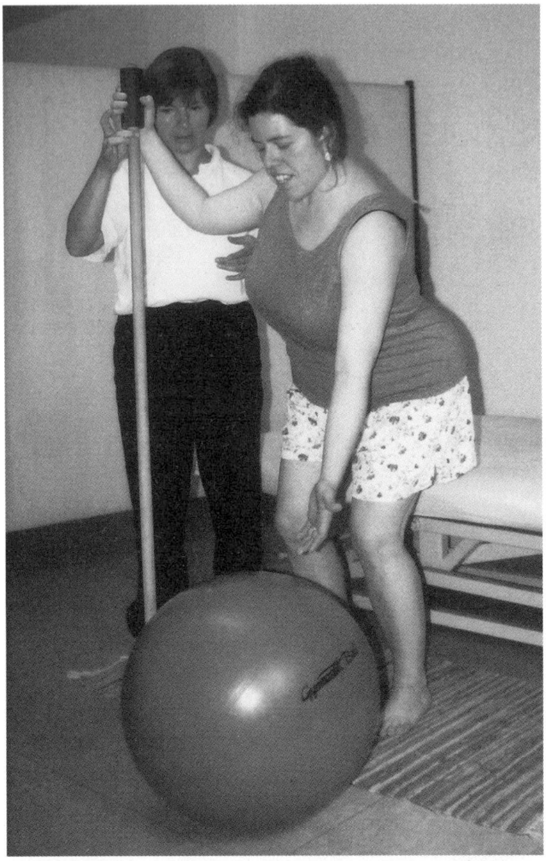

그림 2.116 마리타가 공을 굴리는 동안, 스키용 지팡이를 그 위치에서 안정시키는 것을 곤란하게 하는 많은 운동이 일어난다.

손의 가동화

여기서 스키용 지팡이는 마루 위에 놓는다. 나는 마리타의 손가락을 새끼손가락에서부터 이완하는 것을 천천히 보조해야 한다. 집게손가락과 엄지손가락을 이완하는 것이 가장 어렵다. 연합반응이 많이 일어나면 테이블 위에서 직립 앉은 자세에서 휴식을 끼워 넣는다.

나는 왼발을 마리타의 골반 옆에 놓고 나의 넓적다리는 오른팔의 팔꿈치의 지지기저면으로서 작용한다. 이렇게 함으로써 나의 양손은 자유로워지고 왼손으로 엄지손가락, 오른손으로 기타의 손가락, 그리고 양손과 함께 손목관절과 팔꿈치를 움직일 수 있다. 나는 마리타의 엄지손가락을 펴게 하고 기타의 손가락을 먼쪽손가락사이관절 · 몸쪽손가락사이관절에서 펴게 한다. 손허리손가락관절은 대략 90° 굽혀져 있다. 이리하여 나는 다른 움켜잡기 변화(variation)의 기능적인 기초가 되는 벌레

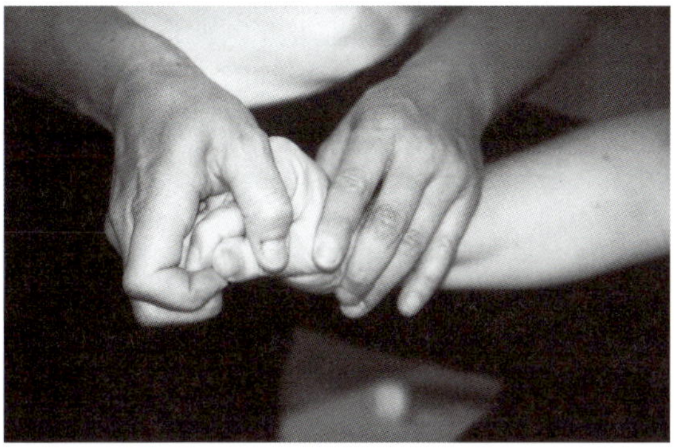

그림 2.117 벌레근쥐기의 촉진

근쥐기를 촉진한다(**그림 2.117**).

그 후 오른손으로 마리타의 손허리손가락관절에서부터 펴진 손가락에 얼마간의 압력을 주고, 손목관절을 등쪽굽힘으로 움직인다. 마리타의 손가락관절은 몸쪽손가락사이관절에서 젖힘(과신전)의 경향을 나타내고 있다. 젖힘을 더 촉진하는 일이 없도록 나는 손가락의 약간 증가한 굽힘 긴장을 주의 깊게 억제해야 한다. 나는 마리타에게 손을 펴고 손가락을 길게 앞쪽으로 뻗도록 지시한다. 그녀에 의한 운동의 시작을 느끼게 되면 손가락을 길게 평탄하게 움직이도록 보조한다. 이때 손목관절은 등쪽굽힘으로 이완하고 중간위치에 안정하며 엄지손가락은 복위하여 벌림으로 움직인다.

그리고 손은 펴서 평탄한 형태로 얼굴로 향해서 움직여진다. 나는 팔꿈치를 뒤침으로 유도한다. 손목관절은 등쪽굽힘으로의 운동으로 유도하고 팔꿈치를 굽힘으로 유도해야 한다. 얼굴은 손 쪽으로 움직여서 볼에 손을 놓고 머리를 그 위에서 가볍게 지지한다. 나는 마리타의 엄지손가락과 기타의 손가락을 이완하여 머리와의 접촉을 방해하지 않도록 한다. 나는 엄지손가락과 손가락을 잡고 그녀에게 손을 다시 내리도록 말한다. 그녀는 엎침으로 돌림을 하여 팔꿈치를 펴게 하고 나는 그것을 수정하면서 쫓는다.

위팔세갈래근의 작용근의 구심성 활동에서부터 팔꿈치 굽힘근의 작용근의 원심성 활동으로 전환되는 90° 정도부터 나는 손가락을 떼지 않고 환자만으로 실행시킨다. 활동의 전환이 실행되었다고 느껴지면 나는 마리타의 팔꿈치 폄의 운동을 쫓는다.

! 이 활동의 전환이 잘 이루어지지 않는 경우에 환자는 반드시 그것을 지적해야 한다. 높은 굽힘근 긴장에 대항하여 펴는 것이 아니라 억제시키도록 적절하게 지시하는 예로, "밀어붙이는 것이 아니라 힘을 빼시오"라고 전달한다. 이것이 수정되지 않으면 높은 긴장 수준에서 비정상적인 동시수축이 증가하고 마지막에는 운동을 방해하게 된다.

다음으로 마리타는 왼팔에 크림을 발라야 한다. 나는 튜브를 열고 크림을 왼쪽위팔에 짜내고 튜브를 닫아 치우는 것을 보조한다. 마리타는 편 오른손으로 왼팔의 팔꿈치에서부터 어깨까지 크림을 펼친다. 나는 그녀의 오른손 엄지손가락과 손가락에 접촉하여 손목관절과 팔꿈치의 운동조절을 한다. 내가 손가락을 조절하는 동안, 마리타가 그녀의 손가락과 팔 사이의 접촉을 유지하는 것이 보증되어야 한다. 나의 손가락은 그 사이에 들어가서는 안 된다(**그림 2.118 a, b**).

기타의 기능적 치료의 제안

다음의 예는 일상의 운동에 오른팔을 도입하는 것을 목적으로 하고 있다.

마리타는 테이블 앞에 서고 그 위에는 일상적으로 볼 수 있는 물체가 놓여 있다. 물이 조금 들어가 있는 0.5ℓ 의 페트병 1개, 포갠 용량 0.2ℓ 의 플라스틱 컵 2개(하나는 부드럽고 불안정), 타월 1매이다.

마리타는 페트병에서부터 컵에 물을 따라야 한다. 이를 위해 앞에서 언급한 손가락과 손의 운동이 실행되고 페트병의 위를 든다. 그리고 마리타는 컵에 물을 따른다. 나는 오른손으로 보조하고 왼손을 봉우리 위에 때때로 놓아 어깨가 들려올라가는 것을 피하고 팔꿈치의 굽힘이 선택적으로 실행되도

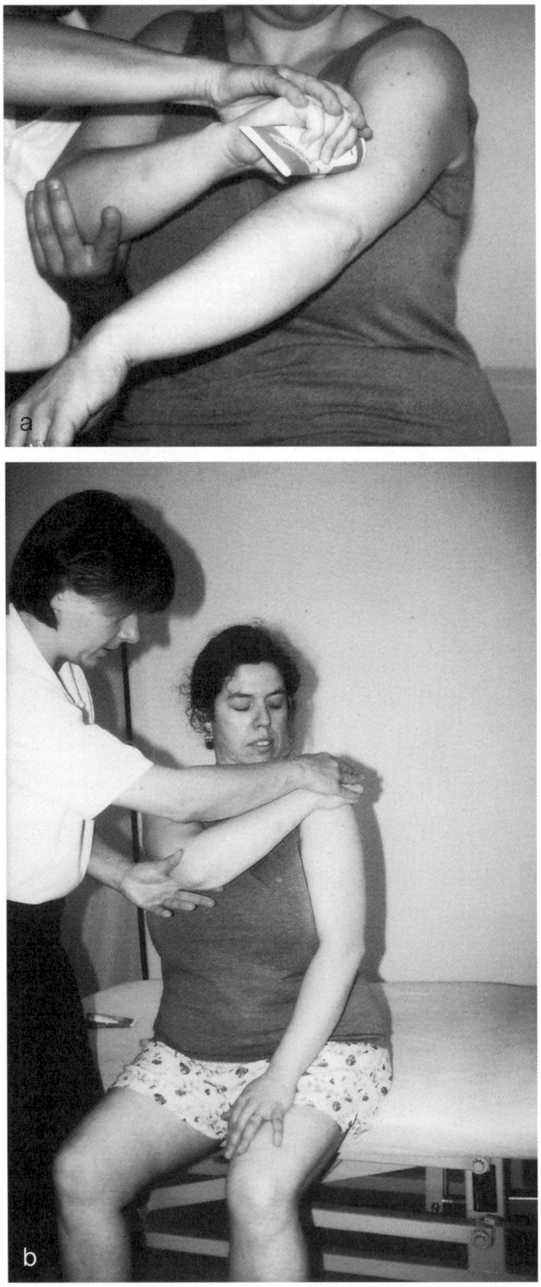

그림 2.118 a 마리타는 크림을 왼팔에 짜내고 b 발라서 펼친다.

록 한다. 팔꿈치로 선택적 폄이 실행되어야 할 때는 팔꿈치를 보조한다(**그림 2.119**).

마리타는 컵에 물을 위까지 따르고 페트병을 놓아 오른손으로 안정시키면서 왼손으로 마개를 닫는다. 컵으로부터 물을 마시기 위해 페트병의 움켜잡기(비교적 강할 필요가 있다)를 풀고 테이블 오른쪽에 놓인 컵을 움켜잡는다. 이번에는 훨씬 적은 힘으로 움켜잡지 않으면 컵이 일그러져버린다. 나는 팔꿈치의 굽힘을 보조하고 컵을 기울일 때 필요로 하는 작은 운동도 보조한다(**그림 2.120**).

오른손으로 공중에 유지하는 컵에 왼손으로 물을 재차 따른다. 컵은 물을 따름에 따라 무게가 증가하고 이 때문에 자세긴장과 움켜잡기의 적응이 요구된다. 마지막으로 컵은 다시 놓는다.

마리타는 물을 따르는 것을 실패해도 그녀가 그것을 닦아 내야 하기 때문에 문제는 없다. 이 때문에 마리타는 옆에 놓인 타월을 오른손으로 잡는다. 주의 깊게 벌레근쥐기로 컵을 잡는 것에 반해서 몹시 구겨진 비교적 큰 타월을 움켜잡기 위해서 완전한 손가락 굽힘이 필요하다. 굽힘은 선택적일 필요가 있고 팔꿈치의 굽힘이나 어깨를 들어 올리는 것을 유도해서는 안 된다(**그림 2.121**).

마리타에게 노력을 요구하는 이 운동 후, 나는 아래팔과 손의 굽힘 긴장을 개별적인 억제를 촉진하는 가동화와 조합시킨 운동을 통해서 정상화시킨다.

동작추이의 실행을 위한 운동

아래의 의미 있는 또는 무의미하고 익숙하지 않는 운동과 동작에 일용품을 사용해서 실행된다.

- 타월을 비 컵 위에 놓는다.
- 페트병을 넘어뜨린다.
- 컵이 페트병 위를 덮거나 씌운다.
- 페트병은 타월 위에 놓는다.

의미 있는 또는 "무의미한" 운동을 실행하는 것에는 이점과 결점이 있다.

의미 있는 운동의 이점 :

- 환자는 무엇을 해야 하는지 알고 있거나 또는 적어도 예측하기 때문에 치료계획 수행을 스스로 시작한다.

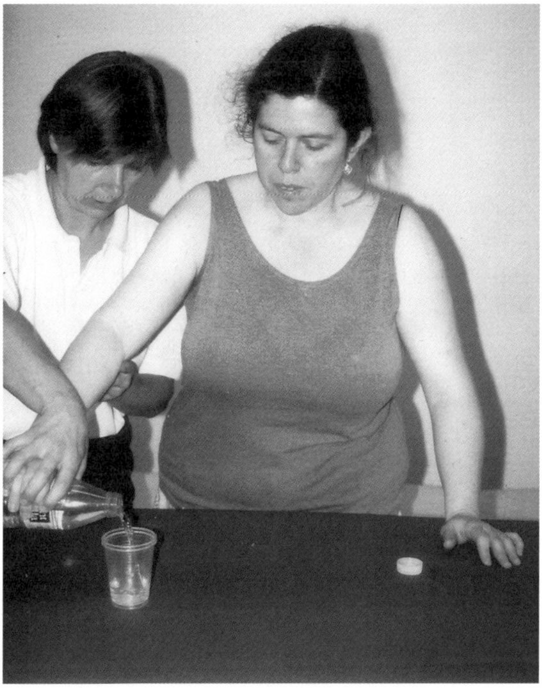

그림 2.119 마리타는 물을 따를 때 팔꿉관절의 선택적 폄에서 약간 보조를 필요로 한다.

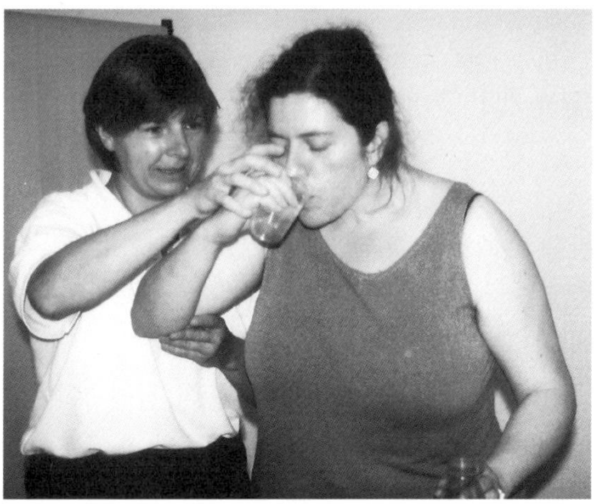

그림 2.120 마리타는 컵을 기울이기 위해 약간의 보조를 필요로 한다.

- 말에 의한 지시가 필요하지 않기 때문에 운동은 완전히 수의적이 아니라, 반자율적으로 일어난다. 말에 의한 지시로 시작되는 수의운동보다도 자세긴장에 효과적으로 작용하는 경우가 많다.

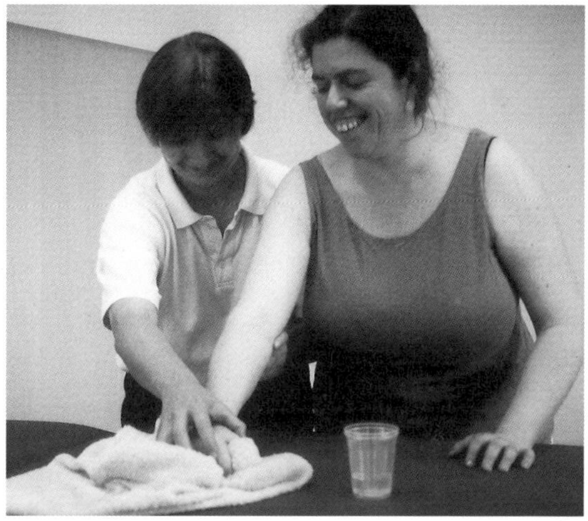

그림 2.121 타월을 잡기 위해서는 완전한 손가락의 굽힘이 필요하다.

의미 있는 운동의 결점 :

- 환자는 무엇을 해야 할지를 알고 있거나 또는 적어도 예측하기 때문에 치료계획과 치료수행을 스스로 비정상적인 운동패턴으로 시작한다.
- 동작은 비정상이고 보상적인 운동패턴으로 신속하게 실행된다. 왜냐하면 환자에게 운동의 질이 아니라, 목적을 달성하는 것에 중점을 두고 있기 때문이다.

마리타의 경우에는 무엇을 실행하는지 그녀가 알고 있는 것은 유리하게 작용하였다. 그녀는 운동을 시작하지만 나의 보조 자세를 기다린다. 페트병에서부터 컵에 물을 따르는 것이 중요한 것이 아니라 시간이 걸려 그녀 혼자서 100% 잘 할 수 없어도 운동추이를 가급적 양질로 실행하는 것이 중요하다는 것을 그녀는 이해할 수 있었다.

마리타는 일상생활에서 스트레스 상황 하에서도(6차선의 도로를 횡단하는 것, 큰 백화점에서의 할인판매 등) 정상적인 보행을 수행할 수 있어야 한다. 이것은 가사나 그녀의 작은 딸의 육아, 한쪽 손으로 실행하는 취미(도예, 매듭공예)와 같은 상황에서도 마찬가지이다. 즉, 연합반응이 일어날 수 있는 많은 상황을 의미한다. 치료의 중요한 목적의 하나는 왼팔이 활발하게 움직이고 있는 동안 오른팔이 억제된 채로 있다는 것이다.

오른팔의 억제와 왼팔의 활성화

마리타는 직립 앉은 자세에서 오른손을 서양 배 모양을 한 풍선 위에 놓는다. 풍선의 폭이 좁은 부위가 어디에 있는지에 따라서 상이한 신경근육조직 활동이 필요하다. 환자에 있어서 어떻게 용이하게 느껴지는가는 다양화하여 있다. 처음에는 좁은 부위가 등쪽으로 향하고 풍선은 이 방향으로 기울어서 모음 · 안쪽돌림 활동이 운동을 조절한다. 그 후 어려워지고 좁은 부위가 배쪽을 향하고 풍선도 그쪽으로 기울어 조절하기 위해서 벌림 · 가쪽돌림 활동이 필요하다. 그 동안 마리타는 대화를 하고 실내를 둘러보고 왼손으로 균형 공을 굴려야 한다(**그림 2.122**).

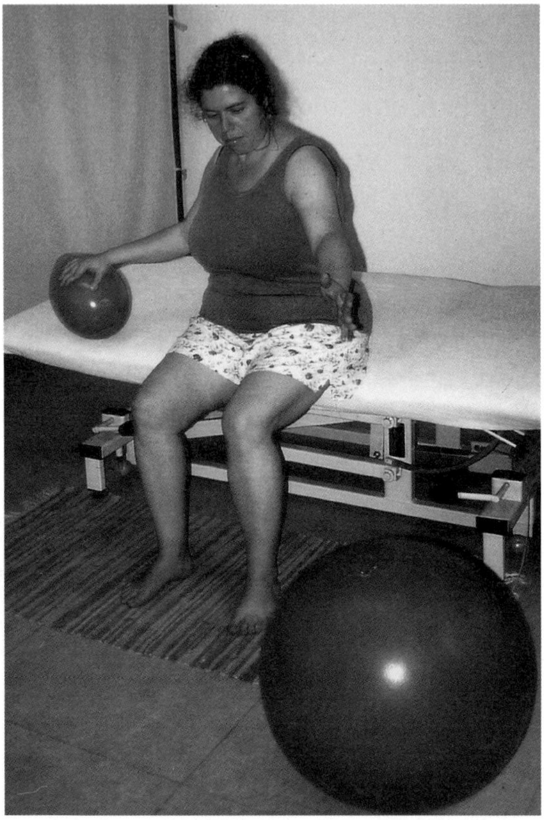

그림 2.122 오른손이 풍선을 조절하는 동안 왼손은 공을 기다리고 있다.

마비 쪽의 팔을 연합반응의 발병함이 없이 진정시키기 위한 대처의 다른 예 : 팔이음뼈, 어깨위팔관절, 팔꿈치는 폄, 벌림, 가쪽돌림 위치이고 손은 테이블 위에 손가락을 펴게 한 등쪽굽힘으로 놓인다. 그리고 마리타는 머리를 상이한 방향으로 회전시켜야 한다(이때, 치료사가 보고 있는 물건을 맞추는 게임을 실행한다). 그리고 그녀는 한손으로 큰 숫자 또는 말을 공중에 쓰고 나는 그것을 독해하여야 한다. 또는 그녀는 나와 풍선을 서로 던진다. 이러한 모든 비마비 쪽의 팔로 실행하는 활동에 대해서는 높게 설치한 테이블 앞에서 선 자세로 실행할 수도 있다. 손과 팔은 앞에서 언급한 위치에 있다. 우선은 이러한 활동은 천천히 실행되고 차츰 원활하게 실행된다. 연합반응이 일어나면 환자는 그것을 느끼는지 어떤지의 질문을 받는다. 만일 느껴지지 않으면 다음의 활동 때, 마비 쪽의 팔에 더 주의를 돌려야 한다. 팔이 스스로 연합반응을 일으키는 것이 느껴진다면, 이것을 피하도록 시도해야 한다. 즉, 방산, 넘쳐흐름(overflow)의 활발한 억제이다. 치료사는 항상 손가락, 손, 팔의 긴장을 때때로 운동을 통해서 정상화시켜야 하는지, 활동을 추진하기 전에 자세를 변경할 필요가 있는지 아닌지, 관찰하여서 결정해야 한다.

이어서 팔의 투박하고 큰 운동이 실행되어야 한다. 마리타에 있어서 정교한 운동의 후에는 매우 이완하여 대처할 수 있다. 나는 그녀를 선 자세에서 보조하고 양팔의 팔꿈치를 저항 없이 그녀 자신이 할 수 있는 범위의 높이까지 가쪽돌림 · 벌림을 시킨다. 이때, 마리타는 양팔이 같도록 용이하게(유감스럽게도 용이하지 않다) 같은 높이까지(유감스럽게도 같지 않다) 움직이는지 아닌지를 느끼기 위해 눈을 감는다. 그래도 역시 그녀는 팔을 번거로운 부속품과 같은 것이 아니라 분명히 팔로서 느낄 수 있다.

마리타와 그녀의 딸 파울라에서의 정상적인 상반신경 지배의 발달과 협응운동의 개선에 관한 병렬적 관찰

보바스 개념은 신경발달학적 치료(NDT)라고도 일컬어진다. 근본적인 사고방법으로서 뇌손상 성인 환자가 이전의 능력을 회복시키기 위해 성장 중인 소아의 동적 발달단계로 되돌아가서 경험시키는 것을 의미한다. 일찍이 이것은 다음과 같이 해석되었다. 마루 위에 깔린 매트 위에서 성인이 회전하여 옆으로 누운 자세를 거쳐 엎드려 누운 자세가 되고, 양 아래팔로 지지하며 마지막으로 양손으로 지지하는 것을 연습해야 한다. 그 후 네발기기로 옮겨가고, 앞쪽으로 기고, 환자는 다리를 모아 옆으로 하며 편히 앉은 자세나 무릎서기 자세로 직립한다. 그 후 한쪽 무릎서기 자세, 선 자세로 옮겨간다. 생각으로서는 올바르지만 해석에 대해서는 논의의 여지가 있다.

발달단계의 신경생리학적 배경에 기초한 해석은 다음과 같다. 신생아는 정상적인 자세긴장을 갖고 엎드려 누운 자세에서는 굽힘이 지배하고, 바로 누운 자세에서는 폄이 지배하고 있다. 그러나 상반신경 지배의 능력은 아직 발달할 필요성이 있고 굽힘과 폄의 총 패턴이 우세하다.

뇌의 성숙, 또는 흥분성 시냅스결합, 억제성 시냅스결합의 증가에서 차츰 개개의 신체부위가 서로 자극되어 조절된다. 신체부위의 분리는 운동에서 볼 수 있는 것처럼 몸통의 안정과 팔다리의 운동에서 가능하다. 처음에는 아직 모든 팔다리에서 동시에 일어나지만, 얼마간 시간이 경과하면 분리할 수 있다. 다리는 정지(stand still)하고 팔은 움직이는 또는 그 반대도 가능하다. 게다가 후에는 한쪽의 팔 또는 다리가 정지하는 동안 또 한쪽의 팔 또는 다리를 움직이는 것이 가능하다. 3개월에서부터 4개월에서 팔의 개개의 관절이 선택적으로 움직여진다. 즉, 몸쪽이 안정되고 먼쪽이 움직여진다. 이 발달은 머리쪽에서부터 꼬리쪽으로 진행하고 팔은 다리보다 분명히 빨리 발달한다. 6개월에서부터 7개월에서 굽힘과 폄이 서로 조합되는 일이 많아지고 옆으로 굴러 배를 깔고 눕게 되고 또한 되돌아갈 때의 돌림을 눈으로 볼 수 있게 된다.

이러한 신경생리학적 단계는 성인에서는 익숙하지 않고(서투르고) 그들의 신체로서 어려워진 마루 위에서의 자세가 아니라 적절한 시작자세에서의 운동추이에서 대처해야 한다.

마리타와 그녀의 딸 파울라에서 나는 상반신경 지배의 발달을 병렬하여 관찰할 수 있는 기회를 얻었다. 다만 건강한 사람인 파울라의 팔의 발달은 어머니가 따라갈 수 없을 정도로 빠르다. 마리타는 다리의 발달에서는 우위를 유지하고 있다. 그녀의 선 자세 균형, 특히 안쪽다리 선 자세, 그리고 보행에서의 효율적인 좁은 보폭너비는 파울라에 있어서 아직 도달할 수 없는 사안이다.

치료에서 여전히 신경발달학적 추이에 유의한다. 게다가 그 환자의 일상에 따른 활동을 선택하도록 노력한다. 마리타와는, 경우에 따라서 매트 위에서 다리를 모아 옆으로 편히 앉은 자세나 다리를 길게 뻗고 앉은 자세로 대처하고(파울라와 놀 때), 한쪽무릎서기 자세나 무릎서기자세를 통해서 다시 일어서는 것을 연습한다. 아델라(p.110 참조)나 살바도르(p.171 참조)와 같은 환자에서는 상반신경 지배가 상이한 관점에서부터 대처하기 위해 별개의 시작자세나 자세세트를 선택한다. 그들은 일상에서 마루 위로 낮게 움직이는 일이 적기 때문에 나는 직립 앉은 자세와 선 자세를 위한 아이디어를 생각해야 한다.

2.4.2 누리아의 사례

누리아(Nuria)는 76세의 매우 열정적인 조각가이다. 2001년의 크리스마스 전에 대동맥류 때문에 수술을 받았다. 수술 중에 왼쪽 중간대뇌동맥에서 색전증이 발병하고 이 때문에 오른쪽 편마비환자가 되었다. 몸통과 다리의 자세긴장은 거의 정상으로 회복되고 양 반신사이에서 극히 약간의 비대치성이 인지될 뿐이었다. 보행도 특별히 눈에 띄지 않고 일상생활에서도 문제가 없다. 그녀는 다시 수동변속장치의 자동차를 운전하고 소형의 모터보트도 조정한다. 그녀의 균형과 보행의 회복과 오른팔과 손의 회복사이에는 극단적인 차이가 존재한다. 손가락, 손, 팔은 낮은 긴장이고 팔이음뼈에만 약간 모음근과 안쪽돌림근의 과다긴장이 관찰된다. 이 때문에 그리고 앞톱니근의 낮은 긴장 때문에 어깨뼈는 충분히 안정되어 있지 않다.

특히 내가 걱정하고 있는 것은 낮은 긴장으로 전혀 활동을 나타내지 않는 손이며 누리아가 한쪽다리 선 자세를 장시간 취하고 있을 때 즉, 중추신경계로서 비교적 노력을 필요로 하는 과제일지라도 연합반응조차 나타내지 않는다. 표층감각은 현저하게 감소하고 심부감각은 존재하지 않는다. 이러한 손은 뇌에의 피드포워드로서 "전혀 아무것도 할 수 없다, 도움이 되지 않다"라 정보를 주고 있다. 이 때문에 팔이음뼈를 안정시키는 이유가 중추신경계에도 발생하지 않는다. 무엇 때문인 것일까? 이러한 손의 목적을 갖지 않고 손을 어딘가에 유도하는 팔도 필요로 하지 않는 것이다.

신경생리학적 관점

이 상태가 오래 계속되면 계속될수록 중추신경계는 이 사용하지 않는 상태를 학습할 시간을 얻어 한쪽만의 팔로 살아가는 것에 가소성으로 적응시켜버린다. 손과 팔의 감각과 운동에 관여하는 신경세포도 손상에 직접 관계하고 있지 않아도 이 사용하지 않는 것 때문에 위축되어버린다. "만일 사용하지 않으면 상실하게 된다"라 말할 수 있다. 가쪽겉질척수로의 연구에 따르면 이것이 제2영역, 체성감각영역에서부터 시작되고 있다는 것이 판명되었다. 우선 손이나 손가락 주변의 자극 문턱값을 초과하는 자극을 통해서 세포가 흥분하면 이 흥분이 운동겉질로 전달되고 이것이 손과 손가락의 운동을 시작시키는 것이다(**그림 2.123**).

> 다른 신체부위보다도 손에 대해서 명백히 말할 수 있는 것은, 우리들은 느끼는 것을 움직이고, 움직이고 있는 물건을 느끼고 있다고 할 수 있는 것이다.

낮은 긴장에 대해서 감각둔마의 손과 그 팔을 신체도식에 융합시키기 위해 손의 개개의 영역에서의 집중적인 자극이 필요하다. 여기서는 많은 가능성 중의 하나를 채택한다. 다른 경우와 마찬가지로 우선 안정화가 도모된다.

1. 이 때문에 새끼벌림근이 자극된다. 볼펜(심을 뺀 것) 또는 젓가락을 상하로 비교적 강하게 문지르면서 "빈틈없이 모두 칠하는" 것처럼 한다. 이어서 치료사에 의해서 촉진되는 손은 자쪽의 모서리를 까칠까칠한 면 위에서 앞뒤로 움직여진다(톱을 움직이는 것처럼). 다시 놓이면 이번에는 새끼벌림근에 대한 항력을 형성하는 긴엄지벌림근힘줄 위의 피부를 자극한다. 치료사는 다음으로 손허리뼈부분의 뼈사이근을 몸쪽에서부터 먼쪽으로 가볍게 문지른다. 이때, 끝에 있는 "물갈퀴"부분의 긴장이 증가하고 있지 않은지 주의한다. 이 경우는 약한 압력과 함께 작은 원을 그리는 것 같은 움직임으로 긴장을 완화한다. 이 처치는 손을 펼 때에도 도움이 된다. 왜냐하면 새끼벌림근은 모든 손가락의 벌림, 특히 엄지손가락의 벌림을 형성하기 위한 기준점이기 때문이다. 다음으로 손의 벌레근쥐기가 자극된다. 이때, 엄지두덩은 새끼두덩과 같은 방법으로 각각의 맞섬근을 활성화시키기 위해 치료된다.
2. 손허리손가락관절을 형성하는 선에 표식을 하는 것은 이 관절의 굽힘에 매우 좋은 감각을 가져온다. 움켜잡을 때 손가락 끝은 물체에 접촉하는 일이 흔히 있기 때문에 손가락 끝은 촉각에 대해서 준비해둘 필요가 있다. 이를 위해 볼펜이나 젓가락으로 접촉한다. 나는 특정의 순서를 고려하도록 권장한다. 집게손가락의 손가락 끝에 가

장 많은 표층수용기가 존재하기 때문에 집게손가락이 가장 민감하다. 지각마비의 문제가 존재하면, 그 부위부터 시작한다. 왜냐하면 환자가 촉각을 느끼고 인식하는 부위로서 집게손가락일 가능성이 가장 높기 때문이다. 게다가 엄지손가락, 가운데손가락, 새끼손가락, 반지손가락의 순서로 실행한다. 과민증의 문제가 존재할 때에는 순번은 반대가 된다. 반지손가락은 가장 "둔감"하기 때문에 집게손가락보다도 많이 "견딜" 수 있다. 항상 마찬가지의 것을 말할 수 있는데 이것은 경험에 기초한 권장이고 정해진 "규칙"은 아니다(**그림 2.124**).

비교 : 정상운동

완전히 활동성이 없는 손의 동작을 위해 움직이려면 집중적인 자극을 가하여 운동패턴의 다른 요소의 정확한 정렬이 필요하다. 예로, 우리들 앞의 테이블 위에 0.5ℓ 의 물이 들어간 병이 놓여있고 그 물을 마셔야 한다. 이 수직의 물체에 대해서 우리들은 아래팔을 뒤침과 엎침의 중간위치에서 뻗어간다. 팔꿈치 굽힘을 유도하는 엄지손가락은 이때 약간 벌림으로 긴장을 증가시켜간다. 팔꿈치는 차츰 폄이 증가하는 운동패턴으로 변화하고, 팔꿈치머리는 공간 위에서 아래를 향하고 어깨위팔관절은 가쪽돌림으로 약 80° 올림을 하고 있다. 팔이 음뼈를 아래로 움직여 가슴우리 위에서 안정시킴으로써 중력에 대항하여 팔의 무게가 앞 위쪽으로 움직일 수 있다. 팔이 병의 가까이에 손을 가져가면 부딪치지 않도록 병의 굵기보다 약간 크게 손이 벌려진다. 손가락은 몸쪽손가락사이관절에서 대략 90° 굽고 10°에서부터 15°의 등쪽굽힘으로 병에 놓인다. 이때, 굽힘근과 움켜잡기를 조절하는 폄근의 긴장은 병을 움켜잡고, 들어 올리고 눌러 찌부러뜨리지 않을 정도로 필요한 만큼 증가된다. 병이 입으로 운반될 때, 위팔뼈는 약간 가라앉고 올림은 60° 정도가 되며 어깨위팔관절에서의 위팔뼈의 가

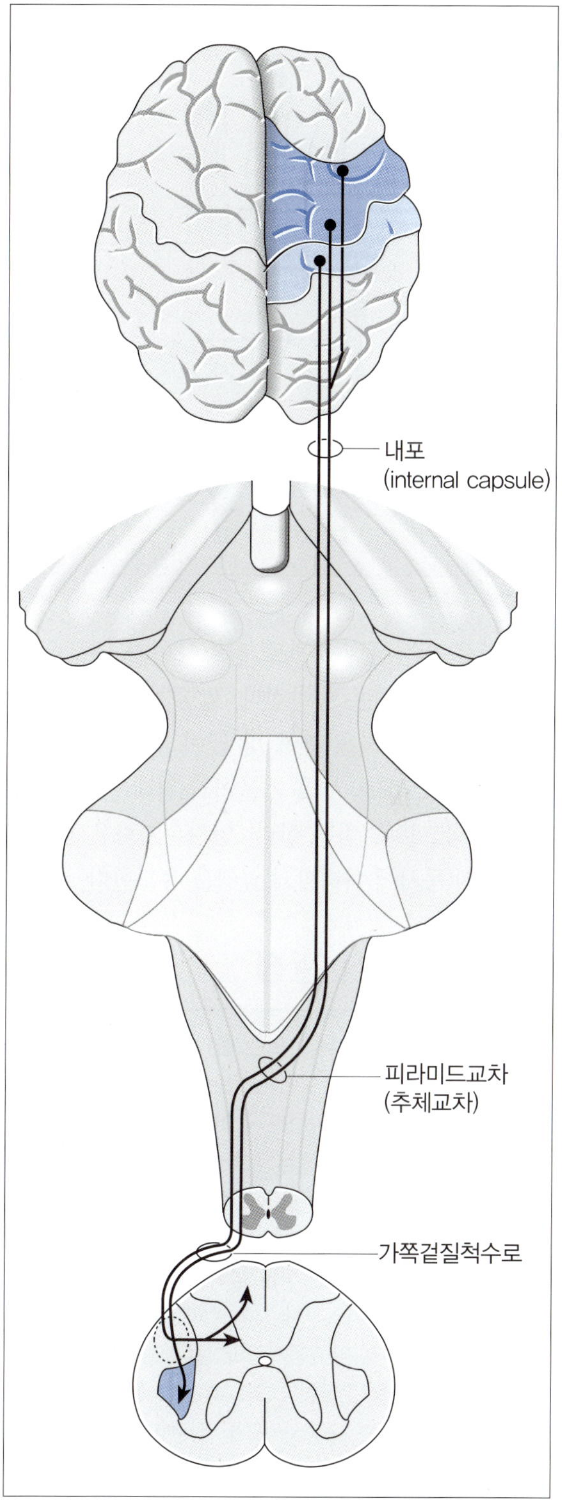

그림 2.123 운동 활동은 중심뒤이랑(중심후회)에서부터 시작된다. 즉, 감각신경세포는 중심앞이랑의 운동신경세포를 발화시킨다.

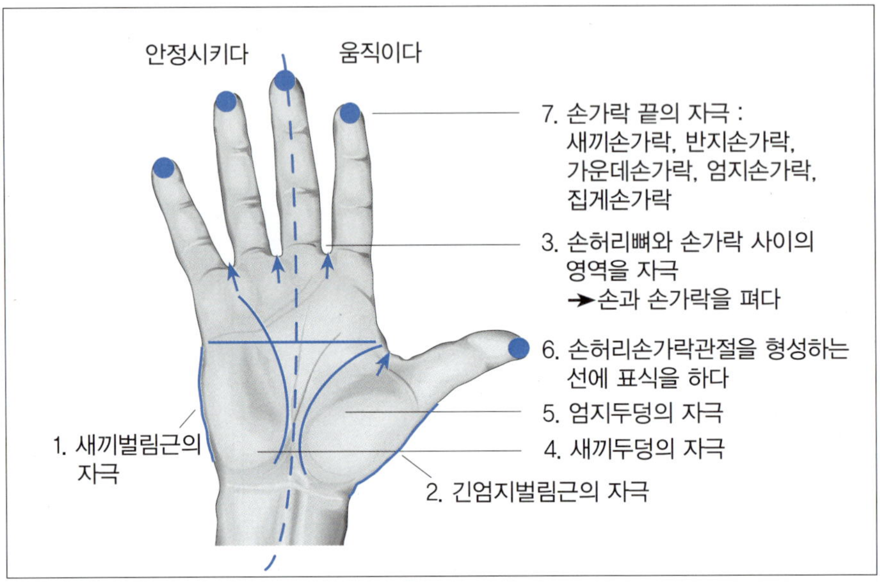

그림 2.124
손바닥과 손가락의 자극영역

쪽돌림을 원심성 수축으로 감소시키기 때문에 가쪽돌림근의 긴장은 높아진다. 팔꿈치는 다시 굽혀지고 얼마간 엎침을 하여 병 끝이 입에 도달하면, 물이 흘러나오도록 병을 기울이기 위해 손목관절은 약간 노쪽으로 벌림을 한다. 엄지손가락은 맞섬을 강화함과 동시에 아래팔의 엎침을 유도한다. ■

신경생리학적 관점

눈은 사전에 병이 유리 또는 플라스틱으로 만들어졌는지, 물이 어느 정도 들어가 있는지, 가득, 절반 또는 비어 있는지와 같은 정보를 겉질로 전달한다. 그리고 겉질과 소뇌는 기억 속에서 경험을 찾는다. "나는 이제까지 그러한 병을 들어 올린 일이 있었는가? 만일 그렇다면 얼마만큼의 긴장이 필요한 것인가?"(**그림 2.119** 참조). 이 어림은 병을 움켜잡고 꽉 누르지 않고 그리고 동시에 떨어뜨리지 않기 위해 필요한 사전정보가 된다. 고유수용기는 움켜잡아 들어 올릴 때에 실제의 무게와 성질을 전달한다(피드백). 이 정보는 소뇌에 긴장을 감소, 또는 증가시키도록 전달한다. 물을 따르면 병이 가벼워진다. 고유수용기는 이것을 척수소뇌에 전달하고 겉질척수로를 통해서 상승하는 임펄스를 수정하여 긴장을 적응시킨다.

팔이음뼈가 들려올라가고 약간 배쪽으로 움직이면 어깨위팔관절에서의 안쪽돌림의 몸쪽 요소, 팔꿈치와 아래팔의 굽힘과 엎침이 일어나고 그것은 손목관절에서의 손바닥쪽굽힘, 그리고 손가락에서는 굽힘으로의 준비가 진행된다.

결론 : 시야의 범위가 정중선에서부터 양쪽으로 90° 그리고 100°까지로 실행되는 운동에서는 필요한 가쪽돌림을 가능케 하기 위해 모든 몸쪽 요소가 팔이음뼈 하부와 가슴우리에 안정될 필요가 있다. 등 뒤에서 신체접촉이 항상 발생하는 운동은 어깨위팔관절의 필요한 안쪽돌림을 지원하기 위해 팔이음뼈는 들려올라가서 어깨뼈가 가슴우리에서부터 떨어져 등쪽으로 닫힌다.

누리아가 다양한 물체를 잡고 움직이기 전에 우선 감각마비로 낮은 긴장의 손이 앞에서 언급한 대로 새삼스럽게 자극된다. 자극을 준 후 활발한 운동을 실행한다. 이것은 상이한 형태, 크기, 무게와 성질을 가진 일상생활에서의 물체를 잡고 움직이는 것이다.

누리아의 치료목표는 가급적 조기에 오른손을 그녀의 일에서 사용할 수 있도록 하는 것이다. 이

때, 솜씨 이외에 힘도 필요하다. 그녀는 큰 콘크리트 블록을 사용하여 망치와 끌(chisel)로 희망하는 형태로 만들어내야 한다. 그녀는 왼손잡이이기 때문에 망치를 왼손으로 들고 오른손으로 끌을 들어야 한다.

비교 : 정상운동

무거운 물체를 들어 올려야 할 때는 앞운동영역 겉질은 대뇌바닥핵과 협동하여 몸통 및 팔이음뼈의 높은 자세긴장을 준비한다. 손은 물체에 자쪽으로 접근하고 새끼손가락과 반지손가락이 가운데손가락에 의해서 지지되면서 처음으로 움켜잡고 주된 하중을 받는다. 자쪽은 높은 긴장을 갖고 확고한 움켜잡기에도 대비한다. 운동패턴은 손목관절의 자쪽으로의 벌림과 함께 손바닥쪽굽힘으로 속행한다. 힘의 지표로서 수치와 지름을 비교하면 노쪽보다 자쪽의 손목관절 굽힘근 쪽이 많고 굵다는 것을 알 수 있다. 손목관절의 굽힘과 자쪽 돌림은 아래팔을 뒤침을 시키고 팔꿈치를 굽힌다. 위팔두갈래근은 그 주된 기능을 가동시킨다. 더욱이 몸쪽에서는 어깨뼈의 안정화 활동이 필요하다. 모든 무게를 중력에 대항하여 들어 올릴 수 있을 정도로 긴장은 높고, 동시에 선택적 운동을 할 수 있을 정도로는 충분히 낮은 상태에 있다. 예로, 공항에서 옷가방을 벨트컨베이어에서부터 들어 올리는 사례를 열거할 수 있다.

가늘고 작은 물체를 들어 올리는 경우에는 증가라는 특별한 긴장의 준비는 필요가 없다. 손은 엄지손가락과 집게손가락, 경우에 따라서는 가운데손가락에 의해서 지지되면서 물체에 접근하고 손목관절은 약간 등쪽굽힘을 하고 아래팔은 엎침을 하고 있다. 굽힘과 폄 요소는 조합되고, 긴장은 선택적 조작을 할 수 있을 정도로는 충분히 낮고, 동시에 중력에 대항해서 스스로의 무게와 가벼운 물체의 무게를 들어 올릴 정도로는 높다. 예로, 서명을 하기 위해 펜을 잡는 것을 열거할 수 있다. ■

누리아에 있어서 마비 쪽의 손을 일상에서 사용하는 것을 용이하게 하기 위해 그녀와 "마비 쪽 팔의 집중훈련 프로그램(CI요법)"의 규칙에 대해서 이야기를 나눈다. 그녀는 내가 작성한 표(**표 2.6**)를 받고 매일 기입해야 한다. 이것은 그녀가 어떻게 집중훈련을 받아들이는지를 상기시키고 동시에 그녀가 어떻게 이 과제를 실행하는지 그녀와 내가 조절하는 데에도 도움이 된다.

이 모눈종이에 의해서 환자는 손의 강제사용을 평가하기 위해 스스로 자택에서 기입할 수 있다.

표 2.6 환기시키기 위해, 그리고 자기와 다른 사람으로부터의 조절을 위한 표(예)

요일과 평가	월요일	화요일	수요일	목요일	금요일	토요일	일요일
아침 :							
• 상태가 좋음							
• 중간 정도		×	×	×	×		
• 상태가 나쁨	×						
낮 · 오후 :							
• 상태가 좋음			×	×	×		
• 중간 정도	×	×					
• 상태가 나쁨							
저녁 :					etc.		
• 상태가 좋음				×			
• 중간 정도	×	×	×				
• 상태가 나쁨							

2.5 살바도르와 카르멘 C

2.5.1 살바도르 (Salvador)

▌살바도르의 주된 문제 : 복근 하부와 엉덩관절 굽힘근, 특히 넙다리곧은근과 과민성

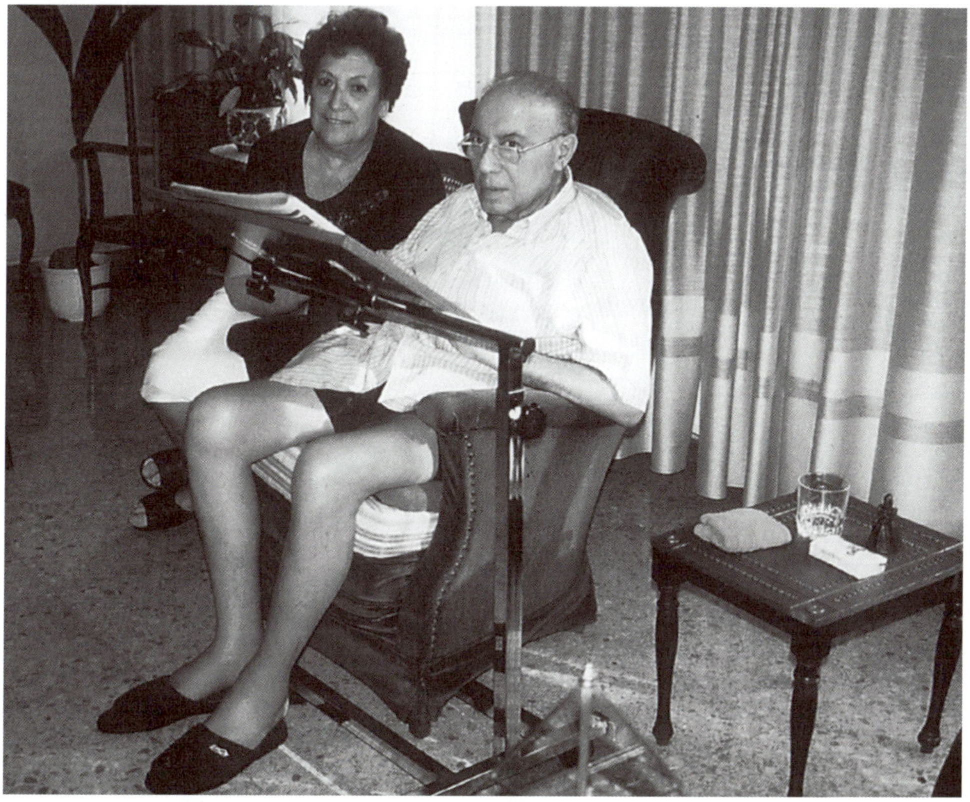

그림 2.125 살바도르와 그의 아내

살바도르는 69세의 남성이고 왼쪽 대뇌반구의 중간대뇌동맥 폐색이 발병하였다. 그 결과, 편마비와 경증의 혼재된 실어증을 나타낸다.

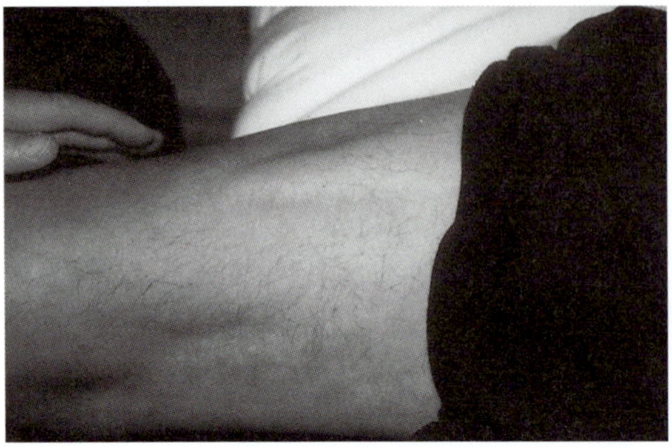

그림 2.126 긴장된 넙다리곧은근의 기복

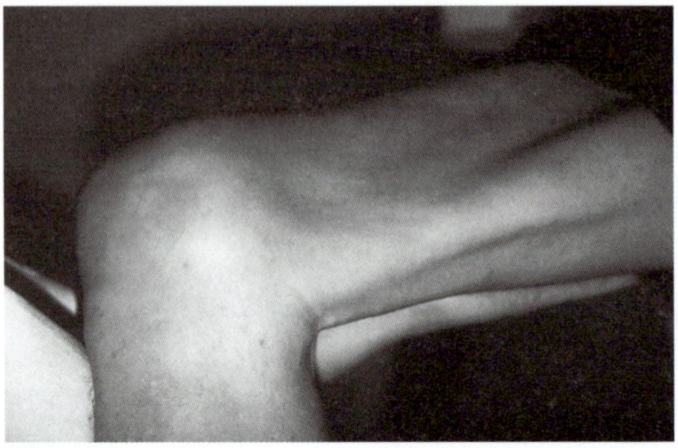

그림 2.127 모음근과 뒤넙다리근의 기복

살바도르의 감각운동성 평가

그에게 발생하는 복근 하부와 엉덩관절 굽힘근의 과민증은 굽힘근 회피반사(flexor withdrawal reflex)라는 정의로 요약된다. 이 정의는 다른 굽힘근, 모음근, 뒤넙다리근, 앞정강근, 긴엄지폄근에도 해당한다.

신경병리심리학적 관점

굽힘근의 총 패턴에서 발생하는 발목관절의 등쪽굽힘과의 연관성에서 긴엄지폄근은 굽힘근으로 간주할 수 있다.

살바도르의 2개의 관절에 걸치는 넙다리곧은근의 오른쪽이 무릎 폄에서의 구심성 활동에서는 거의 긴장하지 않고, 원래 부차적 기능인 엉덩관절의 굽힘을 주된 기능으로 해버리고 있다는 것을 알 수 있다. **그림 2.126**과 **그림 2.127**은 극도로 긴장한 넙다리곧은근, 모음근, 뒤넙다리근 오른쪽을 보여주고 있다.

오른쪽 반신 전체를 지배하고 있는 굽힘은 살바도르가 휠체어에서부터 치료 테이블로 이동할 때에도 왼쪽 반신만으로 필요한 폄을 얻게 한다. 이것은 과잉의 보상을 유도하고, 그것이 또한 오른쪽 반신의 굽힘을 강화한다. 약간의 보조에 의한 이동(transfer)은 **그림 2.128**에서 보여주는 것처럼 실행된다.

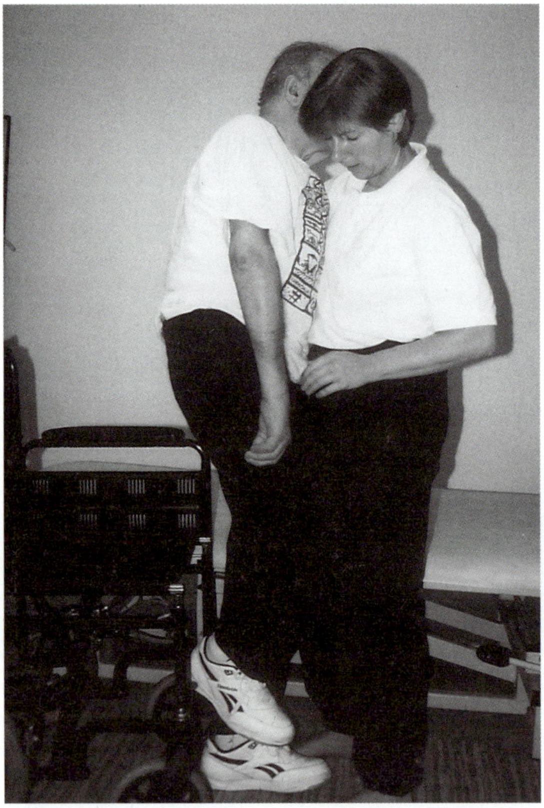

그림 2.128 약간의 보조에 의한 이동(transfer)하는 동안 굽힘 패턴이 일어난다.

살바도르의 치료

복근 하부와 엉덩관절 굽힘근의 과다긴장과 과민성의 억제

살바도르의 과민성과 복근 하부의 과다긴장을 억제하기 위해 두 사람 째의 치료사가 그를 직립 앉은 자세에서부터 바로 누운 자세로 촉진한다("M"에서부터 "6"으로). 각 팔의 밑에 놓인 쿠션이 크고 쾌적한 지지기저면과 함께 이완을 용이하게 한다. 나는 살바도르 앞의 간이의자에 앉고 작은 골반의 옆쪽운동으로 운동성을 주면서 복근 하부의 원심성 수축을 유도한다(**그림 2.129**).

두 사람 째의 치료사가 그의 중앙 핵심점에 양쪽에서부터 압력을 가하고, 살바도르가 그곳에 안정된 기준점을 느끼는 동안 나는 발과 무릎관절에서부터 엉덩관절을 모음 · 안쪽돌림의 방향으로 선택적 굽힘을 하도록 촉진한다(**그림 2.130**).

! 환자의 굽힘반사를 동반하는 비정상 굽힘 패턴은 골반을 굽힘 · 후퇴를 시킨다.
이 때문에 무릎은 위쪽 · 가쪽으로 움직여지고 벌림 · 가쪽돌림과 잘못 간주되는 경우도 많다.
그러나 이것은 신경근육 활동이라 인식되는 것은 아니다.

내가 운동을 조작하는 동안 살바도르는 능동적으로 함께 실행하여야 한다. 특히 중요한 것은 그가 발을 천천히 마루 위로 되돌리는 운동이다. 활발하게 수축할 수 있는 근육조직 또한 활발하게 신장할 수 있다. 원심성 수축을 실행하기 위해서도 사전에 구심성 수축이 실행되어야 한다. 이를 위해 굽히고 편다는 왕복의 경로가 필요하다.

바로 누운 자세에서는 중앙 핵심점이 약간 앞쪽 · 꼬리쪽에 위치하도록 머리는 약간 높게 놓는다. 이것은 척주세움근의 긴장을 풀고 중앙 핵심점과 골반사이의 정상적인 정렬을 형성한다. 살바도르의 양팔은 몸쪽에 놓인다. 나는 거기서 오른쪽 다리를 엉덩관절에서 통증이 발생하지 않는 범위에서 가급적 크게 굽힌다.

! 넙다리곧은근과 모음근에서 이 종류의 높은 긴장은, 강한 굽힘과 모음이 일어나면 관절통이 발병할지도 모른다고 고려할 필요가 있다. 원인은 힘줄이 사이에 끼이기 때문이라고 생각된다. 이것은 높은 관절 내의 압력과 높은 긴장 때문에 배쪽과 옆쪽으로 미끄러지는 움직임이 결여되는 것으로부터 발생한다.
이 때문에 나는 이 방향으로 다리를 움직이는 경우에는 천천히 주의 깊게 실행하고, 또한 일반적으로 통각의 최초의 징후를 나타내는 환자의 표정에 주의해야 한다.

굽힘위치에서 억제 가동화를 사용하여 모음근과 뒤넙다리근의 긴장을 감소시키도록 시도한다. 그리고 약간 견인하면서 넙다리뼈머리를 등쪽 · 꼬리쪽으로 활주하는 것처럼 움직이고 긴장을 조절시킨다(**그림 2.131**).

이어서 살바도르는 그의 다리를 길게 벽을 향해서 일직선으로 뻗고 내가 엄지손가락으로 무릎뼈에 약간 압력을 주어 머리쪽으로 민다. 이것은 넙다리네갈래근에 대한 자극이 된다(**그림 2.132**).

그 후 살바도르는 그의 다리를 세우고 골반을 뒤로 기울게 하여 약간 들어 올린다. 양쪽의 큰볼기근의 작용근으로서의 구심성 활동이 상반신경 지배를 통해서 굽힘근 조직의 긴장 감소에 작용해야 한다.

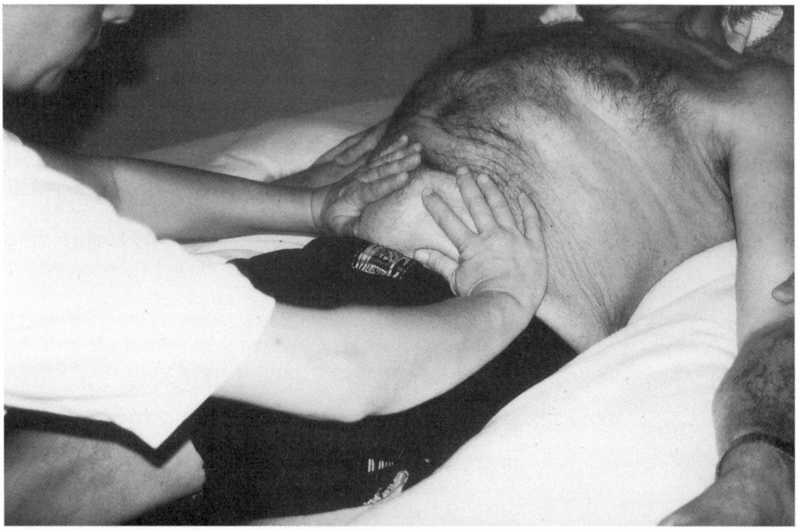

그림 2.129
골반을 좌 · 우로 작게 움직이는 동안 복근조직도 원심성 수축을 해야 한다.

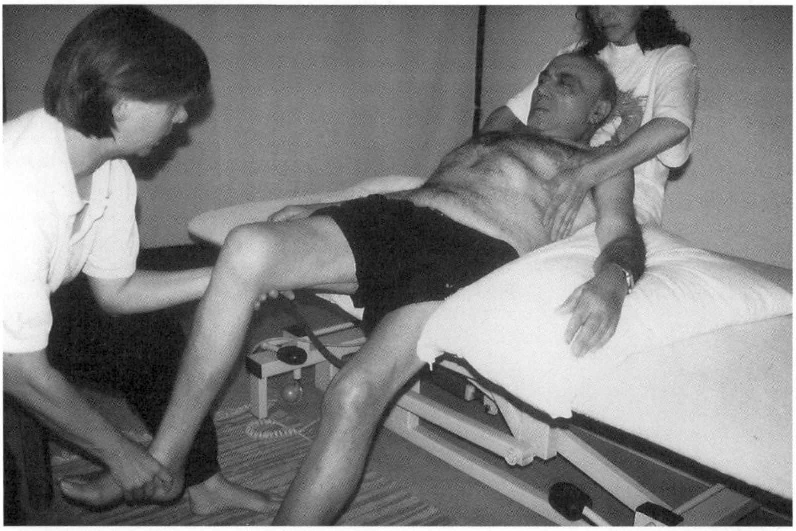

그림 2.130
엉덩관절의 선택적 굽힘의 촉진

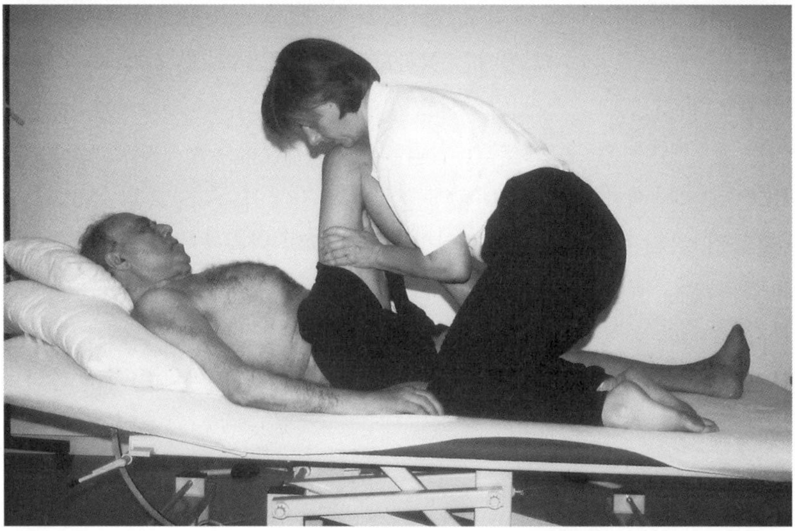

그림 2.131
약간 견인을 하면서 활주하는 것처럼 움직이는 것은 긴장을 조절한다.

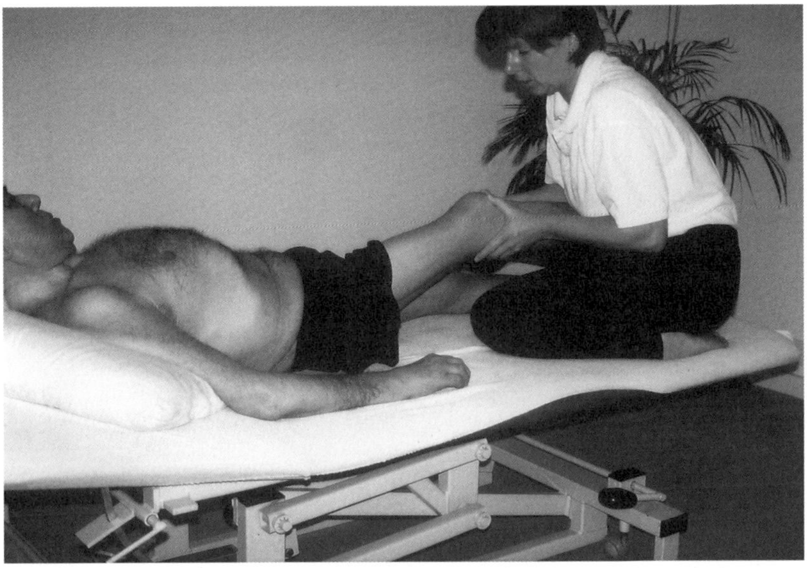

그림 2.132
무릎뼈에 약간 압력을 가하면, 넙다리네갈래근을 자극한다.

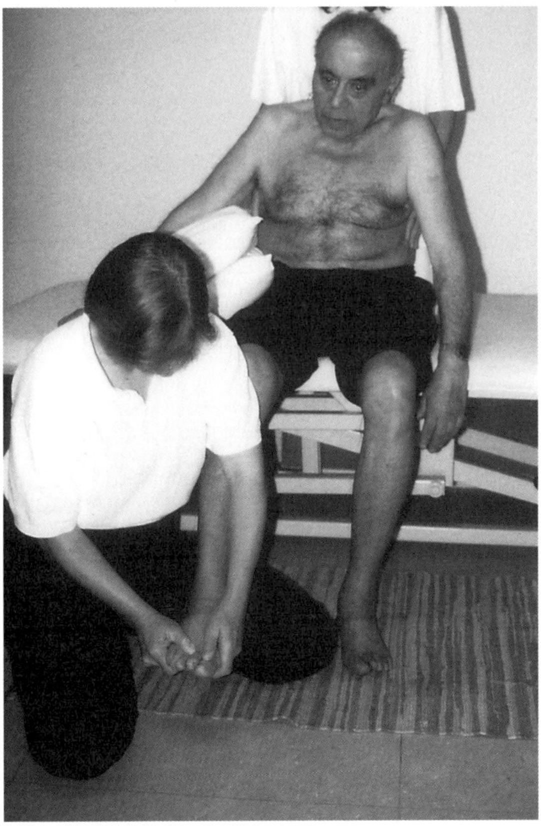

그림 2.133 뼈사이근의 탈감작(desensitization)과 긴장 감소

앉은 자세에서 체중하중의 준비

두 사람 째 치료사의 지지를 받아 체중부하를 위해 발이 앉은 자세에서 준비된다. 이에 더해서 앞정강근, 긴엄지폄근, 뼈사이근의 긴장 감소와 탈감작이 필요하다. 왜냐하면 이것은 엉덩관절의 무릎굽힘근과 함께 다리 굽힘 때의 총 패턴에서 과다활동이기 때문이다(**그림 2.133**).

일어서기의 준비와 일어서기

이 운동을 실행하기 위해 역시 두 사람의 치료사가 효과적이다. 나는 살바도르 앞에 있는 간이의자에 앉고, 그의 양팔을 나의 어깨에 놓도록 보조하여 그의 오른팔을 어깨뼈에서부터 안정시킨다. 그 동안, 나는 오른손으로 환자의 오른쪽 샅굴부위에 압력을 약간 주고, 골반의 앞경사를 통해서 엉덩관절이 굽도록 촉진한다. 또 한사람의 치료사는 엉치뼈의 등쪽에 엉치뼈 주변의 척주세움근을 수축시키고 골반을 앞경사를 시키도록 압력자극을 준다(**그림 2.134**).

일어설 때, 내가 오른쪽 무릎관절의 폄근을 보조함에도 불구하고 살바도르는 아직 등쪽으로 밀어붙이고 있다. 그에게 완전한 엉덩관절 폄의 감각을

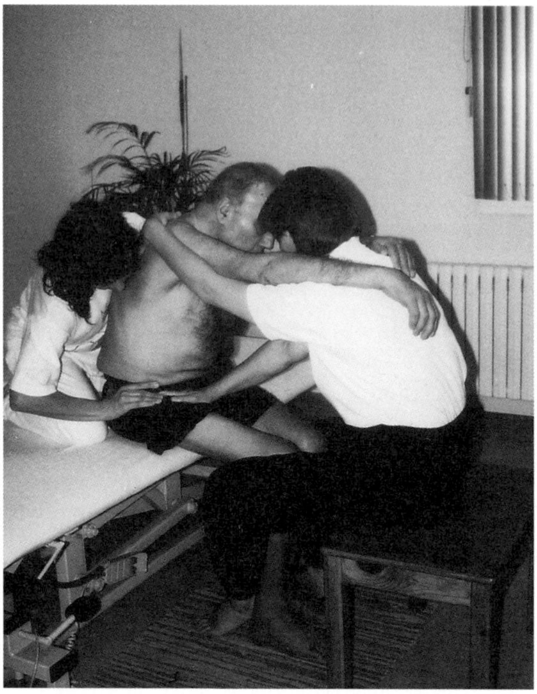

그림 2.134 두 사람의 치료사에 의해서 일어서기에 필요한 골반의 앞경사 운동이 준비된다.

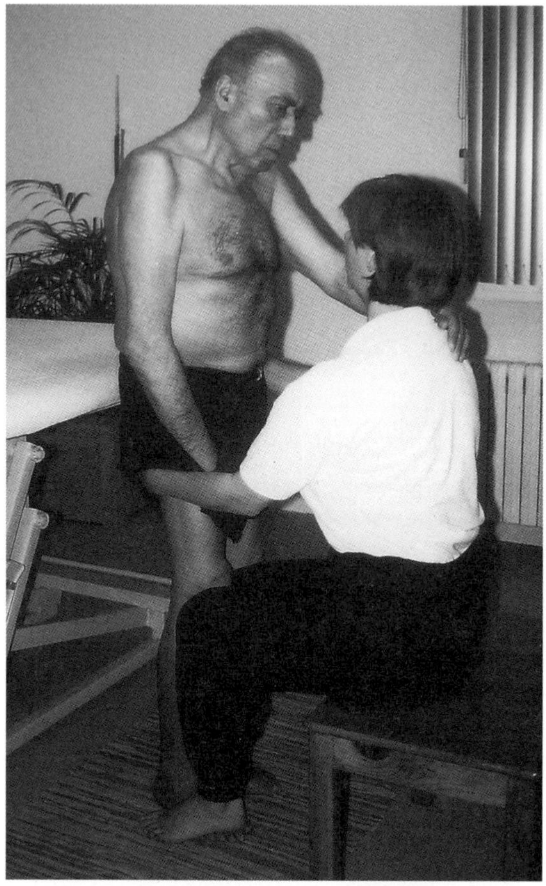

그림 2.135 높은 치료 테이블이 엉치뼈를 앞쪽으로 자극하고 치료사는 큰볼기근 등쪽을 촉진한다.

가르치기 위해 그의 뒤에 있는 치료 테이블이 높이 설치되고 엉치뼈 하부에 모서리가 닿도록 하여 앞쪽으로의 자극을 주도록 한다. 나는 왼손으로 큰볼기근이 폄, 가쪽돌림을 하도록 촉진하고 오른손으로 무릎관절의 폄을 촉진, 그리고 양발로 살바도르의 발목관절을 안정시킨다. 팔이 그 모든 무게를 짊어지고 아래로 늘어지지 않도록 오른손을 바지 주머니에 넣고 왼손을 나의 오른쪽 어깨 위에 놓는다. 이렇게 함으로써 그가 자신을 앞쪽으로 당기고 있는지를 느낄 수 있다. 중력과 선 자세에서의 굽힘의 긴장에 대항하는 과잉의 노력은 긴장된 목근육에 볼 수 있다. 수분 후에는 긴장은 얼마간 정상이 되고 우리들의 노력도 적어진다(**그림 2.135**).

선 자세 훈련기구에 의한 선 자세

살바도르와 같은 환자에게는 선 자세 훈련기구가 기술적인 보조로서 도움이 된다. 치료의 종반에 그가 그 선 자세 훈련기구로 서도록 보조한다(**그림 2.136**). 선 자세에서 아래의 치료목적에 대한 대처가 실행된다.

- 개별적 가동화를 통해서 뒤넙다리근의 긴장 감소
- 정중위치에서의 대처
- 표정의 개선
- 호흡의 개선
- 팔이음뼈와 팔의 가동화 · 손의 자극

선 자세 훈련기구는 살바도르와 마찬가지로 나의 체력의 소모를 방지하는 데에도 도움이 된다. 게다가 나는 무릎 · 엉덩관절 폄, 목근육조직, 표정근, 호흡연습, 손과 전체 팔의 운동의 촉진을 위해

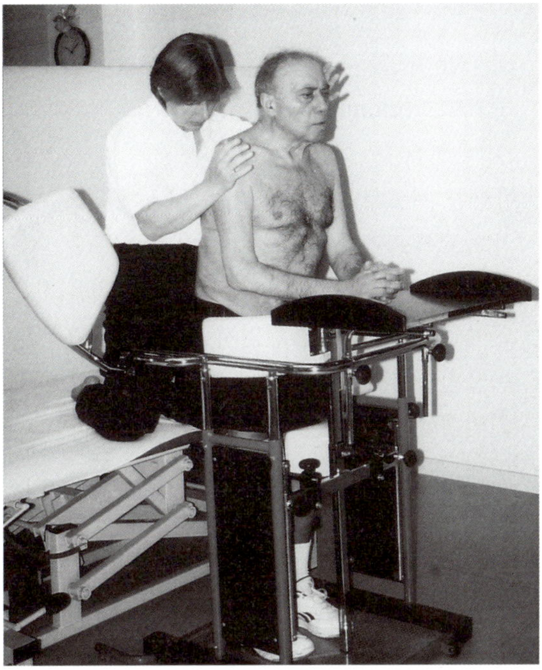

그림 2.136 선 자세 훈련 기구는 기술적인 보조의 하나이다.

양손을 자유로이 사용할 수 있다.

! 그러나 치료 대용품으로써의 선 자세 훈련기구에 대해서는 분명히 반대의견도 말해둔다.
환자가 준비함이 없이 보조자에 의해서 기구에 끼어지고, 치료처치나 활동이 없는 채로 머무르는 것은 결코 실행되어서는 안 된다는 것이다. 환자가 자극을 받지 않고 기구의 기계에 있는 것은 폄이 아니라 바람직하지 않은 굽힘근의 긴장을 구축시키게 된다.

2.5.2 카르멘 · C 굽힘근 회피반사의 증상을 나타내는 환자

카르멘(Carmen)이 36세일 때에 동맥류 션트(shunt)를 이유로 하여 오른쪽 대뇌반구에서 뇌내 출혈이 발생하였다. 그녀는 왼손잡이이다. 그녀의 완전한 편마비는 왼쪽 반신에 나타나고 그것은 잘 쓰는 손을 포함하게 되었다. 자연치유력에 의해서 몸통, 팔이음뼈, 팔의 활동은 회복하였다. 몸통의 균형반응은 거의 정상에 가깝다. 다리에서도 일정한 조절은 일어난다. 치료에서는 다리를 위한 모든 패턴 운동의 근력강화훈련에 의해서 굽힘근과 폄근에 대한 저항이 주어지고 억제조절은 대처하지 않았다. 아마 이것도 강도 높은 굽힘근의 회피반사가 형성된 이유라 생각된다.

그녀가 나의 진료소에 치료를 받으러 왔을 때 그녀는 부전마비 환자처럼 걷고 있었다. 양쪽에 트렌델렌버그 징후(Trendelenburg sign)가 인지되고 양 무릎관절을 입각기로 되돌려 다리를 한걸음씩 앞으로 힘들이면서 굽힌다. 그녀는 한걸음에 그때마다 완전히 집중해야 한다. 치료에 흔히 곁에서 시중드는 그녀의 남편이 균형을 보조하고 또는 벽, 가구를 지지물로 사용한다. 그녀는 자택에서부터 혼자서 나다니는 일은 없고, 소아과의사로서의 일은 실행할 수 있으나 그것도 노력과 많은 보상과 더불어 실행하고 있다. 그녀는 질환 전에 정기적으로 에어로빅스에 참여하고 있었으나 몸통은 별로 가동적이지 않다. 골반은 최소한 직립의 방향이 되는 등쪽으로 움직인다.

표층감각은 현저하게 감소하고 심부감각은 존재하지 않는다. **그림 2.137**의 그림은 카르멘 자신이 그린 것이다. 그녀는 왼발부분을 어떻게 느끼는지를 나타내고 치료에서 어떠한 변화가 일어나는지를 나타내어 보였다. 나는 질환이 발생한지 28개월 후에 보바스 개념에 기초하는 치료를 시작한 것을 언급해둔다. 우리들이 이룬 개선이 자연치유력에 의한 것이 아니라는 것은 명백하다.

목표, 치료목표, 대책

활동과 참여수준에서 **목표**는 신속하게 열거되었

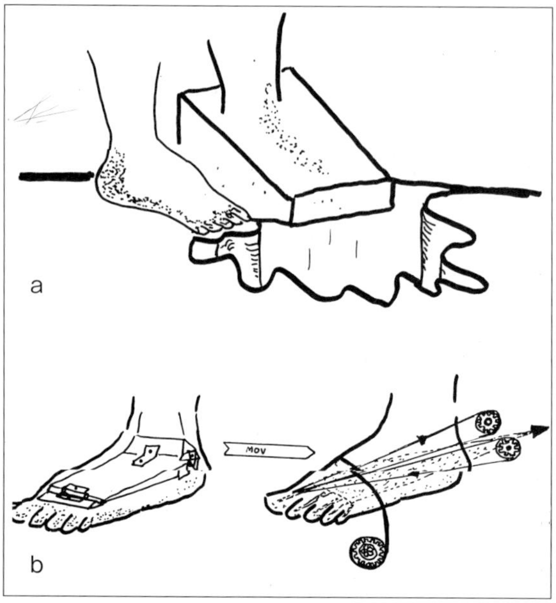

그림 2.137 a 카르멘은 그녀의 왼발을 단단한 사각형 덩어리(block)라 느끼고 그것은 입각기에서 구멍에 떨어진다고 그림으로 표현한다.
그녀의 상식(gesunder Menschenverstand)만이 그녀는 왼쪽 다리를 갖고 있고 부하를 가할 수 있다고 판단하고 한걸음 오른쪽 다리와 함께 과감히 움직인다. 왼쪽 발바닥과 왼쪽 발등에 그린 점은 그녀가 어디를 느끼고 있는지를 나타내고 있다.
b 카르멘이 물리치료를 시작해서 4주일 후 그녀는 발로서 차츰 느끼게 되었다. 목말관절 상부와 발허리발가락관절은 경첩으로서 느껴진다.
운동할 때는 그녀가 조절하여 발을 움직이는 것이 아니라, 그녀의 영향이 미치지 않는 모터에 의해서 움직여진다고 느끼고 있다. 점(감각)은 얼마간 꼬리 쪽에 도달하고 발바닥과 발꿈치에도 존재한다.

다. 그녀는 무엇을 달성하고 싶은지 분명하게 인식하고 있다.

- 일을 마친 후의 자유 시간에서도 에너지를 남길 수 있도록 용이하게, 또한 확실하게 보행하는 것.
- 보조자에게 의존하지 않고 혼자서 보행할 수 있게 되는 것. 예를 들면, 혼자서 쇼핑 가는 것.
- 보조를 받아도 되기 때문에 그녀 남편의 오토바이 곁을 따라가기 위해 평탄하지 않은 땅을 걸을 수 있게 되는 것.
- 오토바이 뒷좌석에 앉아서 달리는 것(조금 울퉁불퉁한 차도를 달리면 발판 위에 놓인 발에는 클로누스(clonus)가 일어난다).

이러한 목표로부터 심신기능과 신체구조수준에서의 **치료목표**와 **대책**이 결정된다.

- 발의 등쪽굽힘을 실행하는 과잉의 노력을 하는 근육조직(앞정강근, 긴엄지폄근), 그리고 바닥쪽굽힘을 실행하는 근육조직(종아리세갈래근, 긴엄지굽힘근, 짧은발가락굽힘근, 내재적인 발의 근육조직)의 억제
- 폄 특히, 엎침에의 조절된 선택적 발 운동의 활성화
- 클로누스의 완화
- 엉덩관절 굽힘근과 함께 골반의 뒤경사를 방해하는 넓은등근 긴장의 감소
- 뒤넙다리근, 모음근, 엉덩관절 굽힘근, 특히, 넙다리곧은근과 넙다리근막긴장근의 억제
- 선택적 골반운동, 선택적 엉덩관절 폄 · 무릎 폄, 그리고 선택적 바닥쪽굽힘의 촉진

우리들은 폄의 자세세트에서 많이 대처한다. 바로 누운 자세에서 엉덩관절에 주어지는 압력자극이 굽힘근 긴장의 감소에 매우 공헌하고 있다는 것을 알 수 있다(**그림 2.138**). 자신의 무게가 선 자세, 한쪽다리 선 자세, 발디딤 자세에서도 마찬가지로 엉덩관절에 확실한 압력이 된다. 나의 손이 관절을 감싸는 것에 의해서 조직이나 근육 전체가 압박된다.

압력수용기가 굽힘근의 긴장 감소를 야기하고 폄근의 긴장준비를 높인다. 이것은 다음의 활동에 이용된다. 양 다리는 펴지고 발은 등쪽굽힘 위치에서 나의 넓적다리부분에 의지한다(기댄다). 나는 앞쪽으로 기울고 발바닥에 얼마간 압력을 주어 카르멘에게 오른쪽 발꿈치를 나를 향해서 밀도록 지시한다. 그녀가 실제로 실행하면, 나는 오른쪽 넙다리네갈래근의 긴장을 인지하고 골반이 꼬리 쪽

으로 움직이는 것을 통해서 엉덩관절이 벌림을 하고 다리가 펴지는 것이 인지된다. 그 후, 나는 왼쪽 안쪽넓은근 주변을 자극하고 카르멘에게 왼쪽 발꿈치를 나를 향해서 밀도록 지시한다. 나의 넓적다리부분에 의한 압각 자극, 안쪽넓은근의 피부영역을 좌 · 우로 가볍게 문지르는 것, 그리고 목소리에 의한 응원에 의해서 카르멘은 왼쪽 다리를 아래로 밀고 오른쪽 다리에서 본 것과 마찬가지의 활동이 관찰된다. 때때로 그녀는 바닥쪽굽힘으로 다리를 아래로 밀고 나는 발꿈치가 아니라 발가락 끝을 느끼는 일도 있다. 이 경우 나는 카르멘의 발가락을 크게 벌리고, 발꿈치에 더욱 압력을 가하며 나를 미는 것은 발가락 끝이 아니라, "발꿈치!"라고 목소리를 내어 가르친다(**그림 2.139**).

활발하고 선택적인 발의 운동에 대비하기 위해 p.89이하에서 설명한 발의 개별적 가동화가 실행된다. 앉은 자세에서 양 발꿈치부분이 마루에 접지하고 있는 상황에서 나는 엎침근을 자극한다. 이 때, 멧돼지의 털로 만든 브러시를 사용한다. 이 자극은 자극 문턱값을 넘는 데 충분히 강하고 엎침근의 반응을 불러일으키고, 카르멘은 그것을 수의적으로 지지해야 한다. 더욱이 작은 근전위 피드백 장치를 보조수단으로서 접속한다. 표면전극은 종아리근의 힘살(근복)에 놓인다. 수의적으로 엎침을 시키려고 시도할 때, 우리들은 장치의 작은 진폭을 기록한다. 이것은 치료사에 의한 촉진에 의해서 보완되고 수축, 특히 이완시킬 때에 힘줄의 긴장이 변화하는 것을 감지할 수 있다.

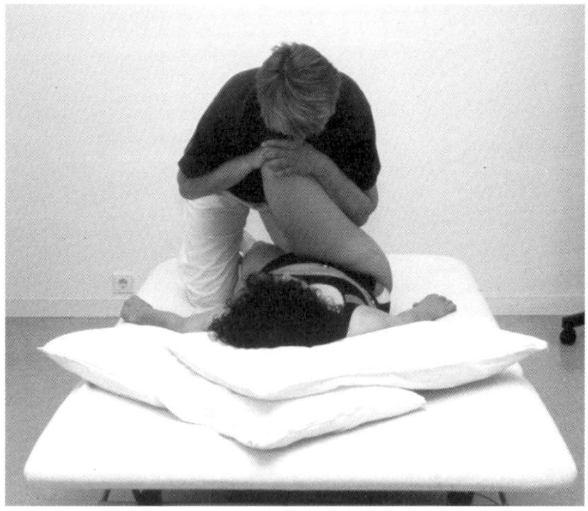

그림 2.138 바로 누운 자세에서 엉덩관절에 압각자극을 주면, 굽힘근 긴장을 감소시킨다.

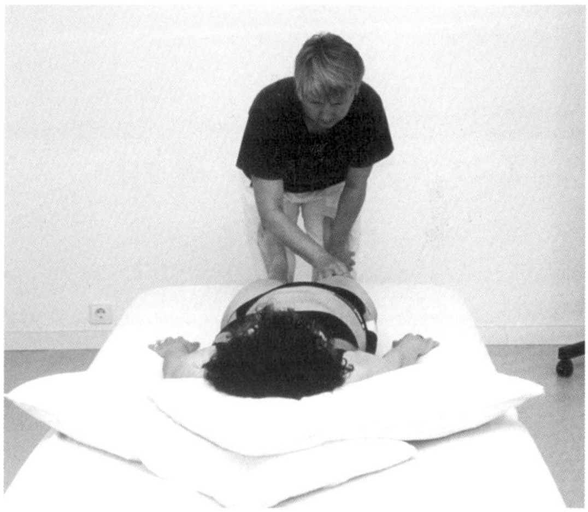

그림 2.139 발꿈치와 무릎을 통해서 엉덩관절에 압력을 준다.

의사인 카르멘은 거울치료(mirror therapy)에 대해서 기술한 기사에 대해서 이야기하고, 꼭 그것을 시도해보기를 희망하였다. 이를 위해 나는 평탄한 거울(대략 60㎝×80㎝)을 양발 사이에 세운다. 카르멘은 거울을 보고 비마비 쪽의 오른발과 그 거울영상(mirror image)을 본다. 그리고 그녀는 양발을 수의적으로 들어 올리고, 거울영상의 왼발이 오른발처럼 가볍고 그리고 크게 등쪽굽힘으로 움직이는 것을 본다. 그녀의 심부감각은 아직 정상은 아니기 때문에 그녀의 진짜 왼발이 움직이고 있는지 아닌지, 나의 피드백에 그녀의 주의를 돌리게 한다. 실제로 왼발은 움직이고 있다. 그리고 거울을 사용하지 않았을 때보다도 더 잘 움직이고 있는 것처럼 보인다. 몇 번이나 시도한 후, 거울을 제거하고 다시 운동을 실행하면 왼발이 거울이 있었을 때와 마찬가지의 반응을 보인다는 것을 확인한다.

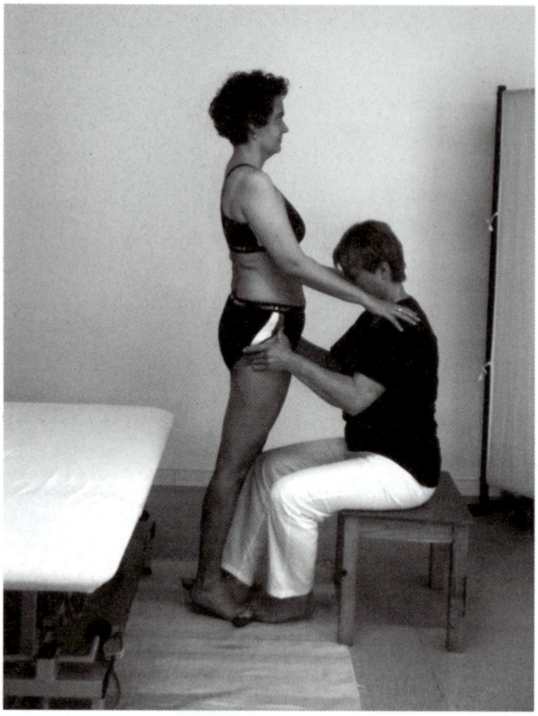

그림 2.140 선 자세에서 발에 부하를 준다.

카르멘으로서는 좋은 기폭제가 되었다.

보바스 개념은 모든 가능한 기술을 시도할 기회를 주고 있다.

> "그리고 우리들은 개방되어 있습니다."
> (베르타 보바스)

비교 : 정상운동

그림 1.8에서 볼 수 있는 것처럼 일상에서 높은 부위에 있는 물건을 잡으려고 하면 우리들은 발끝서기가 된다. 물건이 더 높은 위치에 있으면 하중 쪽의 다리도 발끝서기가 되고 폄의 운동패턴이 구축된다. 이때, 긴엄지굽힘근은 근육조직 내의 상반신경 지배를 받아야 한다. 그 몸쪽부분에서는 발목관절의 바닥쪽굽힘 자세를 돕고 먼쪽부분은 발가락이 굽지 않도록 이완되어야 한다. 한쪽다리 발끝서기에서 하중 점은 첫째발허리뼈머리 위에서만 범위가 좁아진다. 엄지발가락이 굽힘으로 조금 긴장함으로써 흔들흔들할 때에 앞쪽으로 지지한다. 균형문제가 존재하지 않는 경우 발끝서기에서 팔로 벽을 가볍게 지지하면 모든 발가락은 완전히 이완된다.

발끝서기에서 운동은 목말관절 상부의 가쪽의 안정성을 특별이 필요로 한다. 그리고 주된 기능이 엎침으로의 동적 운동이 아니라 뒤정강근과 함께 발목관절을 안정시키는 것에 있는 종아리근도 높은 수준에서 활발하게 작용한다. ■

카르멘은 높이 위치한 치료 테이블 앞에 선다. 그녀의 양손은 보조자의 어깨 위에 자연스럽게 놓인다. 균형에서 문제가 일어나지 않도록 거기서 가볍게 지지하는 것도 가능하다. 나는 카르멘의 왼발부분의 옆에서 마루 위에 앉고, 왼손은 발목관절을 감싸고 오른손은 발꿈치뼈를 감싸며 양 엄지손가락은 복사뼈 가쪽의 아래에 놓는다. 나는 카르멘에게 발끝서기를 하도록 지시한다. 이때, 나는 우선 발목관절을 바닥쪽굽힘으로, 그리고 특히 외반 · 엎침으로 유도하여 안정시켜야 한다. 앞정강근과 뒤정강근은 간단하게 원심성으로 이완하지 않고 엎침근은 낮은 긴장이지만 몇 번인가 시도하면 활발해진다. 긴엄지굽힘근은 상반신경 지배 하가 아니라 발가락을 강력하게 굽혀버린다. 이 운동을 몇 번이나 반복한다. 발꿈치를 마루 위에 내릴 때에도 뒤침으로 격렬하게 잡아당기는 마비 쪽의 발을 외반 · 엎침을 시키도록 수정한다. 몇 번의 치료에 걸쳐서 몇 번이나 반복한 후, 내가 카르멘 앞의 간이의자에 앉아 양손으로 그녀의 허리에서 균형을 보조하고 양발로 그녀의 발을 수정할 수 있을 정도까지 바른 운동패턴이 확실한 것으로 되었다(**그림 2.141**).

카르멘이 하중영역을 명확히 느끼고 더 잘 하중을 줄 수 있도록 나는 중국에서 사용되는 젓가락처럼 뾰족한 물건으로 자극한다(**그림 2.142**).

발가락의 굽힘에 대항하여 작용하도록 나는 지나치게 두껍지 않은 신축성이 있는 붕대를 발가락 밑에 놓고 카르멘이 발끝으로 서면 발허리발가락관절이 젖혀지도록(과신전) 한다. 이리하여 얻어진 발가락 굽힘근의 신장은 내가 붕대를 둥글게 한 양말로 교체하고(**그림 11.1 참조**) 최종적으로 나의 발가락을 카르멘의 발가락 밑에 두는 것을 시도할 정도로까지 발가락을 이완시킨다.

발끝서기에서의 대처는 입각기 후기와 유각기 초기 즉, 발가락을 지나서 회전하고 발끝 떼기(toe-off)까지가 용이하고 신속하게 실행되는 것을 유도한다. 이것을 통해서 외반 · 엎침으로 회전하고 넙다리뼈는 벌림의 방향으로 이동하여 다리 전체가 유각기(swing phase)의 바른 정렬로 위치한다.

유각기의 운동에 대비하기 위하여 카르멘은 높은 치료 테이블의 옆에 발디딤 자세로 서고 왼발이 뒤에서 입각종기, 유각초기의 상태에서 종이 위에 놓인다. 종이에는 큰 화살표가 그려져 있다. 그녀가 첫째발허리뼈머리를 느낄 수 있도록 사전에 치료사가 자극해 둔다.

그리고 참여수준에서의 목표는 달성되었다. 카르멘은 빠르고 멀리까지 적은 노력으로 걸을 수 있게 되었다. 그녀는 과감하게 거리를 혼자서 걷고 보행하면서 동시에 주변(쇼윈도)을 볼 수 있다. 그녀는 대중교통수단을 이용하고 오토바이의 뒤에 앉아 도중에 남편이나 친구의 도움을 받아 평탄하지 않은 땅도 걸을 수 있게 되었다. 물론 이때 긴장은 증가한다. 그녀에게는 몇 가지의 트레이닝을 실행하고 가급적 긴장의 증가를 감소시키도록 시도한다. 지금도 1주일에 한번, 2시간의 물리치료를 받으러 간다. 그것은 작년 여름, 이러한 빈도의 치료가 필요하다는 것을 알았기 때문이다. 치료사와 환자의 휴가 때문에 치료가 2주일간 중단되었다. 결과는 카르멘도 분명히 느끼고 주위사람들에게도 눈에 보이는 것이었다. 보행이 악화하고 몸통과 팔은 뻣뻣해져(경직되어) 서투르게 되었다(카르멘은 마비 쪽의 손이 잘 쓰는 손이었다는 것에 유의할 것). 약 6회의 집중치료 후 이전의 상태로 회복하였다. 금년부터는 휴가계획도 개선되었다.

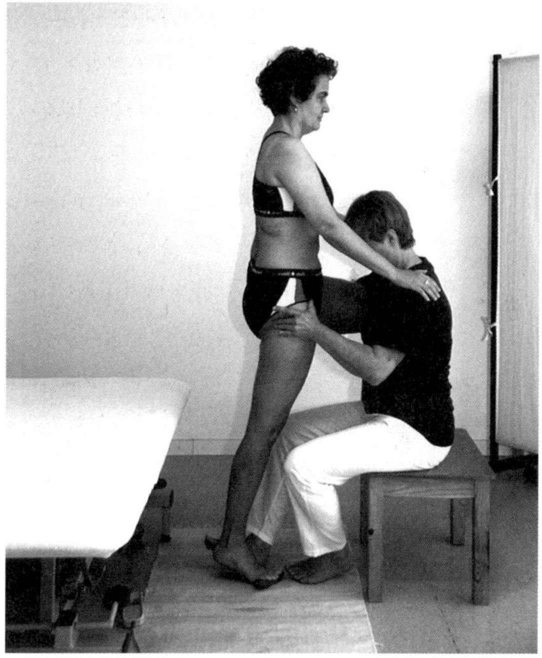

그림 2.141 발꿈치에 체중을 내린다.

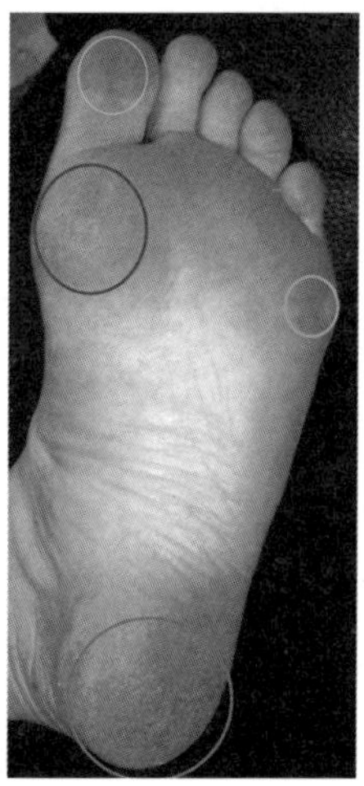

발의 하중구역

발꿈치

첫째발허리발가락관절

다섯째발허리발가락관절

첫째발가락 끝 부분

그 구역에 대한 자극 :

확고한 압력 · 비교적

뾰족한 물체에 의한 자극

그림 2.142 발의 하중구역 : 발꿈치, 첫째발허리발가락관절, 다섯째발허리발가락관절, 첫째발가락 끝 부분. 이 구역에 대한 자극은 확고한 압력, 비교적 뾰족한 물체에 의한 것이다.

2.6 증상사례 ; L과 카르멘 · L

2.6.1 L

▮ L의 주된 문제 : 신경심리학적 장애 때문에 일어나는 과도한 보상

L은 64세의 남성이고 포도농장을 경영하고 있다. 즉, 일생을 통해서 육체적 중노동에 관여해왔다. 그의 포도농원은 조합에 속하고 그곳으로 포도를 수송한다. 다른 포도농원 경영자와 함께 거기에서 와인을 양조하고 병에 주입하여 라벨을 붙이고 출하한다. 즉, L은 시간 · 공간을 계획적으로 사용하는 일의 경험을 갖고 있다.

1996년 5월에 최초의 일과성 뇌 허혈발작(TIA)이 발병하였으나 그는 그것을 심각하게 받아들이지 않았다. 같은 해 11월에 오른쪽 대뇌반구의 마루엽에서 발작이 반복되고 왼쪽 편마비를 남겼다.

"푸셔" 증후군 (pusher syndrome)

L의 진단에 대해서 언급하기 전에 푸셔 증후군에 대해서 설명한다.

편마비에서 발병하는 다양한 증상의 하나에 푸셔 증후군이 있다. 이것은 비마비 쪽으로부터 마비 쪽으로 경사진다(밀어낸다)라는 주된 증상에서부터 이름이 붙여졌다. 최초로 Pat Davies에 의한 그의 저서 "Steps to follow"(1984년) 안에서 논의되었다. 이 증후군에 대한 개개의 증상의 지식, 그리고 Davies에 의해서 나타낸 치료전략에 따르는 것은 현저한 진보를 가져왔다. 이제까지는 치료의 진전을 볼 수 없고 이 증상을 나타내는 많은 환자가 휠체어를 사용하여 보조가 곤란하다고 판단한 모든 관계자(치료사, 간병인, 의사, 가족, 환자)에게 혼란이 일어나고 있었다. 현재는 신경학적 재활에 종사하는 많은 치료사는 이 테마에 민감하게 되어 있다. 결과적으로 많은 차이가 존재함에도 불구하고 지나치게 높은 비율의 환자가 푸셔 증후군 환자로서 분류되어 있다. 나는 다음과 같이 구별하여 2개의 그룹을 **표 2.7**에 나타낸다.

비마비 쪽 위의 핵심점인 엉덩관절에서 느껴지는 일정한 부위에 놓은 공간적 표식(예를 들면, 치료테이블, 높은 등받이가 있는 의자의 모서리, 평행봉의 막대)이 없으면 선 자세가 불가능하다.

그럼에도 시도하여 비마비 쪽으로 체중을 이동해야 할 때, 비마비 쪽의 발이 내반 · 뒤침으로 지나치게 빠른 바로잡기 반응을 나타낸다. 지나치게 빠르다는 것은 중앙 핵심점과 중력중심(S2)이 아직 발의 중심 모서리 위에 위치하고 있을 때라는 것을 의미한다.

! 이 반응은 보통 중앙 핵심점과 S2가 발의 중심에서부터 발 가쪽의 모서리로 향해서 움직여질 때에 일어나는 것이다.

체중을 더욱 비마비 쪽으로 이동시키면 작은 옆으로의 발디딤, 또는 작게 뛰어오르는 발디딤을 일으킨다. 경우에 따라서는 환자가 다음과 같이 말하는 일도 있다. "나를 넘어뜨리지 마세요!" "도와주세요. 치료사가 나를 넘어뜨리려고 합니다!"

이 순간 선 자세로 이용할 수 있는(체중을 떠맡는) 다리는 존재하지 않는다. 비마비 쪽의 다리는 체중을 다소간에 뒤쪽으로, 그리고 마비 쪽으로 밀어내고, 마비 쪽의 다리는 체중을 전혀 떠맡지 않을 정도의 낮은 긴장이나 또는 골반의 후퇴, 엉덩사이근의 모음을 동반하는 굽힘, 무릎의 굽힘, 발의 내반 · 뒤침, 발가락의 굽힘이라는 총 패턴과 같은

표 2.7 감각운동 문제의 대비

L과 같은 공간인식문제를 가진 그룹 1의 증상	M(p.128)과 같은 공간인식문제를 나타내지 않는 그룹 2의 증상
오른쪽 편마비보다 왼쪽 편마비에서 일어나는 일이 많다.	좌 · 우 마찬가지의 빈도로 일어난다.
바로 누운 자세에서의 관찰	
머리는 비마비 쪽으로 회전하여 기울고 있다.	
비마비 쪽의 몸통 옆부분은 긴장이 증가하고 경우에 따라서는 약간 단축하여 있다.	비마비 쪽의 몸통 옆부분은 과다긴장으로 단축하여 있다.
비마비 쪽의 팔은 신장되고 테이블을 밀어붙인다.	마비 쪽의 몸통 옆부분은 낮은 긴장이고 경우에 따라서는 펴져 있다.
비마비 쪽의 팔은 신장되고 테이블을 밀어붙인다.	
마비 쪽의 골반은 뒤로 당겨진다.	마비 쪽의 골반은 낮게 위치한다.
마비 쪽의 다리는 "벌림", 가쪽돌림을 하고 있다.	마비 쪽의 다리는 낮은 긴장이고 가쪽돌림으로 넘어진다.
침상의 한쪽으로 떨어질 위험성이 있는가 라고 질문을 하면 환자는 "네, 비마비 쪽으로"라고 대답한다.	마찬가지의 질문에 대해서 "네, 마비 쪽으로"라고 대답한다.
앉은 자세에서의 관찰	
머리는 비마비 쪽으로 회전하고 시선은 초점을 맞추지 않고 멀리 돌려진다.	
비마비 쪽의 몸통 옆부분은 과다긴장으로 단축하여 있다.	비마비 쪽의 몸통 옆부분은 긴장을 증가시켜 단축하여 있다.
마비 쪽의 몸통 옆부분은 낮은 긴장으로 신장하여 있다.	마비 쪽의 몸통 옆부분은 낮은 긴장으로 신장하여 있다.
비마비 쪽의 팔은 테이블을 뒤쪽으로, 그리고 마비 쪽을 밀어붙인다.	비마비 쪽의 팔은 테이블로 확고하게 지지하고 더욱 체중하중을 받아들이지 않는다.
비마비 쪽의 다리가 넓적다리와 함께 또한 발꿈치를 들어 올리고 있는 발의 경우는, 비마비 쪽의 발도 함께 뒤로 그리고 마비 쪽으로 밀어붙이고 있다.	비마비 쪽의 다리, 또는 발은 의자 또는 마루를 밀어붙이고 비마비 쪽으로의 더욱 체중하중을 받아들이지 않는다.
한쪽으로 넘어질 위험성이 있는가 라고 질문을 하면 "네, 비마비 쪽으로"라고 대답한다.	마찬가지의 질문에 대해서 경우에 따라서는 "네, 마비 쪽으로"라고 대답한다.
일어서기에서의 관찰	
환자는 일어서기 운동을 뒤쪽 · 마비 쪽으로 폄근 우위의 푸싱(pushing)(머리에서부터 시작하는 폄으로의 총 패턴)으로 시작한다.	환자는 상반신의 앞쪽굽힘으로부터 시작하지만 이것도 불충분하고 중앙 핵심점은 새로운 지지기저면의 중앙에 도달하지 않는다.
비마비 쪽의 몸통 옆부분은 명백히 과다긴장으로 단축하여 있다.	비마비 쪽의 몸통 옆부분은 명백히 과다긴장으로 단축하여 있다.
비마비 쪽의 다리는 무릎을 펴고 뒤쪽 · 마비 쪽으로 강하게 밀어붙인다.	비마비 쪽의 다리는 무릎을 펴고 뒤쪽 · 마비 쪽으로 강하게 밀어붙인다.
일어서기에서의 관찰	
이 불안정한 상황에서 환자는 불안감을 나타내지 않고 경우에 따라서는 비마비 쪽에 있는 사람과 이야기하는 일도 있다.	환자의 표정은 불안에 가득차고 이 불안정한 상황을 인식하고 있지만 바꿀 수는 없다.

형태의 연합반응으로 나타낸다. 이 때문에 처음에는 항상 샅굴부분 높이의 추가로서의 공간적 표식을 필요로 한다.

표 2.7의 양 그룹 모두 그 특별한 문제에 대처하는 개별적 치료를 필요로 한다. 이 치료는 양 유형 모두 매우 유사하다. 일상생활의 모든 활동에서 신경생리학적 문제를 가진 환자에서는(예를 들면, 세탁이나 빨래 널기, 특히 착탈의, 식사, 문제해결 시) 물리치료에 신경생리학적 치료가 포함되어 있다는 것이 그 차이가 된다.

L의 평가

감각운동의 문제

왼쪽반신의 감각은 유지되어 있다. 큰볼기근, 중간볼기근, 중간넓은근, 안쪽넓은근, 가쪽넓은근, 어깨세모근, 위팔세갈래근, 손목폄근이 자세긴장이 약간 감소하여 있다. 예를 들면, 벗은 T셔츠를 마비 쪽의 손으로 의자 위에 놓는다는 과제에서 그는 약간의 보조만으로 T셔츠를 잡고 희망하는 방향으로 움직일 수 있다. 게다가 던지는 운동도 시작시킨다.

다음과 같은 형태로 일어나는 가벼운 연합반응도 큰 문제는 아니다. 발가락 굽힘, 발의 뒤침 · 내반, 무릎의 굽힘, 엉덩관절 굽힘 · 모음, 골반의 후퇴, 팔이음뼈의 후퇴, 어깨관절의 모음과 안쪽돌림, 팔꿈치와 아래팔의 굽힘과 엎침, 손목관절의 굽힘과 자쪽벌림, 손가락의 약간의 굽힘과 모음이 그 연합반응에 포함된다.

신경심리학적 문제

L은 그의 신체 정중위치와 수직위치에 확고한 감각을 가질 수 없다. 내가 그에게 정중위치로 앉도록 또는 서도록(보조 있음) 지시하면 그는 객관적인 수직선과 정중선으로부터 약 10° 기울어버린다. 그를 수직선 중앙으로 움직이려고 하면 그는 내가 그를 넘어뜨린다고 느껴 그것에 대항하여 움직여버린다.

그는 공간 왼쪽 전체에 주의를 돌릴 수 없다. 예를 들면, 이야기 상대가 왼쪽에 서 있으면 머리를 그쪽으로 돌리지 않는다. 무언가 물체가 결여되어 있어도 테이블의 왼쪽 절반은 찾으려고 하지 않는다. T셔츠를 벗을 때에도 왼팔을 소매에 넣은 채로로 한다.

그림-배경지각(figure and ground perception)이 저해되어 있다. 그로서는 테이블 위에 유리컵이 병 앞에 놓여있는지, 병이 유리컵 앞에 놓여있는지를 판단하는 것은 어렵다. 비마비 쪽의 손으로 유리컵을 잡으려고 하면 그 앞에 놓여있는 병이 넘어져 버린다. 상자 안에 여러 가지의 물건이 난잡하게 들어있으면, 그는 아래에 있는 물건과 위에 있는 물건을 구별하는 것을 어렵게 느낀다. 그러나 이 구별은 목표로 하는 물건을 끄집어내는 경우에는 중요하다. 그리고 공간인식장애도 나타내고 있다. 물체를 특정의 공간관계에서 서로 정리해야 할 때, 무엇을 앞으로, 뒤로, 오른쪽으로, 왼쪽으로 그리고 위로, 또는 아래로 하는지를 결정하는 데에 매우 오랜 시간을 필요로 한다.

단기기억도 현저하게 감소하여 있다. 전날 밤에 TV에서 무엇을 보았는가, 아침식사로 무엇을 먹었는가, 아침식사와 치료시간 동안에 무엇을 하였는지 상기하는 것을 어렵게 느낀다. 영향을 받을지도 모르는 집중력에 관해서는 L의 경우 유지되어 있다. 정신을 딴 데로 돌리게 하는 자극이 발생해도(같은 방에 있는 다른 사람의 목소리) 그의 과제에 집중할 수 있다. 문제해결에 대한 지구력도 양호하다. 다만 문제로서 인식하고 있는 것을 전제로 한다(예로, 마비 쪽의 소매를 벗기는 것).

T셔츠의 착탈에서 문제

한손으로 T셔츠를 벗기 위해서는 비마비 쪽의 팔을 들어 올리고, 그 손으로 머리의 뒤에서부터 셔츠옷감을 잡고, 아래에서부터 위로, 그리고 머리를 지나서 앞으로 잡아당겨야 한다. 그리고 비마비 쪽의 팔을 T셔츠의 소매에서부터 빼내기 위해 위와 뒤쪽에서부터 움직이고, 마지막으로 그 손으로 마비 쪽의 소매를 손의 방향으로 잡아당겨 완전하게 T셔츠를 벗는다.

이러한 한손에 의한 탈의는 L로서는 경험하지 않은 일이기 때문에 순번에 대한 지시를 필요로 한다. 나는 비마비 쪽을 촉진하면서 동시에 짧고 간결한 말로 지시를 준다. 그의 손으로부터 T셔츠가 미끄러져 떨어지면 그가 이제까지 실행한 운동을 반복하는 것이 아니라 아무 것도 일어나 있지 않고 치료를 속행하는 데에 문제가 없는 것 같은 인상을 갖는 것을 관찰할 수 있다. 나는 재차 그의 손을 T셔츠로 유도하고 탈의를 종료시키도록 말로 지시한다. 특히 탈의의 최종단계, 마비 쪽의 소매에서 어려움이 발생한다. 그는 소매를 손의 방향인 아래로 당기는 것이 아니라 어깨의 방향인 위로 당겨버린다. 나는 셔츠옷감을 잡는 그의 손을 먼쪽으로 유도한다. L은 함께 움직인다. 그러나 그에게 혼자 실행시키면 한두 번 운동을 실행하고, 소매를 어깨의 방향인 몸쪽으로 움직인다.

운동을 실행함에 있어서 얼마만큼 많은 상이한 공간방향이 있는가 라는 것이 명백해진다. 물론 이 순번은 다양화할 수 있고 완전히 마찬가지로 실행할 필요는 없다. 어떤 가능한 변화(variation)에서도 환자가 순번에 대해서, 그리고 특히 방향에 대해서 명백히 이해하고 있어야 한다는 것은 공통적이다.

탈의보다 어려운 것은 착의이다. 여기서도 많은 변화(variation)가 가능하지만 사소한 차이가 있을 뿐이다. 우선 L은 상이한 의류를 인식해야 한다. 처음에 T셔츠와 바지가 함께 개키어서 의자 위에 놓여있다. 이러한 상태에서는 L은 의류를 인식하지 않는다. 장시간 생각한 후 그는 빨간 T셔츠와 회색의 바지를 입고 있었던 것을 상기한다. 이와 같이 하여 이들의 의류를 정리한다. 다음으로 그는 T셔츠를 치료 테이블 위에 바르게 놓아야 한다. 큰 구멍과 중간정도의 구멍이 있고 2개의 짧은 통, 그리고 그 끝에는 작은 구멍이 뚫려있는 옷감이 셔츠이다. 앞면과 뒷면은 모양, 칼라(collar), 태그(tag) 등으로 인식할 수 있으나 그는 그것이 어느 쪽에 속하는지 알아두어야 한다. 모양이나 큰 네크라인(neckline)은 앞면으로, 태그는 뒷면이지만 많은 경우 안쪽으로 봉제되어 있기 때문에 앞면을 나타내어 보여주도록 놓아야 한다. 그러나 테이블에는 앞면이 밑이고 뒷면이 위로 놓여진다. 이 준비가 매우 어려운 것이다.

착의를 위해서는 그는 마비 쪽의 팔을 바르게 아래의 큰 구멍에서부터 넣고, 옆의 위쪽에 있는 작은 통을 지나가게 하고 마지막의 작은 구멍에서부터 다시 나오게 해야 한다. 마비 쪽에서도 마찬가지로 실행할 필요가 있다.

그는 비마비 쪽의 팔을 들어 올리고 머리를 먼저 아래의 큰 구멍으로 넣고 위에 있는 중간정도의 구멍으로부터 빼낸다. 마지막으로 T셔츠를 잡아당겨 쾌적하게 입혀지도록 조절한다.

긴 바지를 입을 때 문제

2개의 긴 바지통과 그 끝의 작은 구멍, 그리고 큰 구멍과 깊은 패임으로 L은 바지라고 인식할 수 있다. 단추 또는 지퍼에 의한 깊은 패임에 의해서 어디가 앞면인지 판단한다. 앉은 자세에서 그는 우선 마비 쪽의 다리를 큰 구멍에 넣고 바지통 안을 아래로 밀어 넣어 아래의 작은 구멍을 지나서 밖으로 빼낸다. T셔츠를 입을 때는 정중위치에서 계속 앉을 수 있었으나 이번에는 체중을 한쪽에서부터 다른 한쪽으로 이동시켜야 한다. 이것만으로도 매우 노력을 필요로 한다.

더욱 어려운 것은 바지를 입을 때에 필요한 체중이동이고, 여기서 그는 쉽사리 넘어질 가능성이 있다. 그는 체중을 옆으로 이동시키지 않고 뒤쪽으로 이동시켜야 하며 또 한쪽의 다리를 바지통으로 유도하기 위해서는 막대한 노력이 필요하다. 그는 손과 팔을 뻣뻣해지게 하여 팔꿈치를 굽히고 어깨를 뒤로 당긴다. 그리고 한쪽의 발만으로 서기 위해 앞쪽으로 이동해야 한다. 또 한쪽의 발은 길게 뻗은 다리의 끝에 있고 체중을 긴장시키면서 되돌리는 동안에 마찬가지로 뻣뻣해져 있다. 그는 앞쪽, 그리고 옆으로 이동하고, 한쪽발로 서고(균형을 유지하는 것이 매우 곤란하다), 가급적 빠르게 바지를 볼기부분으로 넣어 잡아당기고 다시 앉는 것처럼 한다. 마지막으로 단추 또는 지퍼를 잠그지만 이것은 앉은 자세에서는 용이하지 않다. 그는 바지를 바르게 잡아당길 수 없고 T셔츠의 아래쪽부분을 바지 안에 넣어야 하지만 셔츠의 아래쪽부분은 밖으로 넓어지고 배가 방해를 한다.

양말을 신을 때 문제

일정한 관점에서부터는 양말은 가장 간단하게 신을 수 있는 의류라 말할 수 있다. 왜냐하면 하나의 구멍밖에 존재하지 않고 좌 · 우가 관계없기 때문이다. L로서는 발을 넣기 위해 이 구멍을 넓히는 것이 어렵다. 그는 크게 앞쪽굽힘을 해야 하지만, 이때 팔은 매우 짧게 보이고 마비 쪽의 다리를 의자의 밑으로 당긴다. 그리고 L이 희망하는 것처럼 또 한쪽의 다리는 지지하지 않는다. 이 다리는 뒤로 밀어붙여지고 그는 양말을 발로부터 신기 위해 충분히 앞쪽굽힘을 할 수 없다.

신발을 신을 때 문제

그는 한쪽의 신발을 어떻게든 신고 싶다고 희망하고 나는 "어느 쪽의 신발이 어느 쪽에 속하여 있습니까?"라고 질문한다. 그로서는 양쪽이 거의 같게 보인다. 알기 쉬운 단서가 있는 것일까?

비마비 쪽의 다리를 들어올리기 위해 그는 사전에 체중을 마비 쪽으로 이동시켜야 한다. 이것은 전혀 위험하지 않다고는 말할 수 없다. 이 때문에 그는 비마비 쪽의 손을 간이의자 위에서 지지한다. 그러나 그는 팔을 통한 충분한 조절을 갖고 있지 않기 때문에 지지하는 것만이 아니라 뒤로 그리고 마비 쪽으로 밀어붙인다. 적어도 이와 같이 하여 그는 다리를 들어 올리고 발을 신발 안에 넣을 수 있다. 이때, 그는 넘어져버리기 때문에 내가 막아내야 한다. 다음으로 그는 이와 같이 움직일 수는 없고 다리 전체를 굽힘으로 그리고 가쪽으로 당긴다. 그리고 그는 무릎을 뻗을 수 없다. 최종적으로 그는 왼쪽 신발을 신기 위해 나의 보조를 필요로 한다. 신발 끈을 맬 수는 없다. 왼쪽 손가락은 필요로 하는 정교성을 아직 회복하고 있지 않다. 한손으로 끈을 매는 것을 습득하는 것은 간단한 공간조작능력을 전제로 하고 L은 그것을 갖고 있지 않다. 그의 신발은 매직테이프 방식이어야 하며 이것에 의해서 신발을 신는다는 과정의 마지막까지 그는 참여할 수 있다.

L의 치료

L의 치료**목표**는 감각운동 장애의 개선을 통해서 신경심리학적 장애를 완화시키고 그 반대도 실행하는 것이다.

신경심리학적 장애의 개선 :

- 그림–배경지각
- 시간적 · 공간적 지남력
- 공간조작
- 구성인지
- 인식과 기억

감각운동에서의 장애의 개선 :

- 오른쪽의 과도한 폄에서의 보상의 과다긴장을 억제
- 왼쪽의 과도한 굽힘에서의 과다긴장을 억제
- 정상적인 바로잡기 반응과 평형반응의 촉진
- 정상적인 선 자세 균형의 촉진
- 양손으로 실행하는 작업의 촉진

치료과정에서 한쪽의 면(신경심리학적 장애)과 다른 쪽 면(감각운동의 장애)이 그 때마다 중심이 된다. 중요한 것은 L이 양쪽의 면에 대해서 동시에 높은 요구에 부응할 수 없다는 것에 유의하는 것이다. 이것은 그에게는 어려운 감각운동의 과제를 실시하는 경우는 동시에 그의 신경심리학적 장애에 관한 문제해결에서 더 많이 보조해야 하는 것, 또는 그 반대를 의미한다. 보통 환자는 치료 시에 짧은 바지를 입고 있다. 그러나 L의 경우 착탈은 치료의 절대 필요한 과제로 간주된다. 이 때문에 그는 T셔츠와 긴 조깅바지를 입고, 그 밑에 짧은 트레이닝 바지를 입는다.

신경심리학적 관점

고차겉질기능, 인지기능, 인식능력이라고도 불리는 신경심리학적 기능은 우리들의 가장 젊은 뇌의 층인 겉질의 특별하고 전형적, 인간적 기능이다. 이 기능에 대해서는 아직도 많은 것이 판명되어 있지 않다. 이 때문에 "만일 우리들이 이해할 수 있을 만큼 뇌가 단순하다면 우리들은 지나치게 단순하여 역시 뇌를 이해할 수 없을 것이다."라는 문장은 매우 올바르다. 그러나 우리들은 겉질의 진화에서 뇌의 오래된 부분의 경험과 함께 기능적 사상(관찰할 수 있는 사물과 현상)의 해부학적 수송구조를 형성하였다는 것을 알고 있다. 이것은 이전의 기능의 경험과 함께 기초 위에 발전한 것을 의미한다. 이 지식은 공간지각(space perception) 또는 무시(neglect)의 재활에서 고려할 필요가 있다.

어린이들은 실내에서 어떻게 방향을 인식하는 것을 학습하는 것일까? 부모의 팔에 안기고 기저귀 갈기, 목욕, 식사, 놀이 때에 모든 공간방향으로 움직여져 방향을 바꾸고, 포복전진하고, 앉고, 놀고, 넘어지고, 기고, 서는 것에 의해서 스스로도 모든 공간방향으로 움직인다.

여기서도 신체의 운동경험을 통해서 해부학적 형태와 기능이 영향을 준다. 어디가 상 · 하, 전 · 후, 좌 · 우, 안 · 밖인 것일까? 뇌의 성숙에 따라서 차츰 경험이 쌓이고 공간방향의 추상화 예를 들면, 그림을 그리고 집짓기 블록을 조립하는 것 같은 신경심리학적 기능도 형성된다.

신체상(body image) ·
신체도식(body scheme) 장애 :

어린이는 자기를 만지고 느끼고, 더듬고 개개의 신체 부위를 잡고, 또한 이들을 부모가 만지고 느끼면서 어린이와 함께 명칭을 말함으로써 그들은 스스로의 신체에 대해서 학습한다. 곰 인형(teddy bear)이나 인형을 씻고 착탈을 시키는 것은 어린이에게 자기 또는 다른 사람에 대한 지식에 대해서 모사(copy)를 통해서 전달시킨다.

그림-배경 지각 :

무언가를 올바르다고 인식하기 위해 무언가를 꺼내는 것이 효과적이다. **그림 2.143**에서 볼 수 있는 것 같은 함께 수납 가능한 집짓기 블록으로 노는 것은 그 간소성에도 불구하고 다양한 관점에서부터 궁리할 수 있기 때문에 이 발전에는 필요하다.

유감스럽게도 지금은 시대에 뒤떨어진 판지 또는 종이로 만들어진 옷을 갈아입히는 인형은 옛날 어린이가 신체상이나 그림과 배경에 대한 인식을 동시에 훈련하는 데에 도움이 된다. 평탄한 인형의 몸(배경)이 상이한 의류에 의해서 덮인다 [전경(front view)].

이러한 신경심리학적 능력은 두 가지 상이한 이유로부터 제한되고 또는 상실되는 일이 있다.

- 형태의 해부학적 변화. 예를 들면, 오른쪽 마루엽(두정엽) 영역의 손상을 원인으로 한다.
- 기능의 변화. 예를 들면, 운동능력과 공간방향, 신체부위, 변화하는 자세와의 상호관계, 전경(front view)과 배경에 대한 지식을 계속적으로 갱신하고 확인하는 것을 극도로 제한하는 중증의 낮은 긴장을 나타내는 한쪽 부전마비를 원인으로 한다. ■

! 이 때문에 신경심리학적 장애의 재활은 언제나 복선적으로 실행되어야 한다. 환자는 물리 · 작업 치료, 또는 기능적 치료 간병에서 신경심리학적 기능을 도입한 구체적인 운동경험을 쌓아야 하고, 또한 전문교육을 받은 신경심리과 의사 밑에서 인지 · 추상적인 수준에서의 신경심리학적 훈련도 실행하여야 한다.

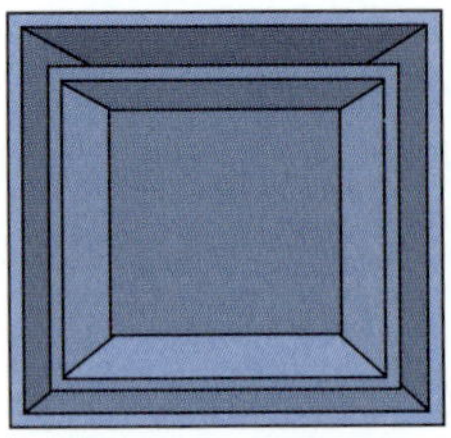

그림 2.143 안쪽에 포개어 쌓은 2개의 집짓기 블록을 위에서부터 분별하는 것은 어렵다.

휠체어에서부터 일어서기, 양말과 신발을 벗는 동작

L은 휠체어에 앉고 치료 테이블의 옆에 있는 그의 아내가 휠체어를 민다. 나는 L 앞의 간이의자에 앉고 골반을 절반씩 번갈아 움직여서 앞의 모서리에 앉도록 보조한다. 그리고 그의 발은 마루에 접지하고 일어서기의 정렬이 된다. 옆에 있는 치료 테이블과의 올바른 거리는 향후의 선 자세에서 중요하다.

L의 머리는 나의 머리에 접촉하고 그의 팔은 나의 보조에 의해서 나의 어깨 위에 놓인다. 나는 양손을 그의 양 어깨뼈 위에 놓는다. 거기에서 팔이음뼈와 몸통을 옆으로, 그리고 앞뒤로 움직이고, 전진운동으로의 저항이 약해졌다고 느껴질 때까지 계속한다.

나는 L의 왼발을 나의 발로 안정시키고 그의 왼쪽무릎도 안정시켜 중앙 핵심점이 양발의 중심에 올 때까지 그를 앞으로 움직인다. 그리고 나는 중앙 핵심점의 가쪽을 잡고 일어서기의 운동을 유도한다. 가능하다면 말에 의한 지시는 하지 않고 말로 지시를 한다 해도 작은 목소리로 "함께 움직입시다"라고 유도하는 것에 그친다.

! 큰 목소리나 "거만한" 명령은 절대 피해야 한다. 환자가 뒤쪽으로의 격렬한 폄근 우위의 푸싱으로 반응해버릴지도 모른다.

그의 아내가 휠체어 대신에 간이의자를 둘 수 있을 정도로 L은 골반만을 약간 들어 올리고 그 의자에 앉는다.

나는 신발을 벗기 위해 그가 앞으로 기우는 것을 보조한다. 그리고 오른손으로 중앙 핵심점을 지지하고, 나의 오른쪽 골반으로 그의 왼쪽 엉덩관절에 안정성을 주어, 그가 왼쪽으로 이동하여 오른발을 들어 올리고 신발을 벗을 수 있도록 한다. 나는 앞으로 기울어 자유로워진 왼손으로 양말을 발에서 벗긴다.

L은 체중을 오른쪽으로 이동하고 갈비뼈가 테이블 모서리에 닿는 부위를 단서로 하여 오른팔을 테이블 위에 놓는다. 이리하여 그의 왼쪽 다리를 들어 올리도록 보조하고 나의 오른쪽 넓적다리를 그 밑에 밀어 넣는다. 그리고 나는 왼발에서부터 신발과 양말을 벗긴다. 나는 왼쪽 다리를 약간 들어 올린 채로 마루 위에 무릎을 꿇고 바르게 앉고, L의 오른발을 나의 오른쪽 넓적다리부분에 올려놓고, 민감하게 하거나 또는 가동화를 한다. L의 협력과 더불어 그의 오른발을 마루 위에 되돌리면 그는 또한 정중위치로 앉을 수 있다. 그는 주관적인 정중위치를 크게 왼쪽으로 느끼기 때문에 나는 객관적인 정중위치를 발견하여 유지하도록 그를 지원한다. 그리고 그는 오른발을 움직여야 하는데, 이때 나는 손가락으로 약간 돕는다. 거기서는 선택적 등쪽굽힘과 바닥쪽굽힘이 번갈아 또는 가능하다면 불규칙적으로 엎침 · 뒤침도 실행해야 한다. 이것을 통해서 발이 마루를 밀어붙이는 것이 크게 완화된다.

! 선택적이고 세밀한 운동은 낮은 자세긴장을 필요로 하고 그것은 억제조절을 높임으로써 달성할 수 있다.

오른발은 마루를 밀어붙임이 없이 접지한다. 이번에는 왼발을 마찬가지로 다룰 수 있다. L의 발은 선 자세를 용이하게 하기 위해 이와 같이 하여 준비가 조정된다.

선 자세

L의 자세 전반은 굽힘 경향에 있다. 원인의 일부는 연령과 부전마비에 있다. 그러나 대부분은 오랜 세월에 걸쳐 농업에 의해서 굽힘이 일어났기 때문이고, 이것은 그의 가족으로부터 만이 아니라 이전의 사진으로부터도 인지할 수 있다. 이 때문에 L에 있어서 폄 운동이나 팔의 올림은 어렵다.

앉은 자세에서의 골반주변의 낮은 긴장이 골반을 앞쪽으로 경사지게 할 때에 문제가 되기 때문에 착탈에 선 자세의 자세세트가 선택된다. 이 선택의 다른 관점으로서 나의 경험으로부터 보면 인지기능은 수평면보다도 수직 쪽이, 또한 앉은 자세보다는 선 자세(특별한 노력 없이 유지할 수 있는 것이라면) 쪽이 더 용이하다는 사실이 있다.

앞에서 언급한 것처럼 나는 L이 앞으로 기울고 간이의자에서부터 볼기부분을 들어 올리는 것을 보조한다. 직립할 때에 나는 골반, 특히 왼쪽 엉덩관절에서부터 보조하면서 동시에 오른쪽 골반을 테이블의 모서리로 유도한다. L은 "골반을 테이블로!"라는 지시를 받고, 나는 "골반"이라는 단어 때, 손가락으로 그곳에 촉각자극을 주어 "테이블"이라는 단어와 함께 테이블을 탕탕 두드린다. L은 거기까지 나를 쫓지만 그의 오른쪽 다리는 체중을 떠맡지 않고 그 대신에 잠긴(lock) 무릎관절을 뒤로, 그리고 왼쪽으로 밀어붙인다. 이 밀어붙임이 왼쪽반신 전체에 앞에서 언급한 패턴에서의 연합반응을 일으키게 한다(제2장, 2.6 참조). 나는 오른손을 L의 왼쪽 골반에 놓고 그가 오른쪽에서 테이블과의 접촉을 유지할 수 있도록 한다. 나는 왼손으로 오른쪽무릎을 촉진(facilitation) 하고 L에게 그곳이 완전히 밀어붙여져 있는지를 느끼도록, 그리고 얼마간 이완하거나 또는 부드럽게 하도록 요청한다. 이것이 잘 되면 나는 왼쪽의 후퇴와 다리의 굽힘으로의 움직임이 완화되는 것을 느낄 수 있다. 나는 나의 발로 L의 왼발을 평행 선 자세의 정렬위치로 안정시킨다. 나는 오른손으로 왼쪽 무릎관절의 폄근을 자극하고, 그 근육은 굽힘을 완화시킬 때에 더욱 긴장을 높이고 무릎을 잇달아서 폄으로 유지할 수 있도록 유도한다. 그래서 L은 서서 양 다리로 체중을 떠맡을 수 있다.

선 자세에서 긴 바지의 탈의 · 활동수준

나는 2대째가 되는 치료 테이블을 L앞에 놓고 그가 앞쪽으로의 방향감각을 가질 수 있도록 한다. 나는 그의 왼쪽에 서거나 간이의자에 앉고 오른쪽 무릎의 젖힘(과신전)의 완화, 왼쪽무릎의 선택적인 폄의 구축을 조절한다. 이리하여 체중은 명백히 오른발에 가해진다. 게다가 오른쪽 · 앞쪽으로 과도하게 수정하도록 "꾸밈"으로써 L은 골반의 오른쪽과 양 엉덩관절 앞에 분명히 느껴지는 지남력(orientation)의 점으로서 그곳에 의지할 수 있다.

그래서 L은 앞에서 언급한 과정 후, T셔츠를 벗어야 한다. 나는 그를 필요한 만큼 그리고 최소한만 보조한다. L이 다음의 운동단계를 스스로 시작시키지 않으면 나는 그의 오른손의 주도(lead)를 이어받는다. 운동진행에서 잘못된 방법에 의해서 문제가 야기되기 전에 그것을 수정하도록 시도한다.

이 치료부분에서의 중점은 탈의의 진행을 가급적 원활하게 실행하는 것에 있다. 문제의 상황이 발생하고 그것을 해결하는 데 시간이 걸려 곤란해지면, 원활한 리듬은 저해되어 긴장은 증가하고 선 자세를 어렵게 또는 불가능하게 해버린다.

이 시점에서는 착탈은 선 자세에서 대처한다는 것에 도움이 되게 한다. 왼쪽의 공간, 신체 이미지, 신체도식의 무시, 또는 공간인식장애를 통해서 문제가 발생하면 나는 많은 보조 위치를 준다.

바지를 내리기 위해 L은 앞쪽에 있는 테이블에서부터 골반을 약간 떼어야 한다. 바지를 내리기 위해 L이 중앙에 위치하기 전에, 우선 앞쪽에 있는 테이블에서부터 앞뒤의 중심으로의 운동, 그리고 오른쪽에 있는 테이블에서부터 좌 · 우의 중심으로의 운동은 몇 번이나 반복해야 한다. 이때, 나는 그를 자유로이 움직이면서 "눈치 채지 못하도록" 돕고 예를 들면, 옷감이 저항의 원인으로 되어있으면 그것을 제거한다. 여기서도 진행을 원활하게, 그리고 가급적 방해를 하지 않는 것이 중요하다. 바지가 최종적으로 마루 위에 놓이면 L은 다리를 각각 들어 올린다. 나는 그의 무릎을 안정시키기 위해 골반에 양손을 대고 체중을 왼쪽 다리 위로 이동하는 것을 보조한다. 그리고 L은 오른발을 바지에서 빼내도록 구두지시를 받고 그는 그것에 따른다. 그래서 발생하는 왼쪽으로의 체중이동은 무릎과 엉덩관절의 폄 구축에 대한 좋은 자극이 된다. L은 다시 오른쪽골반으로 테이블에 의지하고 다리를 밀어냄이 없이 그곳에 부하를 걸어야 한다. 테이블에 방향부여를 하기 위한 인식 점으로서 작용하기 때문에 그로서는 그것은 어렵지 않다. 나는 한손으로 왼쪽 다리를 약간 들어 올리고, 또 한쪽의 손으로 바지를 제거한다. 선 자세에서 대처하는 동안 다리의 긴장변화를 근육조직의 기복으로 관찰할 수 있다.

식별 · 형태, 물질, 크기, 성질, 색깔 등을 다루는 것의 습득

L은 치료 테이블 위에 있는 상자를 열고 그 안에 있는 나무로 만든 물건을 오른쪽에, 플라스틱으로 만든 물건을 왼쪽에 놓아야 한다. 플라스틱으로 만든 물건은 필요로 하지 않기 때문에 그는 그것을 상자 안에 남긴 채로 왼쪽으로 밀어젖힌다. 나무로 만든 물건은 둥글고 상이한 길이와 두께를 가지며 그리고 직사각형의 물건도 있다. 우선은 L은 두꺼운 막대를 크기순으로 배열해야 하고, 그것은 그로서는 비교적 빨리 진행한다. 그 후, 얇은 막대를 마찬가지로 크기순으로 배열하고, 마지막으로 다시 상자 안에 넣는다. 상자는 왼쪽으로 떨어져서 놓여 있다. 이 때문에 L은 언제나 왼쪽으로 크게 움직여야 한다. 따라서 그는 막대를 치우기 전에 상자를 오른쪽 치료 테이블 위로 이동시켜야 한다.

이 과제는 약간 시간을 필요로 하고 L은 차츰 선 자세를 어렵게 느낀다. 나의 보조도 많아지기 때문에 그가 다시 앉는 것을 두 사람이 결정한다.

이를 위해서는 앞에 있는 테이블을 약간 뒤로 움직여 상반신의 앞경사를 방해하지 않도록 한다.
L은 나의 보조로 천천히 조절하면서 앉는다.

! 앉는 동작은 폄을 이완하는 것을 의미한다.
L은 오른쪽에서 폄의 총 패턴을 구축하는 경향이 있다. 이 때문에 앉는다는 아래로의 운동은 위로의 운동과 마찬가지로 중요한 치료 구성요소인 것이다.

거기서는 선 자세의 앞보다도 앉은 자세가 더 직립하여 대칭적으로 되어있다는 것이 확인된다. 이 때문에 이 자세에서 치료에 조금 더 오랜 시간 대처할 수 있다. 앞쪽의 테이블은 조금 낮게 설정되고 L은 거기에 양 팔을 놓는다. 거기에는 나무로 만든 직사각형이 놓여 있다. 이것들은 평탄하게 놓고, 또는 긴 면이나 좁은 면을 세로로 세우고 상하로 서로 포개어 쌓아서 적색의 점 위에 청색의 점을 맞춰서 놓을 수 있다. L은 이 조작을 가급적 정상으로 즉, 양손으로 실행한다. 나는 그의 왼팔 또는 왼손을 지지한다. 나는 L이 운동을 시작시키는 것을 인지하고 원활한 진행이 가능할 정도로 최소한 지지한다. 그리고 집짓기 블록을 사용해서 다리(bridge)를 조립한다. 3개의 집짓기 블록을 사용해서 L은 비교적 빠르게 다리를 만든다(**그림 2.144**). 2개의 집짓기 블록이 추가되면 그 다음부터 다리를 만드는 것이 매우 어려워진다. 집짓기 블록을 좁은 면을 아래로 하여 세우는 것이 아니라, 그는 테이블 위에 평탄하게 놓는다. 최종적으로 그는 **그림 2.145 a, b**에 나타내는 해결방법을 발견하였다.

L은 T셔츠, 긴 바지, 양말, 신발을 몸에 착용하는 데에 집중력과 에너지를 필요로 하기 때문에, 이를 위해서는 오랜 시간이 필요하다. 다시, 나는 그가

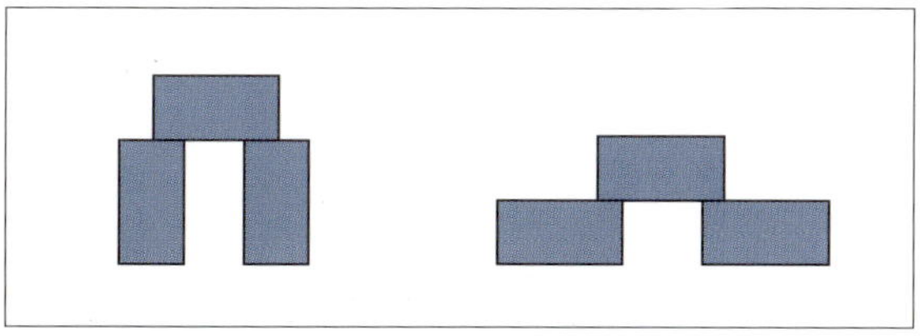

그림 2.144 L은 3개의 집짓기 블록으로부터 비교적 빨리 다리를 만든다.

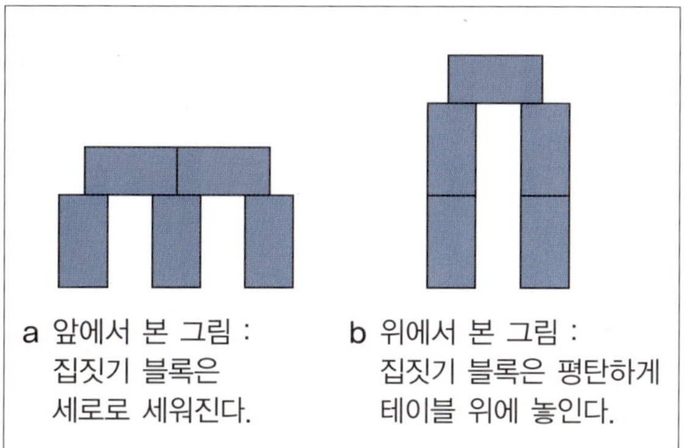

그림 2.145 a,b 5개의 집짓기 블록으로부터 다리가 만들어져야 한다. 치료사는 변형(variation) a가 떠오르지만 L은 집짓기 블록을 테이블 위에 평탄하게 놓고 b라는 해결방법을 발견한다.

서서 테이블 위에 준비된 T셔츠를 입는 것을 돕는다. 과정은 앞에서 언급한 것과 마찬가지이다. 긴 바지도 마찬가지로 선 자세에서 입는다. 2대의 치료 테이블은 L에게 안정된 선 자세에서의 방향부여와 지지를 제공한다. 내가 L의 오른쪽 다리에의 체중이동을 보조하는 동안, 그의 아내가 왼쪽 다리를 바지 안에 넣는 것을 돕는다. 그리고 왼쪽으로의 체중이동을 내가 보조하고, 특히 왼쪽 무릎을 안정시켜 그의 아내가 약간 들려올라간 오른쪽 다리에 바지를 입힌다. 내가 그의 왼손을 지지하면서 L은 양손으로 바지를 당겨 올린다. L은 천천히 다시 조절하면서 앉는다. 양말과 신발을 신을 때에는 나는 더욱 그를 보조한다.

신경심리학적 장애를 나타내는 환자에서 보완적인 치료수단으로서 음악

L은 이전에 곧잘 춤을 추었다고 가르쳐주었다. 파소 도블레(paso doble)가 그가 가장 잘 추는 춤이지만 나는 춤을 출 수 없다. 적합한 음악을 틀고 그는 나에게 스텝과 리듬을 가르쳐준다. 오른쪽으로의 체중이동은 치료 테이블의 지지가 없어도 잘 한다. 왼쪽 다리는 굽힘을 이완하고 펴서 체중을 떠맡을 수 있으며 이것은 그 전의 활동보다 양호하다.

요약

증상 :

- 각성상태의 저하
- 주의력, 집중력, 기억의 저하
- 보상을 위해 비마비 쪽의 긴장은 높다.
- 마비 쪽의 긴장은 낮지만 차츰 팔과 다리에 굽힘의 연합반응이 일어난다.

치료목표 :

- 신체 정중위치를 발견한다 : 대칭성
- 보상하는 비마비 쪽(과도한 폄)의 긴장 감소
- 연합반응을 나타내는 마비 쪽의 긴장 감소 (과도한 굽힘)
- 마비 쪽(선택적 폄)에서의 긴장 구축

조언 : 나의 경험으로부터, 보상하고 펴는 비마비 쪽의 다리는 이완, 과도한 폄의 완화라는 점에서 집중적으로 치료해야 한다고 생각한다. 이것에 의해서 굽힘으로의 연합반응을 나타내는 마비 쪽의 다리를 완화시키고, 일어서기, 앉는 동작, 선 자세를 통해서 폄의 증가를 유도하도록 한다. 선 자세를 위한 보호대(bandage)에 대해서는 방해가 된다고 생각하고 있다. 이것은 치료사는 넙다리네갈래근의 기복을 볼 수 없고, 또한 이것들의 근육조직을 자극할 수 없기 때문이다. 보호대를 장착하여

보행하는 것은 환자에게 정상은 아닌 유각기를 요구한다. 즉, 완전히 편 다리를 앞으로 움직여야 하기 때문에 다리에 휘돌림(circumduction) 운동을 하도록 강제해야 한다는 것을 의미한다.

전략:

- 활동수준에 대처해야 한다는 것이 명백하다. 신체부위나 공간방향으로 관련된 많고 세밀한 과제는 혼란시킨다. 명백하고 숙지한 과제가 하고 싶은 마음을 일으켜 활성화시킨다.
- 심신기능과 신체구조수준에서의 선 자세에서 비마비 쪽의 골반을 치료 테이블 또는 테이블에 대고 매우 신속하게 장시간의 사전치료 없이 대처해야 한다. 신체 정중위치는 비마비 쪽의 발의 중심 위에 위치해야 한다(크게 비마비 쪽의 위라고 하는 편이 너무 크게 치우치지 않다고 하는 것 보다는 바람직하다. **그림 2.149** 참조).

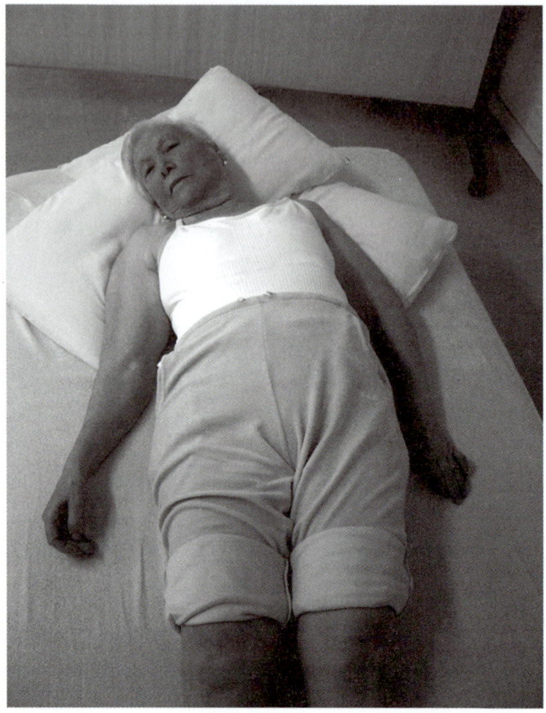

그림 2.146 바로 누운 자세에서 오른쪽 몸통은 강하게 단축하고 왼쪽 몸통은 명백히 낮은 긴장으로 신장하여 있다.

2.6.2 카르멘 L

카르멘 L은 나이를 물으면 "80세 조금 넘었다"라 대답하는 여성이다. 그녀는 수년 전부터 심장박동조율기(pacemaker)를 장착하고 당뇨병을 위한 인슐린주사를 맞고 있으나, 다시 자립하기 위해 몸의 상태도 충분히 좋고 건강하다고 느끼고 있다. 다만 이것은 왼팔이 아무것도 할 수 없는 것을 제외한다는 조건부이고, 그녀는 왼팔을 약간이라도 움직이기기를 희망한다. 이리하여 활동수준의 목표는 신속하게 결정된다.

많은 고령자에 볼 수 있는 것처럼 허혈성 발작 후의 그녀의 자세긴장은 매우 낮고 감각은 현저하게 감소하여 있다. 각성하고 있는 이성(rationality), 많은 물리치료 중재에 대한 적극적인 협력에도 불구하고 큰 집중력 장애가 존재한다. 카르멘은 줄곧 이야기를 계속하기 때문에 그녀에게 예의바르고 침묵하여 생각하는 것을, 또는 활동을 느끼고 그쪽으로 주의를 돌리도록 촉구해야 한다. 그녀가 최초로 치료차 내원하였을 때, 그녀는 혼자서 앉을 수 없었다. 바로 누운 자세에서도 오른쪽 몸통은 단축하고, 왼쪽 몸통은 명백히 낮은 긴장이고 펴져 있다(**그림 2.146**). 복근은 거의 수축으로의 준비조차 나타내어 보이지 않았다. 신축성이 있는 복부 벨트는 그녀에게 효과적이고 그녀는 자발적으로 안정성을 더 느끼고 싶다고 희망하였다. 이를 위해, 그녀가 수직자세 즉, 소파나 휠체어에 앉을 때, 그리고 치료에서는 선 자세나 보행 시에 그것을 몸에 장착하기로 하였다(**그림 2.147**). 목뼈를 가동화하고, 특히 보상하는 오른쪽의 등세모근과 어깨올림근은 머리를 정중위치로 위치시키기 위해 이완되어야 한다(**그림 7.4** 참조). 앉은 자세에서 오른팔은 깔개가 되는 물건 위에 놓이거나(**그림 2.148**) 오른팔의 오른쪽으로의 체중이동에 의해서 바로잡기 반응을 일으키고 낮은 긴장의 왼쪽을 단축시키도록 유도한다.

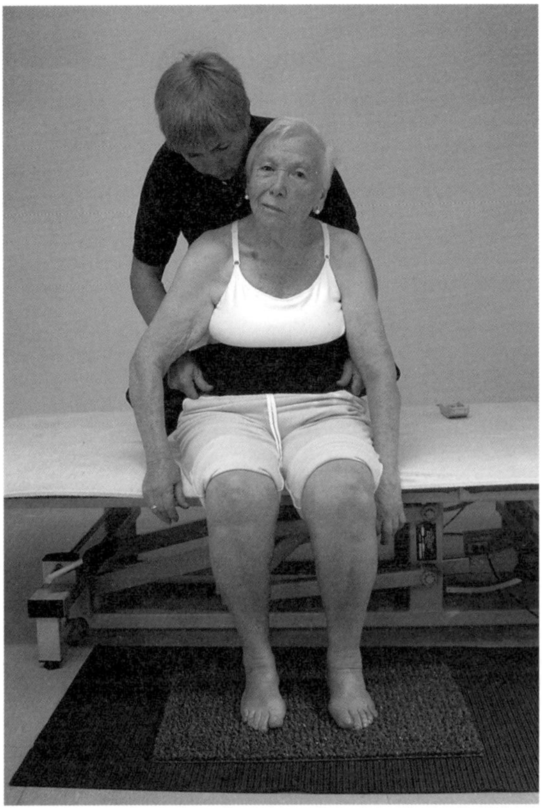

그림 2.147 신축성이 있는 복부 벨트

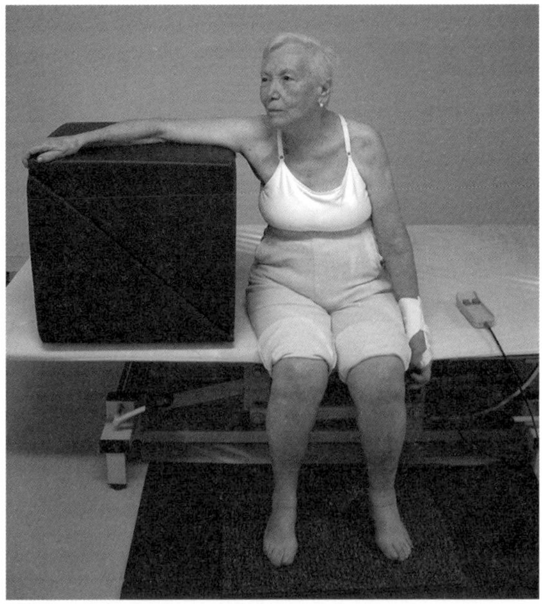

그림 2.148 앉은 자세에서 입방체 쿠션 위에 오른팔을 놓는 것을 통해서 오른쪽으로의 체중이동이 촉진되고 바로잡기 반응이 발생하여 낮은 긴장의 왼쪽 단축이 유도된다.

그러나 치료 전체에서의 최선의 결과는 다시금 선 자세에서 달성되었다. 집중적으로 양발을 가동화한 후 발을 잇달아서 자극하기 위해 카르멘이 플라스틱으로 만든 인조 잔디 위에 서는 것을 보조하고, 그녀의 뒤에 높은 치료 테이블, 오른쪽에 또 1대의 치료 테이블을 설치한다. 직립 선 자세를 취하고 유지하는 것을 내가 촉진하는 동안, 그녀의 시중드는 사람이 카르멘의 오른쪽 위헤서 물건을 들고 물건을 건네는 것을 담당한다(**그림 2.149**). 이때, 그녀가 위쪽으로 뻗으면 그녀의 낮은 긴장의 왼쪽 다리가 폄의 긴장을 구축하고, 오른쪽으로 지나치게 기울지 않고 앞으로도 지나치게 나오지 않는 것을 확인할 수 있다. 카르멘의 주의력과 활동, 그리고 체중을 왼쪽의 공간에도 향할 수 있게 되는 정도, 왼쪽의 자세긴장이 증가하고 안정하여 유지될 때까지 몇 번이나 반복하는 것이 필요하다(**그림**

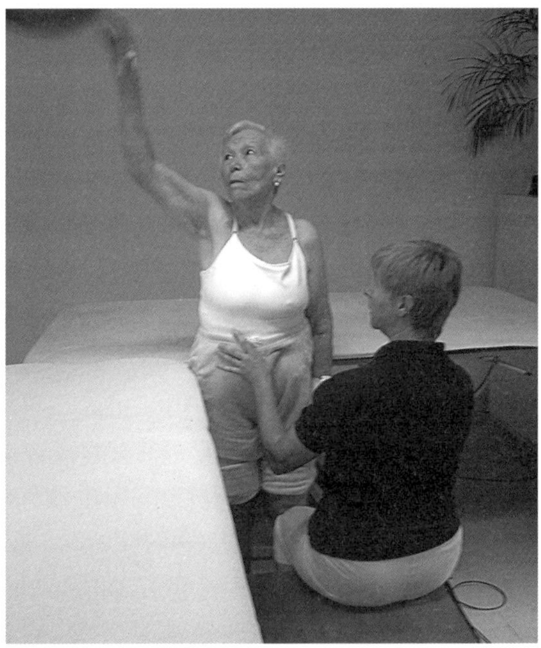

그림 2.149 카르멘은 오른쪽 위쪽으로부터의 물체를 받는다.

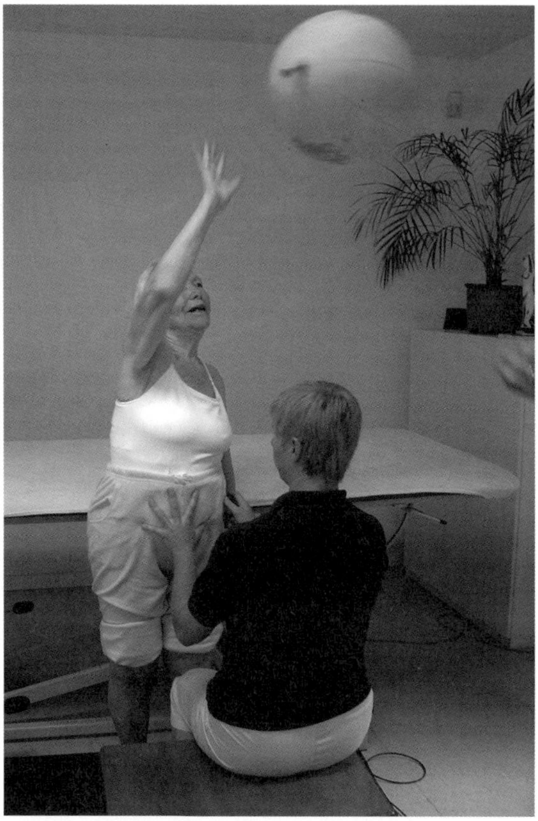

그림 2.150 카르멘은 왼쪽 다리에 부하를 가한다.

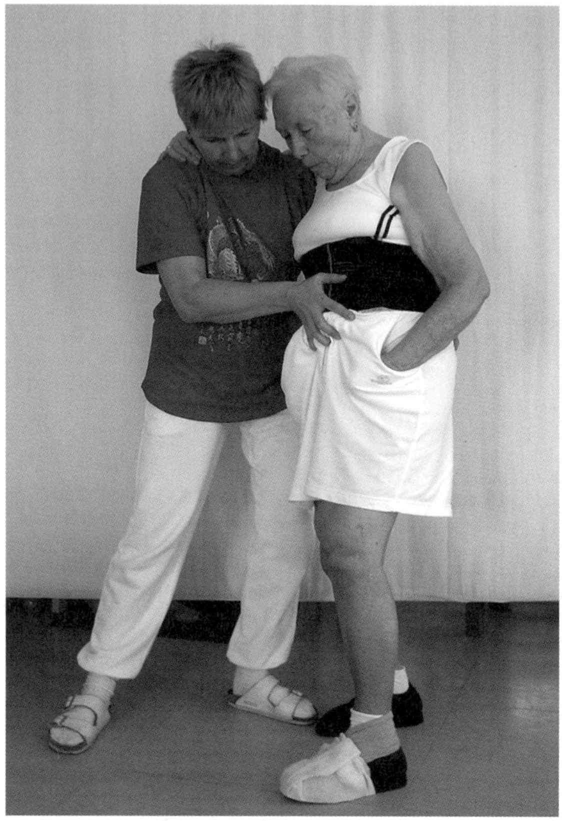

그림 2.151 보행의 촉진

2.150). 이것은 그녀가 왼쪽 뒤쪽으로 넘어짐이 없이 자유로이 앉고 앉은 자세에서 머리와 팔을 움직이는 것을 유도한다.

그녀의 왼발은 신축성이 있는 발의 보호대(bandage)로 보호되고 이리하여 똑바로 전진할 수 있다. 그 동안, 나는 그녀를 대화로 끌어들이고 그녀가 이야기하는 것에 의해서 몸통의 긴장을 더욱 구축시켜, 보행이나 넘어짐에 대해서 지나치게 생각하는 것으로부터 멀리하도록 한다. 나는 오른쪽에서부터 촉진(facilitation)을 시작한다. 오른쪽 입각기에서 나는 왼손으로 그녀의 중앙 핵심점을 나의 쪽으로, 그리고 그녀의 오른쪽 다리 위로 가까이 끌어당긴다. 나의 오른손은 카르멘의 복근 하부에 아래에서부터 위로 압력을 가한다. 이것은 골반을 직립시키는 것을 지원한다. 이 직립은 오른쪽의 입각기에서 엉덩관절을 펴지게 하고, 왼쪽의 유각기에서 넙다리뼈를 굽히게 하기 위한 안정된 기준점으로 도움이 된다(**그림 2.151**). 동시에 나는 목소리를 내어 리듬을 준다(카르멘은 계속 수다를 떨지만 지나치게 예의바르지 않도록 그러나 효능이 있도록). 이 4박자의 리듬에 맞춰서 전진한다. 마지막으로 카르멘은 멈추어 서고 자신을 신장시키도록 길게 뻗는 것을 적절한 목소리의 장단으로 지시한다. 이리하여 카르멘의 자세긴장은 구축되고 "혼자서" 설 수 있게 된다. 즉, 그녀의 시중을 드는 사람이 그녀의 뒤에 휠체어를 설정할 때까지 나에 의한 극히 약간의 균형보조로 선다는 것이다. 그녀가 그곳에 앉기 위해 뒤돌아보아서는 안 되고, 그녀가 획득한 거의 대칭적인 몸통의 폄을 천천히 이완하여 휠체어에 앉는 것이 중요하다.

제3장 머리외상 환자에서 전형적인 문제와 치료(후기)

이제부터 언급하는 환자에서 외상의 시기는 훨씬 이전으로 거슬러 올라간다. 증상사례는 후기에서 재활단계의 것이다.

머리외상은 자동차 · 오토바이 · 자전거 사고나 스케이트보드, 인라인스케이트 등에 의한 넘어짐에 의한 머리에 대한 타격에 의해서 야기되는 경우가 많다. 머리가 받침대 등 딱딱한 물체에 세차게 부딪히면 충격부위에 직격손상을 야기하고, 그 반대쪽 부위에 반격손상을 야기한다. 원심효과가 일어나면 뇌줄기부위에 더욱 범발성의 손상이 일어난다. 이 증상을 더 이해하기 위해 꽃다발을 상상할 수 있다. 다발을 뇌줄기, 밖의 꽃을 겉질, 안쪽의 잎을 중간뇌라 생각한다. 그래서 꽃다발이 흔들이면 꽃은 벽에 부딪히고(직격손상과 반격손상) 다발의 몇 개의 줄기는 부러진다(뇌줄기 손상).

좌상 즉, 직접적인 세포손상과 허혈증에 의한 간접적인 세포손상과 혈종에 의한 압력손상에 의한 출혈이 일어난다. 이것들은 다시 종창의 원인이 되고 압력의 증가와 압력손상을 다시 일으킨다. 이것들의 대량의 손상에 의해서 중추신경계는 일단 최소한의 기능으로 스위치를 전환한다. 즉, 생명을 위해 절대 필요한 기능만을 유지시키는, 또는 그것조차 기능을 시킬 수 없는 경우도 있다. 집중치료가 필요하고 흡입되고 인공적으로 영양을 공급하며 카테터가 삽입된다.

환자가 놓인 상황을 설명하기 위해 상이한 전문용어가 사용된다. 의식불명이나 혼수상태, 의식혼탁, 일부 의식불명, 또는 반혼수, 대뇌겉질상실(실외투)상태나 각성혼수 등의 용어가 사용된다.

확실한 것은 머리외상 후의 급성기에서는 수용기 즉, 환자의 상행성 경로는 열려 있다는 것이다. 즉, 자극은 받아들여지고 전달되지만 정연하게 처리되지 않고 조절되어 반응할 수 없다. 겉질 밑 중추는 세차게 조정되지 않은 채로 반응한다. 처리가 어느 정도 겉질수준에 도달하고 자극이 기억되고 반응에 대한 결정이 이루어지는가에 대해서는 현 시점에서는 추정할 수밖에 없다. 이 추정은 혼수로부터 각성하고 당시를 상기한 환자의 보고에 기초한다.

예 : 길레르모(Guillermo)는 병원의 신경외과부장이고 저산소혈증(hypoxemia) 때문에 뇌손상을 입었다. 그는 다시 집중치료실에서 깨어나고 그의 간호 · 의사 팀에 의해서 치료되었다. 그는 다양한 사건을 상기한다.

"처음은 완전히 깜깜하고 감각이 결여되어 있었다. 갑자기 마치 불이 켜진 것 같은 무엇인가 일어났다. 그것은 내 주위의 빛이 아니라 나의 의식 속의 빛이었다. 그러나 나는 무언가를 볼 수는 없었다. 모든 것은 색깔과 움직임이었다. 자기의 생각을 정리할 수 있는 상황은 아니었다. 내가 자기에 대해서 인식하고, 그 자기가 나라고 알고 있어도 모두 이상한 감각이었다.

그리하여 몇 시간이 지나 차츰 생각하기 시작하게 되었다. 내가 생각을 말로 나타내는 것에 놀랐다. 그리고 바로 내가 사용할 수 있는 말로 생각하는 것을 시도하기 시작하였다. 독일어와 영어는 완벽하게 생각해 내고 별로 잘 이야기 할 수 없었던 프랑스어는 역시 생각해내지 못하였다. 이 결과는 나의 사기를 높였다. 나는 스스로의 지적 기능과 의사소통 능력을 유지할 수 있었다. 누군가가 나의 이름을 부르고, 그 누군가가 스스로의 이름을 말하고 있는 것을 들었을 때에 나의 기분은 고무되었다. 나는 인간으로서 자기를 느꼈다. 게다가 이 최초의 청각자극이 내가 들을 수 있고 말을 이해할 수 있다는 것을 나타내어 보였다. 시력을 상실한 것이 명백하였음에도 불구하고 그것에 대해서는 의식하지 않았다. 그 동안에도 사람들이 나의 침대에 가까이 오고 설명하는 것이 들렸다. 나는 그들을 볼 수 없고 설명의 대부분은 이해할 수 없었다. 그러나 하나만 완전히 이해할 수 있는 설명이 있었다.

그것은 아마도 식물인간, 양호하다 해도 말을 할 수 없는 전신마비자가 될 것이다, 라는 것이었다. 나는 공포와 경악에 빠진 채로였으나 마음속으론 나 자신도 이미 그렇게 생각하고 최초의 가능한 기회가 오면 스스로 목숨을 끊으려고 생각하였다.

길레르모(Guillermo)는 그가 느낀 것과 생각을 A4용지 46페이지 이상 장황하게 써내려갔다. 그의 아내, 자식, 그리고 동료 의사들도 그에게 일어나고 인식된 사건이 사실이라고 증명하였다.

이 상태에서 환자는 여러 가지 반응의 가능성을 갖는다. 그들은 자세긴장, 혈압, 맥박, 호흡 수, 땀의 분비, 체온 등을 변화시킨다(대부분은 증가시킨다).

환자의 감각운동성 증상도 낮은 긴장, 과다긴장을 동반하면서 대부분이 팔다리에 분포하고 고전적으로는 팔다리 경직이라 일컬어진다.

이 환자의 치료는 그들에게 닥쳐온 문제에 따라서 체계가 세워진다(체계화된다). **표 3.1**은 문제에 특화한 치료목표를 나타낸다.

이 환자의 신경심리학적 증상은 기억, 인식(연관성에 따라서 인지하고 분류하는 것), 집중, 행동, 동기, 공간 · 시간인식, 실행(practice)(행동계획과 실시)에 장애를 나타내는 것이다.

특별한 심리학적 · 신경심리학적 치료가 필요하고 동시에 물리치료사와 작업치료사, 그리고 간병인과 가족의 밀접한 협력도 필요하다. 물리치료에서도 물론 이들에 문제에 대처해야 한다. 몇 가지 예는 L과 카르멘 · L의 증상사례에서 언급하였다(제2장).

머리외상 환자의 동작에서 전형적인 특수성에 대처하는 것은 항상 용이하다고는 할 수 없다.

표 3.1 문제에 특화한 치료목표 · 방향인식으로서 자세조절 기전

문제	치료목표
이상감각	**감각의 정상화**
발바닥, 손바닥, 얼굴, 입, 등의 과민증	양성 지지반응, 파악반사, 혀 내밀기(tongue thrust), 폄근 우위의 푸싱의 탈감작
감각둔마	수용성 개선을 위한 개별적 자극
비정상적인 자세긴장	**자세긴장의 정상화**
낮은 긴장	긴장의 구축을 위한 자극
과다긴장	긴장을 감소시키기 위한 억제
구어장애	얼굴구강 주변의 개별적인 억제 · 촉진
비정상적인 상반신경 지배	**상반신경 지배의 정상화**
실조성 운동장애	상반신경 지배의 전체 관점에서부터의 개선
비정상적인 운동패턴의 협응	**공간 · 시간 협응의 정상화**

이것들의 몇 가지 문제에 대해서 설명한다.

다른 사람과 필요로 하는 거리를 유지하면서 일정한 친밀성에 의해서 형성되는 개인적 관계를 구축하는 것은 중추신경계의 흥분과 억제기능이다. 억제조절이 결여되면 거리감 상실이나 무신경성, 불쾌함, 때로는 공격성을 나타내는 경우도 있다. 머리외상 후의 비교적 젊은 환자에 대한 대처에서는 접근 시도(Annäherungsversuch), 비도덕적인 제안, 모욕, 고백, 협박, 나를 때리려고 하고 침을 뱉으려고 하는 것 같은 다양한 태도에 반응해야 한다. 그때마다 나 개인에 대해서 이러한 태도를 취하는 것이 아니라 억제 결여의 결과로서의 반응인 것이라 상기하도록 노력한다. 심호흡을 하고 진정하여 “10까지 세는” 것이 이들의 행동에 대한 나의 반응을 조절시킨다. 이 경우는 무엇이 받아들여지고 무엇이 받아들여지지 않는가라는 경계선을 분명히 정해두는 것이 매우 중요하다. 양자에 의해서 엄격히 지켜져야 할 계약의 체결은 매우 도움이 된다.

예 : 누리아(Nuria)는 머리외상 후, 각성혼수가 되었다. 치료 중에는 바로 누운 자세를 싫어한다. 그러나 안정 시와 취침 시의 자세로서 이 대처는 필요하다. 그녀는 폄근 우위의 푸싱의 시작과 심하게 우는 것으로 그녀의 불만을 나타낸다. 나는 한 가지 제안을 하고 싶으니 조용히 하도록 부탁한다. 그 제안이란 그녀가 딱 5분간만 바로 누운 자세에서 대처하고, 그 후는 그녀가 좋아하는 자세로 바꾼다는 것이었다. 그녀는 차츰 조용해지고 마지막으로는 납득하였다는 징후로서 매우 진정되었다. 집중하여 대처하고 때때로 앞으로 몇 분이라는 것을 그녀에게 전달하여 정확히 5분이 경과한 시점에서 자세를 바꾸었다. 두 사람 모두 약속을 지키고 이것은 다른 약속에 대한 신뢰도 구축한다.

예 : K는 19세의 청년이고 수개월 동안 병원 또는 재활센터의 어느 쪽인가에서 치료를 받는다. 이 때문에 그는 애정 어린 신체접촉을 바라고 있다. 물리치료에서는 젊은 치료사와의 필연적인 신체접촉이 일어난다. 치료가 끝난 후, 그는 휠체어로 치료사에게 접근하여 그녀의 무릎을 잡는다. 그녀는 그의 손을 떼고 의연히 쳐다보고 진지하고 분명한 어조로 그가 그렇게 만지는 것은 허용되지 않는다고 말한다. 그는 치료 중에는 만져도 되고 지금은 왜 안 되는가라고 묻는다. 그녀는 치료 중에는 필요하게 되는 일도 있으나, 치료 이외에는 관용되지 않는다는 것을 분명히 설명한다. 이리하여 K는 여성의 치료사와 대처할 때에 지켜야 할 경계선을 학습한다.

예 : 21세의 청년인 P는 치료사를 믿을 수 없는 것 같은 표현으로 고함친다. 이 치료사는 잠시 그대로 있고 매도하는 것은 건성으로 듣고, 그에 대해서 변함없이 친절하게 대하며 그가 진정되기를 바란다. 그러나 진정되지 않고 그가 계속해서 모욕을 주는 것 같은 말을 사용하면 그녀는 그에게 더 이상 치료를 계속할 수 없다. 그녀의 귀를 “못들은 척하기” 위해 귀를 막을 수도 없고, 그가 그녀를 개인적으로 공격하고 있다고 분명히 말한다. 그녀는 그가 그녀에게 치료받기 싫은가 라고 묻는다. 그는 그녀가 하는 것이 마음에 들어 계속해서 치료를 받고 싶다고 대답한다. 그녀는 그가 매도를 중단하고 게다가 지금 바로 완전히, 라는 조건 하에서만 치료를 속행할 수 있다고 전하고 그는 그것을 약속한다. 수분 후, 그는 또 매도하기 시작한다. 그녀는 그가 약속을 깼음으로 특별히 전달하는 일 없이 바로 치료가 종료된다고 말한다. 그리고 내일부터 누가 그와의 치료에 대처할지 모른다고 말한다. 그는 그녀가 이제 오지 않는가 라고 묻고 그녀는 그가 약속을 깼다는 것을 상기시킨다. 그는 장차 절대 반복하지 않겠다고 성심성의껏 약속한다고 맹세하고, 그래서 그녀는 이를 받아들여 다음날 마지막 시도로서 그에게 온다. 거기서는 우선 합의사항을 그에게 재차 전달한다. 그리고 그녀의 진지한 치료와 그의 집중된 공동 작업이 그로부터 지저분한 표현이나 매도가 없이 진행된다. 그녀는 그가 약속을 깨면 바로 치료를 중단한다고 진지하게 말한다. 그들

표 3.2 피아제에 의한 인식단계. 문제와 치료전략

인식단계	문제	치료전략
특이양식(specific modality)단계, 단일양식		
자극의 입력(input) • 촉각 • 운동감각 • 안뜰감각 • 시각 • 청각 • 후각 • 미각	자극의 입력이 감소 : 낮은 긴장, 또는 과다긴장 (수축, 운동, 접촉의 부재 = 자극의 부재)	감각과 자세긴장의 정상화 (보바스에 의한 물리치료 · 작업 치료에서는 근본적인 치료목표)
양식사이(intermodal)단계, 다양한 상호작용		
자극의 최초의 처리 : • 억제, 여과(filtering) • 겉질밑 중추에로(무의식적) • 겉질중추에로(의식적) • 다른 자극과의 결합(비교)	저해된 여과기능 : • 소거현상 • 과민증(억제조절의 결여) • 과잉행동(거리감 상실, 공격성) • 손과 눈의 협응성 결여	진정된 자극을 조절하는 치료 상황의 형성, 단계적인 자극의 공급
계열단계, 지각(perception)		
기억에 융합 : 보존, 호출	시간적 · 공간적 협응의 저해, 실인증(agnosia)	감각운동의 질을 개선하기 위해 행동, 행동계획, 완결된 동작의 실행(시작 · 중기 · 종료)을 편입한다. 목표물도 도입한다 (카르멘 · S의 증상사례를 참조).
시간 : 시간적 협응, 타이밍	실행증(apraxia): • 관념운동실행증 • 관념실행증	
공간 : 공간적 협응, 공간조작	공간방향 인식장애 공간조작 장애	

은 집중하여 대처하고 그녀도 그에게 감사하며 다음 번부터도 마찬가지로 대처하도록 약속한다.

결정, 계약, 협정 등의 예는 아직 많이 있다. 중요한 것은, 치료사가 환자에 대해서 이해력이 있는 안정된 태도를 취하고 경계선을 명확히 보여주는 것이다. 약속이 합의되고 환자가 그것을 지키며 그 조건 하에서 잘 대처하면 이번에는 치료사 쪽에서 합의한 경계선을 넘으려고 하는 일도 볼 수 있다. 그러나 이것도 계약위반이다. 환자로서 왜 자기만이 규칙을 지켜야 하는지를 납득할 수 없게 된다.

신경심리학적 손상에 대한 기본과 보바스 개념에서 치료의 단서

이 "보이지 않는"(Pat Davies) 문제를 보다 잘 이해하기 위해 피아제(Piaget)에 의한 인식단계의 관찰이 매우 도움이 된다. **표 3.2**에 개개의 단계의 전형적인 문제와 치료전략을 열거한다.

3.1 증상사례 : 카르멘 · S

■ 카르멘의 주된 문제 : 팔다리 과다긴장, 특히 왼쪽반신에 현저하다. 신경심리학적 장애.

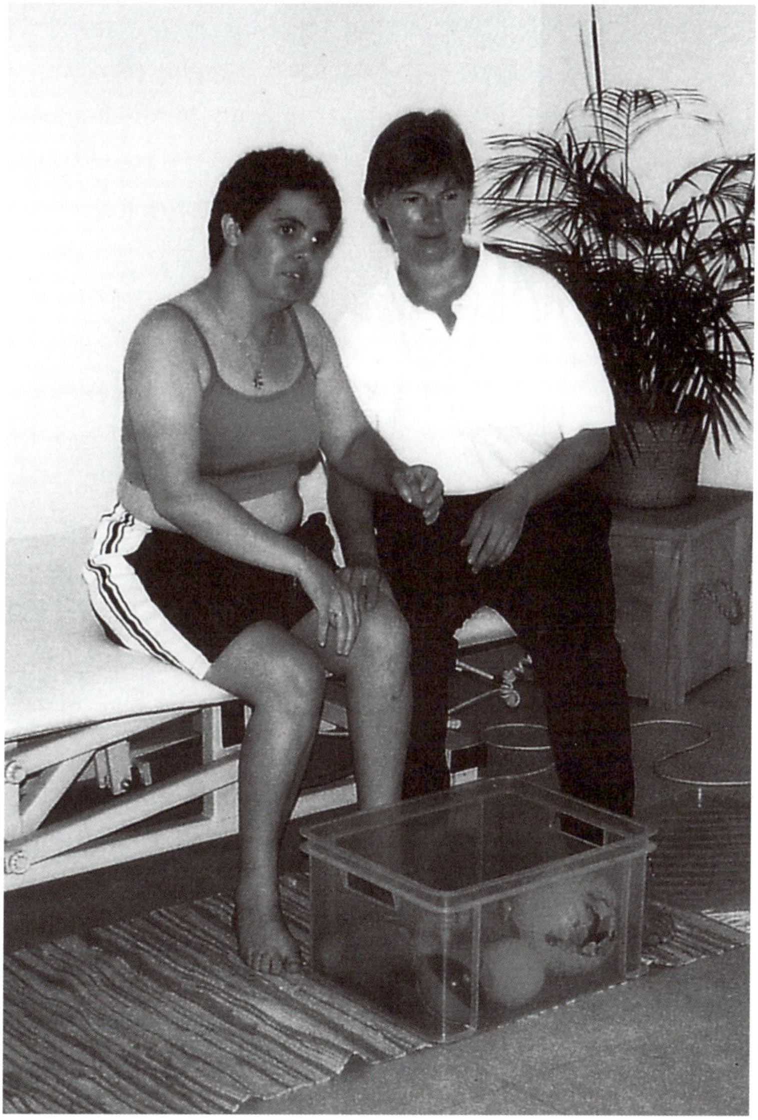

그림 3.1
카르멘 · S와 치료사

카르멘은 그녀의 남편 또는 누이동생과 휠체어로 치료차 방문한다. 치료가 효과적으로 진행되도록 나는 카르멘과 특정의 상황에 대해서 "계약"을 체결한다. 예를 들면, 치료 중에 그녀의 왼발부분에 통증이 발생한 경우에 그녀와 내가 지켜야 할 행동양식이 결정된다. 이 합의가 없으면 치료목표를 달성하는 것은 매우 어렵다.

3.1.1 카르멘의 평가

카르멘은 특히 왼쪽반신에 현저한 팔다리 과다긴장을 나타내고 있다. 등세모근, 왼팔 전체의 굽힘근군, 뒤넙다리근은 중등도로 긴장이 증가하고 있다. 긴장이 크게 증가하고 이미 단축이 존재하는 것은 종아리세갈래근 또는 아킬레스힘줄이다. 오른쪽 반신은 반응에 대한 준비태세를 높이고 있다. 종아리세갈래근은 자세긴장을 약간 높이고 있다. 오른쪽의 과도한 활동도 신경심리학적 장애로 환원되어버린다. 그녀는 감각을 충분히 유지하고 있으나 왼쪽 반신의 주의력 장애와 소거현상(양 다리에 마찬가지의 자극을 주어도 왼쪽 다리로부터는 동적 반응이 달성되지 않는다)을 나타낸다. 게다가 기억, 공간방향 인식, 실행과 인식에 문제가 있다.

3.1.2 카르멘의 치료

구조수준에서 나의 치료목표는 다음과 같다.

- 자세긴장의 정상화, 특히 왼쪽 반신의 과다긴장의 감소.
- 왼발의 양성 지지반응의 탈감작.
- 오른쪽만, 왼쪽만, 그리고 양쪽에 의한 몸통, 팔이음뼈, 팔, 손의 활동의 촉진.
- 선 자세의 대처, 선 자세에서 균형의 대처.
- 보행의 촉진.
- 신경심리학적 장애에 대한 긍정적인 영향을 미친다.

치료사례

치료실과 치료 부위의 재인식

나의 진료소의 치료실은 비교적 크고 84㎡이다. 동시에 3명에서 4명의 동료가 일하고 있다. 이것은 최대 12명이 그 부위에 있다는 것을 의미한다(치료사, 환자, 가족). 희망과 필요성에 따라서 가동성이 있는 칸막이벽(스크린)으로 방을 구획하지만, 시각적으로는 칸막이를 할 수 있어도 청각적으로 칸막이를 할 수는 없다. 이 때문에 소음수준에 대한 논의(음악을 흘리는 것이 가능한지 불가능한지, 큰 목소리로 이야기하는 것이 가능한지, 그렇지 않으면 배려하여 목소리의 어조를 내리는지)가 필요하다. 카르멘과의 치료에서는 나는 치료 테이블에서부터 시각적인 장애가 가급적 적은 부위를 선택하고, 환자를 벽, 또는 뜰로 향하도록 한다. 그래도 아직 마음이 산만해지는 것 같으면 롤스크린(roll screen)을 내린다. 이리하여 치료에서 사용하는 목적물에 의해서 자극을 일으킬 수 있다. 청각자극에 관해서는 동료, 환자, 가족은 조용함이 요구된다는 것을 알고 있기 때문에 협력해준다. 그녀의 남편 또는 여동생은 치료에 동참하고 시계(visual field)에 들어가지 않도록 옆에 앉아 도움이 필요할 때 지원한다.

치료는 치료실의 도어에서부터 시작되고 카르멘은 "그녀의" 치료 테이블이 어디에 있는가, 그리고 거기까지의 경로를 찾아낼 수 있는지 아닌지의 질문을 받게 된다. 매일, 가동식의 칸막이벽의 위치가 조금씩 바뀌기 때문에 이것은 용이하지 않다. 이 질문의 의도는 카르멘이 주위를 바라다보고(안구의 가동성), 실내를 파악하여 생각해 내는 것(기억, 인식)에 있다. 그리고 그녀는 천천히 휠체어에서 테이블로 향해서 밀려간다.

휠체어에서부터 치료 테이블로 : 기억기능

그녀는 휠체어에서 "일어서기 위해 준비"해야 한다. 이것이 무엇을 의미하는지 생각하도록 그녀의 기억에 호소한다. 휠체어에 제동을 걸고(**그림 3.2**) 발판(footplate)을 떼어내고, 옆으로 밀고 치료사가 잡을 수 있도록 하여 앞으로 미끄러져 발이 마루에 접지하기 쉽도록 한다. 필요하다면 나도 보조한다.

일어설 때에 카르멘은 양손, 특히 오른손을 나의 팔로 들어 올리도록 한다. 나는 이것을 수정한다. 일어설 때에는 그녀는 앞으로 기울여야 한다. 이

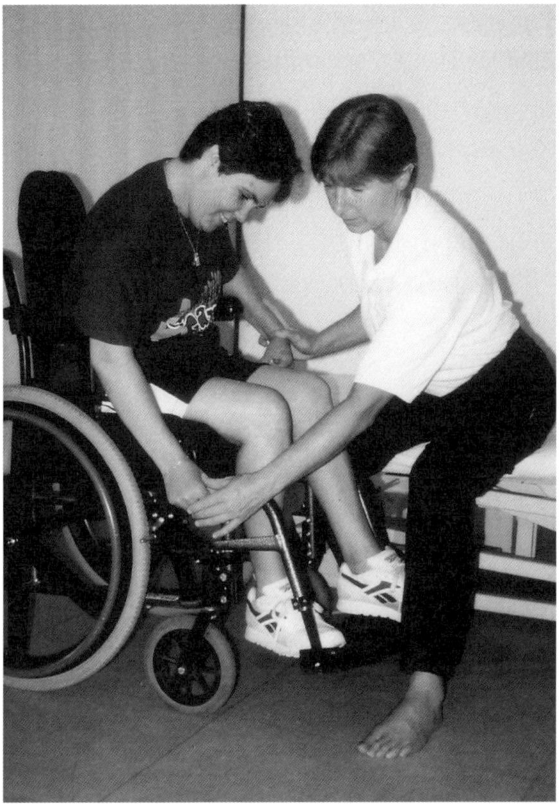

그림 3.2 카르멘은 지원을 받아 휠체어에서 기립동작을 위해 준비한다.

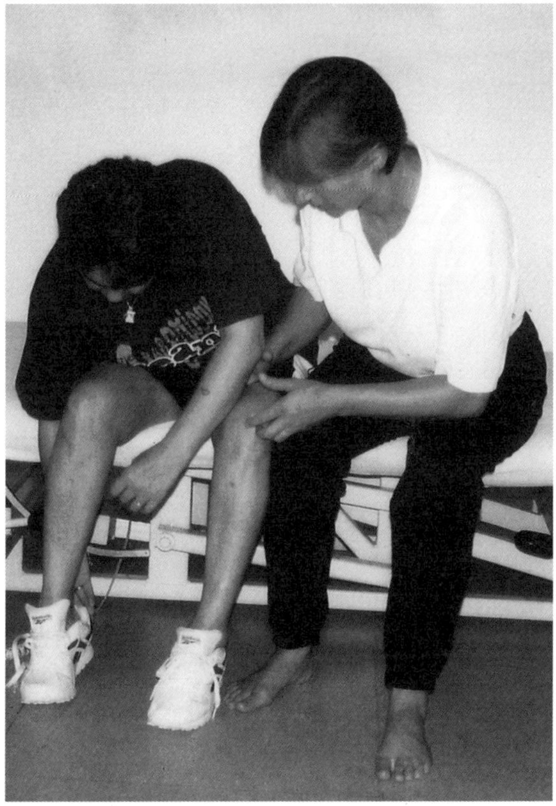

그림 3.3 카르멘이 오른쪽 신발을 벗는 동안, 치료사는 왼발에 하중을 주는 것을 돕는다.

자리에 가족이 동참함으로서 논리적으로 수정되고 잘못된 방법에 의한 일어서기는 인정되지 않는다는 것을 그들도 학습하는 것이 중요하다.

카르멘은 일어서지만 균형능력을 전혀 갖고 있지 않기 때문에 나는 그녀를 지지한다. 카르멘의 왼쪽 다리는 약간 굽힘으로 들려올라가서 발꿈치는 마루에 접지하지 않는다. 우선 그녀는 왼쪽 다리가 무리라면 적어도 오른쪽 다리도 더 좋게 서는 것을 시도시켜야 한다. 최종적으로 그녀가 치료 테이블에 앉을 수 있도록 나는 오른발의 약간의 회전을 유도한다. 마찬가지로 앞경사와 테이블에 앉는 것을 보조한다.

불필요한 의복의 탈의

긴 바지와 T셔츠를 벗고 쇼트 팬츠와 스포츠용 속옷을 입고 치료한다. 카르멘은 이것을 양해한다. 그녀는 바로 바지를 벗으려고 한다. 나는 그녀가 아직 스니커즈를 신고 있는 것에 주의를 돌리고 무엇을 먼저 벗어야 하는지 그녀에게 묻는다(시간적 협응, 계열단계에서의 실행, **표 3.2** 참조). 그녀가 우선 신발을 벗는 것이 필요하다고 알아차리도록 유도한다. 나는 치료 테이블을 매우 낮게 설치하여 그녀가 용이하게 앞경사를 할 수 있도록 한다. 그래서 나는 왼발에 체중을 가하고 양손을 오른쪽 신발로 움직여 끈을 풀도록 보조한다(손-발-눈의 협응)(**그림 3.3**). 일의 대부분은 가동적인 오른손이 실행한다. 그리고 신발은 벗어야 하지만 손으로 잡을 수가 없다. 나는 그녀에게 오른쪽 신발의 뒤꿈치를 왼쪽 신발의 끝으로 문지르도록 하여 신발을 벗도록 힌트를 준다(발-발-눈의 협응). 카르멘은 이것을 이해하고 이와 같이 실행한다. 그리고 신발은 옆에 놓아야 한다. 왼손으로 신발을 잡고 오른쪽으로 건네는 것에 의해서 옆에 놓을 수가 있도록 보조한다(손-손-눈의 협응). 왼쪽의 신발도 유사한 방법으로 벗는다.

다음으로 양말의 차례이다. 먼저 양말을 벗는가, 바지를 벗는 편이 좋은가를 생각한다. 바지를 벗기 위해서는 일어서야 한다. 양말에 의한 선 자세는 미끄러질 위험성이 있다는 것을 의미한다. 그러나 마루에는 미끄럼 방지 가공이 시공되어 있다. 이 때문에 그녀가 최초로 무엇을 하고 싶은지 자유로이 결정할 수 있다. 그녀는 어느 쪽이든 좋으니까 내가 요구하는 쪽부터 시작한다고 말한다. 내가 요구하는 것은 당신이 결정하는 것이다 라고 전하고 그녀에게 시간을 준다. 그리고 카르멘은 우선 양말을 벗을 것을 결정하고 나는 신발을 벗는 것과 유사한 방법으로 그녀를 지원한다.

다음으로 바지 차례이다. 이를 위해 카르멘은 일어서야 한다. 나는 그녀의 왼발을 약간 뒤에 놓고 발목관절을 안정시켜 앞경사와 일어서기를 보조한다. 그녀는 오른손으로 바지를 약간 끌어내릴 수 있고 나는 왼쪽을 지원한다. 바지를 내렸으면 우선 가동적인 오른쪽 다리를 바지에서 빼내고 다음으로 왼쪽 다리를 빼낸다. 그녀는 바지를 간단히 개키어서 왼손으로 옆에 있는 그녀의 남편에게 건넨다. 그녀가 옆으로의 운동으로 도달할 수 있는 거리까지 그녀 남편의 손도 뻗어진다. 나는 체중이동을 보조하고 그것은 바로잡기 반응, 팔의 올림, 벌림, 가쪽돌림의 촉진을 의미한다.

다음으로 T셔츠를 벗는다. 카르멘은 앞면에서부터 머리를 지나서 뒤로 당기고 싶어 한다. 나는 일단 그녀가 하고 싶은 대로 시키고, 그것이 잘못된 전략이고 그렇게 해서는 벗을 수 없다는 것을 인식시킨다. 또 다른 치료 때에. 다시 이 잘못된 전략을 선택하면 나는 그 운동을 중지하고 그녀에게 그것이 이전에 성공하지 못한 방법이라고 상기시킨다. 카르멘은 그것을 생각해내야 하지만, 동시에 성공을 약속하는 방법도 생각해내야 한다. 나는 그녀의 더 움직이는 오른손을 재차 촉진하고, T셔츠를 뒤에서부터 잡고 머리를 지나서 앞으로 잡아당겨 오른손을 빼고, 마지막으로 왼팔의 소매를 아래로 당겨서 벗게 한다(계열단계에서의 공간조작, **표 3.2**). T셔츠도 그녀의 남편에게 왼손으로 건네주어야 한다.
카르멘은 이것으로 치료의 준비가 끝났다.

! 상황을 파악하고 필요한 동작(치료에 대처하기 위해 의복을 벗다)을 계획하는 것, 상이한 동작 진행을 결과와 함께 생각하는 것은, 시간을 필요로 한다. "전형적"인 물리치료에서 이 시간을 내는 것을 소홀히 하고 있는 것처럼 보인다. 여기서는 치료사가 무엇을 우선하는지를 결정해야 한다. 감각운동의 문제에서 카르멘의 증상은 거기까지 중증은 아니다. 그녀를 동작불능으로 하는 신경심리학적 문제 쪽이 중증이다. 이 때문에 나는 이 파악, 계획, 음미, 생각해내는 것의 치료단계에 관한 대처방법에 보다 중점을 둔다. 또한 나는 신경심리학적 동작과 운동은 분리할 수 없는 것이라 확신하고 있다. 나는 전형적인 신경심리학에서도 책상에서 개념적으로 대처하기보다는 구체적으로 상정된 움직임이 있는 상황에서 더욱 운동과 조합하여 치료할 수 없는지 고려해야 한다고 생각한다.

열쇠가 되는 문제 : 왼발

큰 문제는 카르멘의 왼발이다. 아킬레스힘줄은 단축하고 종아리세갈래근의 긴장은 증가하여 발꿈치는 마루에 접지하지 않아 카르멘은 양발로 설 수 없다.

발은 과민하고 탈감작되어야 한다. 이 때문에 나는 발에 접촉하여 움직여야 하지만 카르멘은 그것에 견딜 수 없다. 그녀는 큰 목소리로 항의의 외침을 한다. 나는 그녀를 진정시키도록 말을 걸고 함께 문제를 해결하기 위해 시도해야 한다고 전한다. 그리고 그녀로서 얼마만큼 불쾌한지 알지만 양발로 서서 최종적으로 보행할 수 있기 위해 발을 잡고 움직여야 하는 것이라 설명한다. 내가 바로 누운 자세 쪽이 보다 이완할 수 있고 발의 치료도 보다 허용할 수 있는지 물으면 그녀는 모른다고 대답한다. 나는 유도하도록 그녀가 시도해보고 싶은지 묻고 그녀는 "네"라 대답한다.

! 중요한 치료국면에서는 항상 환자의 양해를 얻도록 노력하고 있다. 환자가 일단 양해하면 다시 "아니요"라고는 말하기 어렵다. 이때, 나는 질문을, 내가 필요하다고 생각하는 것에 대해서 "예"라는 대답을 유도하는 것 같은 질문을 생각한다. 우리들이 "아니요"보다도 "네"라 대답하는 것을 선호하는 것은 레터릭(rhetoric)으로도 알려져 있다. 동의하는 것은 반대하는 것보다도 간단하고 에너지의 소비가 적어도 된다. 실어증환자에 대해서도 마찬가지이고, 예를 들면, "앉은 자세에서 대처하고 싶습니까? 그렇지 않으면 누운 자세가 좋습니까?"라는, A인가, B인가의 질문은 하지 않는다. 이러한 질문은 유도의 형태로 하여 "나는 누운 자세에서 대처하는 편이 당신에게 간단하다고 생각하는데 당신은 그렇게 생각하지 않습니까?"라고 묻는다. 환자는 양해를 언어, 또는 비언어로 표현해야 한다. 나는 우연히 맡기는 것이 아니라 알려져 있는 레터릭의 트릭(trick)을 사용해서 치료에 필요하다고 생각하는 쪽으로 유도한다.

환자가 양해하지 않아 납득시키려고 조금 의논한 후에도 바뀌지 않으면, 그것은 받아들여 존중해야 한다. 신뢰는 협동작업의 기본이고 합의를 지키는 것이 이 신뢰의 기본이다.

바로 누운 자세에서 발의 치료를 성공시키기 위해 카르멘의 몸통, 팔이음뼈, 다리이음뼈, 팔다리는 최선의 자세긴장이어야 한다. 이를 위해 앉은 자세에서 중앙 핵심점에서부터 몸통의 바로잡기 반응과 골반의 선택적 운동을 촉진한다. 몸통의 대칭적인 자세가 실현되면, 카르멘은 바로 누운 자세에의 바로잡기 반응의 촉진을 통해서 준비된 쿠션 위에 눕는다. 그녀가 쾌적하게 누워 있는 것이 확인되어야 하기 때문에 나는 유도하도록 묻고 "네"라는 대답을 얻는다.

그래서 발은 탈감작과 종아리세갈래근의 긴장감소(intermodal단계, 필터기능 · 억제조절, **표 3.2**)라는 목적으로 개별적으로 치료된다. 나는 어느 쪽의 발부터 시작할지를 생각한다. 오른발부터 시작하는 것은 문제가 없는 발이기 때문에 치료가 더 허용된다는 이점이 있다. 그러나 카르멘의 관용성과 억제조절이 문제가 있는 왼발의 차례가 되기 전에 다 사용해버리는 결점도 있다. 나는 오른발로부터 시작하기로 결정하지만, 앞에서 언급한 것과 같은 것을 경험한다. 카르멘의 협력은 그 후에 왼발의 큰 문제에 도전하기 전에 다 사용해버린다. 이 때문에 이 치료 세션에서 왼발은 고려되지 않고, 그것은 몸통, 팔이음뼈, 팔, 손에 중점을 둔 대처, 그리고 그 후의 착의, 이동(transfer), 치료의 종료에서 그녀의 협력을 끌어내기 위해서이다.

! 베르타 · 보바스에 의한 말을 나는 언제나 생각해낸다. 그것은, 감각 · 운동의 문제에 대한 중재에서도, 행동 · 행동계획 · 행동실행에 대한 중재에서도 중요하다. "좋은 치료사는 환자가 할 수 있는 것 밖에는 그들에게 요구하지 않는다". 그녀가 이와 같이 말하는 것을 상급과정 동안에 들었다. 당시는 어떻게 하여 그것을 알 수 있는지를 나는 자문하였지만, 내가 경험을 쌓는 것을 통해서 세월과 환자가 가르쳐주었다. 물리치료 프로그램을 완전히 실행하기 위해서, 카르멘에게 그녀가 할 수 있는 것 이상을 요구하는 것은, 그녀의

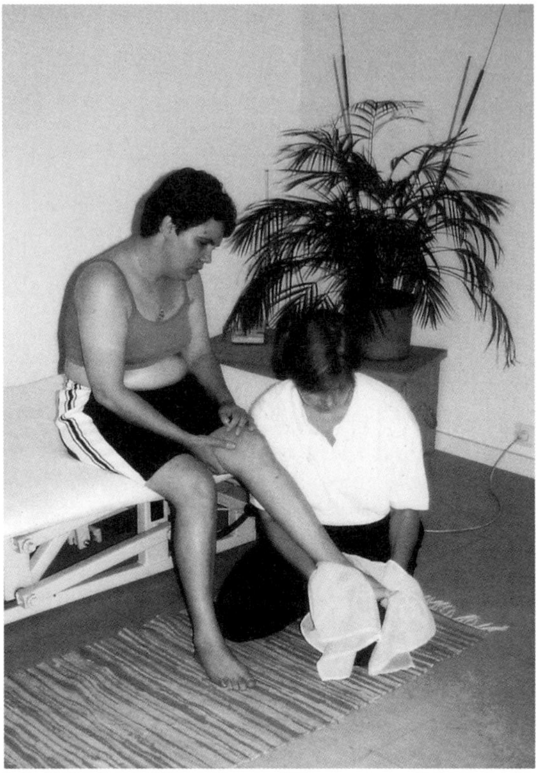
그림 3.4 타월을 사용해서 발에 접촉하면 카르멘은 견디기 쉬워진다.

신뢰, 협력태세, 하고 싶은 기분으로 유도하지 않는다고 할 수 없다. 이것들은 협동작업의 기본이다.

다음의 치료 세션에서 나는 왼발의 치료부터 시작한다. 나는 카르멘의 왼발의 옆에서 무릎을 꿇고 바로 앉은 자세가 되고 발의 방향으로 향한다. 카르멘의 무릎은 나의 넓적다리의 위에서 약간 굽혀 있다. 나는 양손으로 그녀의 발을 주의 깊게 평탄하고 확고하게 잡는다. 접촉하는 것에 의해서 카르멘은 비명을 지른다. 나는 타월을 들고 그것을 사용해서 발을 잡고 카르멘에게 내가 무엇을 하고 있는지를 설명하면서 접촉이 견디기 쉬워진다고 보증한다(**그림 3.4**). 나는 천천히 양손을 움직이면서 이것으로 훨씬 좋아졌는가 라고 유도하는 것처럼 질문한다. 그녀의 대답은 "네"이다. 타월로 발등과 발바닥에 접촉한 후, 타월을 발로 움직여 설명함이 없이 타월을 떼어낸다. 그리고 양손으로 발에 직접 접촉한다. 이번에는 이것도 허용된다.

게다가 탈감작을 하기 위해서는 약간의 압력이 필요하다. 카르멘은 바로 크게 울기 시작할 것 같은 목소리로 견딜 수 없는 통증이 일어났다고 말한다. 이 표현으로 탈억제 증상을 알아차릴 수 있다. 여기서의 압력은 결코 견딜 수 없는 통증을 야기하는 것은 아니라고 나는 확실하게 말할 수 있다. 나는 이것을 카르멘에게 전달하고 최악의 경우라도 불쾌감을 발생시켰는지도 모르지만 통증, 게다가 견딜 수 없는 통증은 일어나지 않았을 것이라 설명한다. 나는 척도(scale)를 도입한다.

- 극히 약간 불쾌하다.
- 상당히 불쾌하다.
- 매우 불쾌하다.
- 아프다.

나는 자신이 무엇을 하고 있는지를 파악하고 있기 때문에 어떠한 감각을 일으킬지도 알아듣고 있다. 신장통(extension pain)의 단계로서 그것이 압력감각인지, 근질근질한지, 신장통(불쾌하지만 정말 통증은 아니다, p.59 참조)인지, 그렇지 않으면 실제로 통증을 유발시키고 있는지 파악하고 있다. 나는 카르멘에게 내가 하고 있는 것과, 그녀의 몸으로 느끼고 있는 것을 비교하기 위해 그녀로부터의 정확한 정보를 필요로 한다는 것을 설명한다. 그리고 그녀가 느끼고 있는 것을 내가 상당히 정확히 파악하고 있다는 것, 그것에 의해서 그녀가 거기까지 강하지 않은 감각에 강한 말을 사용하는 것을 판단할 수 있다고 전달한다. 다른 많은 환자와 마찬가지로 카르멘도 그것을 이해하고 차츰 준비된 말을 적절하게 사용하게 된다.

이것은 머리외상 환자에서 빈번하게 필요로 하는 동작훈련 또는 동작의 적응훈련이다. 이리하여 새로운 구조와 경계선이 제시되고 그것을 지킬 것이 요구된다.

이리하여 카르멘으로서 용이한 바로 누운 자세에서 발이 탈감작되어 가동화된다. 동시에 동작훈련과 협응훈련이 치료사와 함께 실행된다. 수일 후에는 긍정적인 변화가 인지된다. 카르멘은 어느 자세나 상황에서도 외치고 울기 시작할 것 같은 큰 목소리로 항의하는 일은 없다. 그녀는 또한 신경질적이고 성급하지만 그녀가 어떻게 느끼고 있는지 정확히 전달하는 억제조절을 가진다.

왼발부분에 하중

발의 가동화는 앉은 자세나 선 자세에서도 실행하여야 한다. 게다가 단축된 왼쪽 몸통을 이완하고 팔이음뼈를 가동화하여 손과 팔을 활성화해야 한다. 이를 위해 간이의자가 환자 앞에 놓이고 피넛(타원형의 균형 공)이 그 위에 놓인다. 카르멘은 그 공을 양손으로 멀리 밀어야 한다. 나는 테이블 위에서 그녀의 이웃에 앉고, 앞경사 자세 때문에 차츰 체중을 떠맡고 앞쪽에 위치하여 발꿈치가 빠듯하게 마루에 접촉하여 있는 그녀의 발을 나의 발로 안정시킨다. 나는 왼손으로 카르멘의 왼손을 피넛 위에 놓고 손목관절을 안정시킨다. 오른손으로 중앙 핵심점, 어깨뼈, 어깨관절을 교대로 수정하고, 또는 단축하여 있는 몸통과 팔이음뼈 근육조직 옆부분(넓은등근, 앞톱니근, 어깨밑근)에 운동성을 준다. 카르멘이 목표에 도달하는 것을 가시화시키기 위해 원뿔의 형태를 한 플라스틱으로 만든 탑이 땅콩의 저쪽으로 놓인다. 이 탑을 만지면 그것은 넘어진다. 카르멘은 스스로 그곳에 도달하였는지, 또는 도달하여 있지 않기 때문에 한 번 더 시도하는지 확인해야 한다.(**그림** 3.5)

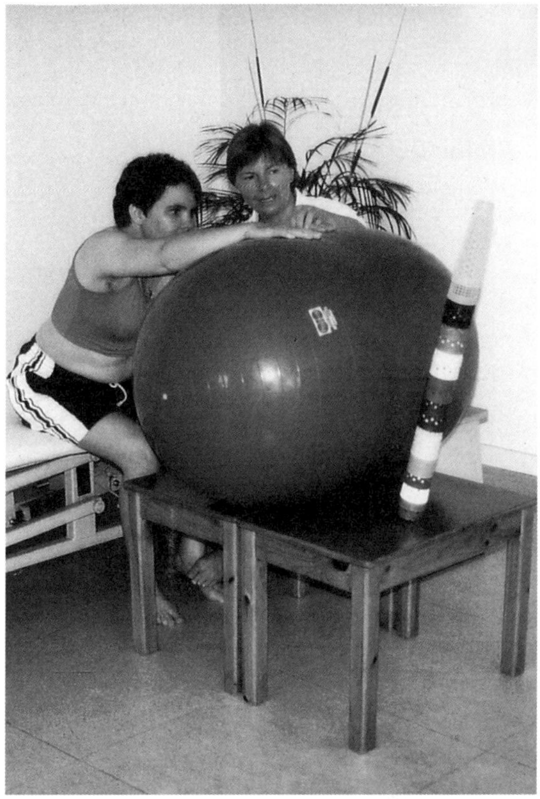

그림 3.5 카르멘이 타원형의 공을 밀고, 이 운동은 플라스틱으로 만든 탑(tower)에 의해서 제한된다. 이 체중이동을 통해서 왼발부분에 하중이 걸린다. 탑은 일정한 거리에 서고 아마도 3회째나 4회째의 운동의 반복으로 겨우 넘어뜨릴 수 있다. 카르멘의 여동생은 탑을 이번에는 약간 멀리 놓는다. 그리고 이것을 넘어뜨리기 위해, 또한 3회에서 4회의 반복이 필요하다.

손-손-눈의 협응

손-손-눈의 협응(intermodal 단계, **표** 3.2)에 더욱 대처하기 위해 닫힌 투명한 상자에 상이한 크기, 색깔, 성질, 재료, 무게의 공을 넣고 카르멘 앞의 간이의자 위에 놓는다. 우선 그녀는 상자를 열어야 한다. 나는 카르멘이 운동을 시작시키는 것을 느끼면 그녀의 왼팔 또는 왼손을 보조한다. 왼손으로 상자의 뚜껑을 치료 테이블의 왼쪽에 놓아야 한다. 다음으로 상자 안의 모든 공을 꺼내서 테이블의 왼쪽에 놓는다. 카르멘은 자연스럽게 오른손으로 최초의 공을 잡는다. 그리고 공을 놓기 위해 왼손에 건넨다. 나는 공의 색깔을 묻지만 카르멘은 모르기 때문에 나는 그녀에게 색깔을 가르쳐준다. 카르멘은 다음으로 같은 색깔의 공을 상자 안에서 찾아내야 한다(**그림 3.6**).

공은 다시 다음과 같이 사용할 수 있다.

- 색깔이 결정된다. 카르멘은 공을 꺼내서 색깔을 말하고 같은 색깔의 공을 찾는다(상기 참조).
- 성질에 대해서 언급해야 한다. 치료사는 그 공이 부드러운지 딱딱한지 묻는다(**그림 3.7**). 그리고 카르멘은 자기가 설명해야 한다.
- 크기에 대해서 언급해야 한다. 치료사는 공이 작은지 큰지, 앞의 것보다 큰지 작은지를 묻는다. 이것보다 작은, 또는 큰 공을 찾도록 제안한다.
- 재료에 대해서 언급해야 한다. 어느 것이 발포 폴리스티렌(foamed polystyrene), 고무, 나무로 만들어져 있는가? 답을 찾기 위해 많은 공을 잡고 양손으로 만진다.
- 무게가 결정된다. 어느 공이 무겁고 어느 공이 가벼운가? 어느 공이 무겁게, 또는 가볍게 보이는가?

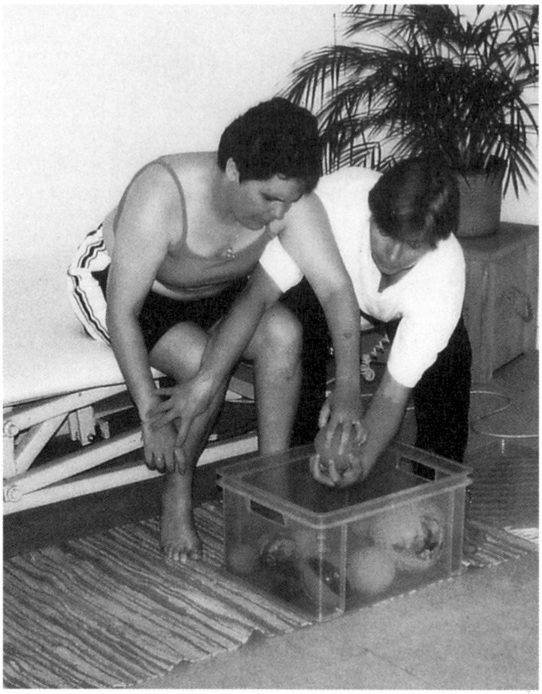

그림 3.6 카르멘은 왼손으로 치료사가 지정한 색깔의 공을 잡는다.

공을 놓는 부위도 다양화할 수 있다. 오른쪽, 왼쪽, 마루 위(그녀는 앞으로 기울어야 한다), 테이블 위에 있는 간이의자에 놓인 쟁반 위(팔은 올리고 몸통 가쪽은 신장해야 한다) 등이다.

그리고 그녀는 공을 여동생에게 던져야 한다. 작은 공을 우선 오른손으로, 다음으로 왼손으로 던진다. 큰 공은 양손으로 던지고 나도 보조한다. 카르멘은 공을 조절할 수 없이 던지기 때문에 여동생인 사리(Sari)를 운동시키고 있다는 것을 알아차린다. 이것은 카르멘에게는 기분이 좋은 일은 아니다. 사리는 카르멘을 진정시키고 자기에게도 운동이 되기 때문이라고 전달한다. 카르멘은 그것으로 안정된다. 나는 Sari가 조금 더 달리도록 약간 가쪽으로 향해서 던지도록 농담인 체한다. 카르멘은 그것을 시도하고 공을 눈으로 쫓고 실내에서 찾아야 한다. 이것은 모두에게 즐거운 상황이다. 웃는 것이 이완을 시켜준다.

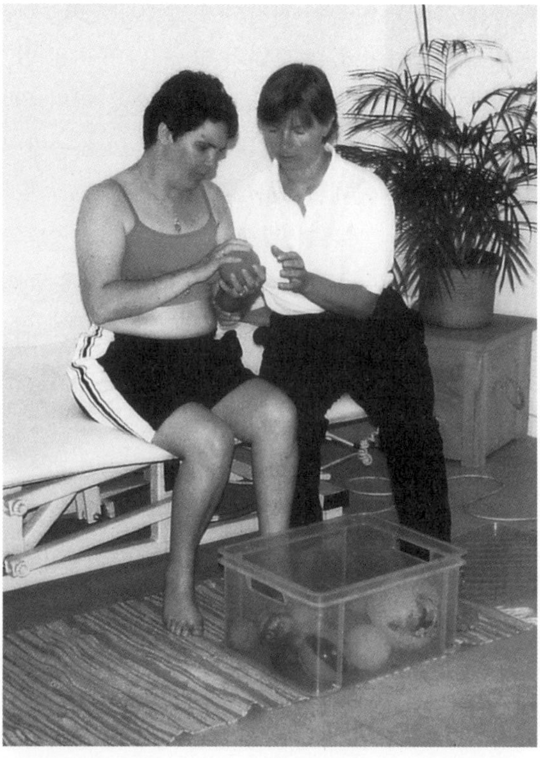

그림 3.7 카르멘은 공의 성질에 대해서 설명해야 한다.

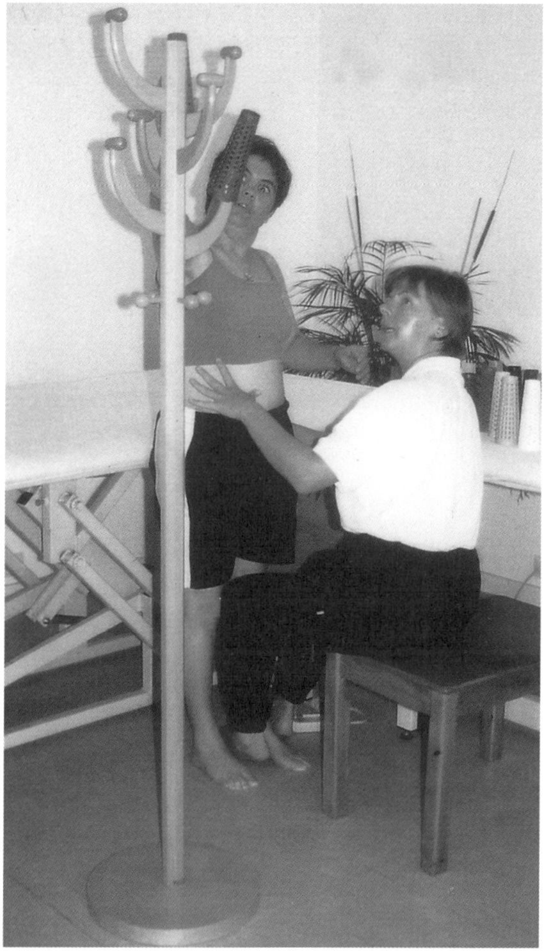

그림 3.8 옷걸이 받침대는 "나무"로서 파악된다. 카르멘은 그녀의 선 자세능력을 개선하고, 플라스틱 컵과의 높이에 집중해야 한다.

선 자세에 대한 준비

치료의 다음 단계에서는 다시 발에 대처한다. 보조자가 카르멘 뒤의 테이블 위에 앉고 그녀의 등을 지지한다. 나는 발을 가동화한다. 이때, 나는 만져서 움직일 때마다 예상되는 감각을 그녀에게 전달한다. 카르멘은 그것을 받아들인다. 그녀가 자극에 견딜 수 없게 되면 "중지(stop)"라 말해야 한다고 그녀와 합의해둔다. 수시로 휴식을 사이에 끼워 넣고 카르멘이 그 휴식의 마지막에 속행하는지 아닌지를 결정할 수 있다. 처음에 그녀는 "중지"라고는 말하지만 "계속하세요"라고는 말하지 않는다. 나는 계속해도 되는지 아닌지를 물어야 한다. 그녀는 그것을 긍정한다. 자기 자신이 "계속하세요"라 말하도록 몇 번인가 의뢰한 후에 그것이 잘 기능을 하게 되었다.

오른발도 준비가 되면 나는 카르멘이 일어서는 것을 보조한다. 치료 테이블은 높게 설치되고 그녀의 엉치뼈의 높이에서 지지하도록 한다. 나는 그녀 앞의 간이의자에 앉고 그녀의 체중을 완전히 오른쪽 다리로 이동시켜 왼쪽 다리가 느긋하게 축 늘어지도록 한다. 다음으로 근육조직(모음근, 넙다리곧은근, 넙다리근막긴장근, 뒤넙다리근)을 꼬리 쪽으로 가동화하고, 발에 압력을 가함이 없이 발꿈치를 마루에 접지시키도록 시도한다.

이 가동화로부터 카르멘의 정신을 딴 데로 돌리기 위해 그녀의 여동생이 다음의 동작을 실행한다.

- 다양한 색깔의 원뿔형의 플라스틱 컵을 "나무"(옷걸이 받침대)의 가지에 단다(**그림** 3.8).
- 그녀는 색깔을 말해야 한다.
- 그녀는 지시에 따라서 컵을 새로이 가지에 걸어야 한다. 높게, 낮게, 오른쪽, 왼쪽 등. 그리하여 공간방향 인식이 개선되어야 한다.
- 그녀는 가지 모두에 컵이 있는지 즉, 과제가 종료되는 것이 몇 개인지 결정해야 한다.
- 지시(색깔이나 부위)에 따라서 컵을 다시 떼어내고 서로 포개야 한다.

모든 지시를 내리는 동안, 양손은 손-손-눈의 협응으로 움직여져야 한다. 즉, 한손으로 컵을 어떤 부위에서부터 떼어내고 그것을 또 한쪽 손으로 건네어 그 손으로 나뭇가지에 건다. 나무에서부터 정리할 때는 이 과정의 반대가 된다.

카르멘은 빈번하게 피드백을 필요로 한다. 이것은 대부분 긍정적인 것이다. 무엇인가 잘못된 것을 하면 그것을 우선 자기 자신이 조절하도록 요청을 받는다. 그녀가 잘못을 인지하지 못하면 안정된 중립적인 목소리로 지적하고, 그녀는 개선책을 취해야 한다. 이것을 할 수 없으면 나는 지원한다. 중요한 것은 그녀가 때때로 잘못하는 것을 인지하고 그것을 수정할 수 있다는 성공체험을 하는 것이다.

이 과제는 감각운동의 관점에서부터는 체중이동, 몸통의 바로잡기 반응, 평형반응, 팔 · 손의 운동을 요구한다. 나는 발의 안정화를 지원하고 왼쪽으로의 체중이동을 제한한다.

선 자세에서 엉덩관절 높이의 치료 테이블이 버팀이 되고 그리고, 앞에 놓인 2대째의 치료테이블이 샅굴부위의 방향부여로서 도움이 된다. 이러한 상황에서 몇 가지의 건조한 식료품을 다룬다. 카르멘은 투명한 병속의 식료품을 인식하고 특정의 병마개를 열어 내용물을 손에 들고 형태를 느껴야 한다. 그리고 이 중에서 몇 가지를 테이블 위에 내놓아야 한다. 최종적으로 세 가지의 상이한 식료품이 테이블 위에 놓인다. 크고 매끈매끈한 흰콩, 다채로운 파스타, 베이지색의 불규칙한 형태를 한 병아리콩이다. 카르멘은 우선 크고 흰 콩을 그 안에서 골라 병에 되돌려 넣고, 다음으로 병아리 콩과 다채로운 파스타를 나눈다. 다른 병과 혼동되지 않도록, 또한 거기에는 속하지 않는다는 것을 분명히 하기 위해 이것들은 테이블의 모퉁이, 그녀의 시야 밖에 놓인다(**그림** 3.9).

카르멘은 이 과제에서 잘못을 한다. 큰 흰콩을 병아리 콩이 있는 곳에 놓아버린다. 참을성이 있는 수정과 보조가 필요하게 된다.

실인증(agnosia), 실행증(apraxia), 집중력, 기억, 공간인식과 공간조작의 개선에 대한 대처에서, 수직의 자세에서 실재하는 물체(가능한 한 환자의 일상생활에서 선정한다)를 사용해서 운동과 운동수정의 조합으로 실행하는 것이 권장된다. 수평면의 자세, 예를 들면, 바로 누운 자세에서는 집중력과 초점을 맞추는 것이 소홀해지기 쉽다. 카르멘은 바로 누운 자세가 되면 표정을 매우 변화시킨다. 그녀에게 치료사와 시선을 맞추는 것, 또는 물체에 초점을 맞추는 것이 어려워진다. 그녀의 집중력을

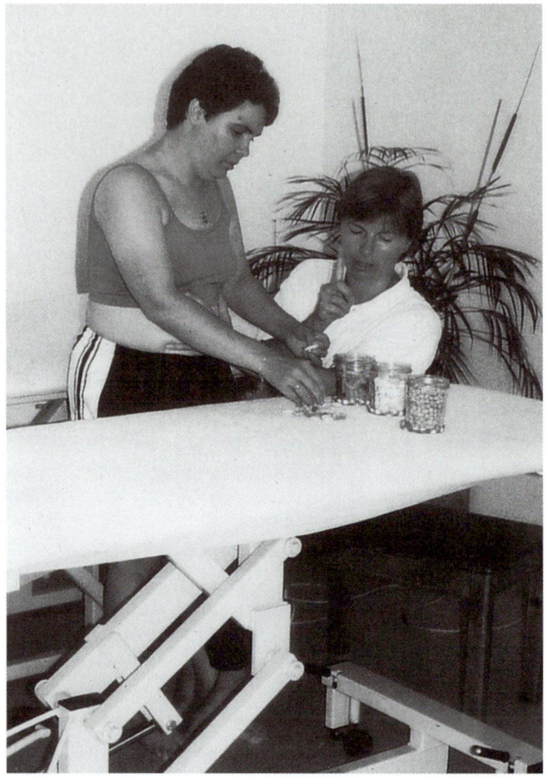

그림 3.9 카르멘은 건조한 식료품의 상이한 형태를 인식하고 병 안으로 분류해야 한다.

평가할 수 있는 시선은 아무것도 없는 부위로 바로 벗어나게 된다.

필요한 소재는 스스로 조합할 수도 있고 신경심리학적 문제를 가진 환자의 치료를 위해 특별히 조달할 수도 있다. **그림 3.10 a-d**는 이것들 소재의 예를 보여주고 있다.

! 물리치료사에 의한 환자의 신경심리학적 문제에 관한 소견은 (이상적으로는) 신경심리학 의사와 협의해야 한다. 물리치료에 조합시키는 활동은 신경심리학적 치료와 동조해야 한다. 이렇게 함으로써 같은 의미로 일치하는 치료가 가능하다.

과도한 요구의 회피

감각운동의 과제와 신경심리학적 요구를 조합시키려면 이것들이 잘 조절되도록 유의한다.

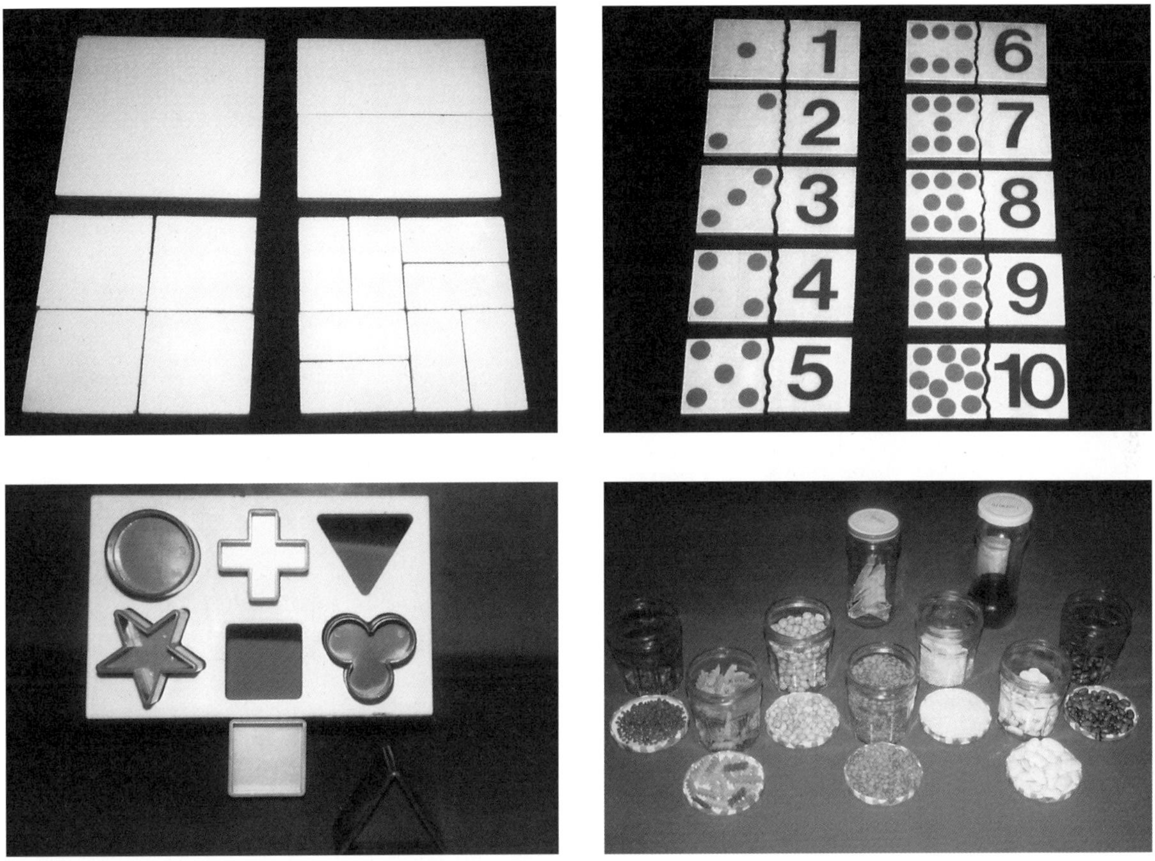

a b c d

그림 3.10 a–d a 조각(piece)을 조합하면 각각 정사각형이 된다. b 형태와 수를 인식해야 한다. c 적합한 형태로 부품을 맞춰야 한다. d 병 안에 건조한 다른 형태의 식료품이 들어가 있다. 이것들을 인식하고 분류하고 정리해야 한다.

- 신체적 요구가 더 높으면 신경심리학적 요구는 중등도 또는 가벼운 난이도로 조절되어야 한다.
- 신경심리학적 요구가 높으면 신체적 요구는 감소되어야 한다.

카르멘의 경우, 치료경과의 시작은 과도하게 요구하지 않도록 주의해야 했다. 한쪽 분야의 요구 또는 양 분야의 요구를 동시에 높이는 것은 숙고되어야 한다. 요구의 조합에 대한 그녀의 하중능력은 시간이 지날수록 개선이 분명해졌다. 하고 싶은 마음이 모든 노력의 원동력이 된다. 개선의 가능성이 없는 부정적인 피드백과 그 실패체험은 하고 싶은 마음을 상시킨다. 이것은 대뇌 변연계를 통해서 긴장의 비정상성으로 나타난다. 이 때문에 가능한 한 항상 긍정적인 피드백이 주어진다. 잘못에 대한 부정적인 피드백은 "이번에는 별로 잘 되지 않았지만 다시 한 번 시도해보면 이번에는 더 잘 그리고 바르게 할 수 있습니다"라고 개선에 대한 희망과 세트가 된다.

카르멘은 계속적으로 주 3회, 1시간의 물리치료를 받았다. 그 동안 그녀의 발은 4개월마다 보툴리눔독소를 합계 4회 주입하였다. 그러나 발꿈치는 마루에 충분히 접지할 수 없었다. 아킬레스힘줄을 쪼개는 수술에 의해서 희망하는 성과를 가져왔다. 오늘날에는 카르멘은 거주하는 방에서부터 방으로 혼자서 걷고, 그것을 통해서 그녀의 신경심리학적 문제도 잘 훈련할 수 있게 되었다. 그녀의 여동생의 유도에 따라 가사를 돕고 그녀의 아이도 돌보고 있다.

3.2 치료에서 보조기구의 투입

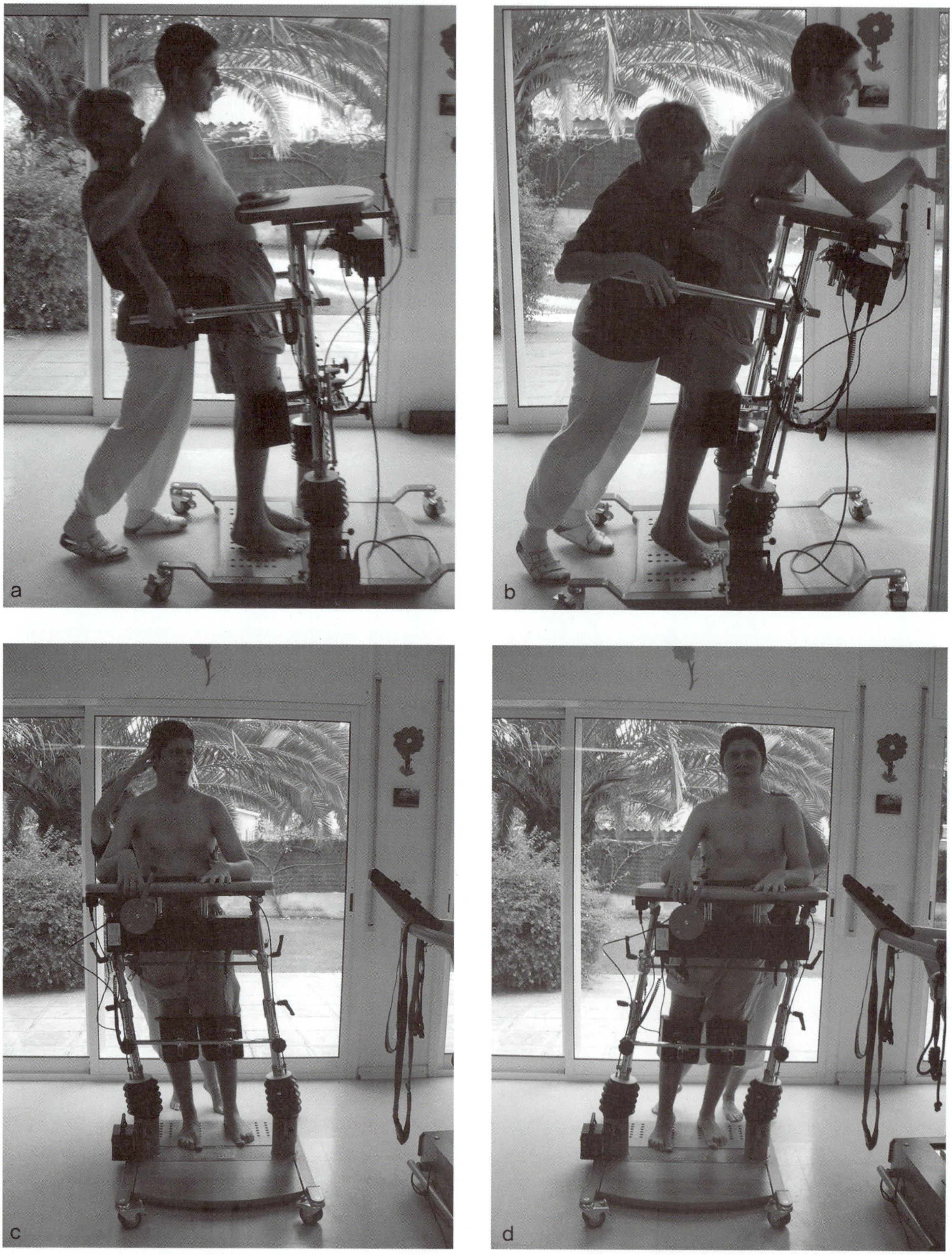

그림 3.11 a–d 선 자세 훈련 기구는 큰 도움이 될 수 있다.

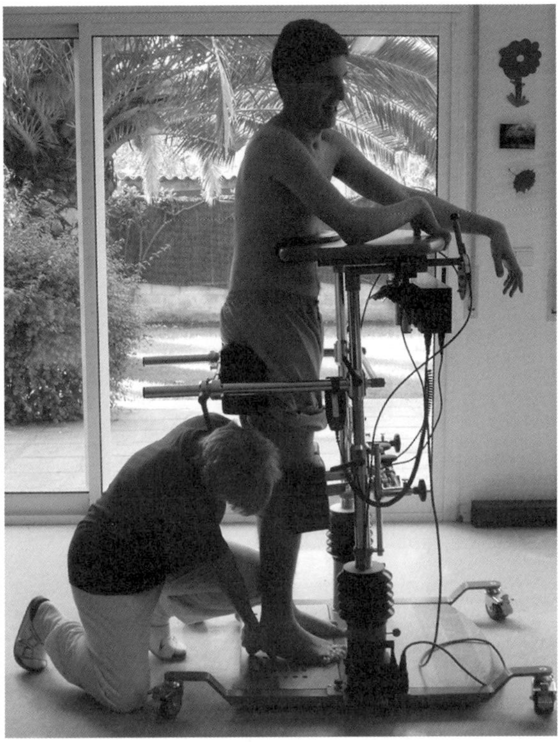

그림 3.12 균형 훈련기(balance trainer)

인지장애를 가진 환자가 치료시간의 대부분을 선 자세에서 지내는 것은 매우 효과적이다. 이 자세 세트에서 특히 발의 자세긴장이 정상화된다. 인지능력은 상승하고 기능적인 과제에 의해서 신경심리학적 능력도 촉진된다.

팔다리 경직 또는 팔다리 실조환자의 치료에 있어서 환자의 키가 크고 체중도 무거우면, 많은 치료사에게도 그들의 신체적 한계에 도달할 가능성이 있다. 또 한사람의 치료사, 또는 보조자가 있다 해도, 선 자세에서의 보조는 매우 힘을 필요로 한다.

이때에는 선 자세훈련 기구가 큰 도움이 된다. **그림 3.11 a-d**와 **그림 3.12**의 사진은 20세의 에릭(Eric)이 머리외상 후 균형 훈련기에 대처하고 있는 상황을 보여주고 있다. 균형 훈련기는 새로운 가동식 선 자세 기구이고, 환자가 무릎 · 엉덩관절 폄에서 기구에 의한 보조를 받으면서도 자유로이 자기 자신의 정중위치 주변을 움직이는 것을 가능케 한다.

치료사는 정렬의 개선이 필요한 부위, 또는 근육조직이나 결합조직을 개별적으로 가동화하고, 팔 · 손의 운동을 촉진하기 위해 양손을 사용할 수 있다.

제11장에서 에릭이 성공한 활동에 대해서 언급한다. 그의 신체중심의 감각은 현저하게 개선되고 체중을 중심에서부터 좌 · 우, 앞 · 뒤로 이동시킬 때 걱정도 크게 감소하였고, 이것은 특히 보행을 개선시켰다.

제4장 실조환자에서 전형적 문제와 치료

실조(ataxia; 독일어 Ataxie)라는 말은 그리스어의 Taxis를 기원으로 하고, Taxis는 "골절 · 허니아의 정복"이라는 의미나, "외부로부터 자극에 의해서 일어난 조직체의 운동으로 반응"이라는 의미를 가진다. 독일어의 "taxieren"이라는 단어는 "크기, 확산, 무게, 또는 가치에 관해서 평가한다"라는 의미이다.

Ataxie는 이것에 따라서 "가지런해져 있지 않다", "평가, 사정을 할 수 없다"와 같은 의미를 가진다. 이 해석은 소뇌손상과 실조환자의 주된 문제에 일치하는 것이다. 완전한 실조라는 것은 드물며 부분적 운동실조 즉, 상반신경 지배와 협동하여 자세긴장을 조정함에 있어서 저해된 불충분한 분류 · 평가 · 판단이 인지된다.

생리학적 · 병태생리학적 근거

신경생리학적 관점

실조에 대한 치료에서 카렐 · 보바스에 의한 정상적인 자세조절기전에 관한 사고방법을 방향부여의 예로 인용할 수 있다. 정상적인 자세긴장, 정상적인 상반신경 지배를 통해서 선택적 운동요소의 공간적 · 시간적 협응에 의한 운동패턴에 관한 지식이 필요하다.

일반적으로 소뇌는 다음의 기능을 갖는다고 생각된다.

- 척수소뇌로, 안뜰소뇌로, 적핵소뇌로, 대뇌소뇌로를 통해서 소뇌에 전달되는 고유수용기와 외수용기의 정보수신
- 다른 영역으로부터 겉질척수로, 적핵척수로, 그물척수로, 안뜰척수로를 지나서 척수로 전달되는 자세긴장에 영향을 주는 정보의 조절

표 4.1 소뇌의 구분

해부학적	소뇌부위	기능적	작용
원시소뇌	편엽소절엽	안뜰소뇌	안뜰계의 정보 즉, 공간에서의 소뇌의 위치는 안뜰소뇌로를 지나서 편엽소절엽으로 전달된다.
옛소뇌	중간부분, 목젖 · 소뇌벌레 하부	척수소뇌	모든 고유수용기의 정보(근육방추, 골지힘줄기관, 관절수용기, 피부와 피하조직의 수용기)는 척수소뇌로를 지나서 목젖, 벌레에 전달된다.
새소뇌	소뇌반구	다리뇌소뇌	다리뇌 영역으로부터의 정보 즉, 대뇌겉질에서부터 하행하는 경로, 그물체, 뇌신경핵, 특히 올리브핵으로부터 다리소뇌로를 지나서 소뇌 양 반구에 전달된다.

- 소뇌만이 그 해부학적 위치에서부터 최초로 광범위한 정보를 얻을 수 있는 현황에, 자세긴장을 적응시키기 위해 대뇌기저핵, 겉질, 그물체, 안뜰계에 영향력을 행사.
- 자세긴장, 상반신경 지배, 운동패턴의 개개의 요소의 타이밍(시간적 협응)의 수정
- 상응하는 자세긴장과 타이밍을 포함하는 운동패턴의 보존

  받아들이는 정보를 처리하는 것은 소뇌의 상이한 부위에서 일어나고 있다. 소뇌를 구분하는 것은 해부학적 · 기능적 조건에 따라서 가능하다(**표 4.1**).
- 소뇌는 대뇌소뇌로를 통해서 대뇌와 소뇌겉질을 밀접하게 결부시키고 있다. 특히, 이 회로를 통해서 시각적 인상(visual impression)이 소뇌에 전달된다. 보통 소뇌는 균형의 유지 또는 재획득을 관장한다고 간주되고 있다. 이것은 올바르다. 신속하게 전달하는 섬유를 통해서 이러한 기능에 필요한 정보를 얻는 기관인 것이다. 정보는 다음의 부위에서부터 전달된다.
- 속귀(내이)의 미로기관에서부터 안뜰소뇌로를 지나서 실내에서 머리의 위치, 수직성 · 수평성, 앞쪽 · 뒤쪽 또는 위쪽 · 아래쪽으로의 가속도를 전달한다.
- 발바닥의 압력수용기, 발 근육조직의 근육방추와 골지힘줄기관에서부터 척수소뇌로를 통해서 발 위의 압력환경, 발가락, 발허리관절, 목말관절의 상부와 하부, 무릎과 엉덩관절의 관절위치, 그리고 지지기저면에 대한 관계를 전달한다.
- 눈에서부터 대뇌소뇌로쪽으로, 공간에서 자기 신체의 환경, 수직성 · 수평성, 다른 경사각도와 공간 깊이를 전달한다.

소뇌의 역할은 다른 중추(겉질, 대뇌기저핵, 올리브핵, 그물체, 안뜰핵)에서부터 파생하고, 말초에의 경로에 있는 정보를 말초에서부터의 정보와 비교하는 것에 있다. 하행하는 정보는 선행하는 자극에 대한 반응이며, 그 처리에는 일정한 시간이 걸린다는 것으로부터 소뇌가 다시 인식하는 현재의 상황으로부터는 다르다. 이것이 중추신경계의 주된 과제인, 하행하는 운동정보를 그때의 최신의 상황으로 수정, 적응, 조절하는 것에 근거를 부여한다.

"이와 같이 하여, 이러한 방전(진행하고 있는 운동)의 패턴은 상세하게 피라미드로(추체로) 섬유의 평행수송을 통해서 소뇌(중간부분)에 전달된다. 처리는 소뇌겉질에서 실행되고, 결과로서 일어난 출력(output)은 운동겉질로 되돌려지고, 소뇌로부터 연속된 "코멘트"가 운동지시마다 10–20밀리초(millisecond) 이내에서 발생한다. 이 "코멘트"는 소뇌에서부터 항상 보내지는 수정의 성격을 갖고, 이것은 대뇌겉질에서부터의 수정된 운동지시로 흡수된다고 생각된다.(Eccles 1984년 : 172)

이 구조는 소뇌장애와 실조 또는 부분적 운동실조를 나타내는 환자에서 명백히 관찰할 수 있다. 그들은 일탈하는 운동을 겉질에 의해서 수정하려고 시도하고, 그것은 훨씬 느리고 그리고 높은 긴장과 함께 나타난다. 이와 같이 하여 균형을 유지 또는 재획득하는 것은 달성되지 않는다. 왜냐하면 겉질이 자세긴장에 적응하여 세밀하게 조절하기 전에 그 환자는 넘어져버리기 때문이다(물리치료사가 환자를 지지하지 않는 경우)(**그림 4.1**).

정상운동과 정상 균형반응에 관한 소뇌의 기능을 생각해본다. 이를 위해서는 정상적인 자세긴장, 운동패턴을 위한 운동요소의 정상적인 시간적 · 공간적 협응에 대한 정상적인 상반신경 지배가 필요하고, 그 목적은 균형의 유지,또는 재획득을 위해 다음의 것을 발생시키는 것에 있다.

- 선행성 평형반응, 평형반응
- 선행성 바로잡기 반응, 바로잡기 반응
- 선행성 지지활동 · 지지반응
- 보호 발디딤(step)

실조환자의 자세긴장은 낮다. 제1장의 **그림 1.1 a**를 관찰하면 실조환자의 긴장은 왼쪽, 아마도 경계선에 위치하거나, 어쩌면 낮은 긴장으로의 경계선을 약간 넘어서고 있을지도 모른다. 그들은 충분히 자세긴장을 중력에 대항하여 구축하고, 운동단위를 자극할 수 있으나 선택적이지는 않다. 긴장의 구축이 정상인 "서보기구(servo mechanism) 즉, 근육방추의의 추내근섬유가 γ운동신경세포에 의해서 활성화되고, 근육길이의 변화를 일으키는 것은

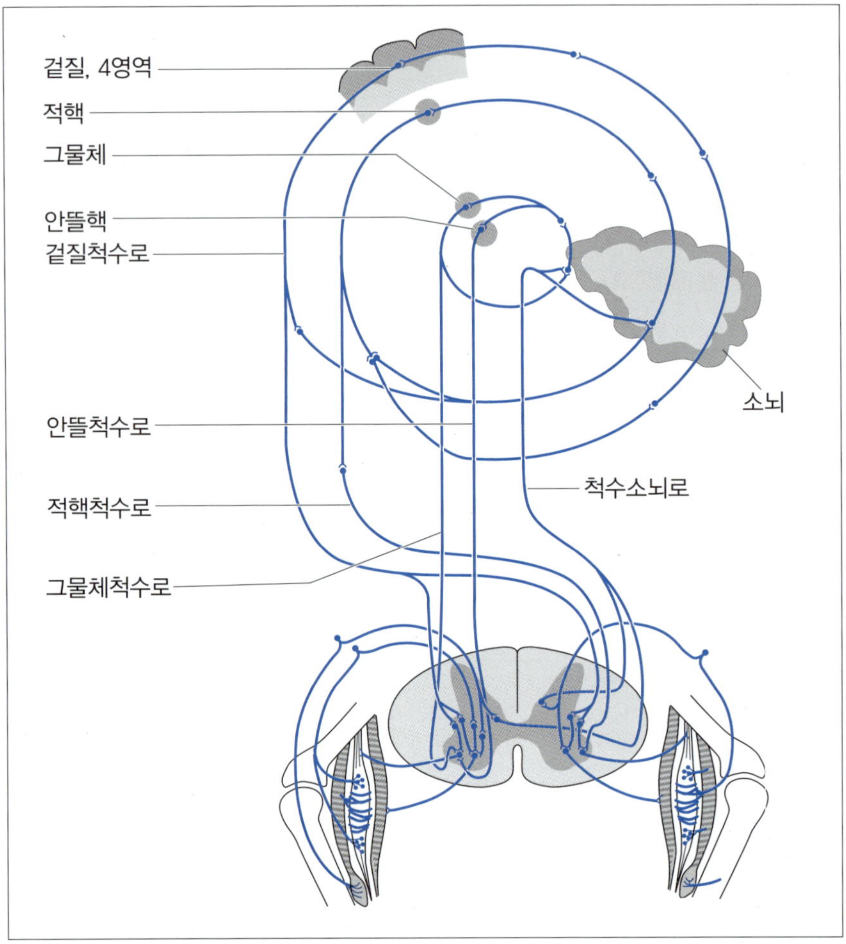

그림 4.1 기능 시스템 : 중추신경계의 상이한 영역의 기능적 연관성.
주의 : 모든 하행로는 평행하여 소뇌로 출력하고 있다
(Kahle 1992)

아니라고 예측할 수 있다. 정상이라면 그래서 α운동신경세포가 활성화되고, 그것이 최초의 수축을 유도한다. 대뇌중추로부터의 활성화된 α운동신경세포는 이미 활성화된 근육에 충돌하여 완만한 일정한 수축이 일어난다. 중추신경계의 이 부분의 손상도 억제조절의 감소를 초래하고, 이 때문에 총 패턴에서의 긴장의 증가, 그리고 균형을 유지하기 위해 필요한 총 패턴을 선택적 운동으로 분리시키는 것도 불가능해진다.

자세긴장이 걸출하여(outstanding) 비정상적인 증상이라는 것은 아니기 때문에 비정상적인 상반신경 지배가 보다 두드러진다. 상반신경 지배란 운동의 공간적 · 시간적 조절을 위해 작용근과 대항근에 의한 상호적인 조절로 각각의 협동근의 조절에 의해서 보완되는 것이다. 수직의 자세에서는 명확한 배분이 존재하지 않는다는 것을 의미한다. 참여하는 근육군은 작용근, 대항근이라는 명확한 역할을 갖는 것은 아니고, 모든 근육군은 같은 정도의 긴장을 나타내야 하며, 이것은 신경심리학적으로는 고차원의 기능을 의미한다.

신경생리학적 관점

자세나 운동을 가능케 하려면 운동패턴에 대한 선택적 근육활동의 조화된 팀워크를 유도하는, 중추신경계 내의 흥분과 억제의 조절이 필요하다.

비교 : 정상운동

상호적인 팀워크에는 상이한 형식이 가능하다는 것을 상기시키자.

- 정지 · 안정 · 운동
- 운동－운동 ■

운동조절 시스템이 해결할 수 있는 주된 문제는 작용근, 또는 운동을 시작시키는 근육이 바른 강도와 적절한 타이밍으로 수축시킬 뿐만 아니라, 마찬가지로 활동을 유도하는 데에 필요한 대항근, 고정근, 자세근육조직이 활동패턴을 시간적으로 편성하는 것이다(Rothwell 1994). Rothwell은 고정근에 대해서 언급하였으나 나의 생각으로는 “안정된 기준점”이라는 표현이 합치한다. 이것은 고정과 안정성은 구별되어야 하기 때문이다. 고정이란 운동이 허용되지 않는 것을 의미한다. 안정성은 최소한의 운동의 여지가 존재한다는 것을 의미한다. 인간의 정상운동에서 고정은 일어나지 않는다.

신경생리학적 관점

실조의 문제에 대해서 왜 이러한 증상이 억제조절의 감소를 근저로 하는가의 해석은 불가해한 것처럼 생각된다. 나는 그것을 설명하려고 시도한다. 소뇌겉질의 신경세포 기능을 관찰하면 아래의 기능을 가진 세포 유형이 발견된다.

- 골지세포－억제
- 조롱박세포(Purkinje cell)－억제
- 바구니세포(Basket cell)－억제
- 과립세포(granule cell)－흥분

오름섬유(climbing fiber)는 강한 흥분을 조롱박세포로 전달하고 하나의 임펄스로 몇 번이나 마찬가지로 발화한다. 이끼섬유(moss fiber)에서는 다르다. 이것도 흥분을 많은 과립세포에 전달하고 평행섬유를 통해서 바구니세포를 흥분시킨다. 이것은 조롱박세포로 억제 임펄스를 미치고, 이것은 깊이 위치하여 있는 소뇌각 세포로 억제정보를 전달한다. 평행섬유를 통해서 과립세포에서부터 나온 흥분이 골지세포에도 전달되고, 마찬가지로 이끼세포를 통해서 흥분된다. 골지세포는 과립세포에 억제의 영향을 미친다. 이리 하여 순환이 닫히고 주된 기능은 억제가 된다. “실제로 과립세포를 예외로 하고 겉질의 모든 신경세포는 억제적이다. 뇌의 기타의 부위에서 이러한 억제가 이기고 있는 곳은 알려져 있지 않다.” (Eccles 1984 ; 163).

! 억제조절은 실조환자의 주된 문제이다.

이것은 다른 뇌 손상에서 볼 수 있는 것 같은 경직이나 강직과 같은 자세긴장의 증가로 나타나는 것이 아니라, 개개의 근육군의 격렬한 활동이라는 형태로 나타난다. 실조환자는 상응한 보조와 함께 선택적 운동을 실행할 수는 있으나, 이것도 과다하게 된다. 작용근과 대항근을 동시에 단계적으로 활동시키는 것이 결여되고 있다. 문제는 작용근의 흥분이 강하고 억제세포의 과도한 흥분에 의해서 대항근의 억제도 지나치게 강하다는 것이다. 그 결과가 실조이다.

임상검사

실조환자를 위한 많은 임상검사가 있다. 근본적으로는 모두 같은 것을 판정한다. 이것은 대항근의 과도한 억제(즉, 억제세포의 과도한 흥분)이다.

안정떨림(resting tremor)을 관찰하고 평가하는 것은 소뇌손상이 현저한 환자의 경우에 해당한다. 자세는 최소의 진폭의 운동을 의미한다(p.2 참조). 이것이 바로 실조환자의 최대의 난점이며 이것은 큰 운동진폭의 억제와 최소의 운동을 형성하는 것이다.

앉은 자세에서 발을 마루 위에 용이하게 놓을 수는 없고, 발목관절을 바닥쪽굽힘을 시키면서 마루를 밀어붙인다. 그리고 발꿈치와 그것을 통해서 다리 전체를 가라앉도록 수정하지만, 이것에 의해서 긴장이 다시 증가한다. 다리의 떨림(tremor)도 존재한다.

양손을 용이하게 넓적다리 위에 놓을 수도 없고 넓적다리를 밀어붙여 수정하면서 이완하며 다시 밀어 붙인다. 팔의 떨림도 볼 수 있다.

머리와 몸통은 수직으로 유지되어야 한다. 이것은 평형반응 즉, 고차원의 상반신경 지배에 대한 요구를 의미한다. 왜냐하면 작용근과 대항근에서의 같은 긴장의 높이에서의 단계적인 수축이 요구되기 때문이다. 과도한 근육조직의 활동과 억제에 영향을 받은 과도한 흥분에서는 이것은 달성되지 않는다. 흔들림과 안정떨림이 결과적으로 일어나고 균형을 유지할 수 없다.

자유로운 앉은 자세에서 팔을 앞쪽에서 유지하는 검사와 롬버그 선 자세 검사 : 양 검사 모두 균형을 시험하고 수직 자세에서의 안정성을 검사한다. 안정떨림을 나타내고 있으면 이 검사는 필요가 없다. 환자는 떨림을 차단하기 위해 전략을 짠다고 생각된다. 그들은 자세긴장을 증가시키고 팔 또는 다리, 또는 양쪽에서 고정시킨다(제1장 "치료원칙", p.33 참조).

반동현상(rebound phenomenon) : 다음과 같이 검사된다. 팔꿈치를 확실하게 굽히고 검사자는 저항을 주어 작용근을 강하게 작동시켜 대항근을 그것에 따라서 강하게 억제시킨다. 그리고 검사자는 갑자기 저항을 해소한다. 건강한 사람이라면 팔꿈치는 극히 약간만 다시 굽힘으로 움직이고, 대항근인 위팔세갈래근이 흥분하여 더욱 굽힘운동을 멈춘다. 소뇌손상 환자에서는 다르다. 저항의 해소와 함께 팔꿈치는 크게 격렬하게 굽힘으로 움직이고, 이것은 손이 마지막으로 어깨에 접촉할 때까지 계속된다. 대항근은 강하게 억제되어 있었기 때문에 굽힘운동을 멈추는 데에 필요한 신속한 흥분이 발생하지 않는다.

교호변환운동 : 이것을 검사하기 위해 환자는 앉은 자세에서 양 넓적다리를 손바닥과 손등으로 번갈아 신속하게 만져야 한다. 이것은, 엎침과 뒤침의 신속한 교환으로의 요구이며 엎침근과 뒤침근의 흥분과 억제의 신속한 교환을 의미한다. 요구되는 속도의 조건 하에서 비교적 높은 작용근의 흥분이 일어나기 때문에 상응하는 대항근은 격심하게 억제되고 억제로부터 흥분으로 충분히 빨리 전환할 수 없는 일이 일어난다(Cave :억제는 억제세포의 과도한 흥분이다).

발꿈치-무릎시험과 손가락-코 시험 또는 손가락-손가락시험 : 이들의 바로 누운 자세에서 실행되는 검사는 상반신경 지배에 대한 요구를 의미한다. 실조환자는 이 과제가 어렵다고 알고 있기 때문에 건강한 사람보다도 천천히 시작한다. 처음부터 겉질에서 행동하고 수정하려고 하기 때문에 더 시간이 걸린다. 운동은 불안정하고 많은 작은 커브가 발생하고 한편, 건강한 사람이라면 목적으로 향해서 직선적으로 움직인다. 무릎뼈, 코끝, 손가락끝과 같은 목표에 도달하기 직전에, 환자도 건강한 사람도 정확성이 필요하다는 것을 알게 되고 긴장을 증가시킨다. 건강한 사람에게는 긴장의 증가는 거의 영향을 미치지 않는다고 관찰되는 것은 운동이 극히 약간 느려지는 것뿐이다. 이에 반해서 실조환자는 활동떨림(acttion tremor, 기도진전)을 나타내고, 수정의 수정, 그리고 그 수정을 하는 시도이며, 이것은 즉, 과도하다고 할 수 있다.

> 소뇌장애라는 진단이 확정되면 이러한 모든 검사는 양성이다. 그러나 반대의 추론은 허용되지 않는다. 또한 모든 검사가 양성이라고 해서 필연적으로 소뇌장애라 판단해서는 안 된다. 실조성 운동은 다른 이유로 인해서 일어나는 경우도 있다.

이러한 이유에는 아래와 같은 것이 있다.

- 말초신경을 통한 정보전달의 장애. 예를 들면, 다발성신경염, 그리고 특히 다발성신경뿌리염이 있다.
- 척수에서의 정보전달의 장애. 예를 들면, 뒤섬유

단(후삭)의 종양, 척수매독(tabes dorsalis), 다발성경화증의 말이집탈락(탈수) 병소가 있다.

이 경우 소뇌는 정보를 천천히, 또는 불충분하게 받아들이거나 전혀 받아들이지 않는다. 이 때문에 그때마다의 현황을 확정할 수 없고 수정할 수도 없다. 이 경우 수정도 최종적으로는 대강 훑어보아 실행되고, 이것은 대뇌 우위의 겉질 조절을 의미하고 매우 느린 것이 된다(상기 참조). 이 후의 증상 사례에서는 소뇌손상 때문에 실조를 나타내는 환자에 대해서 언급한다.

병태생리학의 총괄

실조, 실조성 운동, 측정장애, 안정떨림, 활동떨림, 대항운동반복부전, 양성 반동현상 등은 병태생리학적으로 과도한 흥분과 억제조절의 결여, 그리고 저해된 상반신경 지배를 통해서 일어난다. 이것은 물리치료에서 주된 목표가 이것을 요구하고 개선하는 것에 있다는 것을 의미한다.

근본적인 치료원칙

실조환자가 무엇보다도 용이하게 실행할 수 있고 무엇을 어렵게 느끼는지, 나는 다양한 조치의 신경생리학적 조건에 주목하려고 한다. 그렇게 하면, 왜 어떤 조치는 실행되어야 하고 다른 조치는 무의미한가라는 것을 이해할 수 있다.

실조환자는 일상운동을 수행하기 위해 그들의 보상전략을 발견한다는 것이 전제가 된다. 정상적인 균형반응에 대처하기 위해서도 이것들은 억제되어야 한다.

! 보상은 실조환자에 있어서 “경직”과 같은 것이다.

흔히 관찰되는 보상동작은 다음과 같다.

- 머리는 배쪽으로 움직이고 목뼈 상부는 앞으로 굽는다(전만). 이 자세에서는 닻(anchor)처럼 고정된다. 이것은 운동을 과도하게 감소시키고 미로기관은 더 적은 정보밖에 얻을 수 없다. 이와 같이 하여 안뜰척수계는 별로 자극되지 않고 불활성이고 몸통의 선택적 폄보다도 어려워지며, 이것은 보상의 필요성을 증가시킨다. 당연한 결과로써 치료사는 목뼈를 가동화해야 한다.
- 팔이음뼈는 앉은 자세에서 배쪽 · 마리쪽으로 당겨지고 팔은 모음 · 안쪽돌림을 하며 팔꿈치는 펴지고 양손은 옆으로 지지한다. 선 자세와 보행 시에는 어깨는 높이 들려올라가 안쪽돌림을 하고, 팔꿈치는 굽혀져 옆으로 밀려나가거나 또는 몸통으로 꽉 눌린다. 결과적으로 운동을 통해서 긴장을 정상화하기 위해 팔이음뼈의 가동화와 선택적 팔의 운동이 촉진된다. 치료의 제안은 p. 141를 참조할 것.
- 다리주변 : 엉덩관절에서 굽힘이 높아지고 발은 마루에서 완전히 설 수 없어 무릎관절을 굽혀서 등쪽굽힘을 하거나, 또는 바닥쪽굽힘으로 바닥을 밀어붙여 무릎이 펴진다. 엉덩관절은 높은 모음근 긴장을 가지며, 필요한 관절의 모음위치를 유도하는 것이 아니라 넙다리뼈머리를 절구(acetabulum)로 밀어붙이는 것(그리고 골반 양쪽의 후퇴)을 유도한다.

실조환자는 뇌성장애환자와 마찬가지의 보상적 패턴(총 패턴)을 사용하는 것을 인식할 수 있다. 즉, 선택적 폄의 구축을 어렵게 하고, 그것이 다시 과도한 폄의 구축을 유도하는 굽힘으로의 총 패턴이다.

! 뇌성마비 환자의 치료에서 치료사가 항상 연합반응을 과도한 요구의 징후로서 주의해야 하는 것처럼, 실조환자의 치료에서는 보상으로써 일어나는 고정에 주의해야 한다.

낮은 긴장 때문에 지지기저면은 작고 딱딱하고 안정된 것을 선정해야 한다. 폄의 선택적 구축을 용이하게 하기 위해 조합된 자세 세트가 선택된다. 신경생리학적으로 높은 수준의 상반신경 지배인 안정성을 요구하기 위해 수직의 시작자세를 취하고, 치료 테이블, 또는 간이의자 위의 직립 앉은 자세와 높은 치료 테이블 앞에서의 선 자세가 적합하다. 경우에 따라서는 환자의 앞, 또는 옆으로의 안정성을 보증하기 위해 2대째의 치료 테이블을 놓는다.

일반적 주의사항 :

- 억제의 의미를 가진 말을 선택한다. 조용하고 단조로운 목소리로 이야기하는 방법이 바람직하다. 큰 목소리로 갑자기 말을 거는 것은 자세긴장을 심하게 증가시키는 경우가 있다.
- 환자는 치료사의 양손에 "의지하고" 고정시키는 경향이 있다. 이 때문에 "좁게 한" 양손으로 접촉해야 한다. 양손은 불필요하게 큰 지지기저면을 형성해서는 안 된다.
- 손을 교환할 때는, 환자가 자기의 신체의 상응한 부위를 조절하고 있는지 치료사는 확신해두어야 한다. 갑자기 양손을 떼면 균형의 상실로 이어질 가능성이 있다.
- 모든 운동에서 주된 중력중심인 골반과 중앙 핵심점 사이의 양호한 상반신경 지배가 필요하고, 실조환자에서 이것은 거의 항상 현저하게 저해되어 있다. 이것은 모든 치료순서의 실행에서 주의해야 한다는 것을 의미한다.
- 항상 팔이음뼈의 보상적인 과도한 긴장이 감소하도록 영향을 미쳐야 한다.

4.1 증상사례 : 안토니아, 미겔 · 안겔, 알폰소

4.1.1 안토니아(Antonia)

▌안토니아의 과제 : 뇌바닥동맥(뇌저동맥)폐색증 후의 운동실조

안토니아는 45세의 여성이고 뇌바닥동맥폐색증을 앓고 이 때문에 발생한 소뇌장애에 의해서 운동실조를 타나낸다.

안토니아의 평가

그림 4.2는 안토니아가 앉은 자세에서 양팔을 보상시켜 지지함으로써 자세를 유지하고 있는 것을 보여주고 있다. **그림 4.3**에서 팔에 의한 보상이 제거되면 존재하는 문제를 인식할 수 있다. 골반은 뒤쪽으로 넘어지고, 몸통은 "마음 편한 앉은 자세"의 자세 세트의 완전한 굽힘 패턴이고, 몸통의 바로잡기 반응에서 중앙 핵심점이 돌림운동을 유도해야 한다는 것을 실현할 수 없다.

다양한 뇌신경 [혀인두신경(설인신경), 혀밑신경(설하신경), 얼굴신경]의 손상 때문에 구어장애와 왼쪽 눈꺼풀처짐(안검하수)이 발생하고 있다. 이 때문에 안토니아의 시각 바로잡기 반응(optic righting reaction)은 손상되어 있다.

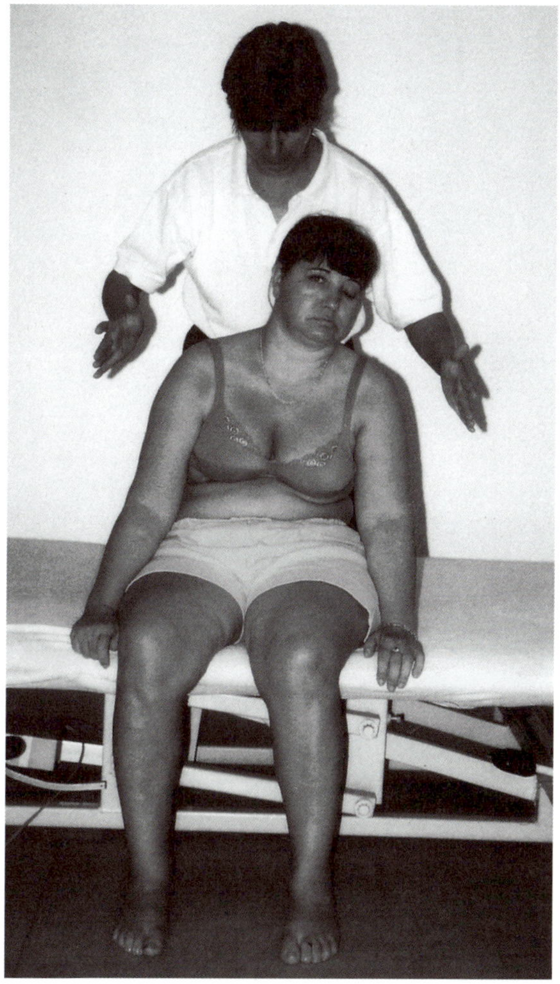

그림 4.2 안토니아는 직립 앉은 자세를 하기 위해 양팔로 보상하고 있다.

안토니아의 치료

나의 **치료목표**는 다음과 같다.

- 수직에서의 대처. 고차원의 신경심리학적 수준에서 몸통 근육조직 전체의 상반신경 지배.
- 먼쪽의 가동성(머리, 팔)에서의 몸쪽의 안정성(골반, 중앙 핵심점).

이를 위해서는 머리와 몸통에 의한 평형반응과 바로잡기 반응이 개선되어야 한다. 일상에서는 기능적인 조작의 개선을 의미한다. 안토니아가 혼자서 더 용이하게 세면대에서 개인위생에 대처하고, 착탈을 실행하며, 식사를 하고, 독서를 하고, 무언가를 쓰고, 그림을 그리고 조립하도록 한다.

다음에 몇 가지의 **치료사례**를 소개한다.

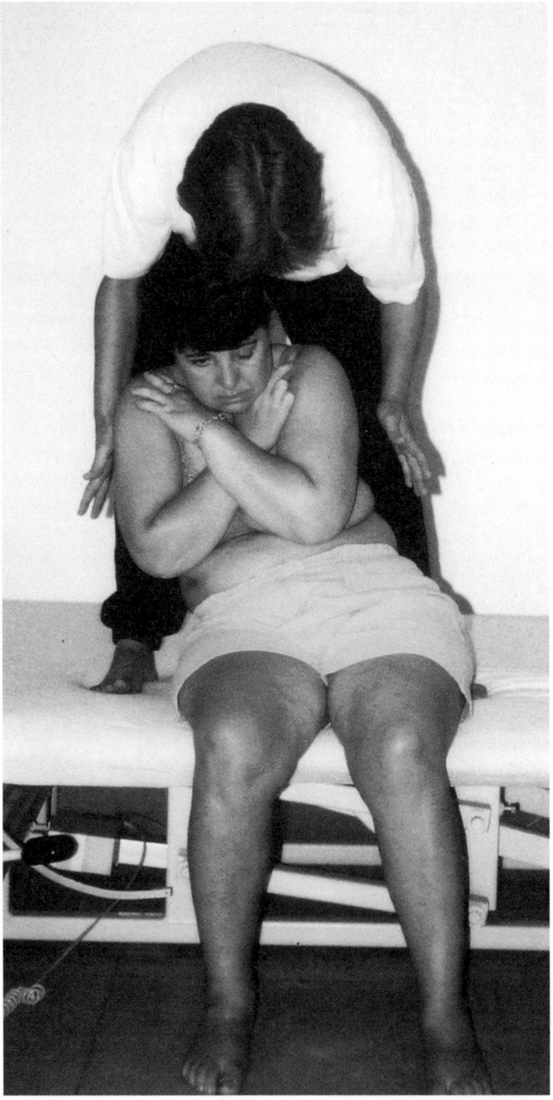

그림 4.3 팔이 보상하지 않으면 문제가 명백해진다.

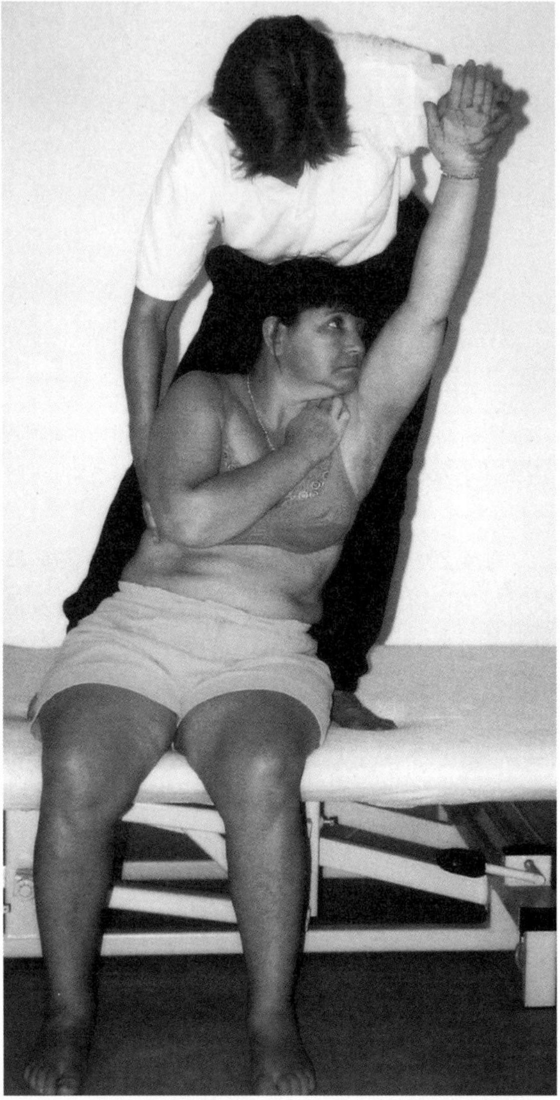

그림 4.4 안정된 몸통에 대해서 먼쪽부분이 움직여진다.

안정된 지지기저면에서 직립 앉은 자세에서 몸통의 바로잡기 반응을 촉진하다

안토니아는 우선 직립 앉은 자세를 취한다. 나는 중앙 핵심점에서부터 몸통의 바로잡기 반응을 촉진한다. 여기서는 안토니아의 적절한 협동운동에만 중점을 두는 것이 아니라 옆으로, 또는 중심으로 되돌아올 때, 또는 등쪽·배쪽으로, 그리고 중심으로 되돌아올 때의 다양한 점에서 정지하는 것에 중점을 둔다. 그녀가 발을 마루에 밀어붙이기 시작하면(다리의 떨림의 원인이 된다) "다리를 이완하시오", "가라앉히시오" "밀어붙이지 마시오"와 같은 지시가 도움이 된다. 만일 옆으로의 운동 때, 팔이(정상이지만 지나치게 빠르다) 지지반응에 사용되는 것이라면 양손을 각각 반대의 어깨에 놓을 것을 권장한다.

이 운동에 팔을 편입하는 것도 가능하다. 예를 들면, 손에 무엇인가를 잡게 하려고 하는 설정, 또는 실제의 과제로서 편입하는 것이다. 나는 안토니아의 뒤에 서서 무릎으로 그녀의 중앙 핵심점을 움직이고, 필요하다면 나의 한쪽 손으로 머리나 팔이음뼈를, 그리고 한쪽의 손으로 팔의 운동을 수정한다. 이러한 팔 · 손의 운동은 모든 정지(standstill)하는 점에서 실행된다. 목적은 먼쪽을 움직이기 위해 몸통을 안정시키는 것에 있다(**그림 4.4**).

! 환자는 팔을 치료사의 손으로 고정시키려고 하는 경향이 있다. 이 때문에 환자의 손등을 잡고 손목관절의 운동도 채택한다. 팔꿈치는 약간 폄의 최종위치에서 잠기고(lock), 이완(release)의 지시와 함께 갑자기 뗀다. 이것은 단계적으로 펴는 것, 최종위치 가까이 되면 이완되는 것이 반복되는 것을 의미한다.

다음으로 책상다리를 하여 앉은 자세에서 대처한다. 이 자세에서 몸통의 운동은 우선 자세를 유지하고 다음으로 머리와 팔을 움직이는 것이다.

일련의 치료를 실행하기 위해 나는 또 한사람의 교육받은 직원을 필요로 한다. 직원은 중앙 핵심점을 안정시키고 균형의 유지, 또는 재획득 때에 보상 없이 정상적인 평형반응과 바로잡기 반응을 유도하는 것을 돕는다. 나는 환자의 바로 곁에 위치한다. 안토니아는 운동의 여지가 많이 주어지지만 우리들은 과도한 운동이 발생한 경우에는 그것을 제한하기 위해 보조한다.

신체중심에서 직립 앉은 자세에서 책상다리를 하고난 후에 한쪽으로 체중이동을 할 때에는 다음의 활동이 실행된다.

나는 안토니아의 양손을 번갈아 앞쪽 · 위쪽으로 움직인다. 우선은 팔이 천천히 집중적으로 공중을 자유로이 움직여진다. 이 동안에 그녀와 나의 손이 한쪽씩, 그리고 양손을 동시에, 또한 반대의 손끼리 접촉해야 한다. 여기에 주의력을 딴 데로 돌리는 물건이 투입된다. 예를 들면, 직원이 안토니아에게 풍선을 던지고 안토니아는 그것을 양손으로 번갈아, 때로는 머리로 접촉해야 한다. 풍선은 차츰

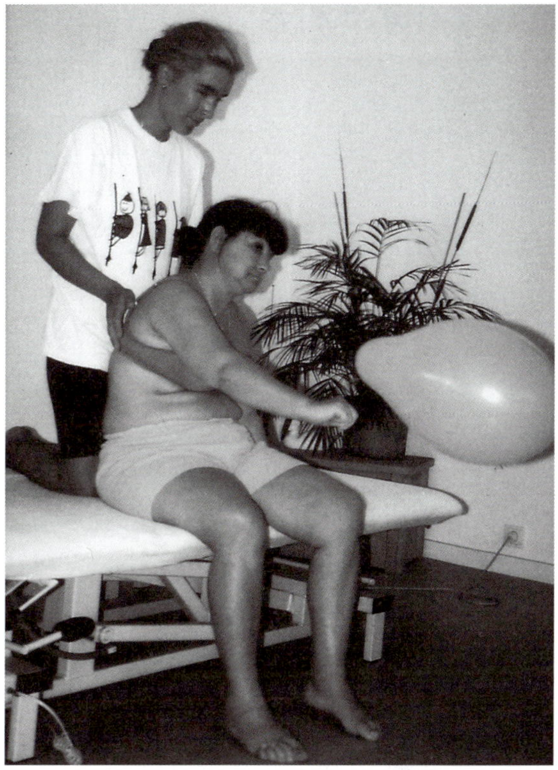

그림 4.5 안토니아는 차츰 빨리 던져지는 풍선을 한쪽 손으로 만져야 한다.

빨리 던져진다. 그 후 크고 가벼운 공이 던져지고 그녀는 한손씩 그리고 양손으로 잡아서 되던져야 한다(**그림 4.5**). 그리고 작은 밸런스 볼(balance ball)과 같은 잘 튀는 공을 그녀를 향해서 굴리고, 그녀는 그것을 한손으로 굴려서 되돌리거나, 또는 일단 양손으로 잡고 이번에는 굴려서 되돌려야 한다.

! 환자는 엉덩관절의 굽힘 긴장의 증가를 통해서 안정성을 얻도록 하기 때문에 발이 공중에 뜨거나 또는 마루에 발가락 끝만으로 접촉하는 경향이 있다. 결과적으로 골반이 약간 뒤로 경사지고 몸통 전체가 뒤쪽으로 이동한다. 이것은 중력에 대해서 더 간단한 또 다른 자세가 된다. 이 때문에 뒤쪽으로의 넘어짐을 방지하기 위해 배쪽의 근육조직 전체가 작용근으로서 작용해야 한다. 직립 앉은 자세의 위치로의 수정이 필요하다.

신경생리학적 관점

상반신경 지배는 안정에서부터 작용근인 굽힘근과 대항근인 폄근의 균형 잡힌 긴장에서 정지로 변화한다. 이것은 낮은 차원의 신경생리학적 상반신경 지배에 상응한다.

직립 앉은 자세에서 다시 발과 다리의 활동에 대처할 수 있다. 안토니아는 발꿈치를 접지시키고 발끝을 세워서 앞으로 크게 내딛고 다시 되돌리는 것을 번갈아 반복한다. 나는 한쪽 발을 움직이고 또 한쪽을 안정시키는 것을 보조한다. 그리고 나는 환자 앞의 마루 위에 무릎을 꿇고 바르게 앉거나 앉아서 발을 들어 올리고 한쪽 손으로 또 한쪽의 다리를 안정시키도록 보조한다. 이것은 번갈아 실행하고 처음에는 천천히 그리고 조금 빠르게, 특히 율동적으로 실행한다. 나는 그녀에게 공을 굴리고 그녀는 한쪽 발로 번갈아 걷어차서 되돌려야 한다(**그림 4.6**).

! 치료사와의 거리가 공을 차서 되돌리기 위한 세기 즉, 구축되는 긴장을 결정한다. 환자로부터 너무 지나치게 떨어지지 않을 것을 권장한다. 이것은 단계적으로 긴장을 구축하는 것을 촉진하고 환자가 균형을 상실한 경우, 바로 환자를 안정시킬 수 있도록 하기 위해서이다.

다음의 활동은 안토니아에게는 아직 실행할 수 없으나, 나중에 진전과정에서는 효과적이다.

몸통의 안정성 즉, 평형반응과 바로잡기 반응을 더 자연스럽게, 신속하게 요구하기 위해 풍선이나 크고 가벼운 공의 활동과 조합시킬 수 있다. 보조자가 풍선을 밀어붙이고 환자가 어느 쪽의 손으로 되밀어야 하는지를 지시한다. 다음으로 보조자는 공을 굴리고 어느 발로 차서 되돌려야 할지를 지시한다. 그리고 보조자는 공을 던지고 환자는 양손으로 이것을 붙잡는다. 다음으로 보조자는 한손(어느 쪽이든) 또는 양손으로 되던져야 할지, 그렇지 않으면 발로 차서 되돌려야 할지를 지정한다.

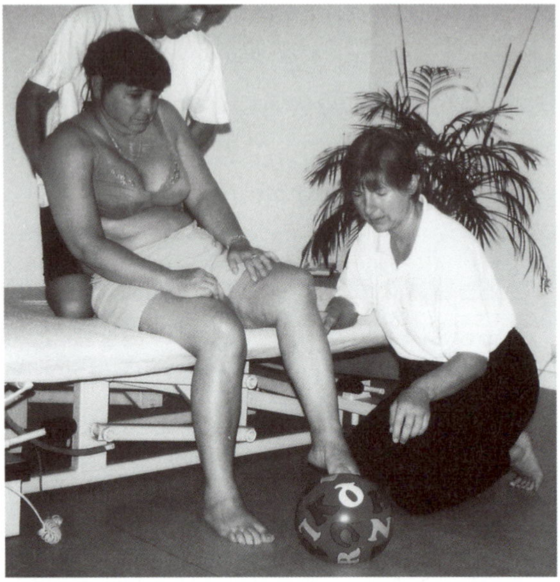

그림 4.6 안토니아는 공을 차는 동안 또 한쪽의 발을 안정시킨다.

운동은 더욱 다양화시킬 수 있고, 예를 들면, 공을 마루 위에서 굴리도록 요구하는 것은 큰 앞경사를 필요로 한다. 풍선과 공 대신에 타월, 고리 던지기용 고리, 무거운 공 등을 사용하여 형태, 무게, 경도(hardness)를 바꿀 수 있다. 처음에는 이것들의 물체를 개별적으로 사용하고, 후에 번갈아 사용함으로써 신속한 긴장의 조절을 발생시킬 수 있다.

이러한 모든 활동의 목적은 중요한 핵심점인 중앙 핵심점과 골반의 안정화이다.

몸통의 바로잡기 반응을 촉진하는 다른 가능성은 가동적 지지기저면을 사용하는 것이다.

안정된 테이블 위에서 앉은 자세의 안정성이 만족할 만한 것이 되면 지지기저면을 가동적으로 할 수 있다. 예를 들면, 몇 번이나 개킨 요가매트 위에서의 앉은 자세나 2개의 밸런스 볼을 합체시킨 "피넛(peanuts)", 밸런스 볼(balance ball), 밸런스보드(balance board) 등을 열거할 수 있다.

이러한 기구 위에 앉고 그 위에서 주의 깊게 뛰어 오름으로써 단계적으로 무릎을 펴지게 하는 것에 잘 대처할 수 있다. 이때, 힘의 방향이 뒤쪽이 아니라 앞쪽-위쪽으로 향하도록 주의해야 한다.

! 그 동안 치료사가 환자와 지지기저면을 안정시킬 필요가 있다면, 치료사가 상황을 과대평가였다는 것을 의미하고 안정된 지지기저면을 선택해야 한다.

안정된 지지기저면에서 수직자세로 활동하는 것이 어려운 경우는 일련의 치료 속에서 우선 바로 누운 자세로 준비하는 것도 필요하다.

신경생리학적 배경

신경생리학적 관점에서 바로 누운 자세는 다음의 결점과 이점을 가진다.
결점 : 큰 지지기저면은 그렇지 않아도 낮은 자세긴장을 더욱 감소시킨다. 중력에 대항하여 운동을 하는 것은 이 낮은 긴장을 기초로 하여 실행되어야 한다.
이점 : 골반과 중앙 핵심점이라는 주된 신체 중력중심은 테이블 위에 눕고 수직 자세에서 힘들여 활발하게 안정시킬 필요가 없다. 이와 같이 하여 서로 안정된 기준점을 형성하고, 이에 대항해서 움직일 수 있다. 양쪽의 팔과 다리에 대한 안정점을 형성한다. 이것은 억제조절 전체가 팔다리의 과도한 운동의 수정에 사용된다는 것을 의미한다.

앉은 자세에서부터 바로 누운 자세로 움직이기 위해 바로잡기 반응이 이용된다. 이때, 특히 골반과 중앙 핵심점의 적절한 협동운동에 주의한다. 중앙 핵심점에서부터 운동을 촉진하고 조절하기 위해 가슴우리의 옆을 잡는 것이 보조를 용이하게 한다 (라켈의 증상사례, p.74 참조).

편마비환자나 팔다리의 종합적 증상을 나타내는 환자는, 바로 누운 자세의 정상적인 자세긴장 때문에 먼저 어깨와 머리의 중앙 핵심점에 대한 작은 운동이나 골반의 작은 조절운동에 대처해야 한다.

중앙 핵심점에 대한 골반의 선택적 운동은 다리를 세우고 발을 엉덩관절 폭으로 무릎 밑에 놓은 상태에서 실행되어야 한다. 그리고 골반을 들어 올리고 거기서 머무른다. 다음으로 들어 올린채로 좌 · 우로 움직여 회전시킨다. 즉, 오른쪽을 가라앉히고 다음으로 왼쪽을 가라앉히며 그리고 들어올린다. 치료사는 안정시키는 것을 보조한다.

과도한 운동의 경우, 골반만 선택적으로 들어 올리는 것이 아니라, 중앙 핵심점을 포함한 등(back) 전체를 들어 올리는 일이 발생한다. 이 경우, 환자는 중앙 핵심점을 안정된 기준점으로서 느끼도록 복장뼈 위에 치료사의 손을 필요로 한다.

! 환자는 무릎을 서로 밀어붙여 고정하는 경향이 있기 때문에, 치료사는 이것을 떼어서 안정시키는 것을 도와야 한다. 머리, 팔이음뼈, 팔은 약간 보상한다. 이것들이 옆으로 되어있는가, 그렇지않으면 골반운동을 위한 안정성을 긴장의 증가에 의해서 얻으려고 하므로 아래의 테이블을 밀어붙이고 있는지 아닌지 조절해야 한다.

다음으로 한쪽의 다리를 눕히고, 또 한쪽은 치료사가 발이 잡아 굽힘으로 촉진되고, 또한 벌림, 모음, 가쪽돌림, 안쪽돌림과 조합시키면서 지지기저면의 방향으로 되돌려진다. 이번에는 또 한쪽이 눕혀지고 안정되는 동안 마찬가지의 것이 반복된다.

! 환자는 폄의 최종위치에서 무릎을 잠그는(lock) 경향이 있다. 이것을 조절하도록 요구하면 갑자기 무너진다. 이것은 이 자세에서 최종위치가 가까워지면서 차츰 이완되도록 반복해서 대처할 필요가 있다는 것을 의미한다.

바로 누운 자세와 이 때문에 안정된 중앙 핵심점은 조화된 팔의 운동을 실행시키기 위해 이용하는 것이 가능하다. 치료사는 테이블의 머리쪽 끝에 서서 환자의 손등을 움켜잡는다. 이와 같이 하여 팔의 운동을 촉진한다.

- 좌 · 우 동시에 방의 천장을 향해서 위쪽으로, 그리고 환자의 얼굴을 향해서 아래로 촉진한다.
- 상반적으로 한쪽의 팔을 위로 뻗고 또 한쪽을 아래로 이완한다(**그림 4.7**). 또는 한쪽의 팔을 가쪽으로 움직이는 동안, 또 한쪽은 위쪽으로 움직인다. 많은 조합이 가능하다.

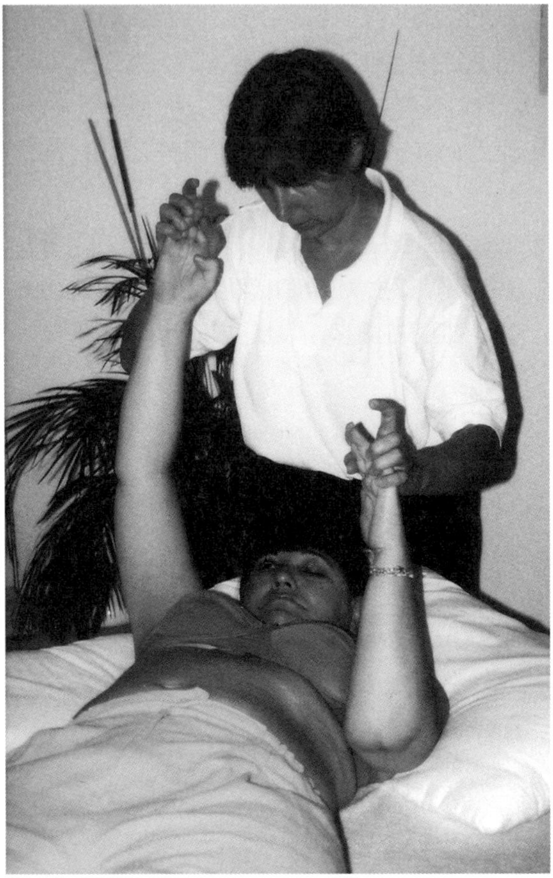

그림 4.7 바로 누운 자세에서 상반적인 팔의 운동이 실시된다.

치료사는 환자의 양손에 판지로 만든 통을 건넨다. 이것에는 고리가 걸려있고 이것은 약간 크기 때문에 끝에서부터 끝으로 미끄러뜨릴 수 있다. 과제는 그 고리를 끝에서부터 끝으로 움직이는 것이다. 이를 위해 환자는 한쪽의 팔을 위로 뻗고 또 한쪽은 아래로 이완해야 한다. 환자가 고리를 볼 수 있고 언제 운동을 시작하는지 아는 것은 긴장을 순응시키는 것을 돕는다. 과제를 약간 어렵게 하고 신속한 반응을 요구하기 위해 양끝을 폐쇄한 통 안에 작은 돌을 넣을 수 있다. 환자는 돌을 끝에서부터 끝으로 통 안의 소리를 들으면서 움직인다. 운동의 속도와 음조의 높이에 따라서 돌은 빨리 통의 끝으로 큰 소리로, 또는 작은 소리로 부딪힌다. 과제는 돌을 천천히 조용히 움직이는 것이다(**그림 4.8**).

통을 여는 것도 가능하고 끝을 손가락으로 눌러서 닫는다. 만일 돌이 빨리 구르면 밖으로 떨어져 버리기 때문에 통은 천천히 움직여야 한다.

목표물 운동에 더욱 대처하기 위해 다음으로 스펀지 소재로 만든 통을 사용한다. 치료사는 환자가 그 통으로 접촉해야 하는 목표물을 전달한다. 이 활동은 근본적으로는 앉은 자세에서 언급한 것과 마찬가지이다. 여기서는 손에 의해서 목표물을 나타내어 보였다. 바로 누운 자세에서의 용이한 상황이 원래의 운동을 어렵게 하는 데에 사용된다. 즉,

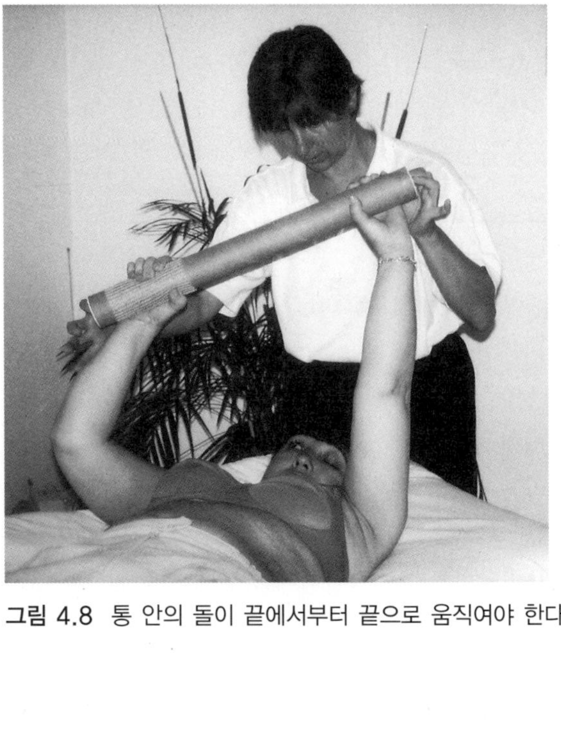

그림 4.8 통 안의 돌이 끝에서부터 끝으로 움직여야 한다.

목표물을 연장된 팔(통의 형태)로 접촉하는 것은 정상적인 팔의 길이로 접촉하는 것보다도 어렵다는 것이다.

! 이미 언급한 팔꿈치가 최종위치에서 고정되기 쉽다는 경향에 입각하여 목표물은 지나치게 높아서는 안 되고 높이는 다양화되어야 한다.

판지로 만든 통은 가정에서 폐기물이 되는 것이다. 그리고 상이한 지름의 것이 존재하기 때문에 이것을 이용할 수 있다. 환자는 2개의 상이한 통을 각각 손에 들고 한쪽을 또 한쪽으로 밀어 넣어야 한다. 이때 통을 수평, 수직 그리고 가능한 모든 각도로 유지해야 한다.

신경생리학적 관점

양팔을 동시에 상반적으로 움직이고 서로 안정시키는 활동에 대해서 마지막 활동에서는 양팔을 서로 독립시켜 자유로이 공간에서 움직여야 한다.

바로 누운 자세에서 대처하는 것은 시작자세를 떠나 앉은 자세로 옮겨가는 것도 포함된다. 이때, 정상운동의 진행이 보조위치 즉, 양손의 먼쪽, 또는 지지하는 팔의 손목관절의 먼쪽과 반대로 위치하는 어깨의 몸쪽(p.78)과 조합된다. 재활에서 가장 중요한 목표는 수직 자세에서의 양호한, 또는 적어도 충분한 안정성이다. 이것은 바로 누운 자세에서는 준비하는 것에는 한계가 있고, 역시 앉은 자세, 더 좋기로는 선 자세에서 대처해야 한다.

선 자세에서 바로잡기 반응의 촉진

앉은 자세에서부터 선 자세로의 기립동작은 여느 때와 마찬가지로 선 자세에서의 균형에 대한 대처의 첫걸음이다. 치료 테이블은 폄의 구축이 용이해지도록 비교적 높이 설정된다. 발의 가동화는 준비로서 도움이 된다. 목적은, 특히 보상을 원인으로 하여 발바닥굽힘근에서 증가한 자세긴장의 정상화에 있다(증상사례 "라켈", p.90 참조).

신경생리학적 관점

발의 가동화의 신경생리학적 목적은 몸통과 발의 평형반응을 담당하는 안뜰계의 자극에 있다.

실조환자가 가지는 문제는 편마비나 연합반응을 나타내는 환자의 문제와는 다르다. 일어서기의 진행은 많은 환자에서 볼 수 있는 것 같은 다음의 문제를 포함한다. 그것은 발을 세우는 단계에서 시작된다. 발목관절 상부의 선택적 등쪽굽힘과 동시에 무릎관절의 굽힘이 필요하지만, 이와 같이 하여 완수할 수 없다. 즉, 발은 뼈의 지지나 근육의 돌림에 의해서 어떻게든 우연히 서 있다. 골반의 선택적인 앞경사도 일어나지 않고 환자는 몸통을 굽혀서 앞쪽굽힘을 하는 일이 많다. 환자가 행운의 체형소유자라면, 골반의 뒤쪽경사위치일지라도 상반신이 길고 중앙 핵심점이 지지기저면의 발의 중심 위에 위치할 수 있다.

볼기부분을 의자에서부터 이완하기 위해 필요한 무릎의 진전은 천천히 단계적으로 일어나는 것이 아니라 폄의 긴장은 갑자기, 그리고 과도하게 구축되어 일어서기는 "튀어 오르는" 것처럼 일어나고, 이것은 조절된 운동이 아니다. 골반의 뒤경사 운동도 일어나지 않고, 이에 반해서 중앙 핵심점이 그 축을 뒤쪽으로 움직이는 것은 제동을 걸 수 없고 크게 실행된다. 중앙 핵심점은 복근 상부와 함께 배쪽 · 머리쪽으로 안정되지 않고, 이 때문에 골반의 뒤경사 운동으로의 안정된 기준점도 형성되지 않는다.

양 팔이음뼈는 폄의 총 패턴과 함께 후퇴로 당겨진다.

많은 환자는 운동이 과도하고 무제한으로 되어 있다는 것을 느끼고 자율적으로 수정하려고 시도한다. 실행되는 운동에 대한 고유수용기 정보는 위에서 기술한 빠른 섬유를 통해서 척수소뇌에 도달한다. 소뇌 안의 다양한 부위에서 실행되는 처리는 저해되어 있고, 운동의 수정을 위해 긴장에 순응하기 위한 명령을 적시에 말초로 전달하기 위해서는 긴 시간을 필요로 한다. 수정에의 자극은 과도하고 환자는 좌절감을 느끼는 상황에 놓인다. 즉, 환자는 스스로를 움직이려고 하고 상응하는 명령을 내리지만, 이것이 과도한 운동이 되어 환자는 그것을 느끼고 수정하기를 희망한다. 그러나 수정도 과도하게 되기 때문에 그것을 느껴 다시 수정하려 하지만 그 수정도 또한 과도하게 되어버린다. 운동이 더 섬세하고 작아질수록 그것은 떨림과 유사한 것이 되고 활동떨림(intention tremor)이라 일컬어지는 정의로 표현된다.

안토니아의 일어서기와 앉는 운동의 촉진

나는 안토니아의 발을 일어서기 위한 바른 정렬이 되도록 조절한다. 이를 위해 나는 치료 테이블에 앉고 안토니아는 나의 넓적다리에 앉아 팔을 몸쪽으로 자연스럽게 늘어뜨린다(**그림 4.9**). 나는 양손으로 중앙 핵심점을 옆에서부터 잡는다. 그리고 나는 앞으로 기울고 안토니아에게 운동을 시작시키도록 함께 움직인다. 나는 골반을 테이블에서부터 들어 올리고 그것을 통해서 안토니아도 체중을 발로 옮기도록 자극을 받는다. 나는 일어서는 동안, 안토니아의 신체와의 밀접한 접촉을 유지하도록 주의한다. 그렇게 함으로써 나는 더 많이 느낄 수 있고 또한 많은 안정성을 줄 수 있다. 나의 양손은 위치를 바꾸고 한쪽 손은 중앙 핵심점의 위쪽운동을 멈출 수 있도록 안토니아의 왼팔 아래를 지나서 복장뼈 앞쪽에 놓는다. 또 한쪽의 손은 골반의 뒤경사운동을 촉진하기 위해 복근 하부에 놓는다.

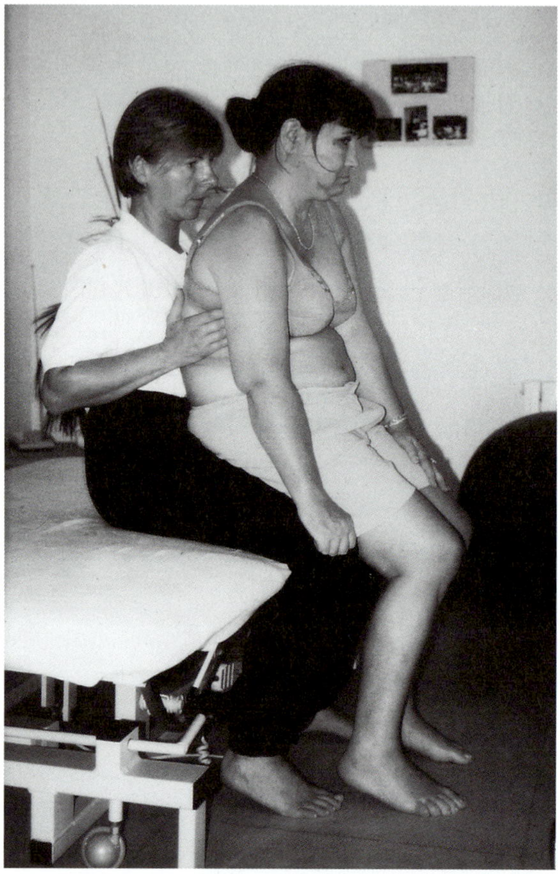

그림 4.9 치료사는 이 자세에서부터 기립동작을 촉진한다.

! 많은 환자는 팔이음뼈와 머리를 고정시키는 경향을 갖는다. 치료사는 촉각 또는 말에 의해서 머리를 조금 움직이고 어깨를 자연스럽게 아래로 늘어뜨리도록 요구해야 한다. 그리고 많은 환자가 발을 크게 벌려서 서는 것에 안심감을 갖고, 왜 치료사가 그러한 불안정한 위에 발을 놓게 하는지, 경우에 따라서는 불안하게 시키는지 이해할 수 없다는 경험을 갖는다. 이 때문에 더 넓은 지지기저면에서 안심을 느낀다는 환자의 생각은 옳지만, 치료에서는 경계선에서 대처해야 한다는 것을 설명한다. 또한 치료사는 안전조치에 대해서도 언급해야 한다(치료 테이블, 고정된 의자의 등받이, 벽, 보행용 막대 등).

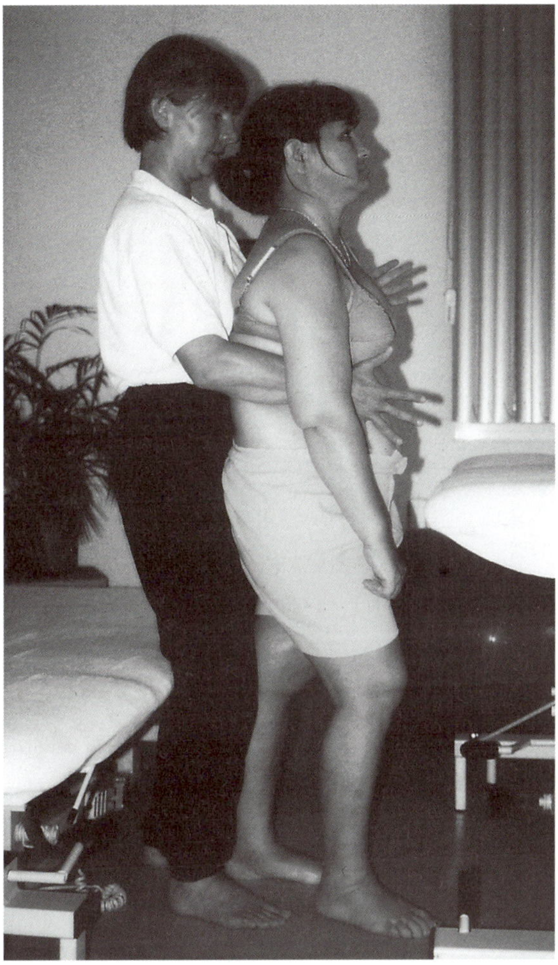

그림 4.10 발디딤 위치에서 치료사의 보조가 줄어든다.

이제까지 나는 안토니아를 최대한 안정시키고 있었으나 다음으로 그녀 몸통으로의 접촉과 나의 손에 의한 압력을 감소시킨다. 그녀는 수직위치에서의 자세를 차츰 스스로 안정시켜야 한다. 마찬가지의 보조는 발디딤 위치에서 체중을 앞의 다리, 그리고 뒤의 다리에 부하시키는 선 자세에서도 실행된다(**그림 4.10**). 이것들이 어느 정도 잘 되는지에 따라 나의 보조를 더 감소시키지만 "환자의 바로 곁에 있는" 것은 계속한다.

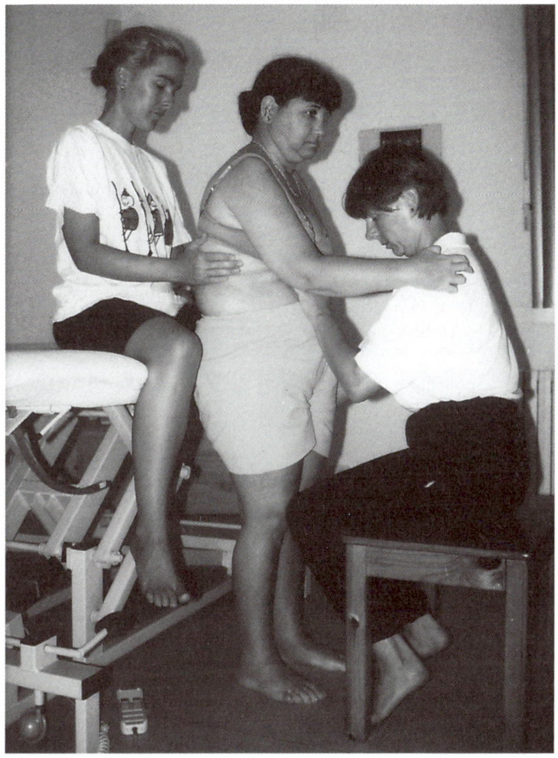

그림 4.11 안토니아는 무릎을 1°에서부터 2°의 굽힘 위치에서 안정시켜야 한다.

! 이 자세에서는 무릎을 저지하는 경향이 환자에게 관찰된다. 치료사는 스스로의 무릎으로 환자의 오금을 자극하고 구두로 그것을 이완하도록 요구한다. 이것은 매우 갑자기 생기고 수정을 요구하지만, 이들도 또한 과도하게 일어나 저지로 되돌린다. 환자가 무릎을 명백히 굽힘위치에서 유지하는 것이라면, 치료사는 무릎을 제로위치(zero position) 또는 1°에서부터 2°의 굽힘으로 유도하도록 주의 깊은 폄을 구두로 요구한다. 무릎의 안정화는 몇 번이나 몇 번이나 시도한 후에 가까스로 잘 되는 일이 많다.

선 자세의 자세세트에서 또 다른 대처의 자세는 높은 치료 테이블 앞에서 경우에 따라서는 그곳에 두 번 째 치료사가 앉고, 필요한 경우는 중앙 핵심점을 안정시킨다. 나는 안토니아의 앞의 간이의자

에 앉고 골반 또는 중앙 핵심점을 촉진한다. 안토니아가 수직위치를 더 잘 안정시키면 이 안정성을 기능적 활동으로 이용하기 위해 더 많은 운동을 실행할 수 있다. 머리는 모든 방향을 향해야 하며 팔은 "교차한 자세"에서부터 몸쪽으로 자연스럽게 늘어지고 다시 어깨 위로 교차하여 놓여야 한다. 양손은 상이한 목표물에 접촉해야 하고 내가 사전에 준비해 둔 물건 또는 보조자의 양손을 만진다.

선 자세에서 모든 핵심점의 정렬을 달성하고 유지하는 것은 안토니아에게 용이하지 않다. 그녀의 무릎은 몇 번이나 젖힘(과신전)에 의해서 저지된다. 나는 그녀가 이 저지를 해소하는 것을 돕기 위해 나의 왼손으로 중앙 핵심점을 약간 배쪽 · 꼬리쪽으로 촉진(facilitation)하고, 오른손으로 골반을 뒤로 기울이게 한다. 이것은 왼쪽무릎을 젖힘에서부터 이완하는 데에 도움이 된다. 안토니아는 이 촉진을 느끼고 무릎을 1°에서부터 2°의 굽힘 위치에서 안정시켜야 한다(**그림 4.11**).

그리고 직립 앉은 자세에서 실행된 활동이 이번에는 선 자세에서 재차 반복된다. 또한 선 자세에서의 상반신의 착탈도 실행되어야 한다. 경우에 따라서는 치료의 초기에 탈의를 앉은 자세에서 실행하고 착의는 치료의 마지막에 선 자세에서 실행한다.

! 안정성이 악화하는 것 같은 일이 있으면 다시 한 번 앉을 것을 권장한다. 치료사는 환자의 뒤에서 환자와 함께 테이블 위에 앉는다. 이것은 환자가 대부분의 체중을 다리 위에 유지하기 때문에 자세 긴장이 크게 감소하는 일도 없고, 치료사가 체중을 과도하게 부하할 필요도 없다는 이점을 가진다. 긴장의 상황은 다시 일어서는 것을 허용하고 수직 위치에서 이전과 같이 안정성에 대처하는 것이 가능해진다.

선 자세에서 잇달아 체중을 좌 · 우로 이동시키는 것이 실행되어야 한다. 여기서도 안토니아에 의한 운동의 실시가 목적의 하나이지만, 운동경로 상에서 생각할 수 있는 점에서 정지하는 것도 목적이다. 한쪽의 다리에 모든 체중이 걸리면 옆쪽으로의 운동은 정지해야 한다. 부하 쪽의 다리의 무릎은 제로위치, 또는 1°에서부터 2°의 굽힘 위치에서 안정되고, 또 한쪽의 무릎은 이완되어 자연스럽게 굽힘 위치로 "떨어져야" 한다.

! 옆쪽으로 운동을 시작하면 많은 환자는 정지할 수 없다. 그들은 목표를 크게 넘어버리는 일이 많다. 이 때문에 치료사는 양쪽에 안정성을 확보해야 한다(치료 테이블, 고정된 의자의 등받이, 벽, 보행용 막대 등).

게다가 많은 보조와 함께 치료 테이블에 의지하면서 선 자세에서 바지를 입고, 양말, 신발을 신는 것을 치료에서 이용할 수 있다.

선 자세에서 일정한 안정성이 확립되면 발디딤 자세를 취할 수도 있다. 나는 조절할 수 있는 다리를 뒤로 위치시킬 것을 권장한다. 그리고 선 자세와 마찬가지의 활동을 실행할 수 있다.

이때, 환자가 균형을 상실한다면 바로 환자를 붙잡는 것이 아니라 환자에게 우선 "넘어지는" 것과, 그리고 어느 방향으로 "넘어지는"지를 느끼게 하고 바로잡기 반응이 일어나는지 상황을 관찰할 것을 권장한다. 이 방법은 사전에 환자에게 설명해두어야 한다. 환자는 그것에 의해서 안심감을 얻으며, 치료사가 집중하여 그 운동을 지켜보고 균형을 잡는 것이 잘 되지 않은 경우에는 넘어지기 전에 안정을 확보해준다는 것을 알게 된다.

신경생리학적 관점

중추신경계는 필요한 경우에만 바로잡기 반응을 시작시킨다. 지나치게 빠른 타이밍으로 지지하거나 지지반응을 빨리 활용해버리면 바로잡기 반응은 발생하지 않는다.

선 자세에서의 안정성이 만족스럽게 되는 것이라면 가동적인 지지기저면을 선택할 수도 있다. 거기서는 요가매트를 그대로, 또는 두 겹 또는 여러 겹으로 개켜서 사용하거나 트램펄린(또는 미니트램펄린)을 사용할 수도 있다.

천천히 걷는 것이 보행의 촉진

제2장에서 천천히 걷는 것과 보행은 구별되었다. 실조환자는 보행이나 천천히 걷는 것보다도 달리는 편을 용이하게 할 수 있다. 보행은 균형을 상실하고 재획득하는 것이라 생각하면 빨리 걸을 때는 균형이 잡힌 상태가 아니기 때문에 실조환자가 숙달하기 쉬운 상황이 된다. "균형이란 평온함이다." (McMillan 1984). 이것은 실조환자에게야말로 중요한 의미를 가진다. 이 때문에 실조환자에서는 천천히 걷는 것에 대처할 것을 권장한다. 즉, 한걸음씩 차례로 체중을 앞의 다리로 이동시키고 다음의 한걸음에서 또 앞의 다리로 체중을 이동시킨다. 몇 번이나 언급한 것처럼 운동실조에서의 최대의 문제는 운동이나 가동성이 아니라 정지하는 것이나 안정성이기 때문에 정지(standstill)단계가 삽입되어야 한다. 발디딤-정지-앞의 다리에의 체중이동-정지-발디딤-정지로 이어진다.

앞에서 언급한 치료사가 환자의 뒤에 접촉하는 자세에서 천천히 걷는 것이 실시된다. 치료사는 환자의 발과 지지기저면이 어디에 존재하는지, 느끼고 예상하는 것밖에 할 수 없기 때문에 집중해야 한다. 치료사의 키나 체중의 균형이나 경험에 따라서 필요하다면 보조자를 부르는 것도 검토해야 한다. 이 보조자는 지시를 주는 것이 아니라 넘어지는 경우에 대비하여 그 자리에 있어야 한다.

중증 또는 중등도의 실조환자가 보조기구 없이 보행을 달성하는 것은 매우 어렵거나 달성할 수 없거나 어느 한쪽이라 할 수 있다. 자립의 중요한 발디딤은 보조기구를 사용해서 하는 보행이 된다. 이 때문에 롤레이터(rollator, 보행보조차)를 사용할 수 있다. 내가 적합하다고 생각하는 롤레이터에는 두 종류가 있다. 초기에는 전륜(앞바퀴) 2개와 뒤쪽에 2개의 스토퍼(stopper)가 붙어있는 것, 그 후 4륜이고 그 중 2개가 수동 브레이크로 정지할 수 있는 것이 적합하다.

이 보조기구의 사용도 연습해야 한다.

! 환자는 롤레이터를 크게 앞쪽으로 밀어내고 강하게 굽혀버리는 경향이 있다. 앞쪽 다리의 체중이동은 불충분해지고, 또 한쪽의 다리가 이완되어 앞쪽으로 움직여져도 골반은 크게 뒤에 머무른다. 체중을 앞쪽으로 움직이기 위해 환자는 롤레이터를 잡아당기고 그 전륜은 들려올라간다. 이것을 통해서 볼기부분과 뒤통수부분으로부터의 넘어짐으로 연결될 가능성이 있다.

이것은 치료사가 환자와 그 롤레이터와 보조기구 없이 보행하는 경우와 마찬가지로, 그리고 상기와 같이 되지 않도록 해야 하는 것을 의미한다. 특히 발디딤(step)의 리듬과 롤레이터를 앞으로 미는 것을, 예를 들면, 롤레이터, 오른쪽 발디딤, 롤레이터, 왼쪽 발디딤과 같은 식으로 정해야 한다. 이때, 한쪽 다리의 유각기를 언어로 지시하는 것이 아니라, 특히 앞의 발을 지나서 골반을 이동시키는 것 즉, 입각기를 촉각으로 촉진(facilitation)하고, 경우에 따라서는 말로 지원할 것을 권장한다. 예를 들면, 롤레이터, 오른쪽 발디딤, 골반을 앞으로, 롤레이터, 왼쪽 발디딤, 골반을 앞으로, 롤레이터, 오른쪽 발디딤, 골반을 앞으로, 롤레이터, 왼쪽 발디딤, 골반을 앞으로 촉진(facilitation)한다.

요약

실조환자는 소뇌에서의 억제조절의 감소 또는 소실에 고통을 받고 겉질, 뇌줄기신경절, 기타의 중추로부터 말초로 전달되는 수정정보의 소실을 나타낸다. 이 때문에 큰 문제는 상반신경 지배의 섬세한 조절이고 이 때문에 운동패턴의 공간적 · 시간적 협응에도 문제가 발생한다. 치료의 중점은 먼쪽의 운동을 조절하면서 지나치게 과도해지지 않도록 실현시키기 위해 몸쪽을 안정시키는 것에 둔다.

보바스 개념을 따르는 치료를 보완하는 것으로서 제임스 맥밀런(James McMillan)씨에 의한 할리윅법(Halliwik method)의 수중에서의 치료는 매우 효과적이라 생각된다.

4.1.2 미겔 · 안겔과 알폰소

미겔 · 안겔(Miguel Angel)은 31세이고 7년 전에 자동차사고에 의해서 머리외상을 입었다. 주된 증상으로서 뇌성운동실조가 남았다. 그는 대체로 자립하고 있으며 특히, 옥외에서의 보행 때에 곁에서 시중드는 사람을 필요로 한다. 치료의 목표는 선 자세, 특히 보행 시에 있어서의 균형을 더욱 개선하고 거기서도 자립하는 것이다.

알폰소의 직업은 석공(stonemason)이다. 약 2년 전에 중간뇌 주위의 혈종이 발견되었다.

미겔 · 안겔의 평가

앞에서 언급한 검사는 모두 양성(positive)이다. 그의 상반신경 지배는 명백히 저해되어 있고, 다른 신체부위를 움직이기 위해 안정된 기준점을 형성하는 상황은 아니다. 그의 공간적, 특히 시간적 협응운동은 비정상이며, 이 때문에 조작능력도 현저하게 제한되어 있다. 언어능력은 전형적인 실조성 구어장애를 나타내고 있다. 치료의 처음에 그가 이야기하는 내용을 이해하는 것은 나로서는 매우 어려웠다. 그는 격심하게 보상하고 많은 보조를 요구하기 때문에 참여수준에서 거의 제한되어 있지 않다. 그의 보상전략은 도입부에서 언급한 대로이다. 특히 골반의 오른쪽으로의 후퇴와 오른쪽 정강뼈의 가쪽돌림이 두드러진다(**그림 4.12**).

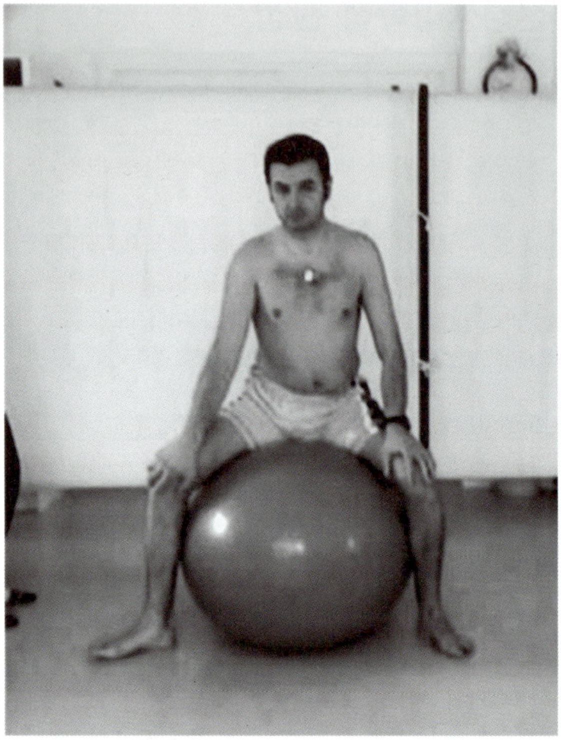

그림 4.12 미겔 · 안겔의 보상전략 : 매우 큰 지지기저면, 오른쪽이 단축하고 오른쪽 종아리는 가쪽돌림을 하며 양팔은 무릎 위에서 지지하고 있다.

그가 처음으로 나의 진료소를 방문하였을 때, 그는 단거리에도 휠체어를 필요로 하고 있었다. 힘센 손에 의해서 지지되어 가까스로 몇 미터만 걸을 수 있었다. 이것은 예를 들면, 어머니의 팔이음뼈에 큰 부담이 되었다. 소뇌가 가소성으로 재편성되어도 그에게 특별히 어려운 과제에는 많은 시간이 필요하다는 것을 고려하여, 그에게는 장기간에 걸치는 치료기간을 설정하였다. 미겔 · 안겔에 있어서 큰 이점은 스스로 하고 싶은 마음과 가족에 의한 다양한 지원이다. 어려운 점은 1주일에 1시간만 치료에 시간을 할애하는 것이다.

알폰소의 평가

알폰소(**그림 4.13 a–b**)에서도 모든 실조검사는 양성이다. 그의 진단내용은 미겔 · 안겔의 것과 매우 유사하다. 게다가 그는 안구운동에 큰 문제를 갖고 복시(diplopia)를 나타내고 있었다. 이것은 그의 균형에도 영향을 주었다. 이 때문에 치료일마다 한쪽의 눈이 가려지고, 뜨고 있는 눈이 모든 운동을 쫓을 수 있게 하였다. 오늘날에는 복시는 거의 볼 수 없고, 이것은 번갈아 눈을 가린 결과만이 아니라 알폰소가 그의 몸통 · 신체중심으로 더 큰 안정성을 치료 전체에서 달성하였기 때문이다.

4.1.3 양자에 의한 치료사례

치료의 기본원칙은 안토니아 치료의 그것과 마찬가지이다. 모든 중재는 다음의 목표를 가진다.

- 보상을 통해서 증가한 자세긴장의 완화
- 상반신경 지배의 개선
- 정교한 운동의 개선
  - 몸통 : 정교한 평형반응의 실시
  - 팔, 손, 손가락 : 정확한 팔 · 손의 운동의 실시
  - 다리 : 표적을 정한 발디딤의 실시
  - 얼굴구강영역 ; 명료하고 정확한 발음의 실시

균형을 담당하는 소뇌와 안뜰신경핵은 3개의 중요한 감각기관으로부터 정보를 얻는다.

- 미로기관
- 눈
- 지지기저면으로서 기능하는 신체부위의 외수용기 · 고유수용기 : 볼기부분과 발

머리와 눈의 상반신경 지배, 그리고 목적을 정한 안구운동은 다음의 바로 누운 자세, 또는 직립 앉

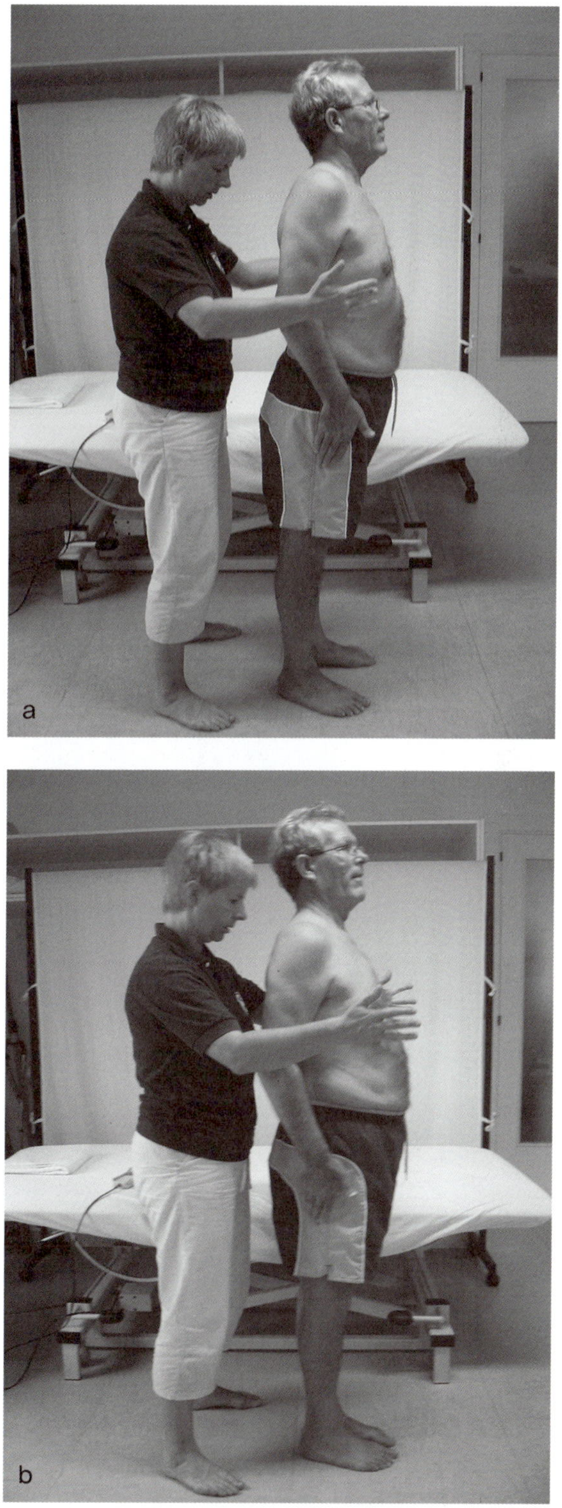

그림 4.13 a,b a 알폰소는 팔이음뼈를 극도로 후퇴시키는 보상전략으로 선 자세를 취한다.
b 선 자세에서 지지기저면이 더 작아지면 그의 안정성이 더 요구되고, 이 때문에 보상은 감소한다.

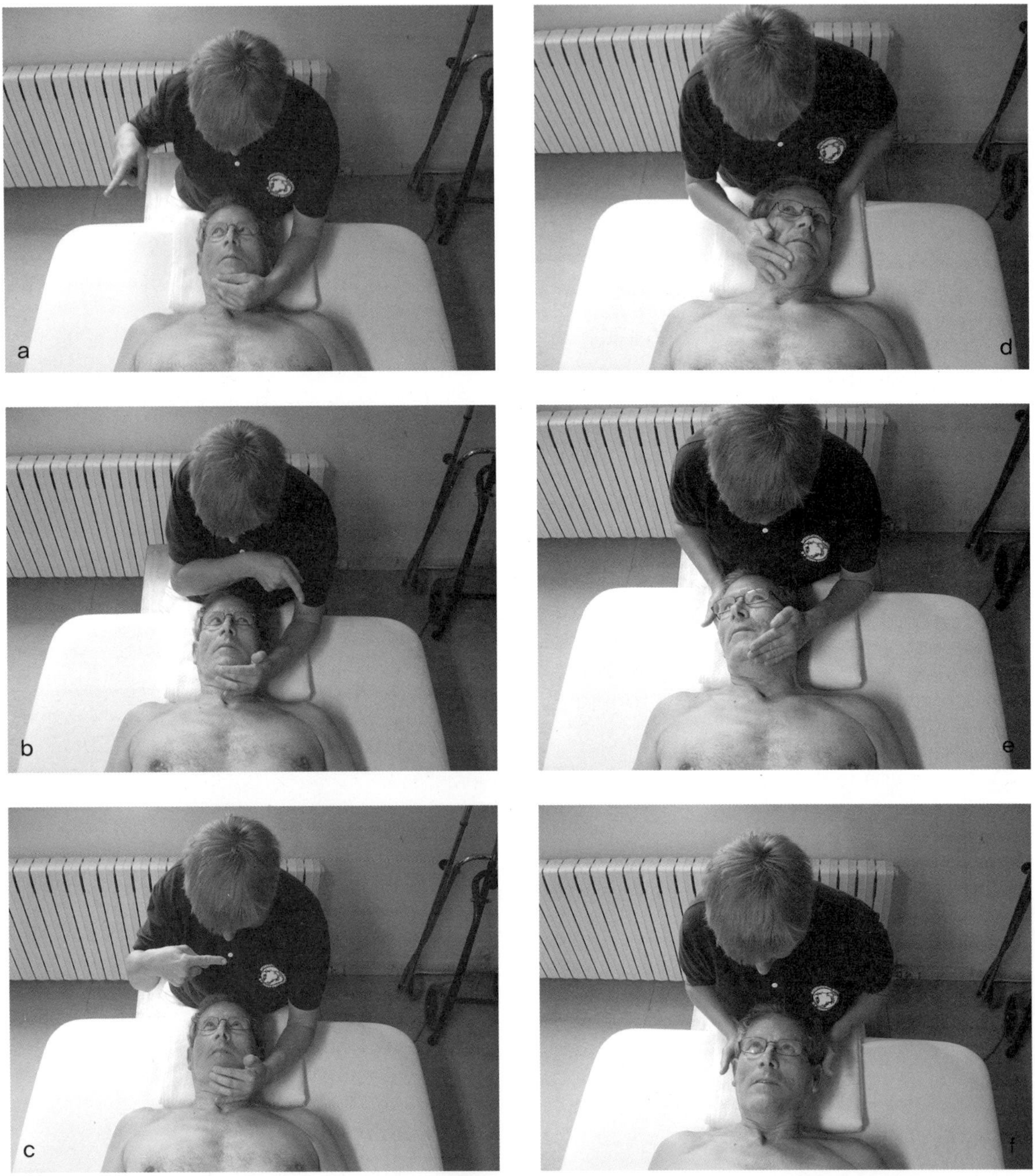

그림 4.14 a–f 알폰소는 머리와 눈의 상반신경 지배를 연습한다. 머리는 안정시킨 채로 눈을 a 오른쪽으로, b. 왼쪽으로, c 위로 움직인다. 눈은 안정시킨 채로 머리를 d 왼쪽으로(눈은 오른쪽으로), e 오른쪽으로(눈은 왼쪽으로), f 배쪽, 꼬리쪽으로(눈은 위로) 움직인다.

은 자세에서의 활동으로 실행된다.

- 알폰소는 머리를 수직으로 유지시키고 치료사의 집게손가락이 크게 좌 · 우, 상 · 하로 움직이는 것을 눈으로 쫓아야 한다.
- 그는 치료사와 시선의 마주침(eye contact)을 유지해야 한다. 그리고 머리를 천천히 좌 · 우,

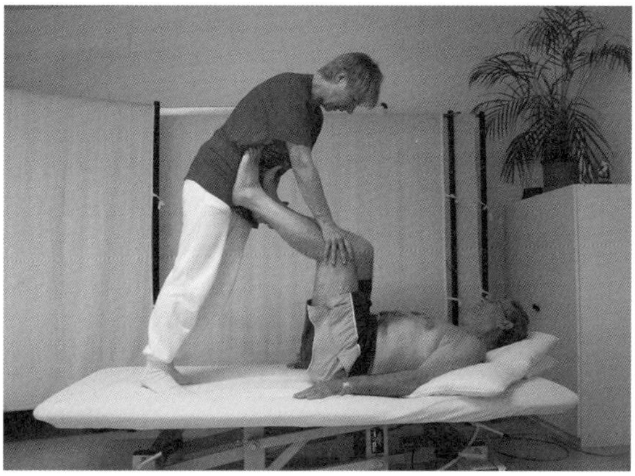

그림 4.15 알폰소는 양 다리의 상반신경 지배를 훈련한다. 이것은 앉은 자세에서부터 선 자세로의 일어서기에서의 양 다리의 더 양호한 체중분포를 유도하는 것이다.

배쪽 · 머리쪽으로 움직여야 한다. 치료사는 머리를 극히 약간 촉진한다(**그림 4.14 a–f**).

- 큰 상자에 상이한 그림(원, 직사각형, 별모양, 나선)이 그려져 있다. 그는 좌 · 우의 집게손가락으로 번갈아 선을 덧그려야 한다. 머리는 그 동안 정지(standstill)하여 유지된다.

보상을 통해서 뻣뻣해진 목뼈가 가동화되고 머리의 운동에 의해서 미로기관도 자극되어 미겔 · 안겔과 알폰소는 머리의 바로잡기 반응을 실행할 수 있게 된다.

우선 바로 누운 자세에서 천천히 하는 운동, 세분화된 긴장의 구축 · 감소를 연습한다. 알폰소의 양 발은 치료사의 엉덩뼈능선(장골능선)에 위치한다. 이것은 그에게 그녀의 체중을 약간 가함으로써 그는 그것을 느끼고, 주의 깊게 스스로의 쪽으로 다음으로 떼도록 움직여야 한다.

앉은 자세에서도 양발이 가동화된다. 자세긴장은 보상을 통해서 비직접적으로 그러나 신경성 손상에 의해서 직접 변화되어 있지 않기 때문에 그 정상화는 많은 시간을 필요로 하지 않는다. 오히려 발은 자극을 주는 깔개, 예를 들면, 인공 플라스틱 잔디나 보풀이 일은 흙받기 매트 위에 놓인다(**그림**

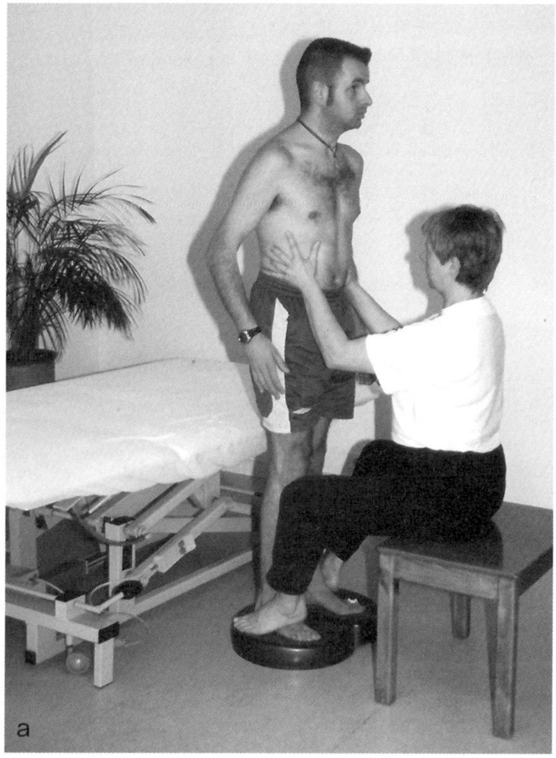

a

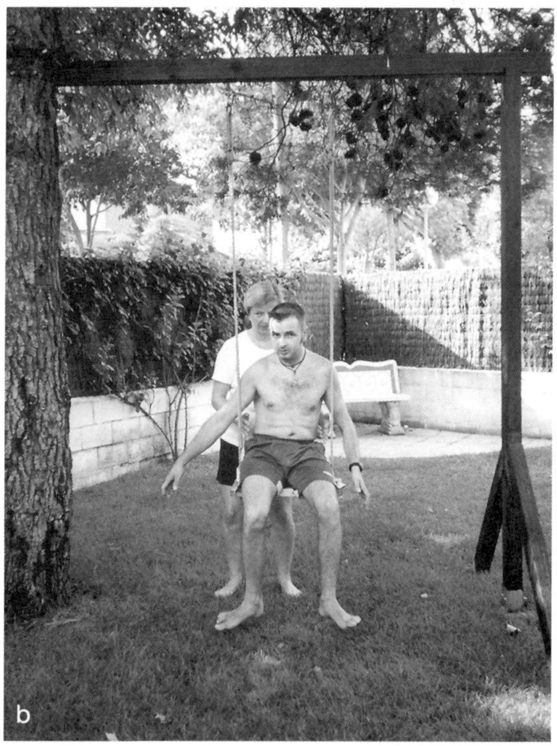

b

그림 4.16 a–b a Aero-Steps의 돌기가 발바닥을 자극하고 2부위로 떨어진 공기실이 균형을 요구한다. b 그네도 미로기관과 몸통의 바로잡기 반응을 자극한다.

2.147과 그림 2.148 참조).

미로기관과 안뜰척수계에 대한 자극은 상이한 가동의 지지기저면에 의해서 줄 수 있다. 예를 들면, 옆에 대해서 아직 많은 안정성을 제공하는 "피넛(peanuts)"을 사용하는 것을 열거할 수 있다. 이 뒤에 치료 테이블을 놓음으로써 뒤쪽으로의 가동성을 제한시킬 수 있다. 피넛의 성질은 튀어 오르는 것을 통해서 미로기관에 대해서 수직가속을 허용한다. 이 밖에 밸런스 볼, 부드러운 매트, 트램펄린, 밸런스보드 등을 생각할 수 있다. 또한 Aero-Steps(**그림 4.16a**)나 그네(**그림 4.16b**)도 매우 효과적이다.

이와 같이 하여 중요한 3개의 입력경로를 통해서 정보가 소뇌와 안뜰신경핵으로 보내진다.

가동적 지지기저면 위에서 대처하는 것은 현 상황에 자세긴장을 적응시키는 필요성을 소뇌에 요구하는 과제가 된다. 그 동안, 환자는 지지되지 않고 자세긴장의 수정을 스스로 실행해야 한다. 주위의 벽, 1대 또는 2대의 높은 치료 테이블, 인물이 그에게 안전한 환경을 제공하고 그는 균형을 그 안에서 찾을 수 있다. 이 환경은 그가 양손에 의해서 의지하여 지지하는 것을 방해하지 않기 위해서도 지나치게 작아서는 안 된다. 치료사는 환자가 평형반응 또는 바로잡기 반응으로 균형을 유지, 또는 재획득하는 것을 자극하고 환자가 자기의 신체로 고정하지 않도록 주의한다.

자유보행

자유보행도 마찬가지로 훈련된다. 두 사람이 손을 잡고 미겔 · 안겔, 또는 알폰소의 주위에 원을 형성한다(**그림 4.17**). 양자는 무언가를 잡지 않고 공간을 앞쪽으로 이동해야 한다. 균형을 상실하는 경우는 스스로 바로잡기 반응, 또는 보호 발디딤을 통해서 다시 균형을 획득해야 한다. 만일 잘 되지 않으면 주위에 있는 보조자의 팔을 잡고 중심을 다시 발견하여 전진한다. 이와 같이 하여 넘어지지 않는다는 안정감을 얻으면서 혼자서 보행할 수 있다.

몇 걸음 넘어지지 않고 걸을 수 있으면 "Stop and Go"를 시도한다. 치료사가 "stop"할 때까지 몇 걸음 걷고 정지(standstill)하여 안정시킨다. 치료사는 미겔 · 안겔, 알폰소의 발디딤에 맞춰서 요구하고, 그들이 오른발, 때로는 왼발을 앞으로 내밀고 정지하도록 조절한다(**그림 4.18**).

게다가, 미겔 · 안겔은 벽의 왼쪽에 장식하여 있는 그림을 보면서 걷고 다음으로 오른쪽을 보도록 지시를 받는다. 그리고 보행 중에 무언가를 이야기하고 오른손이나 왼손으로 무언가를 가리킨다.

집에서의 보행이 확실하다면 옥외의 잔디나 초원에 나가 가파른 비탈길을 오르고 내린다. "Stop and Go", 대화, 주위를 바라보다, 무언가를 가리키다와 같은 것을 옥외에서도 연습한다. 안전성이 확보된다면 빠르게 걷기, 달리기, 질주와 같은 것도 권장된다.

미겔 · 안겔은 이미 장기간에 걸쳐서 우리들의 치료를 받고 있다. 알폰소는 아직 시작한지 얼마 되지 않지만 주에 3일, 각 1시간의 치료차 방문한다. 양자 모두 회복상태는 양호하지만 미겔 · 안겔은 극히 약간이지만 더 개선되어 있기 때문에 이것은 알폰소에 있어서 좋은 예가 되고, 치료를 계속하고 싶은 기분을 일으키고 있다.

보조자로부터의 독립성을 더 달성하기 위해 우리들은 다양한 보조기구를 고려한다. 4륜 캐스터로 2개의 핸드브레이크를 갖춘 보행보조기도 시도해야 한다. 미겔 · 안겔과 알폰소가 이것을 사용해서 옥내 · 옥외에서 걸을 수 있다면 보조자의 손을 빌리지 않아도 된다는 것을 의미한다. 이것은 미겔 · 안겔과 알폰소 그리고 그들의 가족, 최종적으로는 치료사에 있어서도 매우 만족스런 결과가 된다. 그러나 이 보조기구가 몸통의 굽힘과 팔의 보상을 강화해버리는 것이 관찰된다면 치료의 후퇴를 피하기 위해서도 사람에 의한 보조를 제공하는 편이 바

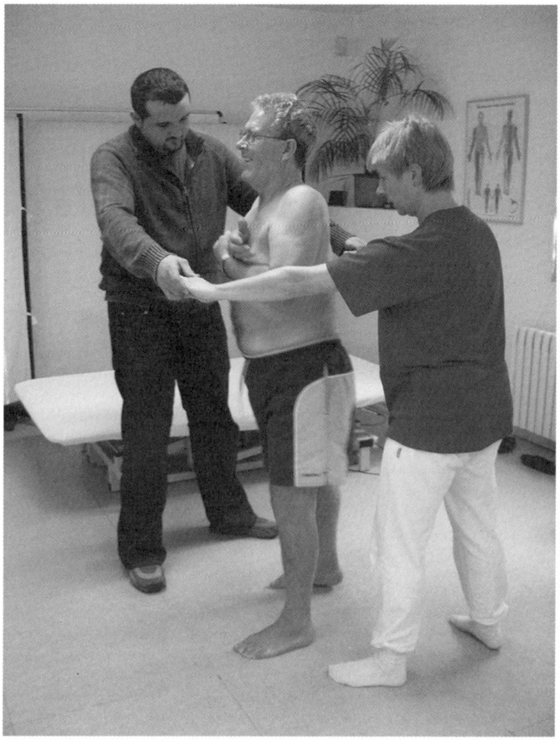

그림 4.17 자유보행

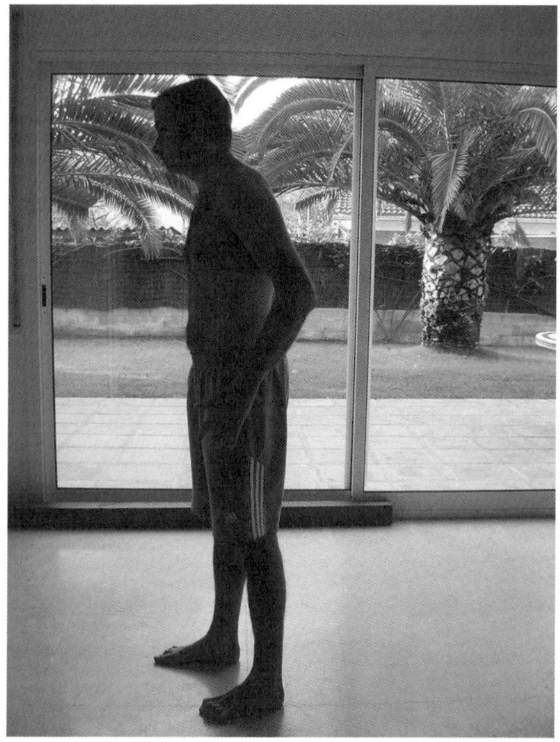

그림 4.18 정지(standstill)

람직하다.

요약 : 균형을 개선하기 위해서는 수직자세 즉, 직립 앉은 자세와 선 자세에서의 대처가 필수적이다. 치료 테이블, 늑목(wall bar), 벽, 치료사를 잡는 것은 금지된다. 치료사는 환자의 앞에서 높고 안정된 간이의자에 앉고 발을 크게 벌려 자신의 지지기저면을 크게 하여 안정시킨다. 양손은 큰 운동을 제한하고 필요한 경우에 환자를 지지할 수 있도록 전신의 중력중심인 골반 엉치뼈의 S2를 언제라도 잡을 수 있도록 준비한다. 선 자세에서 대처하는 경우에는 환자의 뒤에는 높은 치료 테이블이 놓인다(**그림 4.11**을 참조).

이때,

a) 지지기저면은 계속적으로 감소시켜야 한다.

b) 균형을 요구하는 중력중심 이동은 차츰 커진다(체중과 진폭)

a)의 예

앉은 자세 :

- 우선은 넓적다리가 지지기저면의 위에 완전히 접지하도록 하고 환자는 차츰 앞쪽으로 앉고 넓적다리가 더 적게 마주 대하고 최종적으로는 궁둥뼈결절만으로 앉을 때까지 이동한다.
- 최초에 다리는 허리폭 정도로 떼고 차츰 넓적다리가 접촉할 때까지 닫힌다.
- 다리를 또 한쪽의 다리에 깍지 끼고 한쪽의 발만 마루에 접지하도록 한다.

선 자세 :

- 발은 허리폭으로 평행으로 서 있으나 차츰 좁게 하여 최종적으로 양발을 합친다.
- 발은 발디딤 위치에서 허리폭 정도로 벌리고 차츰 좁게 하여 직선모양이 되도록 한다(일렬).
- 길이가 2m, 높이와 폭이 8㎝ × 8㎝의 목재

위에서 마찬가지의 선 자세를 취한다. 시각(visual sense)으로 인식되는 높은 부위에 선다는 사실은 중추신경계에 필요한 안정성을 구축시키는 것을 돕는다.

- 한쪽의 발이 들려올라가고 부드럽게 찌부러뜨릴 수 있는 물건 위에 놓아(골판지상자 소재의 달걀 케이스 등) 발이 아직 기준점을 느끼지만 부하를 받지 않고 최종적으로는 공중에 위치한다.

b)의 예로,는 앉은 자세 · 선 자세의
다양한 변화(variation)로 실시 가능하다.

- 눈을 좌 · 우, 상 · 하로 움직인다.
- 눈과 머리를 같은 방향으로 움직인다.
- 집게손가락은 상이한 방향, 물체를 가리키고 차츰 신체 중심선에서부터 크게 떨어져 있는 물건을 가리킨다(눈과 머리를 강제적으로 함께 움직여야 한다).
- 풍선을 앞 · 뒤로 민다.
- 스펀지로 만든 공이 우선은 신체중심으로 던져지고 그 후 상 · 하, 좌 · 우로 던져진다.
- 가벼운 공 대신에 무거운 공을 사용한다.
- 한쪽 손 또는 양손으로 테니스 라켓을 들고 이 연장된 지레를 사용해서 풍선 또는 작은 스펀지의 공을 친다.

균형에 더 높은 요구를 추구하는 것이라면 가동적 지지기저면이 도움이 된다. 재차 여기까지 요약해둔다.

앉은 자세 :

- 밸런스보드
- 돌기물이 있는 균형 쿠션
- 진동기기
- 피넛
- 밸런스 볼

선 자세 :

- 스펀지의 쿠션, 2회나 3회 개킨 매트
- 밸런스보드
- 돌기물이 있는 타원형의 공기쿠션
- Aero-Steps, 2개의 공기실과 돌기물이 있는 공기쿠션
- 진동기기, 반구, 진동에 의한 작은 운동이 작은 중력중심 이동을 유도하고 긴장성의 근육조직 즉, 안정근을 활성화시킨다.
- 스케이트보드
- 트램펄린

균형에 대한 매우 고도의 요구를 필요로 하고 있는 경우에는 몇 가지의 가동적 지지기저면을 조합시킬 수 있다. 예를 들면, 밸런스보드 위에 스펀지 모양의 쿠션, 또는 Aero-Steps를 놓을 수 있다.

제5장 척수의 불완전 손상환자의 전형적인 문제와 치료

척수가 불완전 손상이 된 후 일정기간(몇 시간, 며칠) 척수 쇼크가 존재한다. 이것은 신경세포와 축삭의 손상, 또한 불가피한 부종 때문에 일어난다고 생각된다. 이 기간에 감각자극의 자극 문턱값은 비정상으로까지 높아진다. 환자는 촉각, 압력감각, 온도감각, 통각, 운동 등 아무것도 느끼지 않는다. 거기에는 이완된 마비가 존재하고 해당부위는 어떠한 동적 반응도 나타내지 않는다.

일정기간(몇 시간, 며칠) 후, 부종은 경감하고 계속해서 손상되지 않았던 신경세포는 활동을 재개하고 압력에 의해서 방해된 것만으로 실질적으로 손상되어 있지 않은 축삭은 정보를 다시 전달한다. 환자는 다시 느끼고 동적 반응도 발생한다. 우선 특히 수용기의 밀도가 높은 영역에서 자극 문턱값을 넘어 동적 반응을 나타내지만 처음에는 조절되지 않고 과도하다. 이 패턴은 환자가 어떤 자세세트에 있는지에 좌우된다.

특히 민감한 영역, 동적인 반응은 다음과 같다.

- 발바닥 : 발가락은 굽고 발은 바닥쪽굽힘 · 내반을 하며 무릎은 과도하게 신장, 또는 굽고 엉덩 관절은 모음을 하며 신장 또는 굽힘을 한다.
- 넓적다리의 안쪽 : 엉덩관절은 모음을 하고 굽힘 또는 신장한다.
- 샅굴부분과 하복부 : 허리에서부터 시작하고 다리는 총 패턴으로 굽는다.

치료의 성과로서 탈감작 즉, 비정상적인 자극 문턱값의 조절이 일어나야 한다.

- 환자는 큰 지지기저면 위에서 조합된 자세세트를 취한다.
- 시각자극과 청각자극은 최소한으로 억제된다.
- 환자의 정상적인 겉질이 집중적으로 사용된다. 환자는 주어진 자극이
  - 그대로 인식되어 해석되는지 스스로 시사해야 한다(가벼운 접촉을 통증으로 느끼고 약간의 압력을 화상으로서 느끼며 물 한 방울을 전기쇼크로서 느끼지 않는 것).
  - 운동과 함께 반응해서는 안 된다.

자극 문턱값의 조절이 성공하면 긴장은 적절하게 상승하고 조절이 가능해진다. 진경제는 많은 경우 필요하지 않고 그뿐 아니라 금기가 된다. 불완전 손상의 치료에서의 목표는 동적 반응의 자극이며 그 억제는 아니기 때문이다.

여기서 언급되는 환자 전원, 손상의 시기는 5개월 전부터 3년 전으로 거슬러 올라간다. 치료사례는 재활 후기단계의 것이다.

소개하는 증상사례에서 척수의 완전 · 불완전 손상의 **원인**은 다음과 같다.

- P : 높은 부위에서부터의 낙상.
  손상은 Th11/12부위이다.
- 실비아(Silvia) : 자동차사고.
  손상은 C3/C4부위이다.
- 페드로(Pedro) : 자동차사고.
  손상은 C5/C6부위이다.
- R : 높은 부위에서부터의 낙상.

손상은 Th12/L1부위이다

손상은 R과 P에서 부전하반신마비, 실비아와 페드로에서는 불완전사지마비를 발병시켰다.

손상 후, 또는 척수질환에 의한 마비의 발생에서 두 가지 질문이 특히 중요하다.

- 손상부위는 어디인가? 이 회답으로부터 기대할 수 있는 몸통 안정성, 경우에 따라서는 보행능력이나 휠체어 의존성, 또한 팔의 부분적 또는 완전한 사용능력이 좌우된다.
- 손상은 완전형태인가 불완전형태인가? 이 회답으로부터 치료에서 선택되는 방향성이 결정된다. 완전히 상실된 기능의 보상인지, 불완전한 손상을 통해서 야기된 기능장애의 치료와 가소성 재편성의 자극과 조절인지가 검토된다.

뇌와 마찬가지로 척수도 손상 후 척수쇼크의 상태가 된다. 이 쇼크가 계속되고 있는 동안은 최종적인 진단을 내릴 수 없다. 왜냐하면 증상이 정확히 파악되지 않기 때문이다. 이 쇼크와 부종이 완화되어 비로소 상기의 질문에 대한 평가가 내려진다. 환자와 그 가족에게 예측되는 장애등급을 조기에 통보하는 것은 논외이다. 실비아와 R, P의 경우 완전형태의 장애라면 지나치게 이른 시기에 예측되기 때문에 심한 공포와 불안을 야기하였다. 그들 전원이 말하기에는 중증의 장애를 가진다는 사실을 직시해야 하지만, 오랜 동안 어려운 재활의 길을 받아들이기 위해서도, 개선의 가능성으로 약간의 희망을 필요로 한다는 것이었다.

그림 5.1과 **그림 5.2**는 근육조직의 신경지배 즉, 자극전달 또는 정보가 이른바 척수 독자적 경로의 분절에서부터 분절로 전달되는 상황을 나타낸다. 이것은 가소성 재편성을 진행시키는 개별적 치료에 의한 적절한 요구를 필요로 한다.

손상을 받은 분절 내의 예상되는 감각운동성 증상은 대뇌손상에서의 경우와 유사하다.

- 극도의 낮은 긴장은 연합반응(척수 자동운동)의 발생에 의해서 정도가 가벼운, 중등도, 또는 정도가 심한 과다긴장(척수성 경직)으로 발달할 가능성이 있다.
- 지각소실, 감각둔마는 억제조절의 결여에 의해서 과민감성(supersensitivity)으로 발전할 가능성이 있다.
- 조임근(괄약근) 부전마비는 조절 가능한 조임근 장애로 바뀔 가능성이 있다.

증상은 척수의 가소성 재편성이 진전하면 변화한다.

치료에서는 부분적으로 손상을 받은, 또는 손상되어 있지 않은 분절에서 자극되는 근육조직의 보상, 차츰 심해지는 과민감성, 연합반응(처수 자동운동)의 발생을 통해서 정도가 가벼운, 또는 중등도의 과다긴장의 발전이 일어나는 것에 대해서 대처한다. 연합반응이 충분히 억제되지 않으면 중증의 과다 긴장(경직)이 존재한다.

예 : P는 37세의 남성이다. 트럭에서부터 짐을 내릴 때에 낙상하여 등뼈 11번과 12번을 골절하였다. 골절부위가 척수를 절단하고 결과적으로 하반신마비가 발생하였다. 우선 완전횡단마비라 진단되었다. 그는 증상의 완화도 불가능하다는 통고를 받고 치료 전체는 이것을 기초로 하여 조절되었다.

휠체어, 또는 보행 보호대(bandage)를 자유자재로 쓰려면 잘 단련된 몸통, 팔이음뼈, 힘센 팔과 손이 필요하다. 병원에서의 치료는 당초 긴장을 증가시키는 치료(근력훈련)가 실행되었다. 그 노력은 몸통하부, 다리이음뼈, 다리 긴장의 극도의 증가를 일으켰다. 긴장의 증가는 불가피하고 영향을 줄 수 없는 척수 자동운동이라 진단되어 진경제로 치료되었다. P는 시장에 출시되고 있는 온갖 수단을 개별적으로 또는 조합해서 차례차례로 시도하였다. 이것은 그의 심해지는 경직에는 도움이 되지 않고, 차츰 그것은 그를 방해하고 통증을 일으켜 취침도

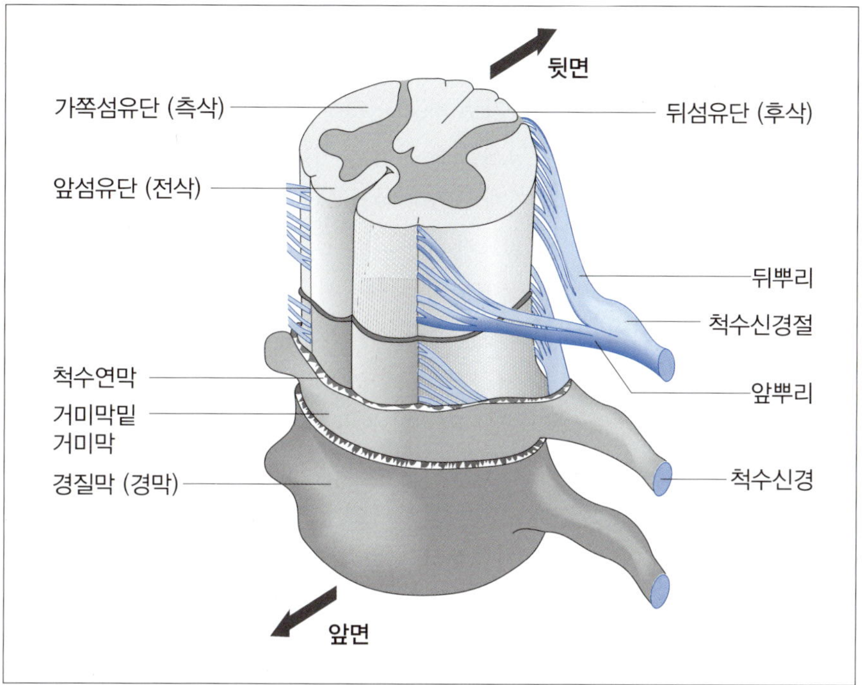

그림 5.1 근육의 신경지배는 몇 개의 척수분절에서부터 발생하고 있기 때문에 몇 개의 분절이 손상되어도 근육조직은 국부적으로 자극되는 것이 가능하다.

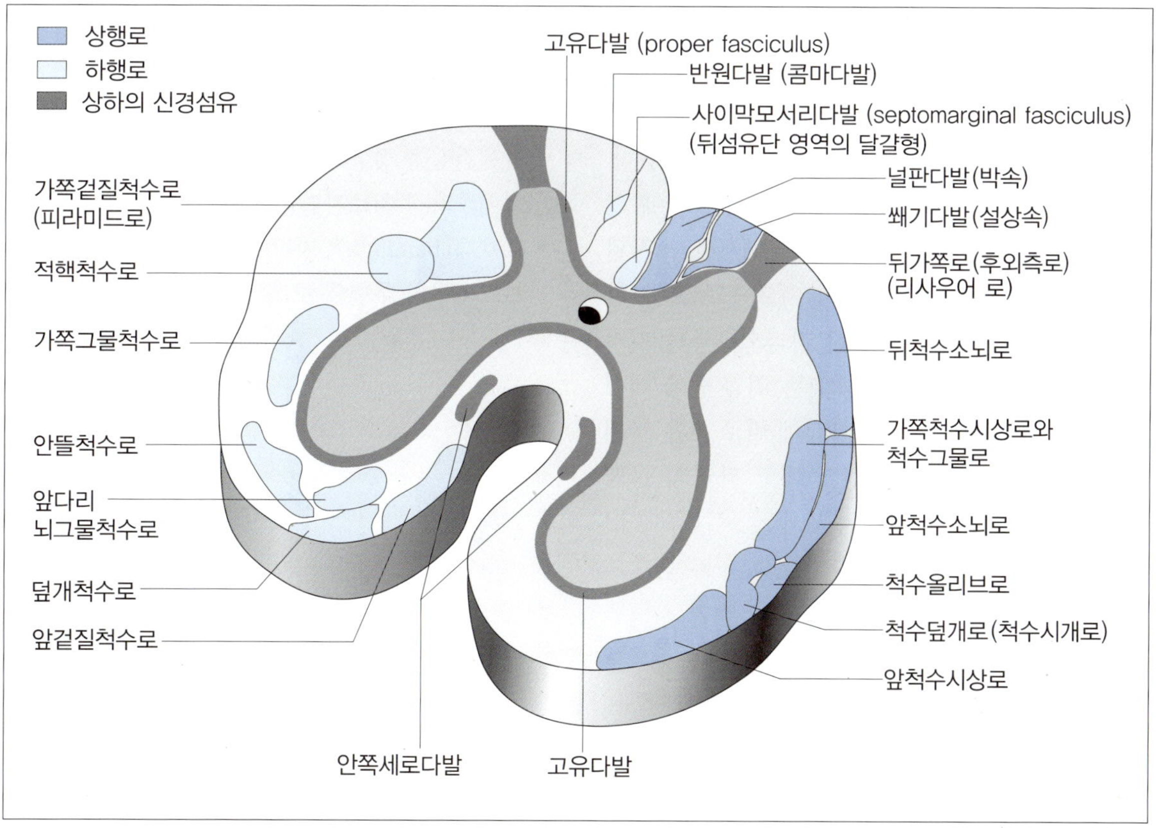

그림 5.2 손상이 불완전하면 적응한 자극과 가소성 재편성에 따라서 고유다발을 지나서 상행 · 하행 임펄스가 전달된다.

어렵게 하였다. 척수강 내에 투여하는 리오레살(Lioresal)주사도 성과가 없었다. 그는 약물에 취한 것처럼 느끼고 멍청해지거나 졸음이 왔다. 그가 불명료하게 이야기하는 것은 그의 아내, 그리고 그 자신도 알아차렸다. 일일의 위생, 착의, 이동, 식사, 아들과 노는 것도 모두가 어려워졌다.

가설 : 이 치료는 악화하는 과다긴장과 과민성(양성 지지반응과 양쪽의 굽힘근반사)을 조절하기 위한 억제적인 중재가 전혀 포함되지 않았다는 것이다. 근력훈련은 대량의 연합반응을 유도하고 그것은 억제되지 않고 방치된다. 이리하여 축적된 긴장이 중등도 또는 중증의 과다긴장으로 연결된다. 진경제(spasmolytic)는 자세긴장 전체를 상반신, 팔에 이르기까지 감소시킨다. 그는 약해진 것처럼 느끼지만 그것도 역시 비정상적인 소모를 의미하고 그의 연합반응을 강화하는 일과를 잘 해내야 한다. 진경제의 투여를 증가시키는 것은 이 악순환을 강화시켰다.

P는 진경제를 중지하였다. 치료에서 나는 보바스 개념의 억제 · 탈감작의 가능성을 이용하였다. 발의 과민증은 밤중에 침대커버로 스치는 것에 의해서 연합반응을 발병시킨다. 치료에서는 조절된 촉각 · 압력감각 자극에 의해서 치료하고, 또는 발을 침대커버의 조절 불가능한 자극으로부터 지키기 위해 면양말을 신게 한다. 그는 취침 중에 베개를 하나밖에 사용하지 않기 때문에 바로 누운 자세의 완전히 신장한 자세세트가 되고 다리의 굽힘 경축을 발생시킨다. 조언에 따라서 그는 p.41의 **그림 1.20 a, b**에서 보여주는 조합된 자세세트와 같이 2개의 쿠션을 사용하기로 하고 이것은 잘 기능을 하였다. 이것으로 진경제를 완전히 중지하고 그는 각성하여 힘차게 느끼게 되었다. 야간에 신고 있었던 양말도 얼마 안가서 필요가 없게 되었다.

그의 마비는 잇달아 완전마비이다. 왼쪽 넙다리네갈래근의 최소한의 수축을 제외하고 다른 활동을 자극할 수는 없었다. 긴장과 감각은 변화시킬 수 있고 P는 휠체어에서 보다 나은 QOL을 실현할 수 있었다.

척수손상 환자의 **진단기록**과 **치료**는 대뇌손상 환자를 위한 치료가 기본적으로는 효과적이다. 감각, 자세긴장, 보상이 평가된다. 일반적인 치료목표는 다음과 같다.

- 개별적 가동화와, 감수성을 높이거나 낮추는 조작을 통해서 감각을 정상화시킨다. 이때, 감각의 정상화가 진행됨에 따라 보통은 자세긴장도 정상화되는 것에 유의한다.
- 자세긴장을 정상화시키기 위해 억제 · 촉진 치료기법을 사용한다.
- 보호대(bandage), 지팡이, 휠체어와 같은 보조기구와 주변의 보조조치의 권장.

5.1 증상사례 : 실비아, 페드로, R

5.1.1 실비아

▌주된 문제 : C3/C4에서의 사지마비

실비아는 자동차사고 후, C3/C4에서 척추뼈몸통 비틀림(torsion) 손상을 입었다. 그녀는 자동차의 조수석에서 시트벨트를 매고 앉아 매우 지쳐서 잠을 자고 있었다. 이 때문에 좌석 밑으로 미끄러져 시트벨트가 그녀의 목 주위에 위치하고 있었다. 운전자도 마찬가지로 지쳐 있었고 자동차는 차도로부터 일탈하였다. 시트벨트는 실비아의 목뼈 몸통을 누르고 비틀었다. 결과적으로 C3/C4부위의 척수의 불완전 비틀림 손상을 나타냈다.

이른시기에 실비아는 우선 왼발, 그리고 왼쪽 다리 전체와 왼팔을 느끼고 움직일 수 있었다. 왼쪽 다리도 "무엇인지 일어나는" 상태가 되었다. 그러나 그녀는 애초 완전사지마비환자와 마찬가지로 다루어졌다.

실비아의 평가

실비아가 나의 진료소를 방문하였을 때 다음의 증상을 나타내고 있었다.

감각 : 전체적으로 유지되고 많은 부위에서는 약간 감소하고 있다. 치료 후는 이전보다 개선되었다.

휠체어에서 자세 : 실비아는 휠체어에 앉는다. 몸통 안정성은 불충분하고 목뼈는 과도하게 전만을 하고 양 어깨는 높이 당겨 올라가 후퇴하여 갈비뼈는 돌출하여 있다. 골반은 앞경사 위치이고 실비아는 야위어 있음에도 불구하고, 상복부(갈비활에서부터 배꼽까지)는 낮은 긴장으로 돌출하여 있는 것처럼 보인다. 하복부(배꼽에서부터 두덩결합까지)는 굳게 긴장하고 양 넓적다리는 모음을 하고 있다.

이동(transfer) : 발판(footplate)에서부터 발을 내릴 때, 격렬한 글로누스(clonus)가 양쪽에 일어난다. 치료 테이블로 이동(transfer) 때는 실비아는 협력할 수 있다. 그녀는 체중을 얼마간 다리에 하중을 시키고 양 위팔을 뒤의 나의 팔(나는 양손을 중앙 핵심점에 놓고 있다)로 밀어붙이는 것에 의해서 앞쪽 높이 들어올린다. 치료 테이블의 위에 앉을 때는 그녀는 체중에 제동을 거는 것을 거의 할 수 없어 테이블 위에 "떨어진다". 나는 무릎을 안정시키고 중력중심인 중앙 핵심점을 유지함으로써 조절한다.

치료 테이블 위에서 앉은 자세에서의 몸통 안정성 : 몸통 안정성이 얼마만큼 결여되어 있는지가 명백해진다. 그녀는 팔도 지지반응 때문에 사용할 수 없으므로 머리로 균형을 유지하려고 시도한다. 팔은 팔꿉관절에서 굽혀져 뒤침을 하고 손과 손가락, 특히 오른쪽은 굽혀져 있다.

평가기록을 속행하기 위해 또한 양발의 치료를 시작하기 위해, 실비아는 등 뒤에 지지기저면을 필요로 한다. 만일 보조자가 마침 그 자리에 있지 않으면 또 1대의 치료 테이블을 끌어당겨 중앙 핵심점의 높이에 쿠션을 놓고 실비아는 거기에 기댄다.

발의 가동성 : 종아리세갈래근의 근육방추를 탈감작하고 긴장을 정상으로 한다는 목적으로 양쪽의 발을 가동화한다. 이어서 실비아에게 나의 도움과 함께 선택적 바닥쪽굽힘, 그리고 발가락 신장과 함께 등쪽굽힘을 하도록 지시한다. 왼쪽이 운동도 크고 질도 좋다. 그러나 오른발도 근육조직 전체가 자극되어 발에 대한 일정한 조절이 존재한다는 것을 나타내어 보여준다.

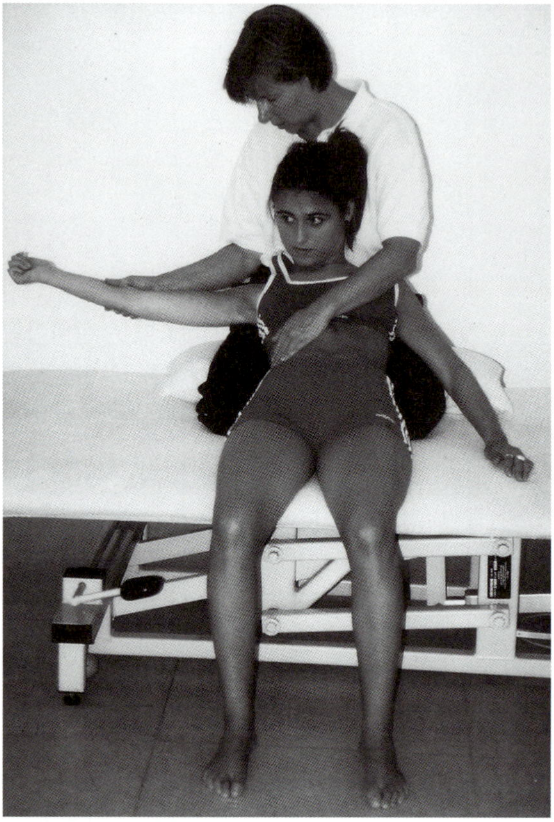

그림 5.3 치료사는 실비아의 통증을 완화하기 위해 아래의 갈비뼈를 안정시킨다.

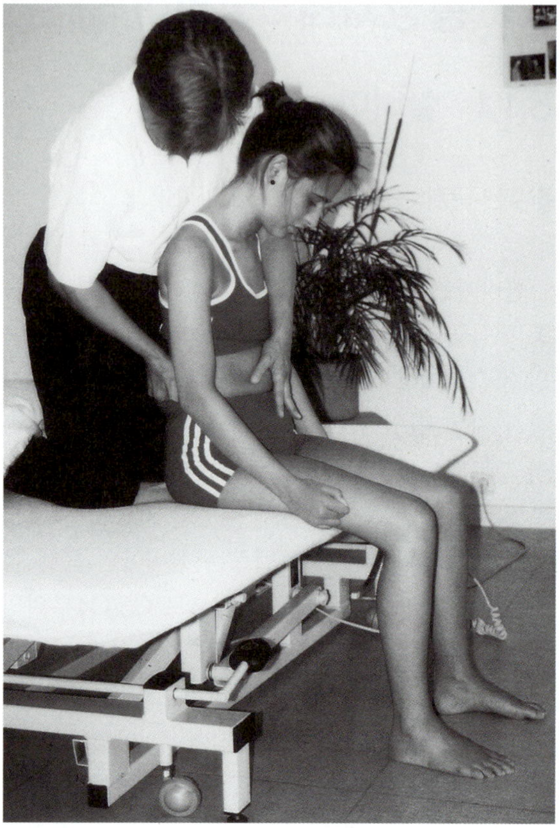

그림 5.4 실비아는 골반을 선택적으로 앞으로 경사지게 한다.

실비아의 치료

몸통의 가동화

앞에서 설명같이 준비를 한 발은 마루 위에 선다. 두 번째의 치료 테이블은 다시 치우고 나는 환자의 뒤에 무릎서기를 한다. 나는 중앙 핵심점의 가쪽을 잡고 주의 깊게 모든 방향으로 움직인다. 중앙 핵심점과 골반이 서로 어떠한 연결도 갖지 않는다는 것을 잘 감지할 수 있다. 중앙 핵심점이 움직여도 골반은 전혀 움직이지 않는다.

다음으로 나는 무릎을 꿇고 바르게 앉은 자세가 되고 중앙 핵심점을 배쪽, 꼬리쪽으로 움직여 골반을 촉진(facilitation)하면서 뒤로 움직인다. 골반이 앞경사에서부터 뒤경사로 약간 움직이는 순간, 오른쪽 무릎이 펴진다. 여기서도 과다긴장에 의해서 신장으로 과민하게 반응한다는 넙다리곧은근의 전형적인 문제가 발생한다. 그러나 실비아는 치료사의 신체가 주는 지지기저면을 잘 사용하여 오른쪽 종아리를 차츰 바닥으로 가라앉힐 수 있다. 발은 기묘한 정렬에 있다고 할 수 있으나 체중을 전혀 하중하지 않기 때문에 견딜 수 있다.

복근조직을 활성화시켜 등근육을 억제하기 위해 실행되는 이 "바로 누운 자세"에서부터 앞쪽으로의 운동에서 실비아는 오른쪽 가슴우리의 통증을 호소한다. 아래의 갈비뼈가 과도하게 움직이기 쉽고 외견상 배바깥빗근에 의해서 안정되지 않기 때문에 가쪽 · 머리쪽으로 돌출하여 있는 것이 느껴진다. 이 통증은 실비아가 운동을 함께 실행하는 것을 방해한다.

아래의 갈비뼈가 과도하게 움직이기 쉬운 또 다

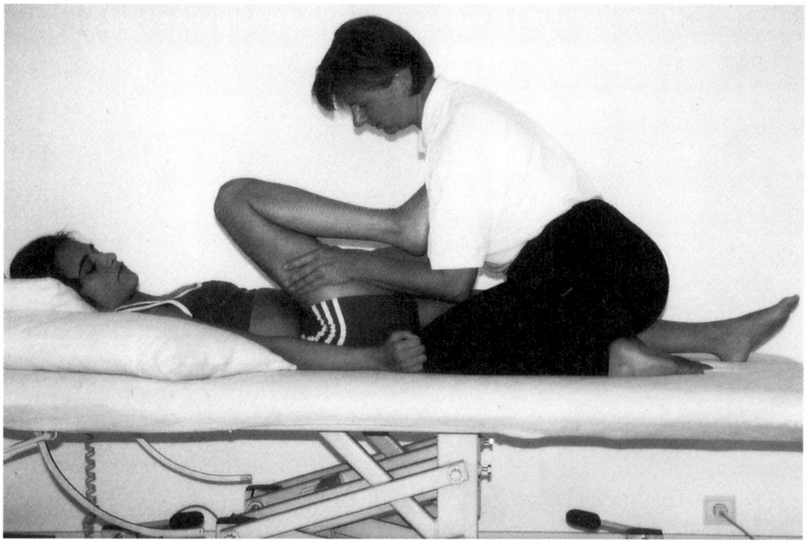

그림 5.5 오른쪽 엉덩관절의 굽힘은 왼쪽 엉덩관절보다도 적다.

른 원인은 큰가슴근의 과다긴장이다. 팔이 벌림을 하면 원심성 신장을 할 수 없기 때문에 몸쪽의 이는곳(origin)을 당긴다. 이 때문에 나는 "6"에서부터 "5", 그리고 "4"로 움직이기 전에 아래의 갈비뼈를 왼손으로 안정시킨다(**그림 5.3**).

이어서 나는 실비아의 팔을 나의 넓적다리의 옆에 놓는다. 나의 손가락으로 복근 상부를 자극하고 "1/2M"에서부터 "M"으로의 운동을 유도하기 위해 나는 앞으로 기운다. 그렇게 하면 통증은 일어나지 않고 실비아는 함께 움직이고 그녀의 복부는 평탄하고 단단해지고 골반은 뒤경사가 되며 척주세움근과 넙다리곧은근은 원심성으로 이완한다. 이 이완은 긴장의 정상화에 작용한다. 척주세움근의 엉치뼈부분과 허리부분도 선택적으로 활동시킬 수 있고 그리하여 직립 앉은 자세를 위해 골반은 앞으로 경사진다(**그림 5.4**).

몸통을 가동화시키는 다른 운동은 라켈의 증상사례(제2장, 2.1)에서 언급한 것처럼 실행된다.

엉덩관절부분의 개별적 긴장완화

실비아는 오른쪽 엉덩관절이 강하게 압축되어 넙다리뼈가 절구(관골구)로 "빨려 들어가는" 감각을 항상 갖는다. 이 시점에서 넙다리곧은근, 넙다리근막긴장근, 뒤넙다리근, 넓은등근의 높은 긴장을 확인할 수 있다. 이것들을 억제하고 선 자세에서의 엉덩관절의 벌림과 가쪽돌림을 동반하는 활발한 신장을 촉진하기 위해 나는 그녀와 다음의 운동을 실행한다.

나는 테이블 위에 2개의 쿠션을 준비하고 거기에 실비아가 바로 누운 자세가 되는 것을 신중하게 보조한다. 그러나 그녀의 갈비뼈 하부는 높게 위치하고 골반은 앞으로 경사져 있다. 내가 머리를 조금 들어 올리면 갈비뼈는 아래로 가라앉는다. 상반신의 긴장은 아직 정상은 아니지만, 그러나 다른 신체부위에 큰 문제를 확대하는 일도 없다. 나에게는 몸통 하부, 골반, 엉덩관절에서의 아직도 현저하게 일탈하여 있는 자세긴장의 정상화가 가장 중요하다.

나는 테이블 위에서 실비아의 다리 사이에서 무릎을 꿇고 바르게 앉고 실비아의 다리를 번갈아 꺾어 구부린다(**그림 5.5**). 이때, 오른쪽 엉덩관절이 왼쪽보다도 굽히기 어렵다는 것을 인지한다. 나는 오른쪽 다리를 테이블 위에 되돌리고 왼쪽 다리를 모음을 시키지만 문제는 발생하지 않는다. 나는 오른쪽 다리를 굽히고 왼쪽 다리를 테이블 위로 되돌린다. 오른쪽 다리를 모음으로 움직이면 관절통이 발생하고, 이것은 바로 이 다리에서의 연합반응을

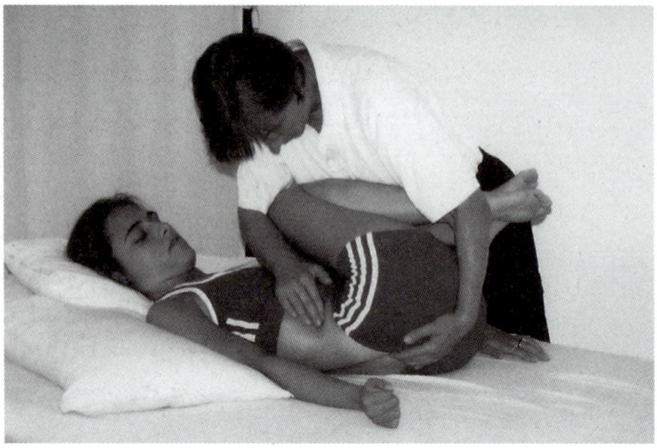

그림 5.6 치료사는 갈비뼈 하부를 안정시키고 또 한쪽의 손으로 척주세움근 하부를 가동화한다. 실비아는 불쾌한 긴장의 완화를 느낀다.

발생시킨다. 엉덩관절에서는 비정상적으로 높은 압박이 지배하고 그것으로 인해서 관절통을 초래한다.

압박을 감소시키기 위해 치료 테이블의 왼쪽에서서 종아리를 나의 복부에 대면서 양 다리를 완전한 굽힘으로 왼쪽으로 움직인다. 나는 오른손으로 아래의 갈비뼈를 안정시키고 왼손은 엉치뼈를 꼬리쪽에서부터 잡는다. 그리고 나의 체중을 왼발에서부터 오른발로 이동시키고, 실비아의 다리와 골반도 함께 움직인다. 나는 왼손으로 척주세움근 하부를 꼬리쪽으로 가동화하고 실비아는 그 부위의 불쾌한 긴장이 완화된다고 느끼고 있다고 긍정적으로 전달한다(**그림 5.6**).

다음으로 양 다리를 신체중심으로 움직여 왼쪽 다리를 테이블 위에 뻗고 오른쪽 다리를 더욱 굽힌다. 나는 과다긴장의 뒤넙다리근과 넙다리근막긴장근을 집중적으로 가동화하고 다리를 굽힘 위치에서 모음을 시킨다. 이전에 발생한 관절통은 이제 존재하지 않는다.

팔이음뼈 주변의 자세긴장의 정상화

머리의 보상은 목 근육조직 전체 즉, 목의 신장근과 마찬가지로 등세모근과 어깨올림근을 과다긴장으로 유도한다. 엉덩관절의 주된 문제에 대처하기 전에 팔이음뼈 · 팔 영역의 자세긴장도 정상화되어야 한다.

나는 머리의 끝에 앉고 실비아의 목을 그녀와 함께 왼쪽으로 움직이고 그리고 중앙으로 되돌리며 그 후 오른쪽으로 움직여서 다시 되돌린다. 왼쪽으로의 운동을 할 때, 나는 오른쪽 팔이음뼈를 꼬리쪽으로 가동화한다. 이때, 근육조직은 신장된다(**그림 5.7**). 그 동안, 나는 위팔을 가쪽돌림을 시키고 팔꿈치를 차츰 신장시킨다.

! 큰가슴근과 작은가슴근은 폭넓고 평탄한 근육이다. 긴장이 높은 경우는 갈비뼈 사이로 들어간다. 가동화는 통증을 동반하는 일도 있기 때문에 환자의 표정을 관찰하면서 주의 깊게 천천히 실행하여야 한다. 근육조직의 개별적 가동화에서 피부를 과도하게 혹사시키지 않기 위해 유분을 많이 함유하는 핸드크림을 사전에 양손에 바르는 것을 권장한다.

실비아는 심장통증을 느끼고 세기는 4라고 말하지만, 굽힘근군을 약간 접근시키면 이 통증은 소실한다. 그녀는 치료의 진행을 허용하고 심장통증에 견딜 준비가 되어있다. 나는 그녀에게 심호흡을 하도록 권장한다. 이것은 이완하는 것으로 연결되고 심장통증으로부터 "이완되는" 것으로도 되며, 또한 큰가슴근을 더욱 신장시키는 것에도 도움이 된다. 이때, 큰가슴근은 위팔을 모음 · 안쪽돌림을 시킬 뿐만 아니라 갈비뼈를 배쪽으로 당긴다. 크게 숨을 내쉬면 보통 갈비뼈는 가라앉고 큰가슴근은 신장한다.

실비아의 경우는 이와 같이 간단하지 않다. 이 자세세트에서 낮은 긴장의 복근은 높은 긴장을 가진 큰가슴근에 대해서 갈비뼈를 가라앉힐 만큼의 충분한 긴장을 구축할 수 없다. 이 활동을 효과적으로 하기 위해 더욱 2개의 손이 필요하다. 실비아의 사촌인 에스페란자(Esperanza)는 때때로 그녀의 곁

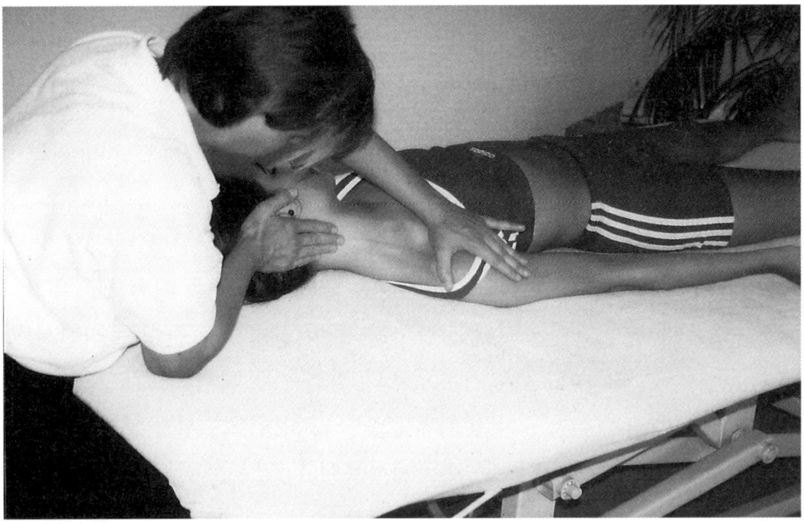

그림 5.7
팔이음뼈는 꼬리쪽으로 가동화된다.

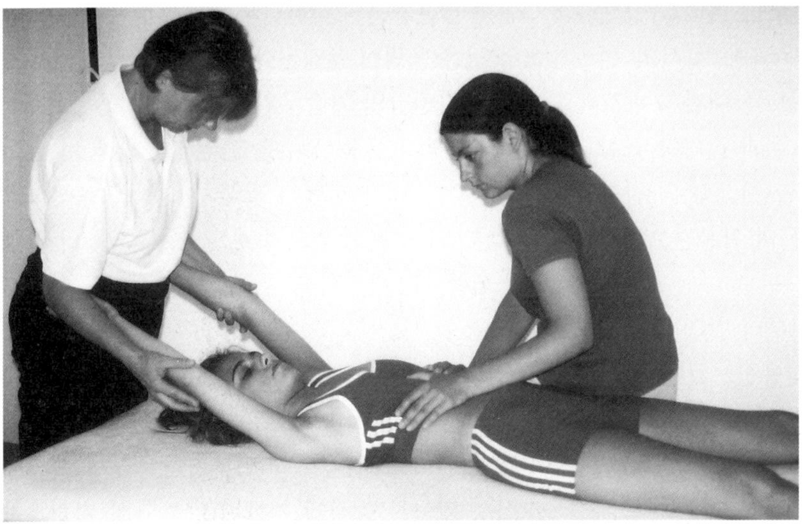

그림 5.8
치료사는 조절하면서 굽힘근군을 신장시키고 실비아의 사촌이 갈비뼈를 날숨 때 아래쪽 · 안쪽으로 유도한다.

에서 시중을 들고 언제나 치료를 흥미 있게 견학하고 있으나 여기서 그녀의 도움을 빌린다. 내가 팔의 굽힘근을 잇달아 조절하면서 신장시키는 동안, 그녀는 실비아가 숨을 내쉴 때에 평탄하게 한 양손으로 갈비뼈를 아래로, 안쪽으로 유도하도록 가르침을 받는다(**그림 5.8**). 왼팔은 약간의 시간이 경과하면 벌림을 시킬 수 있다. 이때, 치료 테이블의 옆에서 지지기저면을 확대하는 간이의자 위에 팔을 놓는 것도 경우에 따라서는 가능하다.

내가 마찬가지로 오른팔을 가동화하는 동안 갈비뼈도 잇달아서 안정된다.

선택적 팔 운동의 촉진

가동화 후에는 팔의 자세긴장은 정상이라는 것을 느끼게 되었다. 그래서 실비아는 그녀의 오른쪽 다리를 활발하게 움직여야 한다. 보통 거기까지 많은 기능적 팔의 활동이 실행되지 않는 이 자세에서 정상적인 운동진행에 상응한 활동을 발견하는 것은 용이하지 않다. 나는 작은 페트병으로 놀 것을 결정한다.

청결한 페트병에 1/3 정도의 신선하고 차가운 물이 들어가 있다. 뚜껑에 작은 구멍이 뚫리고 페트병을 눌러 찌부러뜨리면 거기서부터 물이 흘러나

온다. 나는 실비아가 오른손으로 페트병을 드는 것을 보조한다. 그리고 그녀는 다음의 운동을 실행해야 한다.

- 신장한 팔꿈치를 약 90° 굽히게 하고(굽힘근의 작용근으로서 구심성 활동) 되돌린다(굽힘근의 작용근으로서 원심성 활동).
- 신장한 팔꿈치에서부터 최대한 굽히게 하고(90° 부터는 팔꿈치 폄근의 작용근으로서 원심성 활동) 되돌린다(90° 까지는 팔꿈치 폄근의 작용근으로서의 구심성 활동, 90° 의 굽힘에서부터 완전한 신장은 굽힘근의 작용근으로서 원심성 활동).
- 페트병을 90° 의 굽힘위치에서부터 머리로 향해서 움직인다(안쪽돌림근의 작용근으로서의 원심성 활동). 그래서 물방울이 흐를 때까지 페트병을 조금 눌러 찌부러뜨리고(손과 손가락 굽힘근의 작용근으로서의 구심성 활동), 90° 의 굽힘위치까지 되돌린다(안쪽돌림근의 작용근으로서 구심성 활동).
- 페트병을 90° 의 굽힘위치에서부터 발의 방향으로 움직이고(가쪽돌림근의 작용근으로서 원심성 활동) 90° 의 굽힘위치까지 되돌린다(가쪽돌림근의 작용근으로서 구심성 활동).

그 동안, 나는 어깨관절에 기준점을 주고 활동이 선택적으로 실행되는지 아닌지, 그렇지 않으면 손과 손가락을 오므릴 것 같이 되어있는지, 또는 가슴근육의 과도한 긴장 증가가 존재하는 것을 느낄 수 있는지 아닌지를 관찰한다.

같은 자세에서 다른 활동도 생각할 수 있다.

- 팔은 90° 의 굽힘까지 움직여지고 거기서부터 돌림축을 배쪽으로 움직이면서 팔꿈치를 신장시킨다. 팔꿈치는 팔의 중력중심점을 이루는 것으로부터 이것은 위팔세갈래근의 작용근으로서 구심성 활동이 된다. 이 운동에서 나는 실비아의 손과 아래팔을 약간 가쪽 · 배쪽으로 움직여야 한다. 그리고 또한 되돌려진다(위팔세갈래근의 작용근으로서 원심성 활동).

이러한 위팔세갈래근을 뒤침을 시키면서 신장시키는 활동은 어깨관절 특히, 어깨세모근의 자극에의 운동시작에 도움이 된다.

그리고 차츰 더 많은 선택적 운동을 병행시킨다.

- 팔꿈치를 90° 의 굽힘, 돌림축을 배쪽으로 움직이면서 신장시킨다. 이 방법으로 들어 올리면서 팔은 가쪽으로의 벌림을 통해서 머리로 움직여야 한다(어깨세모근의 작용근으로서 구심성 활동).
- 팔은 머리에서부터 위 앞쪽, 천장의 방향으로 움직여지고 페트병은 얼굴 앞을 움직인다(큰가슴근과 넓은등근의 작용근으로서 구심성 활동).
- 양 팔은 올림이 촉진된다. 특히, 오른팔의 운동에서 과다긴장의 가슴부위 · 팔이음뼈 근육조직의 과다긴장이 몸통 상부를 불안정하게 하는 것이 인지된다. 내가 선택적 팔꿈치 신장을 촉진하고 오른팔을 더욱 올림으로 유도하는 동안, 다시 에스페란자는 갈비활을 손으로 안정시키도록 의뢰된다.
- 실비아는 다음으로 페트병에서부터 물을 마시지 않으면 안 된다. 이를 위해 그녀는 팔꿈치 신장을 이완하고(위팔세갈래근의 작용근으로서 원심성 활동), 동시에 어깨관절을 다시 벌림으로 움직여야 한다(가슴근육의 작용근으로서의 원심성 활동). 페트병의 끝을 입으로 가져갈 수 있도록 아래팔은 천천히 엎침이 되어야 한다(뒤침근의 작용근으로서 원심성 활동).
- 입에서부터 다시 머리의 가까이를 지나 치료 테이블의 방향으로 내린다(큰가슴근과 넓은등근의 작용근으로서 원심성 활동).
- 그리고 다시 앞 위쪽, 천장의 방향으로 움직여지고 거기서부터 굽힘근군의 신장을 빨리, 지나치게 커지지 않도록 하면서 벌림을 시켜 옆으로 움직이고 팔꿈치 신장이 이완된다(팔꿈치 굽힘근의 작용근으로서 구심성 활동).

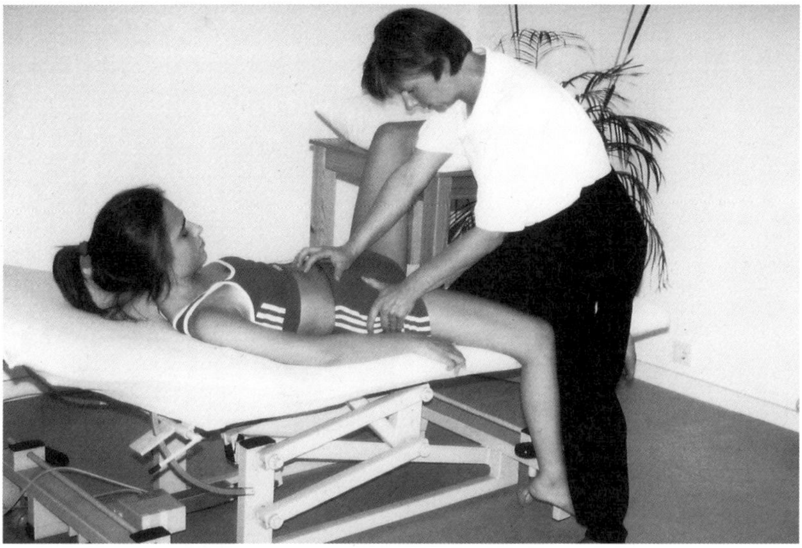

그림 5.9
치료사는 복근의 수축을 자극하고 골반을 뒤쪽으로 촉진한다.

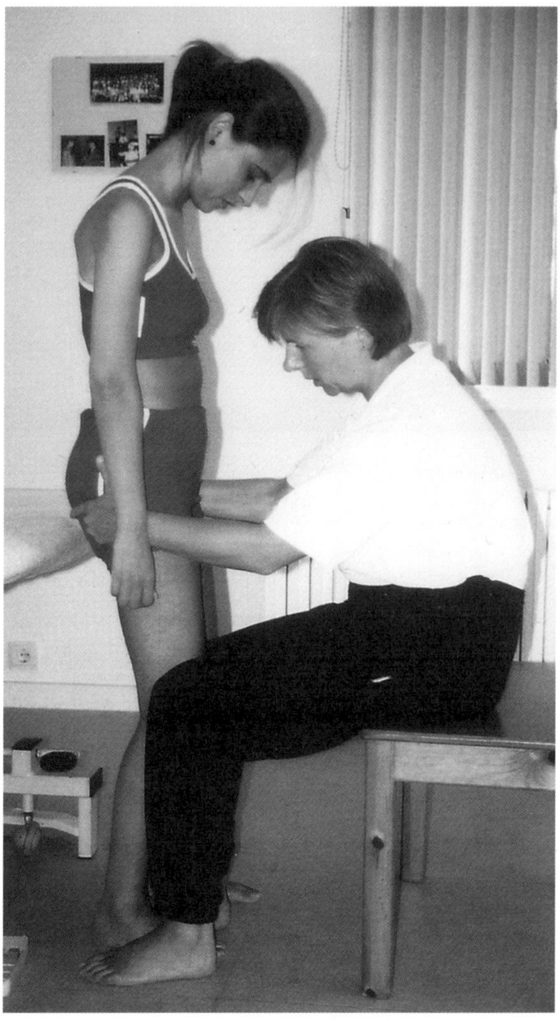

그림 5.10 뒤쪽으로의 선택적 골반운동의 촉진

- 그리고 팔꿉관절의 90°의 굽힘위치는 이완되고 팔꿈치를 신장시킨다(팔꿈치 굽힘근의 작용근으로서 원심성 활동).

일어서기의 촉진

일어서기를 위해 실비아의 오른쪽 다리는 테이블에서부터 아래로 늘어뜨린다. 나는 이 운동의 이행단계를 넙다리곧은근의 가동화에 사용한다. 목적은 넙다리곧은근이 골반을 바로 앞쪽으로 당기는 것을 방지하는 것이다. 엉덩관절을 90°의 굽힘위치로 하여 왼쪽 다리를 간이의자의 위에 놓는다. 나는 낮은 간이의자 위에 앉고 넙다리곧은근의 몸쪽부분을 먼쪽으로 가동화한다. 이때, 실비아는 종아리를 굽힘으로 움직인다. 나는 나의 오른쪽 다리로 보조한다.

복근조직 전체가 작용근으로써 구심성으로 긴장하고 엉덩관절 굽힘근이 원심성으로 이완하도록 실비아는 상기의 자세로부터 머리와 어깨를 가볍게 들어 올려야 한다. 나는 왼손으로 골반을 뒤쪽으로 촉진하고 오른손으로 복근조직의 수축을 자극한다(**그림 5.9**).

실비아는 오른쪽 다리를 다시 크게 굽히고 이것을 모음으로 움직인다. 치료 후, 엉덩관절부분은 별

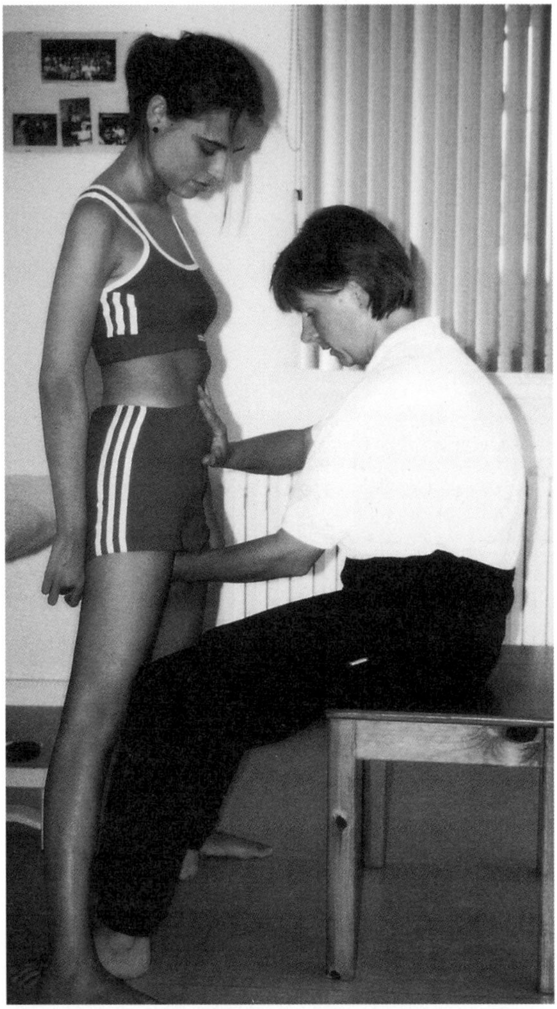

그림 5.11 치료사는 모음근의 몸쪽부분을 잡고 실비아가 다리의 가쪽돌림을 시키는 것을 보조한다.

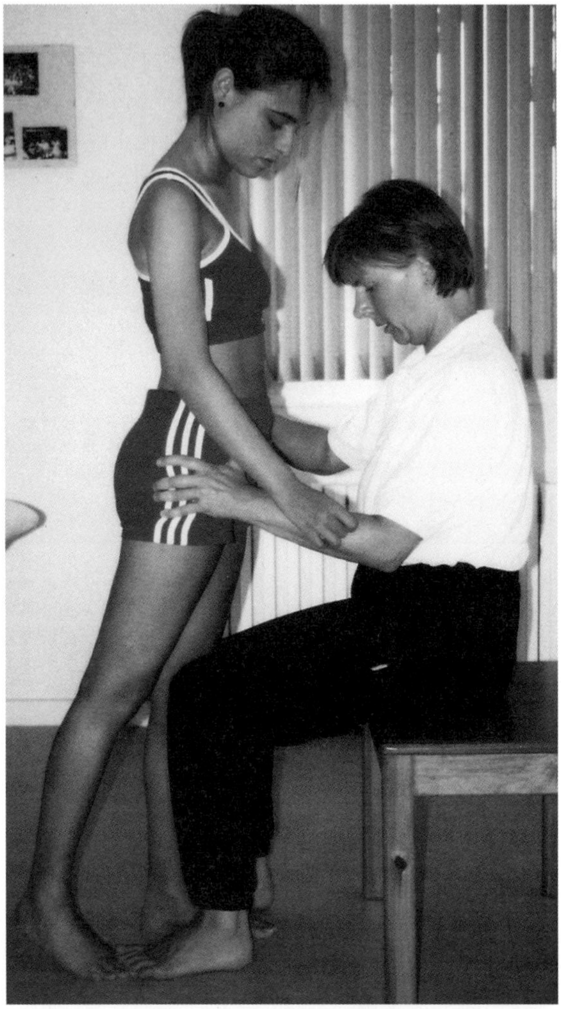

그림 5.12 실비아는 마루를 강하게 밀어붙이고 무릎을 앞쪽으로 이완시킬(release) 수 없다.

로 아프지 않고 어떠한 연합반응도 발생하지 않는다. 나는 나의 몸으로 그녀의 오른쪽 다리를 안정시키고 넙다리근막긴장근을 먼쪽으로 가동화한다. 이때, 엉덩관절에 견인을 가한다. 이것은 다시 긴장을 정상화시킨다. 수분 후, 양다리를 굽히면 같은 정도로 굽고 양쪽 모두 통증이 발생하는 일이 없이 모음을 할 수 있다.

그리고 나는 실비아의 엉덩관절을 신장시키고 선택적 골반운동을 실시하여 라켈의 증상사례에서 설명한 것처럼 실행한다(p.82). 그 후, 테이블 위에 다리는 펴지며 허리뼈가 명백히 깊이 위치하고, 골반도 이전보다 뒤쪽으로 위치하는 것을 관찰할 수 있다.

바로 누운 자세에서부터 선 자세에의 운동은 라켈의 증상사례에서 소개한 것처럼 촉진한다(p.86). 그리고 테이블을 높게 설정하고 골반의 선택적 운동을 이 자세세트에서 실행한다. 즉, 완전한 선 자세에의 직립을 위한 뒤경사 운동과 치료 테이블에 기대서 앉기 위해 이완(release)하기 위한 앞경사 운동을 의미한다.

나는 실비아 앞의 간이의자에 앉는다. 그녀의 왼쪽 다리가 안쪽돌림으로 당겨지고 오른쪽 다리는 골반의 후퇴에 의해서 가쪽돌림 위치에 위치하고 있는 문제가 존재한다. 나는 무릎으로 그녀의 무릎을 안정시키고 어느 쪽이 더 정상적 정렬에서부터 일탈하여 있는지를 명백히 한다. 나는 양손으로 앉을 때에 있어서의 골반의 앞경사 운동, 또는 일어설 때의 뒤경사 운동을 마찬가지로 촉진한다.
(**그림 5.10**)

엉덩관절 굽힘근과 모음근과 함께 복근하부는 기능적 사슬로서 작용한다. 이것들은 골반을 꼬리쪽으로 당기고 왼쪽 엉덩관절을 안쪽돌림 · 모음을 시킨다. 이것에 대항하여 작용시키기 위해 실비아의 다리는 크게 벌림이 된다. 나는 오른손으로 왼쪽의 하복부를 오른쪽 머리쪽으로 움직인다. 왼손으로 모음근의 몸쪽부분을 잡고 실비아가 왼쪽 다리를 가쪽돌림의 방향으로 돌리는 것을 돕는다(**그림 5.11**). 이때 방향을 정하는 요점은 무릎뼈이고 안쪽방향이 아니라 앞쪽을 향해야 한다.

선 자세와 보행의 촉진

실비아에 있어서 양다리의 상반신경 지배는 아직까지도 큰 문제이다. 이 때문에 선 자세를 개선하고 보행을 위한 준비가 되는 보호 발디딤은 중요한 자세세트이다. 우선 왼쪽 다리를 약간 앞으로 내고 굽힘 긴장을 강하게 억제하여 신장 긴장을 더욱 구축해야 한다. 나는 왼쪽 무릎관절의 안정을 돕고 완전한 엉덩관절 신장을 달성하고 유지하기 위해 골반을 뒤경사를 시킨다. 그리고 뒤의 오른쪽 다리는 무릎으로 이완하여야 한다. 나의 왼발로 실비아의 오른쪽 제1발허리발가락관절에 기준점을 주고 "여기서 머무르고 무릎과 발을 이완시키시오"라 말한다. **그림 5.12**에서 관찰할 수 있는 것처럼 발은 아직 마루에 강하게 밀어붙이고 무릎이 앞쪽에서 이완하는 것을 방해하고 있다.

실비아는 짧은 거리는 보행할 수 있게 되었으나 장거리, 특히 상태가 좋지 않은 날에는 휠체어를 필요로 한다. 사고로부터 3년 9개월이 경과하였어도 아직까지도 개선이 관찰된다. 이것은 그녀에게 잇달아서 대처하고 싶은 마음을 야기한다.

5.1.2 페드로

페드로(Pedro)의 증상사례에서는 신체 독자적인 지지기저면인 볼기부분과 "외부의 지지"에 의해서 실행된 다양한 경험을 전달하려고 한다.

페드로의 체질은 사고 이전에 이미 존재하고 있었던 몸통과 골반의 자세긴장에 대해서 예상시킨다. 그는 허리에 강한 신장(지나치게 활발하고 단축한 척주세움근)과 골반의 앞경사를 나타낸다. 그의 복근은 장애의 훨씬 이전부터 활발하지 않았다. 비만, 그리고 복근을 신장으로 유지하는 두꺼운 복부는 그의 다른 부위에 영향을 준다.

치료 초기에 넓은등근 양쪽의 근력훈련에 중점적으로 대처함으로써 그의 허리뼈 전만은 강화되었다. 의자에서의 앉은 자세에서 종아리에 하중을 걸어 신장시키도록 대처한 넙다리네갈래근의 훈련은 강하게 활성화된 넙다리곧은근의 움푹 들어감에 의해서 골반의 격심한 앞경사를 일으켰다. 페드로는 어느 관점에서도 "완전횡단" 환자처럼 치료되고 치료의 목표도 그 사람 전용으로는 설정되지 않았다. 물론 그는 휠체어에서도 가급적 자립해야 한다. 근육조직의 자극활동과 경우에 따라서 지팡이를 사용한 보행능력에 대한 문제는 전혀 존재하지 않았다. 엄격한 근력훈련에 의해서 강화되어버린 다리의 연합반응은 지나치게 강력한 진경제의 투여에 의해서 대처되고 그것은 그가 항상 지쳐 집중력을 약화시키고 불명료하게 이야기하는 것도 초래하였다.

나의 치료에서 페드로에 대한 **주된 목표**는 몸통의 선택적 신장에 대한 정상적인 자세패턴의 활성화이다.

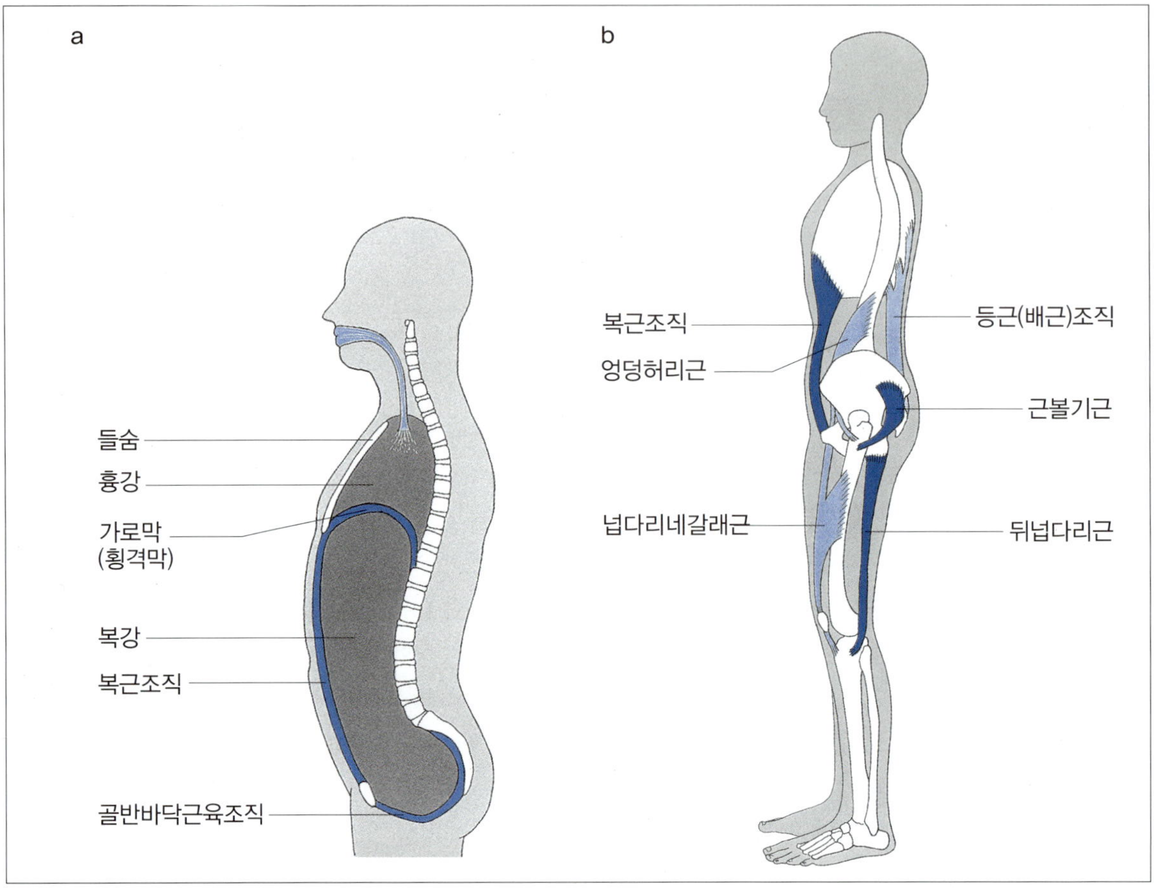

그림 5.13 a–b 직립자세의 협동작용 **a** 기강(air cavity) : 골반바닥근육이 기강을 아래쪽으로 닫는다. **b** 등근(배근)과 복근조직의 심부층과 가쪽의 몸통근육조직은 머리쪽으로의 압력을 구축하고 그것은 수축하는 가로막과 닫힌 구강 · 비강에 의해서 위에서부터 되밀어야 한다.

정상자세

몸통의 선택적 신장은 양 큰볼기근과 골반바닥근육의 수축으로부터 시작된다. 게다가 뭇갈래근(다열근)을 포함하는 척주의 허리엉치부위 깊숙한 신장근육도 활성화된다. 척주를 등쪽으로 굽히지 않고 머리쪽으로 신장시키기 때문에 배빗근, 배가로근, 배곧은근 그리고 가쪽의 허리네모근과 같은 복근 전체의 활동을 필요로 한다. 그리고 척주를 직립시켜 확대하기 위해 필요한 복강 영역의 압력을 구축하기 위해 가로막이 마찬가지로 수축, 즉 머리쪽으로 향해서 긴장하는 것이 효과적이다. 방광조임근과 항문조임근을 닫고 구강과 비강을 닫는 것은 압력이 머리쪽 또는 꼬리쪽으로 새지 않고 가슴우리에 필요한 대항력을 조달한다(**그림 5.13 a–b**).

선택적 신장의 이 자세패턴의 활성화는 골반의 절구(관골구)에 대한 넙다리뼈머리의 특정 정렬에 좌우되는 것처럼 보인다. 페드로의 전형적인 앉은 자세는 다리가 비교적 크게 벌어지고 몸통을 일으키는 것을 시도하면, 허리의 척주세움근만을 활성화시켜 중앙 핵심점은 크게 앞으로 밀리고 팔이음뼈는 후퇴하고, 머리는 등쪽으로 기운다. 페드로의 뭇갈래근은 여기서는 척주의 깊은 부분에 있는 폄근 모두의 대신하는 역할을 수행하고 있으나, 이것을 내가 자극하려고 해도(p.123, 그림 2.75 참조)

아무것도 달성할 수 없다. 골반과 볼기근육조직에 대한 넓적다리의 정렬을 변화시켜서 비로소 상기의 자세패턴은 선택적 몸통 신장을 활성화시킨다. 흥미 있는 것은 이때, 복근도 대칭적으로 활성화하고 자극의 수분 후도 아직 활발하게 유지되어 있다는 것이다. 복근을 긴장시키는 기타의 시도에서는(제2장에서 언급한 것처럼 중앙 핵심점을 골반과 조합시켜 움직이는 것) 결과는 절반정도로 만족할 수 있는 것은 아니었다. 특히 페드로의 "악화한" 오른쪽을 활성화시키는 것은 어려웠다. 이 때문에 다음의 단계를 신중하게 차례로 실행하는 것이 권장된다.

먼저 페드로의 발은 제2장 2.1에서 설명한 것처럼 자극된다. 그리고 나는 더 하중을 걸기 쉬운 쪽으로 앉는다. 페드로의 경우는 왼쪽이 된다. 나는 오른손으로 중앙 핵심점을 왼쪽, 즉 나의 쪽으로 움직이고 오른쪽 몸통이 활발하게 되어 골반을 위쪽으로 당겨 올리는 바로잡기 반응을 촉진한다. 나는 왼손으로 페드로의 오른쪽 넙다리뼈를 무릎관절의 가까이에서 잡아 들어 올리고 나의 왼쪽 다리로 안정시키고 있는 왼쪽 무릎에 대해서 오른쪽 무릎을 민다. 그리고 중앙 핵심점을 천천히 중앙으로 되돌리고 오른쪽 골반도 테이블 위에 가라앉는다. 이때, 오른쪽 큰볼기근을 궁둥뼈결절의 밑에 "밀어 넣는" 것처럼 한다. 이 조작은 근육이 낮은 긴장일수록 중요해진다(**그림 5.14**)

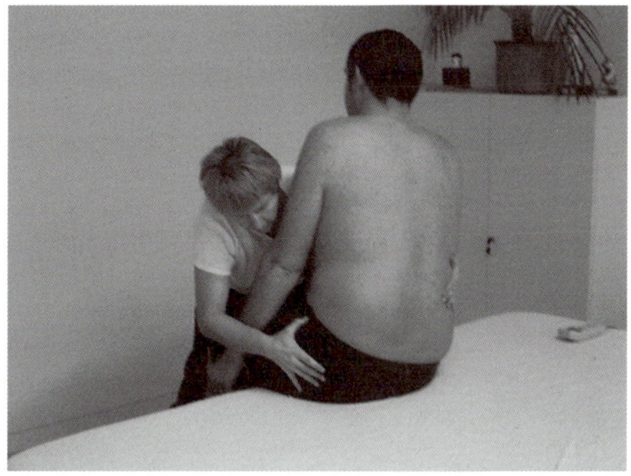

그림 5.14 큰볼기근을 궁둥뼈결절의 밑에 "밀어 넣는다".

비교 : 정상자세–비정상 자세

양 큰볼기근이 정상적인 긴장을 나타내고 있으면 이것들은 자연스런 쿠션을 형성한다. 적어도 좌석 면(의자)이 일정한 딱딱함을 갖고 있으면 자기의 체중이 압력감각 자극을 이루고, 이것은 폄근을 활발하게 유지시킨다. 볼기근조직의 긴장이 감소하여 있으면 상반신의 체중은 근육군을 중앙, 그리고 특히 가쪽으로 밀어붙인다. 야위고 낮은 긴장의 환자라면 딱딱한 좌석 면 위에서의 직립 앉은 자세를 실행하면 바로 그것을 느낄 수 있으며 또한 옆으로 움직이면 통증과 결부되는 불쾌한 소리가 나는 것으로부터도 느낄 수 있다. 근육의 정렬은 변화하고 잘 긴장할 수 없다. 척수의 불완전 손상환자가 볼기부분에 대한 압력을 분포시킬 목적인 마루에 스쳐 손상을 입는 것을 예방하는 쿠션에 몇 시간이나 앉는 것을 생각하면 이 볼기근조직이 긴장에 대한 준비를 전혀 할 수 없는 상태에 있다는 것을 용이하게 이해할 수 있다.

체중이 근육에 미치는 압박은 근육활동이 때와 부위가 적절하다면 선택적 신장의 자세패턴을 자극한다. ■

다리를 굽힘, 모음으로 유지한다. 안정된 넙다리뼈에 대한 골반의 운동을 통해서 엉덩관절은 더욱 모음 · 안쪽돌림을 하고, 지나치게 활발하고 단축한 넙다리근막긴장근은 원심성으로 이완하여 신장한다. 그래서 나는 페드로의 오른발을 모음을 중단함이 없이 천천히 마루 위로 되돌린다. 양 무릎을 안정시키면서 나는 일어서고 페드로의 오른쪽에 앉아 왼쪽 다리로 실행한 것과 마찬가지의 것을 실행한다. 이 일련의 운동의 마지막에 벌림근이 넓적다리를 딱딱하게 벌림으로 당기는 일이 없이, 나는 페드로의 양발을 허리폭으로 벌리게 할 수 있으며, 이것은 넙다리근막긴장근의 자세긴장이 경감하였다는

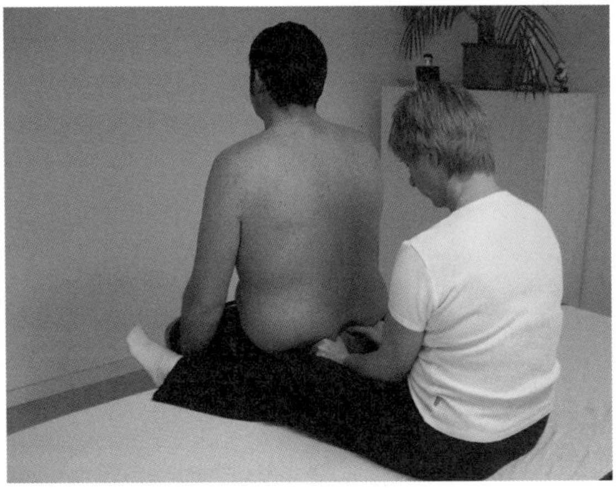

그림 5.15 제1의 자극 : 나의 양다리의 모음을 통해서 양 엉덩관절의 가쪽에서부터 압박한다. 제2의 자극 : 나의 손가락에 의한 양 큰볼기근 상부를 압박한다. 제3의 자극 : 허리의 폄근, 뭇갈래근을 엄지 손가락으로 압박한다.

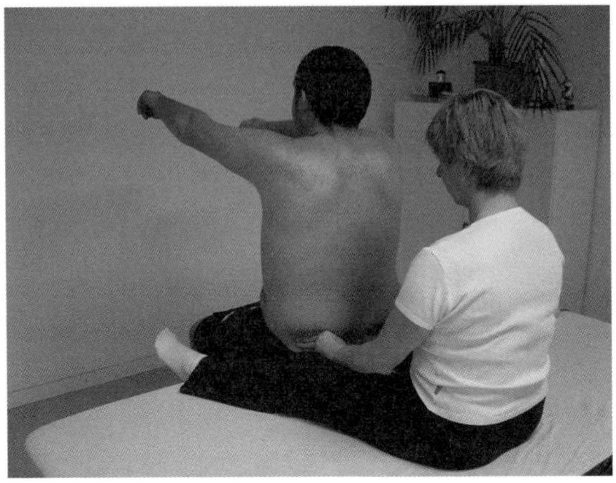

그림 5.16 신체의 독자적 무게를 매달리게 함으로써 선택적 몸통 신장의 자세패턴에 "하중을 준다".

것을 의미한다. 물론 몇 년이나 걸쳐서 존재하는 구조적 단축을 이와 같이 어려움이 없이 해소할 수는 없다. 내가 다리를 이완하면 약간의 긴장이 있어도 밖으로 당겨져 "잘못된" 정렬로 위치한다. 그래서 나는 "외부 지지"로서 네오프렌이라는 합성고무 소재로 만든 콩팥위치의 벨트(오토바이 부속품 판매점에서 구입)를 사용한다. 이것을 양 다리에 감고 매직테이프로 고정하여 내가 희망하는 위치에서 양다리를 유지한다. 이 벨트는 안뜰척수계를 자극하기 위해 발꿈치를 번갈아 마루를 확고하게 밟을 정도의 충분한 여유를 갖게 한다. 그리고 나는 베드로의 뒤에서 치료 테이블의 위에 다리를 길게 뻗고 편안히 앉은 자세가 된다. 나는 양 넓적다리로 페드로의 볼기근육 하부를 강력하게 밀어붙이고 일정한 압박을 준다. 나는 양손으로 엉덩관절 상부의 폄근 조직에 압력을 준다. 이때, 일정한 신장을 이미 관찰할 수 있다. 나는 엄지손가락으로 엉치뼈 위의 등근육을 누르고 이 압력을 유지하면서 머리쪽으로 움직인다(**그림 5.15**). 페드로가 이것을 느끼도록 요구한다. 볼기근육조직, 척주세움근, 복근조직 앞부분과 옆부분이 대칭적으로 긴장하는 것을 명백히 간파할 수 있다. 게다가 나는 페드로의 머리를 목의 신장으로 유도하여 약간 견인한다. 이때, 자기 자신이 신장하도록 요구한다. 그리고 척주의 선택적 신장을 더욱 활성화시킨다.

나는 이 자세배경을 기초로 페드로에게 팔을 천천히 앞으로 경사지게 하도록 움직일 것을 의뢰하고, 그가 몸통근육조직 전체의 점차 증가하는 긴장과 함께 팔의 무게와 균형을 잡을 수 있는지 아닌지, 이전과 같이 목뼈와 허리뼈의 과도한 신장으로 균형을 잡지 않는지 관찰한다(**그림 5.16**).

물론 이러한 자세는 선 자세에서도, 선 자세 균형을 개선하기 위해 이용되어야 한다.

선 자세로의 움직임이 복근과 등근(배근)을 더욱 활동시키기 위해 사용된다. 나는 페드로 앞에 있는 간이의자에 앉는다. 그의 양팔은 나의 어깨에 놓인다. 그리고 나의 넓적다리로 그의 넓적다리를 정렬로 유지한다. 벨트를 벗기고 손이 닿는 범위에 놓는다. 나는 뒤로 내려가고 그는 앞경사 자세가 되며 상반신은 공간에 대해서 대각선 위에 있다. 팔을 한쪽씩 들어 올리는 것에 의해서 복근이 다시 활성화된다. 이어서 그는 골반을 천천히 들어 올려야 한다.

나는 발꿈치가 마루를 어떻게 밀고 정강뼈가 앞쪽으로 밀리는지를 관찰한다. 나의 발로 페드로의 발가쪽을 조절한다. 그는 테이블에 체중을 완전히 맡기지 않고 몇 번이나 앉는 것을 반복하고 또한 바로 들어 올려야 한다. 넙다리네갈래근 특히, 넓은근을 긴장시킬 목적으로 몇 번인가 이 운동을 반복한 후, 페드로는 완전히 일어서고 선 자세에서 직립해야 한다. 이 마지막의 반복 전에 나는 벨트를 복부 주위에 장착한다. 앞쪽 하부를 지나서 뒤에서 매직테이프를 확고하게 고정한다.

근육생리학

> 동적이고 신장에 잘 작용하는 근육조직에 반해서 정적으로 작용하는 근육조직은 접근함으로써 보다 수축한다. 외부의 지지는 복근으로부터 작용을 빼앗는 것이 아니라 페드로에서 명백히 보고 느껴진 것처럼 그 작용을 활성화시킨다.

5.1.3 증상사례 : R

주된 문제 : Th12/L1 에서의 부전 하반신마비 (대마비)

R은 39세이고 3년 전에 창문에서부터 낙상에 의해서 척추뼈몸통 골절의 부상을 입어 Th10/L2에 척수손상을 나타내고, 이것은 처음에 완전손상이라 진단되었다.

골절한 척추뼈몸통을 안정시키기 위해 널판(plate)이 부착되고, 이것은 Th10에서부터 L2까지 도달하였다. 더욱 수술에 대한 불안과 그 널판이 전혀 부담이 되지 않았기 때문에 R은 수술로 제거하는 것을 거부하였다.

R의 평가

R이 처음으로 나의 진료소에 방문하였을 때 다음의 증상을 나타내고 있었다.

치료 테이블 위에서 앉은 자세에서의 자세와

촉진(palpation) : 목뼈의 전만이 분명하게 나타나고 높은 긴장을 가진 척주세움근의 목 부분의 기복을 인식할 수 있다. 팔이음뼈는 오른쪽이 왼쪽보다도 크게 당겨 올라가고, 등세모근과 어깨올림근은 압통과 운동통증을 나타내고 있다. 등뼈는 하부가 심하게 후만을 하고 허리뼈는 과도하게 전만을 하여 척주세움근의 허리부분은 현저하게 기복하여 있다. 이 근육조직은 뻣뻣하게 긴장하고 가동하지 않아 압통을 동반한다. 이 영역에서는 과민증이 발생하고 접촉은 등 전체의 신장을 야기한다. R은 야위어 있으나 부풀은 복부가 두드러지고 이것은 낮은 긴장의 복근조직을 시사한다.

엉치뼈 위의 윤곽은 평탄하고 팽창하여 있다. 이것은 척주세움근의 엉치뼈부분에서의 근육긴장이 존재하고 있는 징후는 아니다. 조직은 밀어 넣을 수 있고, 약간 드티는 것이 가능하고 부석부석하다.

마찬가지로 볼기근육조직의 부석부석한 윤곽도 눈으로 보고 확인할 수 있고 분명히 낮은 긴장을 느낄 수 있다.

게다가 넙다리곧은근의 강력한 과다긴장도 만져서 알 수 있고 신장할 때 과민증의 발생을 시사한다. 앞정강근, 긴엄지폄근, 종아리세갈래근도 이러한 증상과 조합되어 신장에 과민하게 반응한다.

휠체어에서의 앉은 자세 : R은 그녀로서는 지나치게 부드러운 데다가 폭이 넓고 깊은 휠체어에 앉고 있었다. 그녀는 조작하기 위해 지나치게 높은 팔걸이(arm rest)에 양팔을 들어 올려야 하였다. 전신에서의 이 무리한 팔의 위치에 의해서 팔이음뼈를 높이 들어 올리고 등세모근, 어깨올림근, 마름근은 높은 긴장을 나타내고 있었다.

휠체어에서 앉은 자세에서도 수술에 의해서 고정

된 Th10에서부터 L2의 범위에서는 심한 후만이 존재하고 목뼈에 발생하고 있는 과도한 전만과 나머지 허리뼈의 과도한 전만으로 균형을 잡고 있다.

보행 : R은 주거 안을 2개의 로프스트랜드 지팡이(Lofstrand crutch)로 걷는다. 그녀는 큰볼기근 활동에 의한 활발한 엉덩관절 신장을 전혀 일으키지 않기 때문에 과도한 허리뼈의 전만은 척수세움근에 의한 엉덩관절 신장의 보상을 원인으로 하고 있는 것이 명백하다. 그녀는 넙다리네갈래근과 뒤넙다리근을 활발하게 수축시킬 수 없고 안정성도 떠맡을 수 없기 때문에 양 무릎관절을 방해하여버린다.

신경생리학적 관점

> 보통, 척수수준에서 억제와 흥분은 균형이 잡혀 있다. α운동신경세포와 γ운동신경세포는 추외근섬유(extrafusal muscle fiber) 또는 추내근섬유(intra fusal muscle fiber)의 흥분에 의해서 긴장구축을 담당한다. 렌쇼세포(Renshaw cell)와 억제성 사이신경세포는 이 흥분을 억제조절 하에 유지한다. 척수의 불완전 손상에서 이 균형이 저해된다. 소뇌손상과 마찬가지로 억제조절의 제한이 과민증과 과다긴장에 의해서 명백해진다. 극도로 긴장하여 있는 근육방추와 함께 활성화되어 있는 감마 시스템, 이 때문에 용이하게 발생하는 발바닥굽힘근의 클로누스를 나타낸다. 보다 큰 근육, 예를 들면, 배곧은근이나 넙다리곧은근에서는 이른바 굽힘근 후굴반사(retraction reflex)(p.172, p.173)의 형태로 근육방추의 과도한 반응을 눈으로 보고 촉진(palpation)할 수 있다.

나는 R을 앞에서부터 관찰하고 R이 다리를 번갈아 신장 · 굽힘을 시켜 그녀가 몸통 안정성에 대해서 일정한 조절을 갖고 있는 것을 인식한다. 바로잡기 반응은 충분하지 않고 팔의 지지반응을 바로 일으키는 것에 의해서 보상하고 있다.

R은 다리운동에 대한 일정한 조절도 갖고 이다. 그녀는 앉은 자세, 선 자세에서 신장의 총 패턴을 발동시킬 수 있으나, 그러나 거의 뒤로 넘어질 것처럼 된다. 그녀는 발을 다시 마루에 접지시키기 때문에 편 무릎을 보조에 의해서만 굽힐 수 있다.

앉은 자세에서는 더욱 다리의 굽힘은 불가능하다. 선 자세에서 로프스트랜드 지팡이를 사용해도 굽힘의 시작은 거의 불가능하고, 이 때문에 보행 시 다리를 앞으로 흔들어 내미는 것도 매우 어려워진다. 그녀는 낮은 층계를 넘을 수도 없다.

감각 : 그녀는 감각에 대해서 등 전체가 과민하다고 말하고 있다. 그녀는 나의 손의 접촉과 가벼운 압력을 느끼고 그 체온을 설명할 수 있다. 그녀는 오른쪽 넓적다리 가쪽의 큰 타원형의 영역이 항상 불쾌하고 따끔따끔하다고 말한다. 이것은 손상의 약 4주일 후에 시작되고 대략 3년이 경과한 지금도 계속되고 있다. 그녀는 조임근(괄약근)의 조절에 관해서는 제한을 전혀 느끼지 않는다고 말하고 이것은 이 영역의 정상적인 감각이 존재한다는 것을 의미한다.

R의 치료

나의 최초 **치료목표**는 다음과 같다.

- 접촉과 압력에 대한 등(back)의 과민감각영역의 탈감작
- 신장에 과민한 근육(넙다리곧은근, 앞정강근, 긴엄지폄근, 종아리세갈래근)의 탈감작
- 압각통증을 야기하는 척주세움근의 목 부분과 허리부분의 탈감작
- 보상을 위해 과다긴장으로 되어있는 근육긴장 감소(등세모근, 어깨올림근, 척주세움근의 목부분과 허리부분)
- 최종적으로 정상적인 선택적 활동을 실행할 수 있도록 척수손상 때문에 과다긴장으로 되어있는 근육긴장 정상화(넙다리곧은근, 모음근, 뒤넙다리근, 종아리세갈래근, 앞정강근, 긴엄지폄근)
- 척수손상 때문에 낮은 긴장이 된, 또는 과다긴장의 대항근에 의해서 억제되어 있는 근육조직의 긴장구축(큰볼기근, 중간볼기근, 안쪽넓은근,

중간넓은근, 가쪽넓은근)

척주세움근의 긴장 감소, 복근조직의 긴장 구축

나는 복근조직의 긴장 구축과 동시에 척주세움근의 긴장 감소에 착수한다. 이를 위해 R은 치료 테이블에 앉고 발을 마루에 접지시킨다. 나는 그녀의 뒤에서 무릎서기를 하고, 오른손으로 R의 복장뼈 위에서부터 중앙 핵심점을 가볍게 꼬리쪽 · 등쪽으로 유도한다. R은 지지기저면으로서 처음에는 치료사의 복부를 잘 사용할 수 없다. 이 상항은 그녀에게 익숙하지 않은 것이며 무엇을 해야 할지 잘 이해를 못하고 있다. 나는 R을 유도하면서 좌 · 우로 가볍게 움직이고(M에서부터 3으로, 그리고 M에서부터 9로 등) 그녀에게 함께 따라오도록 지시한다. 그리고 나는 M에서부터 1/2을 지나서 3으로, 그리고 4에서부터 M을 지나서 8에서부터 9로, 그리고 되돌아오도록 운동을 확대한다. 운동은 차츰 커지고 R은 이것을 등으로 느껴 치료사에 맞춘다는 것을 학습한다.

나는 천천히 무릎을 꿇고 바르게 앉는다. R은 함께 움직이려고 하지만 허리뼈의 과도한 전만을 충분히 이완할 수 없다. 왜냐하면, 척수세움근은 원심성으로 잘 신장할 수 없고 양쪽의 넙다리곧은근이 골반의 배쪽의 위앞엉덩뼈가시를 앞쪽으로 유지하기 때문이다. 이 심각한 문제에 대처하기 위해 나는 종아리 위에 쿠션을 놓고 무릎을 꿇고 바르게 앉은 자세가 높아지도록 한다. 게다가 나는 R의 팔이음뼈를 나의 벌림을 한 넓적다리 위에 의지하게 한다. 이리하여 그녀의 척주는 더욱 아래로 가라앉을 수 있다. 나는 손가락으로 등근육 조직을 가쪽으로 가동화하고, 이것은 R이 긴장의 증가와 함께 과민하게 반응하는 것을 방지하기 위해 반드시 운동과 함께 실행해야 한다.

그리고 나는 양손으로 그녀의 팔 아래를 지나서 골반을 잡는다. 나는 손가락을 등쪽으로, 엄지손가락을 양 위앞엉덩뼈가시의 배쪽에 놓는다. 척주세움근이 약간 신장하여 억제되었기 때문에 6에서부터 M의 운동에서 복근을 작용근으로서 구심성으로 활동시켜야 한다.

나는 더욱 앞으로 굽히고 R에게 함께 운동에 따라오도록, 그리고 천천히 몸을 일으키도록 지시한다. 척주세움근과 넓은등근에서 아직 존재하는 긴장준비상태는 환자가 나에 대해서 신장하는 것에 의해서 뒤로 밀어붙이고 스스로를 앞쪽으로 들어올리는 것을 유도한다. 나는 확실히 이 보상을 예상하고 있었기 때문에 이 바람직하지 않은 운동을 "멈추시오. 그러한 방법이 아닙니다"라 말하고 제동을 걸지만 양 다리가 신장과 모음의 총 패턴으로 신장하는 것을 방지할 수는 없다.

수분 동안, 또 한사람의 치료사가 필요하게 된다. 이 치료사는 주의 깊게 왼쪽 다리의 먼쪽 발, 그리고 더욱 몸쪽 넓적다리를 잡고 무릎을 천천히, 그러나 확실하게 굽히고 발을 다시 마루에 접지시킨다. 그녀의 운동은 천천히 실행되어야 한다. 그녀는 언제, 그리고 얼마만큼 다리가 이완하는지 느껴야 한다. 한쪽의 다리가 다시 바닥에 접지하면 또 한쪽의 다리의 무릎 굽힘은 용이해진다. 그리고 이 치료사는 치료 테이블 앞의 간이의자에 앉고, 자신의 발을 가볍게 주의 깊게 R의 발에 올려놓고, 그녀의 양손을 p.76의 **그림 2.7**처럼 넓적다리의 배쪽의 몸쪽부분에 놓는다. 그녀의 양손은 신중하게 근육조직을 잡고 약간 먼쪽으로 향해서 가동화한다. 그녀의 아래팔은 넓적다리에서부터 무릎관절에 곁들여진다.

R은 머리를 앞쪽으로 굽혀서 자기의 배꼽을 보도록 하고 나와 함께 앞쪽으로 움직이도록 요청을 받는다.

나는 이때, 그녀의 중앙 핵심점을 크게 배쪽 · 꼬리쪽으로 움직여 감싸도록 한다.

이 지지위치에 의해서 척주세움근의 억제와 복근조직이 촉진(facilitation)은 잘 진행되고, 골반의 뒤경사를 시작시킨다. 보조자는 양 무릎에 확실한 압력을 꼬리쪽, 발을 향해서 주어 안정시키고, 이 골반운동을 통해서 긴장하고 있는 넙다리곧은근이 먼쪽부분을 단축시키는 것이 아니라, 원심성으로 신장시키도록 한다. 이 운동은 운동방향을 왼쪽 앞쪽, 오른쪽 앞쪽으로 다양화시켜 보조를 완화할 수 있게 될 때까지 반복시키는 것이 필요하다.

동료의 치료사는 넙다리곧은근의 양쪽 힘줄을 양손으로 가쪽으로 움직이고 다시 신장시키려고 하지만 최초의 시도에서는 바로 긴장의 반응이 일어난다. 잠시 후 가까스로 이완하고 양 다리가 근육의 이완단계에서 다시 시작위치가 된다.

다음으로 치료는 동료의 치료사 없이 속행된다. R은 치료 테이블에서 느긋한 앉은 자세를 취하고 나는 그녀의 보다 문제가 적게 보이는 왼발 옆에서 무릎을 꿇고 바르게 앉아 운동성을 주는 가동화를 한다.

신경생리학적 관점

> 치료에서 자극은 수용기에서 받아들여지고 말초신경을 통해서 척수로 보내진다. 소뇌장애의 경우, 이것은 정상적으로 받아들여져 통합 · 전달되는 것에 반해서 척수손상의 경우는 정상적으로 처리되지 않고 매우 이른 단계에서 반응된다.

! 발의 취급과 가동화는 특히 천천히 신중하게 실행되어야 한다. 왜냐하면 그 과민감은 바로 총 패턴에의 긴장증가(연합반응)로 연결되기 때문이다. 경우에 따라서는 얇은 타월을 사용해서 치료해야 한다(**그림 3.4** 참조).

등쪽굽힘에서 운동은 바로 클로누스를 발생시키고 이것은 종아리를 발꿈치와 함께 들어 올리는 것에 의해서만 억제할 수 있다. 천천히 발꿈치를 내리고 동시에 종아리세갈래근을 가쪽으로 억제하도록 가동화시킴으로써 발목관절에서 발과 발가락 굽힘근을 신장시키는 등쪽굽힘이 클로누스를 발생시킴이 없이 가능해진다. 발허리뼈부분을 서로 움직이는 것이나 바닥쪽 뼈사이근의 스트로킹(stroking)도 마찬가지로 신중하게 천천히, 부드러운 터치로 실행해야 한다.

! R의 사례에서는 어떤 순서로 실행되어야 하는지라는 것은 중요하지 않고 어떻게 실행되는지가 중요하다.

앉은 자세에서 골반의 선택적 운동

발이 이와 같이 준비된 후 느긋한 앉은 자세(1/2M)에서부터 직립 앉은 자세(M)로의 선택적 골반운동이 촉진된다. 이를 위해 나는 치료 테이블의 위에서 R의 뒤에 앉는다. R은 아래를 향하고 척주세움근의 목부분을 이완하여 양 팔을 자연스럽게 늘어뜨린다. 나는 양손을 그녀의 골반에 놓고 양쪽을 압박한다. 그리고 나의 엄지손가락에 가볍게 힘을 넣어 아래에서부터 머리쪽으로 향해서 움직인다. 그리하여 이 척주세움근의 꼬리쪽의 낮은 긴장부위에 수축을 위한 자극을 준다. 동시에 R은 배꼽 밑의 복부를 앞쪽으로 움직이도록 구두지시를 받는다. 운동의 실행은 정확히 관찰되어야 한다. 선택적이고 희망하는 근육조직부위가 정말 수축하여 있는가, 그렇지 않으면 운동이 크게 머리쪽에서부터 시작되고 있는가? 이 가능성도 존재한다. 왜냐하면 그 부위의 높은 긴장 때문에 수축에 큰 준비가 갖춰져 있기 때문이다.

다음으로 나는 환자 앞의 간이의자에 앉고 발이 일어서기에 적합한 정렬에 있는지 조절한다. R의 머리는 나의 머리에 가볍게 접촉하고 그녀의 팔은 나의 어깨에 놓이며 양쪽 모두 선택적 골반운동을 용이하게 하기 위한 기준점을 형성한다.

나는 양손으로 R의 엉덩관절에 접촉하고 엄지손가락을 배쪽의 샅굴부위, 손가락을 돌기(전자)의 가쪽에 놓는다. 그리고 이전과 마찬가지의 운동을 실행해야 한다. 직립 앉은 자세에서부터 느긋한 앉은 자세로 척주세움근을 이완시키고 이어서 골반을 앞으로 기울이게 하여 거기서부터 다시 직립 앉은 자세로 유도하도록 한다.

이 자세는 다음 옆으로 체중이동에서도 유지되어야 한다. 나는 골반을 비대칭적으로 잡는다. 왼손은 궁둥뼈결절 아래에서 골반을 들어 올리는 것을 돕는다. 오른손은 이 자세를 유지시키면서 오른쪽 엉덩관절에 압박을 주는 동안, 신장근육의 수축을 자극한다. 우선 나는 오른손으로 엉덩관절에 대한 압력을 통해서 가쪽으로의 돌림운동을 자극하고 왼손으로 R의 오른쪽 골반을 가볍게 들어 올린다.

중앙 핵심점으로의 신체 독자적인 지지기저면을 이루는 골반운동은 몸통의 바로잡기 반응을 발생시킨다. 왼쪽은 신장하고 오른쪽은 단축한다. 처음에는 이 신장과 단축은 불충분한 채로 진행한다. R은 균형을 상실한다고 느끼고 왼팔로 지지한다. 나는 이것은 왼팔에 의한 정상적인 지지반응이지만 이 순간에서는 몸통의 바로잡기 반응의 결여를 보상하는 것이기 때문에 바람직하지 않은 것이라 설명한다. 지지반응을 통해서 몸통의 바로잡기 반응을 위한 더욱 자극은 존재하지 않는다. 이 때문에 그녀는 스스로를 지지하지 않도록 지시를 받는다. 그녀에게 있어서 이 정상적인 반응을 억압하는 것은 어렵지만 몸통을 신장시키고 또는 단축시킬 수 있게 되어 정상적인 바로잡기 반응도 개선된다.

그리고 나는 골반을 3에서부터 9로, 그리고 되돌리는 운동만을 실행하는 것이 아니라 9에서부터 1/2M을 지나서 3으로, 그리고 M을 지나서 9로 움직인다. R이 수의적으로 활발하게 움직이는 것이 아니라 반응하도록 유도하기 위해 나는 이 운동을 규칙적으로 실행하는 것이 아니라 운동방향에서 놀도록 움직인다. 이렇게 함으로써 함께 움직이기 위해 R은 골반운동을 느끼는 것에 집중한다. 그리고 나는 알아차리지 못하도록 살짝 머리의 접촉을 해소하고 기준점을 적게 한다. 운동은 중단됨이 없이 촉진된다. 그리고 R은 팔도 나의 어깨에서부터 떼고 골반을 계속해서 선택적으로 움직이기 위해 기준점 없이 중앙 핵심점을 안정시켜야 한다. 이것은 명백히 간단하지는 않고 운동은 커지며 척주세움근의 이완(release)은 M, 3, 9에서부터 1/2M으로의 움직임으로는 잘 기능을 하지 않게 되어 반복이 필요하다.

일어서기의 촉진

이어서 선 자세가 된다. 준비된 발은 적합한 정렬로 선다. 치료 테이블은 높게 설정하여 R의 일어서기를 용이하게 한다. 그녀는 크게 앞쪽으로 기울고 팔을 다시 나의 어깨에 놓는다. 나는 양 엉덩관절을 잡고 안쪽으로 흔드는 것 같은 운동(이것은 엉덩관절의 압박과 가쪽돌림에 작용한다)에 의해서 양 볼기부분을 자극하고 엉덩관절 신장을 보조한다. 나의 무릎으로 R의 무릎관절의 신장의 대부분을 지원한다.

이 시점에서 R이 완전히 직립하는 것은 중요하지 않다. 이것은 그녀는 엉덩관절 신장능력의 결여 때문에 계속 팔이음뼈를 크게 후퇴시켜 몸통과 머리의 신장과 함께 실행하기 때문이다. 그녀는 약간 들어 올려 정지하고 다시 앉아야 한다.

비교 : 정상운동

정상운동에서도 예로, 스키를 탄 다음날 넙다리곧은근 먼쪽부분의 집중적인 작용이 안쪽넓은근, 중간넓은근, 가쪽넓은근과 협동하여 넙다리곧은근의 몸쪽부분을 더 잘 이완으로 유도하는 것을 느낄 수 있다. 엉덩관절은 더 용이하게 신장하고 신장을 유지하기 쉽게 하여 몸통 전체는 직립한다. ■

R에게 그녀의 팔을 가슴 앞에서 교차시키고(오른손을 왼쪽어깨에 놓고 왼손을 오른쪽어깨에 놓는다) 그녀의 발을 보도록 지시한다. 이것은 팔이음뼈

의 보상운동을 억제할 뿐만 아니라, 머리의 보상운동도 억제한다. 나는 앞에서 설명과 같이 보조하고 몇 번이나 몸을 들어 올려 고쳐 앉은 후에 R은 완전히 직립해야 한다. 골반이 뒤쪽으로의 운동을 시작해야 하는 그 순간 나는 양 볼기부분의 등쪽과 하복부 근육조직의 배쪽의 수축을 꼬리쪽에서부터 머리쪽으로 향해서 자극한다.

선 자세의 촉진

선 자세에서는 나는 잇달아서 엉덩관절을 가쪽돌림을 시키고 무릎을 신장시키도록 보조해야 한다. 좌 · 우로 작은 운동을 실행하고 R은 번갈아 한쪽의 다리에 더 하중을 가한다. R은 운동을 하는 동안은 아래를 보아야 하며 머리 또는 팔이음뼈의 신장운동을 실행해서는 안 된다.

! 정렬 전체를 조절하는 것이 중요하다. 엉덩관절은 무릎관절의 바로 위에 위치하고 이것은 발목관절의 배쪽 모서리의 바로 위에 위치한다.
양 무릎뼈는 앞쪽을 향해야 하며 모음근과 뒤넙다리근에 의한 보상이 허용되어서는 안 된다.

발에 대한 이 하중은 장딴지근(비복근)의 근육방추의 과민증을 정상화하는 것이다. 이를 위해 마찬가지의 활동을 기립대의 선 자세에서 실행하는 것도 의미가 있다. 기립대의 효과적인 크기는 **그림 11.6**을 참조할 것.

또한 선 자세의 상이한 자세를 평면에서 시도하는 것도 의미가 있다. 예를 들면, 오른발 또는 왼발을 가볍게 밖으로 향하는, 또는 가볍게 발디딤 자세를 취하는 것도 할 수 있다. 약간의 비대칭성의 목적은 모음근과 뒤넙다리근의 보상 가능성을 감소시키는 것에 있다.

이러한 근육조직의 긴장을 더욱 감소시키기 위해 나는 R이 방향을 바꾸는 것을 돕고 얼굴이 치료테이블의 방향을 향하도록 한다. 치료 테이블은 위앞엉덩뼈가시의 높이로 설정한다. 나는 R이 상반신을 앞으로 넘어지는 것을 돕는다. 팔은 안쪽돌림 위치에서 테이블 위에 놓인다. 이 엎드려 누워 선 자세에서 근육조직을 개별적으로 가동화하면서(어깨뒤당김 근육, 척주세움근, 넓은등근) 작은 가쪽으로의 운동으로 긴장 감소에 대처한다.
(**그림 2.34**, P.96 참조).

나는 마루에 앉거나 낮은 간이의자에 앉고 R의 작은 무릎운동을 돕는다. 이때, 모음근과 뒤넙다리근의 몸쪽부분과 먼쪽부분, 그리고 종아리세갈래근도 마찬가지로 개별적인 근육조직 가동화를 실행한다.

이것은 감각도 변화시킨다. 처음에 R은 운동을 느끼지 않지만 자세긴장의 정상화와 더불어 차츰 운동을 인식하게 된다. 미러링(mirroring)에서는 약간의 일탈밖에 인지되지 않았다.

왼발을 뒤로 위치시킬 수 있도록 R의 체중은 왼발에 가해진다. 발꿈치를 마루에 가라앉히고 무릎을 신장시킬 때, R은 아직 도움을 필요로 한다. R에게는 "발꿈치를 마루에 내리고 다리를 길게 뻗으시오("길게"를 길게 늘이면서 발음한다)"라 말한다. 이것은 넙다리네갈래근의 작용근으로서의 구심성 활동을 자극하고 뒤넙다리근을 대항근으로서의 원심성 신장에 자극한다.

오른쪽 다리도 이것에 상응한 방법으로 다루어진다. R은 가벼워진 것처럼 느끼고 "공중"이나 "들려올라가" 있는 것이 아니라, 보다 양 다리의 위에서 있다고 느낀다고 말한다. 그녀의 어깨는 명백히 힘이 빠져 낮게 위치하고 있다.

천천히 걷는 것의 촉진

자동적인 보행은 아직 불가능하다. 이 때문에 천천히 걷는 것을 촉진해야 한다. 나는 R의 바로 뒤에 서서 그녀의 골반을 뒤로 기울이게 하고 중앙핵심점을 약간 꼬리쪽으로 움직인다. 양 핵심점은 나의 상응하는 핵심점과 접촉하여 있다. 또 한사람의 치료사가 수분 동안 필요하며 낮은 캐스터가 부착된 간이의자에 앉는다. 이 치료사는 발과 무릎의 정확한 촉진(facilitation)을 담당하고 나는 중력 중심의 앞쪽운동과 엉덩관절 신장을 담당한다.

세 사람이 동시에 오른쪽에서 체중을 부담하기 위해 오른쪽으로 움직여야 한다.

동료는 R의 왼쪽무릎을 이완하는 것을 돕는다. 동료의 오른발은 약간 R의 왼발 발가락 위에 놓이고 그곳에 발허리발가락관절의 과다신장을 위한 회전축을 준다. 그리고 치료사는 R의 발로 낮게 앞굽힘을 하고 그 발을 또 한쪽의 발을 따라서 마루 위를 미끄러뜨려 앞쪽으로 움직인다.

R은 오른발로 서는 것에 집중하고 왼쪽 다리를 앞으로 움직이도록 시도해서는 안 된다. 만일 시도한다면, 그녀는 앞굽힘을 하고 모든 정렬을 무너뜨려 버릴지도 모른다. 그녀는 우선 운동을 느껴야 한다.

나도 나의 왼발을 앞으로 내밀고 R을 함께 움직여 나의 체중을 나의 왼발 위로, 왼쪽 앞쪽으로 움직이고 R도 그녀의 왼발 위에서 선다.

동료는 같은 촉진(facilitation)을 오른쪽 다리에서 실행한다. 이리하여 R은 공간에서 몇 걸음 걷게 된다. 그녀가 무릎을 느긋이 내리고 발을 입각(stance)의 발목관절 앞에 움직인 후, 그녀에게 큰 한걸음으로 앞으로 움직이도록 지시하는 것이 가능해진다. 이것은 선택적 무릎 신장을 시사하는 것이다.

R은 아직 재활의 긴 여정 도중에 있으나 그녀는 그것을 이해하고 걸어가려고 한다. 보상을 통해서 긴장을 구축하는 것을 피하기 위해서 가급적 혼자서 로프스트랜드 지팡이를 사용해서 보행하지 않는 편이 좋다는 권장을 그녀는 흔쾌히 받아들일 수 없다. 그러나 그녀는 다음의 설명을 이해한 후에는 그 필요성을 인식하였다.

상반신경 지배의 하나의 견해로서 팔이음뼈와 다리이음뼈의 사이가 있다. 보통 **그림 1.1b**에서 볼 수 있는 것처럼 다리이음뼈는 안정성을 담당하고 팔이음뼈는 가동성을 담당한다. 다리이음뼈가 필요한 안정성을 수행할 수 없으면 팔이음뼈가 긴장을 구축하는 것에 의해서 보상한다. 이것을 통해서 최소한의 안정성이 보증되고 이 종류의 협동작업을 변화시킨다는 중추신경계에 대한 요청이 존재하지 않게 된다. 다리이음뼈는 낮은 긴장이고 팔이음뼈는 과다긴장 그대로가 된다. 이것은 모든 부정적인 결과 예를 들면, 통증을 갖는 어깨라는 형태로 자기에게 되돌아온다. 다리이음뼈에서의 긴장구축은 거의 불가능하다. 우선 팔이음뼈의 과다긴장이 해소되어야 하며 새로이 안정성을 구축하기 위해 중추신경계를 자극한다. 일정한 불안정성이 발생되어야 한다. 치료사는 이 안정성의 구축을 다리이음뼈에 정하고 정상적인 상반신경 지배를 재구축할 수 있다.

마찬가지의 원칙이 편마비 환자에게도 효과적이다. 비마비 쪽이 보상을 위해 과다긴장이 되고 마비쪽이 낮은 긴장 그대로가 된다. 환자가 치료시간 이외에 로프스트랜드 지팡이를 사용해서 보행하면 팔이음뼈의 긴장을 다시 증가시켜 골반의 낮은 긴장은 유지된다. 이 때문에, 예를 들면, R의 주거의 경우, 휠체어로 이동하는 것이 매우 어려운 욕실로의 이동 등 참으로 필요 최소한 만을 사용하는 것에 그칠 것을 권장한다.

제6장 다발성경화증 환자에 대한 보바스 개념에 기초한 치료의 단서

이 단원에서는 이 책의 지면이 한정되어 있기 때문에 병상과 치료의 상세한 설명은 생략한다. 이 때문에 다발성경화증(MS) 환자의 치료에 대한 근본적인 사고를 언급하려고 한다. 이 사고에는 개개의 질병의 단계, 또는 장애의 등급에 맞춘 치료목표를 확정하는 것이 포함된다. 그리고 그 목표에 따라서 또한 언제 그것이 변경되어야 하는가? 즉, 새로이 정의하고 적절하게 그것을 추구한다는 것을 인식하는 것이 중요하다.

다발성경화증 환자는 인생을 통해서 물리치료를 필요로 한다. 이때, 치료는 상이한 조건 하에서 실행된다. 예를 들면, 진단을 내리는 단계나 급성발작의 발병 시에 급성질환병원에서, 재활센터에서 몇 주일이나 걸쳐서 또는 진료소나 다발성경화증 그룹용 센터에서 몇 년이나 치료를 받는다. 환자의 질병 진행경과를 함께 경험하고 정신적으로 극복하는 것은 용이하지 않다. 환자가 발작에서부터 회복하고 치료사가 증상을 완화할 수 있어도, 또한 바로 원래대로 되돌아가는 경우도 있을 수 있다. 환자와 마찬가지로 치료사도 다시 새로이 "분발"하여 현실적인 치료목표를 찾아내고 그것에 대처하는 것을 시작해야 한다. 이것들을 함께 고민하는 것은 한편에서는 환자 기분의 상태에 감정을 이입하는 능력을 필요로 하고, 다른 한편에서는 낙담하지 않고 힘을 모으고 하고 싶은 마음을 일으키기 위해 분명하게 구별하는 능력도 필요하다. 나는 극히 몇 사람이지만, 다발성경화증 환자를 수년에 걸쳐서 치료하고 그들로부터 인간적으로 학습하는 것이 있어 이 자리를 빌려 마음으로부터 감사한다.

병리학과 종합적 증상

다발성경화증 또는 급성산재성뇌척수염은 아마도 증상의 변화(variation)가 가장 많은 신경의학 질환이다. 여기서는 시력장애, 복시, 피로, 감각둔마, 민감증과 같은 감각장애나 감각이상, 낮은 긴장마비, 뇌성과 척수성의 과다긴장에 의한 마비, 평형장애, 운동실조, 구어장애, 신경심리학적 장애, 방광 · 직장장애, 성기능 장애가 포함된다.

집중적으로 연구되어 있음에도 불구하고, 원인은 현재까지도 최종적으로 해명되어있지 않아 원인치료는 불가능하다.

Colville, Ketelaer, Paty(MS-Management, Vol.1 No. 1, 3/94)는 MS 환자에서 4개의 단계에 대해서 언급하고 있다.

1. 초기단계에서는 진단이 내려진다. 이것은 어떻게 확실하게 진단이 내려지고 환자에게 명백히 전달되는지가 질환의 치료와 관리에 있어서 중요하다는 것을 의미한다.

   예 : 34세의 여성 M은 그녀의 진단에 대해서 4년이나 애매하게 되어왔다. 그녀는 최종적으로 전달된 진단내용보다도 이 불확실한 진단 쪽이 훨씬 심하였다고 느낀다.

   게다가 지원에 따라서 치료는 영향을 받는다. 예를 들면, 전문가에 의한 지원, 가족에 의한 지원, 그리고 진단에 관한 진행형의 정보를 받아들

표 6.1 음성증상 및 양성증상

음성증상 (감소한 흥분)	양성증상 (감소한 억제)
먼쪽부분인 손가락 끝에서부터 시작되는 일이 많은 낮은 긴장.	발바닥에서부터 시작되는 일이 많은 과민성. 양성 지지반응에서 확인할 수 있다.
피로. 이것은 운동단위를 동원시키는 것이 어려워지기 시작한 징후의 가능성이 있다.	시상(thalamus)의 필터기능과 조작기능의 결여로 시작되는 징후로서의 감각이상.
운동단위의 동원이 결여된다. 명백한 징후로서 마비.	종아리세갈래근에서부터 시작되는 일이 많은 과다긴장. 발의 클로누스가 차츰 많이 발생함으로써 눈으로 보아 확인할 수 있다.
	억제조절의 결여의 징후로서 선택적 운동이 차츰 곤란해진다. 총 패턴의 발생.

이는 것에 의해서도 영향을 받는다.

2. 조기단계에서는 환자가 다양한 등급의 증상을 나타내고 그것은 회복하는 일도 있을 수 있다.
3. 후기단계에서는 회복할 수 없는 증상이 확립되고 이것은 장애로 연결된다.
4. 진행단계에서는 중증 장애와 간병의 필요성이 존재한다.

그리고 두 가지 진행 형태를 관찰할 수 있다.

- 진행성 : 대부분은 느긋하게, 때로는 빨리 진행한다.
- 만성 : 완전히 상이한 재발빈도

MS의 진행에서 신경의학적 손상의 작용은 탈수초병소(demyelinated lesion)에 의해서 동시에 발생하고 차츰 많아지는 억제증상(음성증상)과 흥분증상(양성증상)이 관찰된다(**표 6.1**).

6.1 장애등급에 관련된 치료목표의 설정

치료목표는 전신상태 즉, 그 환자의 주된 증상에 따라서 결정된다. 이것은 등급에 따라서 다르다.

1.과 2./초기 · 조기단계 (Kurtzke 척도/EDSS 0.5-5.5)

이 등급에서 목표는 아래와 같다.

- 자세긴장의 정상화
- 보상전략을 억제하고 증상의 감소에 동반하여 나타나는 정상운동의 발달을 방해하지 않도록 한다. 피해야 할 것은 의자에서부터 일어설 때에 팔을 사용하는 것이다. 이 경우, 다리에 대한 부담은 적어지고 팔이음뼈와 팔은 자세긴장을 높여 다리이음뼈의 불안정성이 유지되어버린다. 또한 보행 시에 가구나 벽으로 지지하는 것도 피해야 한다. 이것을 통해서 지지기저면은 확대되고 평형반응과 바로잡기 반응이 자극되지 않게 된다.

예 : 나는 수강 중에 이미 연금수급자가 되어있었던 가족을 가진 36세의 B라는 환자와 알게 되었다. 그는 휠체어를 사용하고 보행 보조기구는 보유하고 있지 않았다. 자택에서는 가구를 따라 걷고 벽에 의지하고 있다고 이야기하고 있었다. 그 후의 치료에서 그의 장애는 첫인상보다 명백히 완화되어 있는 것처럼 보였다. 그는 2년 전에 매우 비관적인 방법으로 진단을 통보받고 물리치료사도 그의

증상 개선을 위해 진지하게 대처해주지 않았던 것이 밝혀졌다. 그의 진행되는 질환이 당시 휠체어를 사용하는 것이 지당한 것이었다고 생각하게 하였다.

우리들은 그의 팔에 의한 보상을 완화시키도록 치료하였다. 이것은 매우 중요한데 수강생과 그 자신에게도 자세긴장, 그리고 양 다리와 발의 기복 전체가 어떻게 변화하였는지를 느끼고 눈으로 볼 수 있었다. 이와 같이 하여 개별적으로 대처할 수 있고 이를 위해 선택적인 신경근육 활동이 도입되었다. B는 보조장구 없이 이 과정에서부터 떠나 일정(불확실한) 시간을 거쳐 그의 보행능력을 다시 획득하고 그의 질환에 대해서 또 다른 견해를 갖게 되었다. 그는 쉽사리 중단하는 것이 아니라 장애를 완화시키기 위해 건강하고 현실적인 낙관주의와 함께 대처하게 되었다.

- 몸통의 선택적 신장의 정상적인 자세패턴에 촉진
- 정상적인 선택적 운동과 운동패턴의 촉진
- 정상적인 선 자세 균형에 대한 대처
- 정상보행에 대한 대처
- 환자의 개개의 문제에 특별히 작성되는 자주적 활동에 대한 대처
- 자활그룹(self-support group)과 다발성경화증 환자의 네트워크(MS 네트워크)에 대한 정보
- 문제의 청취와 전문가에 의한 지원을 찾을 때의 보조

3. 후기단계 (Kurtzke척도/EDSS 6.0-7.0)

이 단계서는 사고의 전환이 실행되어야 한다. 질환의 진행은 증상의 회복이 이미 불가능하다는 것을 나타낸다. 남아있는 증상은 장애도 남는다는 것을 의미하고 보상전략이 필요해진다.

개별적인 치료목표와 중재는 다음과 같다.

- 환자가 스스로 발전시킨, 또한 치료사로부터 제안되는 보상전략이 훈련되어 정교한 것이 된다.
- 보조기구를 개별적으로 찾고 시험하여 조절한다. 거기에는 한쪽 · 양쪽 발에 대한 보행보조로서 사용하는 탈로붕대(Talo-Bandage)나 1개 또는 2개의 지팡이, 1개 또는 2개의 로프스트랜드 지팡이, 보행보조차, 휠체어, 전동휠체어 등이 포함된다. 게다가 샤워실에서의 간이의자, 욕조리프트, 변기좌석 면을 높게 설치한다. 욕실에 난간이나 작은 보조기구를 설치한다. 가사를 실행함에 있어서의 보조기구, 직업종사를 용이하게 하기 위한 보조기구, 예를 들면, 무엇을 쓸 때의 보조기구 등도 고려된다.

예 : R은 43세의 외과의사이고 그의 손가락의 감각장애와 경증의 운동실조에 의해서 그의 직업을 그만두어야 한다는 것을 괴로운 일이라고 느끼고 있었다. 이 장애는 그의 일상생활에서는 거의 방해가 되지 않았으나, 그의 수술에서 정밀한 작업에서는 곤란하고 위험한 것으로 되었다. 그는 아직 보행능력을 갖고 있었으나, 바로 피로하였다. 휠체어는 그에게는 아직 고려할 일이 아니라고 그는 주장하였다. 다른 환자인 M은 정신과의사에게 "친구로서의 휠체어"라 설명한다. 목적지에서부터 벽을 따라서 또는 로프스트랜드 지팡이를 사용하여 보행할 수 있을 정도이고 건강한 상태로 도착하기 위해 그녀는 장거리에는 휠체어를 사용한다. 미술관에서 그녀는 홀에서 홀에는 휠체어로 이동하며 홀 안에서는 걷고 그림을 선 자세에서 감상한다. 상점이나 레스터랑에도 휠체어로 이동하고 그 안에서는 쇼핑 카트로 걷는다. 또는 곁에서 시중드는 사람의 팔을 지지하면서 테이블에 앉는다. R도 최종적으로는 마찬가지의 경험을 쌓고 장거리나 지치는 거리에는 휠체어를 사용하며 목적지에 도착하면 보행용 보조기구로 걸었다.

보상과 보조기구의 투입은 항상 같은 근육군의 판에 박힌 방식의 사용을 의미하고, 이것은 과다긴장을 발전시킨다. 높은 근육진장은 단축의 위험성,

관절의 가동성의 감소, 비정상 정렬에서의 운동을 내포한다. 예를 들면, 지팡이로 보행하는 경우이다. 이것은 넓은등근, 어깨관절의 안쪽돌림근의 작용근으로서의 구심성 활동을 의미하고 이것은 조작활동에서 대항근으로서의 원심성으로 이완하면서 올림과 가쪽돌림을 허용해야 한다. 긴장이 지나치게 높으면 팔은 불충분한 가쪽돌림으로 들려올라가고 이것은 가시위근의 힘줄, 경우에 따라서는 다른 구조에서도 끼워 넣어짐을 발생시킨다. 이 때문에 치료사는 다음의 목표를 더욱 달성하기 위해 예측하면서 치료해야 한다.

- 정상적인 관절가동성의 유지 또는 재획득
- 개별적 억제 가동화에 의해서 과다활동의 근육군의 긴장을 감소시킨다.
- 정상적인 정렬의 선택적 운동의 촉진
- 가급적 최선의 선 자세 균형의 유지
- 자주적 활동의 적응(하기의 증상사례를 참조)
- 누운 자세, 이동(transfer), 보조기구의 사용방법, 배뇨보조의 기술, 개인위생의 지원, 착탈의의 지원 등을 가족 또는 보조자에게 훈련하는 것.

예 : M은 물리치료를 받고 20mg의 리오레살(Lioresal)이 투여되어 몇 년이나 걸쳐서 다리의 과다긴장을 잘 조절하고 있었다. 그러나 학업 때문에 앉는 일이 많아지고 그때까지 선 자세로 실행하고 있었다. 세탁하다, 빨래를 말리다, 빨래를 개키다와 같은 활동을 하는 시간이 거의 없어져버렸다. 이 때문에 다리의 굽힘 긴장은 증가하고 그녀는 이동(trans fer)과 로프스트랜드 지팡이를 사용한 보행에 더 어려움을 느끼게 되었다. 그녀의 정신과의사는 리오레살의 투여를 30mg으로 증가시켰으나, 이것은 긴장의 감소를 초래하지 않고 반대로 증가하게 되었다.

나의 가설로서, M은 투여의 증가에 의해서 멍청해진 상태에서 많은 활동을 실행해야 하고, 지쳐서 중력에 대해 몸통과 팔이음뼈의 낮은 긴장에 대해 극복하려고 맞서고, 그 결과 다리의 긴장 증가를 야기하였다고 생각된다.

이 때문에 가구직공인 그녀를 위해 높은 경사진 책상을 만들어주었다. 책과 신문기사를 읽기 위해 그녀는 선 자세에서 지내는 일이 많았다. 장시간의 신장과 다리에 대한 압력은 그녀의 굽힘 긴장을 완화하고 그녀는 리오레살의 투여를 이전의 20mg으로 감소시켜 4주 후에는 다시 이전의 균형을 회복하였다.

4. 진행단계 (Kurtzke 척도/EDSS 〉7.0)

심한 장애와 부동성이라 표현되는 이 단계에서는 재차 물리치료 목표를 변경해야 한다.

- 환자가 앉는 또는 눕는 일이 많아지기 때문에 욕창예방이 보증되어야 한다. 이것에는 좌석 면 쿠션이나 매트의 선택, 가족에 의한 체위나 체위변경, 침대에서부터 휠체어에의 이동, 휠체어에서부터 의자 또는 보행훈련 기구의 이동에 대한 훈련이 포함된다.
- 기도질환의 예방 또는 치료는 보조기구 없이, 또는 사용해서 호흡을 연습하고 체위 · 체위변경, 분비물 방출의 경우에는 조사를 통해서 실행한다. 또한 간병인에 의한 이들의 모든 기술습득도 필요하다.
- 몸통, 팔다리의 보조적, 경우에 따라서는 수동적 운동을 통해서, 근육조직 · 관절주머니의 구축(contracture)에 대해서 예방하고 간병인에 의한 기술습득이 필요하다.
- 선 자세훈련 기구를 사용해서 "수동적"인 선 자세 능력의 유지.

요약

MS환자와의 치료에서 치료사는 자신의 능력 전체의 목록(index)을 끌어내야 한다. 이를 위해서는 호흡치료, 경우에 따라서는 감각이상을 위한 전기치료 조치(이 도입을 위해서는 치료사는 의사에게 제안하는 것도 생각해야 한다)도 포함된다. 게다가 저온치료에 관한 지식도 필요하다. 발과 다리의 감각이상이나 과다긴장은 많은 환자에서 얼음목욕을 사용함으로써 감소된다. 치료사는 의사와 협의한 다음에 현재 치료하고 있는 환자에게 적합한지 검토해야 한다.

보바스 개념에 기초하는 치료 제안을 선택하는 것에 관해서 치료사는 다음 단원에서 언급되고 있는 활동이 다발성경화증 환자에게 사용할 수 있는지를 결정해야 한다.

호환성이 있는 치료에 다음과 같은 것이 있다.

- 승마요법 : 이것은 승마에 열중함으로써 선택적 골반운동과 균형을 개선하고 다리의 모음근의 과다긴장을 억제한다.
- 수영요법 [James McMillan에 따른 할리윅 방법 (Halliwick-method)] : 환자는 장애가 존재하여도 가족과 수영장에 가서 수영하는 것을 학습한다.
- 긴장완화요법 : 요가나 자율훈련법, 휄든크라이스 방식 (Feldenkrais method)의 다양한 훈련은 자주적 활동을 보완한다.
- 신경심리학적 문제의 난이도에 따라서 환자는 개별적 치료를 필요로 한다.
- 침구요법이나 지압요법도 감각이상에 도움이 된다.

제7장 파킨슨병환자에 대한 보바스 개념에 기초한 치료의 단서

이 단원은 제2판에서 새로이 추가하였다. 이것은 보바스 개념의 기본원칙에 의해서 어떻게 전형적인 파킨슨병환자, 또는 파킨슨증후군이나 파킨슨병과 유사한 질병을 지료하는지를 나타내어 보여주기 위해서이다. 이것은 고전적인 훈련에 대해서 생각하고 또한 환자를 신경생리학적 근거에 기초하여 치료하는 것을 제안하는 것이다.

신경과의사는 세 가지의 상이한 병상으로 분류한다.

- 전형적인 파킨슨병환자의 세 가지의 주요 증상
  - 운동기능감소증, 적게 움직임(동작완만, 동작감소, 동작불능)
  - 경축(rigidity)(작용근과 대항근의 긴장증가)
  - 떨림(tremor)(몸의 떨림, 이 때문에 "떨림 마비"라는 명칭이 있다)
- 파킨슨증후군, 또는 2차성 파킨슨증후군의 징후
- 파킨슨증후군의 계통 변성
  - 진행성 핵상성 마비
  - 선조체흑질변성(striatonigral degeneration)
  - 샤이-드래거 증후군(Shy-Drager syndrome)
  - 올리브다리뇌소뇌위축 (olivopontocerebellar atrophy)

다양한 병적 상태의 원인

다양한 병적 상태의 원인으로서 두 가지 가능성이 존재한다.

- 특발성. 즉, 원인을 잘 모른다. 파킨슨병은 집안 내력으로 빈발하고 있어도 유전성이라고는 간주되지 않는다.
- 뇌염, 겉질밑 동맥경화성뇌증, 오랜 세월에 걸친 향정신성약제와 신경차단제, 흥분제(Mangan, Co2), 엑스터시, 드림(복싱)과 같은 약물의 복용, 대뇌바닥핵의 석회화, 경색(허혈성, 출혈성), 저산소혈증, 염증, 이마엽 종양.

신경생리학적 관점

흑색질은 5개의 대뇌바닥핵 중의 하나이다.

- 꼬리핵(미상핵)과 조가비핵(피각)은 겉질, 시상, 대뇌 변연계로부터의 신호를 수신하는 영역이다.
- 창백핵(담창구) 바깥분절과 시상밑핵(시상하핵)은 대뇌바닥핵 내에서 신호의 수신과 송신을 실행한다.
- 흑색질과 창백핵 속분절은 시상으로, 그리고 보충적으로 운동겉질에 대한 송신을 실행한다.

흑색질은 도파민 생성과 방출에 의해서 대뇌바닥핵에의 임펄스의 정보전달을 담당하고 표준적인 자동적 자세긴장에 영향을 주며, 이것은 정교하고 수의적인 운동의 실행에도 특히 중요하다(**그림 7.1**).

"겉질 밑의 바닥핵 영역의 기능은 다양하며 운동을 직접 조작하는 것에도 연결된다. 이와 같이 하여 프로그램 선택이 감각운동적 관점과 운동기억의 소집에 관여한다"(Illert 1999년).

게다가 대뇌바닥핵의 주된 기능을 다음과 같이 요약할 수 있다.

- 운동의 준비, 실행, 종료, 운동 순서

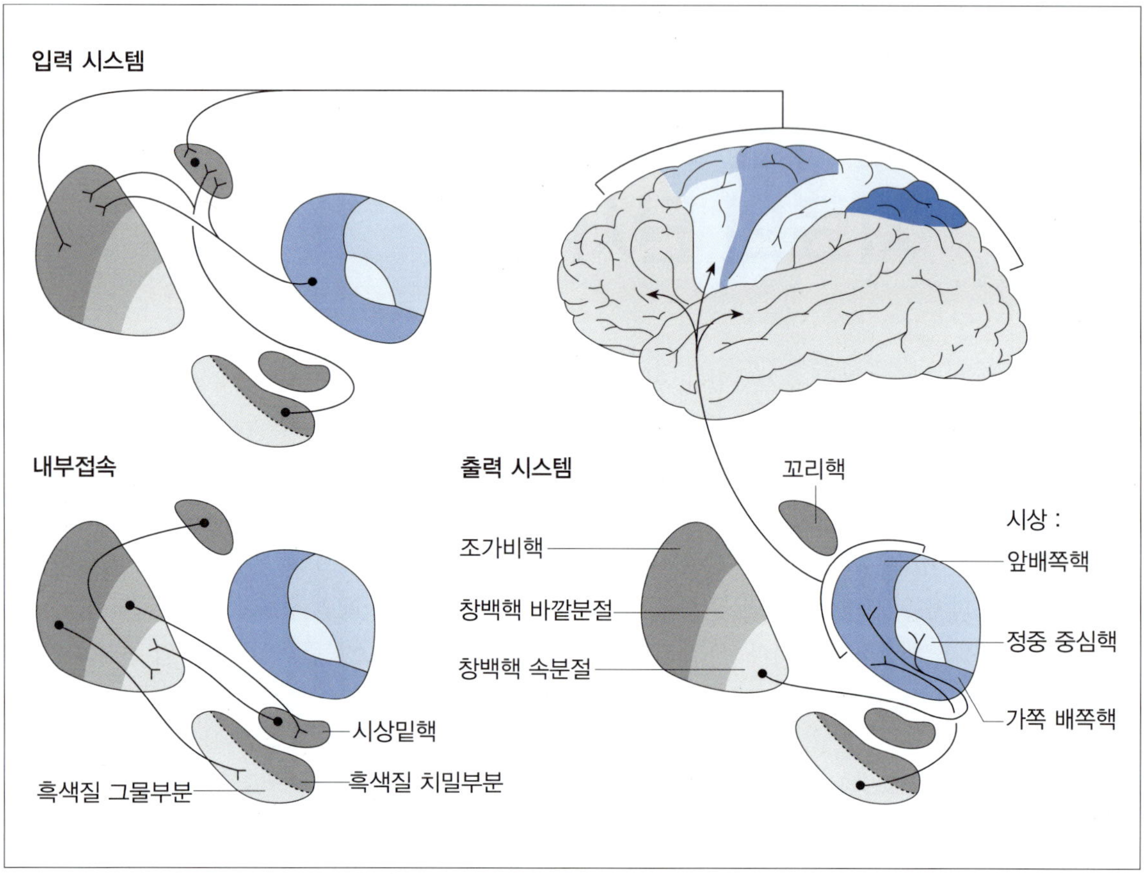

그림 7.1 운동 프로그래밍에 대한 대뇌바닥핵이 관여

- 운동의 "핸드브레이크" : 특정 부위의 억제 즉, 안정된 기준점을 형성하고, 이 억제를 이완시키는 다른 운동을 허용한다.
- 바람직하지 않은 운동의 억제
- 운동의 시간 순서의 지원
- 감정요소가 운동에 영향을 줄 수 있는 가능한 경로.

이 때문에 장애도 이해하기 쉬워진다. 헌팅톤병(Huntington disease), 근육긴장이상(dystonia), 사경(torticollis), 뚜렛증후군(Tourette's Syndrome)과 같은 과도한 운동으로 연결되는 일도 있는가 하면, 파킨슨증후군이나 다른 유사한 증후군과 같이 운동억제로 연결되는 일도 있다.

흑색질의 도파민 생성이 나이가 듦에 따라 감소하는 것은 정상이다. 50%까지의 생성 감소는 무증상이다. 즉, 운동기능감소증, 경축, 떨림의 최초의 징후가 나타나면 흑색질의 기능이 명백히 저해되어 있다는 것을 의미한다.

다발성경화증과는 달리 파킨슨병은 질병의 원인이 판명되어 있다는 것 때문에 원인치료가 가능하다. 기본적으로는 두 종류의 약물은 이용할 수 있다.

- 도파민
- 도파민작용제(dopamine agonist)
- COMT저해제
- 항콜린제(anticholinergic agent)
- MAO-B 저해제
- 아만타딘(amantadine)

이 질병에 도파민이 효과적이라는 발견은 로버

표 7.1 파킨슨병에서의 증상

증상	내용
감각장애	전신에서의 "무감각"한 감각 약 40%의 환자는 감각이상이나 의주감(formication)을 나타낸다.
운동증상	
떨림(tremor)	약 69%의 환자에서 진단할 때에 전형적인 안정시떨림(resting tremor)(손가락 끝으로 종이를 둥글게 하는 것 같은 동작이나 지폐를 세는 동작)을 나타내고 질환이 진행함에 따라 약 75%에서는 수면 중이나 운동실행 중에는 완화되고 안정자세 때에 강화된다.
운동완만	운동을 시작하는 것이 곤란하고 운동은 느린 것이 된다. 모든 일상생활활동(ADL)에서 부정적인 기능성을 인지하게 되며 이것들이 작용하는 것으로써 무표정, 구어장애, 삼킴 장애, 정교한 운동 장애, 소서증(micrographia)이 있다.
경축(rigidity)	모든 운동방향에 대해서 강력한 저항을 나타낸다. 가동성 저하로 연결되고 근육통, 관절통이 일어난다. 굽힘근이 강한 영향을 받는다.
자세와 자세반응의 변화	눈을 깜박임, 균형반응, (특히, 뒤쪽으로의) 보호 발디딤, 보행과 같은 자동적 반응의 수, 빈도, 진폭을 감소시킨다. 전방돌진과 후방돌진은 자세긴장을 더욱 증가시켜 넘어짐의 경향이 높아진다.
신경심리학적 증상	
• 정신완만(bradyphrenia) • 혼란(confusion) • 지남력장애(disorientation)	사고완만, 공간적 · 시간적인 논리적 연관성을 인식하고 설명하는 것이 곤란해진다.
정신학적 증상	항우울 상태, 내심불안, 수면장애, 환각
피부증상	지루성피부염(비듬과 얼굴피부의 염증, 또는 땀의 분비장애를 나타낸다).
자율신경증상	변비, 방광장애, 기립성저혈압, 성욕이상.

트 드 니로(Robert de Niro) 주연 "Awakenings"라는 영화에서 인상적으로 소개되어 있다. 이것은 속칭 LT-Test에서 "꿈과 같은 약"으로서 작용하고 전혀 움직이지 않는 신체가 L-dopa의 투여를 받고 30분 후에 가동적으로 되었다는 것이다. 현재는 많은 경우 10년 경과하면 도파민에 익숙해져 그 효과가 차츰 희박해진다는 것이 판명되었다. 이 때문에, 파킨슨병을 나타내는 젊은 세대의 최초의 수년간에 이른바 도파민작용제를 투여해서 치료하고 신체의 도파민이 바로 감소하여 사용되지 않는 것처럼 작용시킨다. 신체는 수년 내에 그것에조차 익숙해져버리지만, 그것에 의해서 도파민 투여를 위한 더욱 시간을 얻을 수 있다.

투약은 환자에게 운동의 자유라는 시간, 이른바 "치료의 창(therapeutic window)"을 준다.

여러 갈래에 걸치는 이 질병의 증상은 **표 7.1**에 요약하였다.

물리치료의 치료목표는 환자가 해당하는 등급에 따라서, 또한 운동의 자유와 "치료의 창(therapeutic window)" 밖에서의 단계에 따라서 다르다.

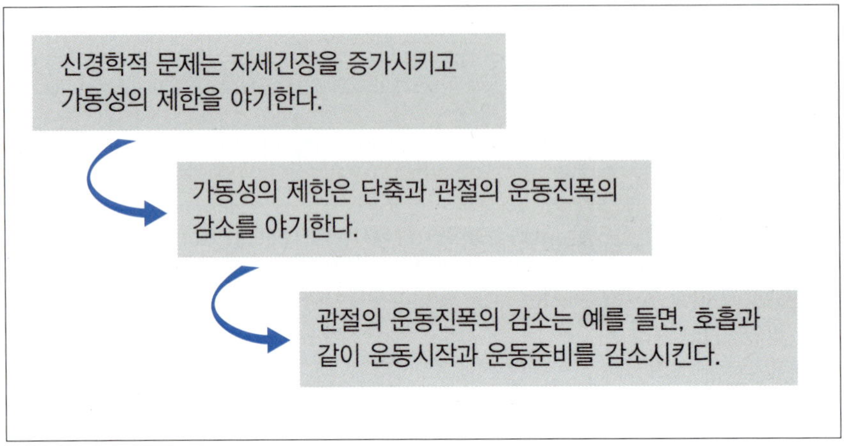

그림 7.2
이 그림은 물리치료로 대처해야 할 질환의 진행을 나타낸다.

등급 1

환자는 반신에서 증상을 나타내는 일이 많고 진단되어 투약된다. "치료의 창(therapeutic window)"은 크다. 환자는 일에 종사할 수 있고 가동성을 유지하고 개선시키기 위해 스포츠를 좋아할 수도 있다. 스포츠 활동은 도파민을 지나치게 사용하는 일이 없도록 삼가야 한다. 환자가 놀라지 않도록 질병의 진행에 대해서 숙지시키는 것도 중요하다. 물리치료에서 조언할 때는 환자를 기다리고 있는 장차 가능성이 있는 증상에 대해서 설명하고 그것을 예방하도록 대처한다.

등급 2

경축, 운동기능감소증, 떨림, 운동제한과 같은 증상이 또 한쪽의 반신에도 나타나 대칭적으로 된다. "치료의 창(therapeutic window)", 운동의 자유도도 좁아지고 경직시간이 길어지며 균형 장애도 인지된다. **그림 7.2**는 물리치료에서 대처해야 할 질병의 예측되는 진행을 나타내고 있다. 물리치료사가 가장 영향을 줄 수 있는 증상은 경축과 운동기능감소증이다. 치료에서는 다음의 목표가 설정된다.

참여수준에서의 치료목표 :

- 작업능력의 유지
- 자립성의 유지

구조수준에서의 치료목표 :

- 증가한 자세긴장의 감소
- 몸통과 몸쪽 핵심점(key point)의 신장능력을 유지하기 위해 안뜰척수계와 겉질 · 그물척수계의 자극
- 균형의 개선

증상사례 : 울리히(Ulrich)는 52세이고 9년 전에 파킨슨병이라 진단되었다. 4년 전에 체육교사라는 직업을 그만두어야 했다. 일상에서는 완전히 자립하고 도파민작용제와 도파민을 조합한 약물에 의해서 조화가 이루어졌다고 느낀다. 그는 하루를 신체의 필요성에 따라서 하루를 구성하고 많이 움직이도록 대처한다. 산보, 수영, 지역사회 고령자 팀에서 1주일에 한번 축구를 한다. 이 질환환자의 대부분에서 볼 수 있는 것처럼 그는 그때까지 물리치료에 대해서 회의적이었다. "내가 'off' 일 때는 누구도 아무것도 할 수 없다. 그리고 내가 'on' 일 때는 나는 누구도 필요로 하지 않는다. 나는 움직일 수 있다."라는 것은 하나의 확산되어 있는 생각이다. 그러나 이 단계에서 그는 치료를 필요로 하였다.

그림 7,3은 울리히의 선 자세에서의 전형적인 굽힘 자세를 나타내어 보여준다. 무릎과 발끔치가 굽혀져 있다. 이 때문에 그의 중력중심은 앞쪽, 앞발과 발가락의 방향으로 이동하고, 등쪽으로의 바로

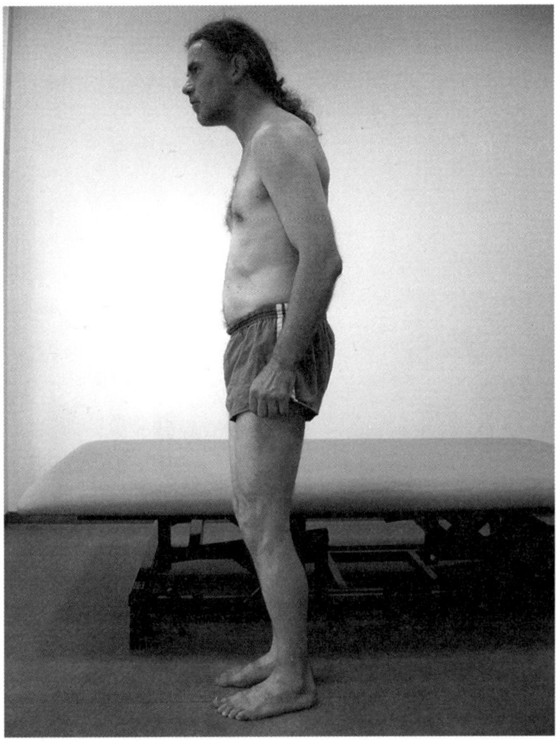

그림 7.3 전형적인 굽힘 자세

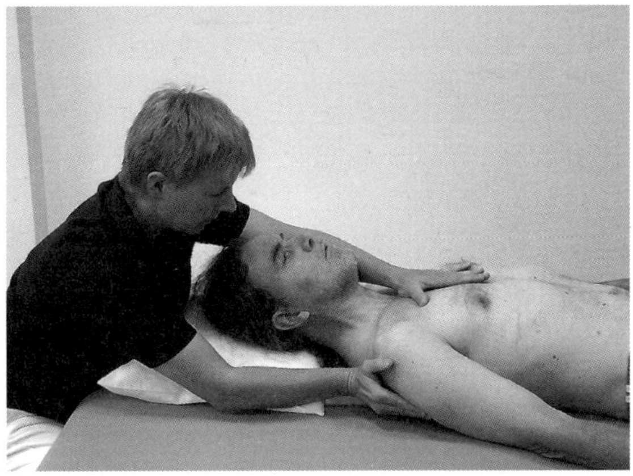

그림 7.4 억제의 가동화

잡기 반응이 항상 발생한다. 그의 넙다리네갈래근은 넘어짐을 방지하기 위해 항상 활성화되어 있다. 양발(발가락굽힘근, 발바닥널힘줄)과 종아리(종아리세갈래근)는 과다긴장을 나타낸다. 이것을 항력(drag)으로 보상하기 위해 그의 팔꿈치는 이마면 중심보다 뒤에 위치하고, 어깨관절을 뒤로 경사지게 하여(넓은등근이 명백히 긴장하여 있다) 팔이음뼈를 위 앞쪽의 위치로 유도한다. 머리는 이마면 중심보다 더 크게 돌출하고 목근육은 중력에 대항하기 위해 매우 긴장하여 아프다.

치료에서 이러한 문제는 개별적인 억제 가동화를 사용한다. 바로 누운 자세에서 울리히는 치료 테이블에 놓인 팔을 무릎 방향으로 꼬리쪽으로 움직인다. 나는 이 등세모근과 어깨올림근의 활발한 원심성 수축을 오른손으로 지원한다. 동시에 나는 왼손으로 복장뼈를 꼬리쪽으로 움직이고 목빗근을 이완시켜 울리히가 머리를 쿠션에 더 잘 올려놓을 수 있도록 한다(**그림 7.4**).

팔이 뒤로 경사져 있는 자세에서는 양 넓은등근은 명백히 과다긴장이다. 이완시키기 위한 원심성 수축의 하나의 가능성으로서 **그림 7.5**에 볼 수 있는 것 같은 몸통 돌림이 있다. 울리히의 다리는 나의 오른쪽 넓적다리 위에 놓이고, 나는 이 오른쪽 다리 위로 움직여 울리히의 다리이음뼈를 왼쪽의 돌림과 함께 움직인다. 이때, 오른쪽 팔이음뼈가 하나의 덩어리로서 함께 움직이지 않도록 나의 왼손으로 테이블 위에 멈추게 한다. 쿠션을 사용해서 가슴우리를 개별적으로 치료하도록 다리를 위치시킬 수 있다. 울리히의 호흡운동은 오로지 복식호흡이다. 갈비뼈는 움직이지 않는다. 그는 가슴우리가 조여져 있는 것처럼 느낀다고 말한다. 이 때문에 결합조직 마사지(갈비뼈 사이를 살살 문지른다)와 호흡치료(피부를 잡고 자극하는 흉식호흡에 주의를 돌린다)의 기술이 요구된다.

앉은 자세에서부터 선 자세로의 일어서기는 용이하지 않다. 양발을 가동화하는 것이 필요하다(제2장, p.89 참조). 나는 울리히가 발가락을 굽히지 않고 골반을 테이블에서부터 들어올리기 위한 앞경사 점을 발견하는 것을 돕는다(**그림 7.6**). IBITA의 상급 교사인 이탈리아의 제노바에서 온 Psiche Gian noni(www.ibita.org)의 연구에 따르면, 파킨

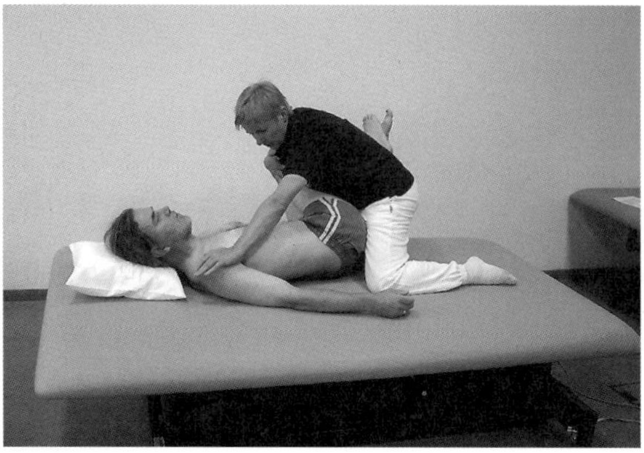

그림 7.5 몸통 돌림

슨병환자는 양발의 집중적인 가동화로 더 잘 일어서는 것이 가능하다. 구조수준에서의 울리히의 다른 조치로서, 몸통과 다리의 등쪽근육군에 대한 돌림 신장자세와 신장훈련과 같은 마사지도 효과적이다.

이와 같이, 구조수준에서 치료되면 운동은 용이해진다. 활동이 실시되는 치료시간의 비율은 낮다. 그럼에도 역시 울리히가 어떻게 실행하는지 관찰하는 것이 매우 중요하다. 전형적인 보상기전이 다시 긴장을 증가시켜 그 자신에게 되돌아오는 것을 나는 인식한다. 울리히가 더 용이하게 활동할 수 있도록 나는 구조수준의 치료에서 대처해야 한다. 축구 이외에 울리히는 배드민턴을 좋아한다. 그의 학생과 경기를 할 때 그들에게 기회를 주기 위해 그는 왼손으로 라켓을 드는 것에도 익숙해져 있었다. 그래서 그는 치료사와 오른손을, 때로는 왼손으로 바꿔 잡고 경기를 한다. **그림 7.7 a–b**는 그의 표정이 활동하는 동안 어떻게 바뀌는지, 양팔이 어떻게 협응하여 작용하는지, 손과 눈의 협응이 잘 기능을 하고 있는지를 보여주고 있다.

굽힘 자세와 증가한 자세긴장 때문에 평형반응은 거의 일어나지 않고 바로잡기 반응은 천천히 일어나는 일이 많아 균형 전체가 감소하여 있다. 몸통의 직립, 단축한 다리근육조직의 신장과 발의 가동화는 균형반응의 실행을 개선시키고 축구공을 한쪽다리 선 자세에서 멈춰 멀리 걷어찰 때에 확인

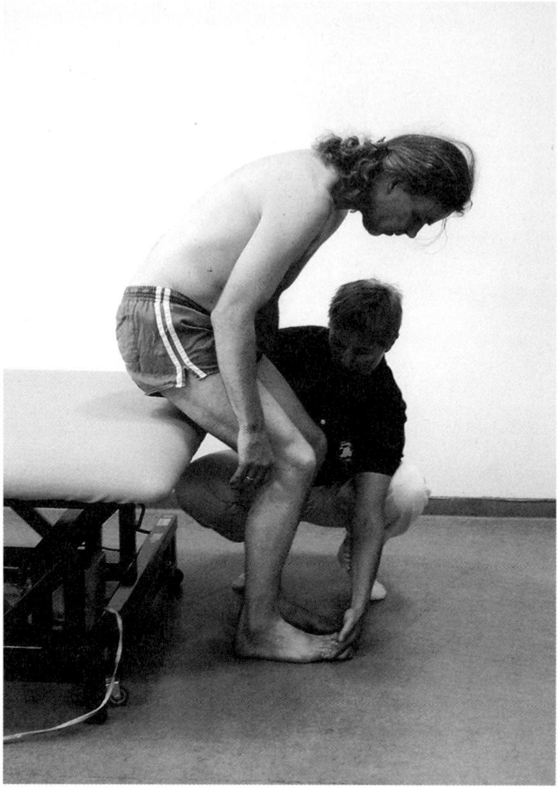

그림 7.6 발의 가동화

할 수 있다(**그림 7.8**).

등급 3

"치료의 창(therapeutic window)"은 더욱 작아지고 약물변경이 도입되거나, 또는 이미 도입되어 있다. 증상은 명백히 인식할 수 있고 참여수준의 제한을 초래한다. 환자는 일상생활에서의 활동에서 보조를 필요로 한다. 구조수준에서도 마찬가지로 2차적 문제가 일어나 호흡운동의 감소에 의해서 기관지염이 많이 발생하며, 이 때문에 폐의 공기순환의 제한, 몸통과 팔다리의 운동진폭의 감소(구축), 특히 경직과 가동성 저하는 균형에 영향을 주어 넘어짐과 그 손상(코뼈골절)을 일으킨다.

참여수준에서 치료목표 :

- 일상생활에서 활동, 특히 보행에서 가능한 정도

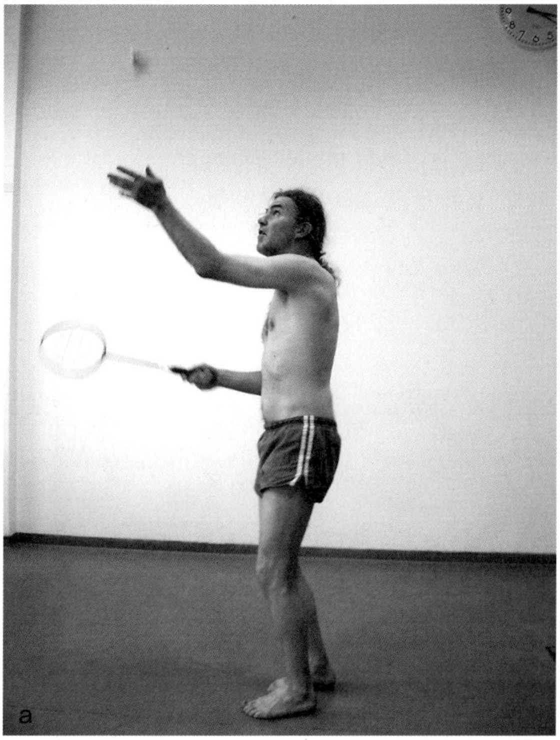

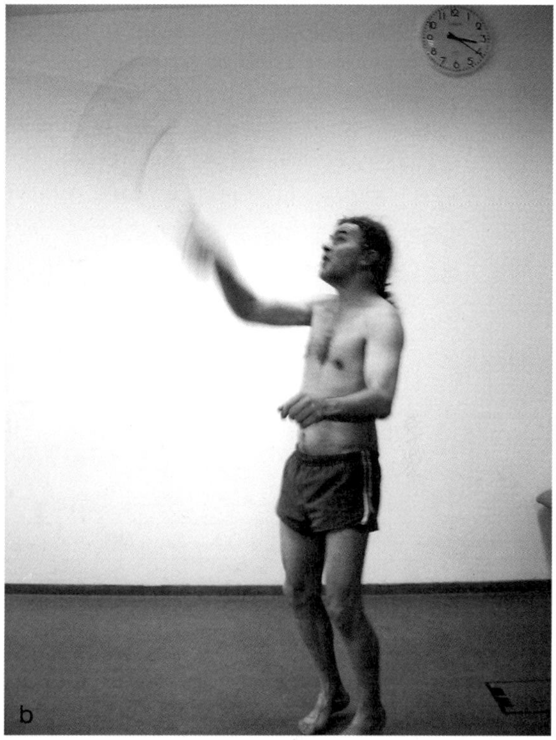

그림 7.7 a–b 배드민턴

의 자립성을 유지하기 위해 보조기구를 자유자재로 쓴다.
- 보상전략의 대처.
- 곁에서 시중드는 사람에 의한 최소한이지만 효과적인 보조위치의 도입.

구조수준에서 치료목표 :
- 감각의 정상화.
- 증가한 자세긴장의 감소.
- 관절, 특히 발의 가동화.
- 몸통, 골반 · 엉덩관절, 어깨의 선택적 신장의 촉진.
- 얼굴구강기능의 개선(삼킴장애, 구어장애).
- 호흡운동과 폐활량의 개선.
- 운동제한의 완화와 주어진 운동진폭의 유지.
- 선 자세의 신장능력과 균형의 유지.

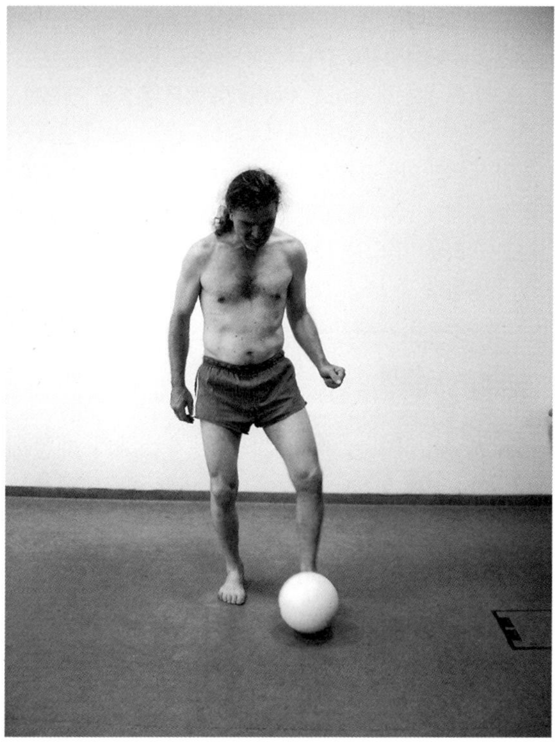

그림 7.8 축구

표 7.2 약물복용과 가동성의 기록(신호색깔)

성명 : 날짜 :
청색 : "on" : 양호한 가동성, 무제가 없는 보행, 통증이 발생하지 않는다.
황색 : 차츰 시작되는, 또는 약화되어가는 증상을 느끼고 약간의 장애, 최소한의 통증이 발생한다.
적색 : "off" : 통증(목, 어깨, 다리, 발), 경련, 경직, 앞쪽 · 뒤쪽 · 옆쪽 돌진, 보폭이 좁은 보행, 옆쪽과 뒤쪽으로 걷는 것이 불가능해진다.
약물 : 복용량을 각각의 해당되는 시각에 기입한다.

	7.00	8.00	9.00	10.00	11.00	12.00	13.00	14.00
약물 증상								
	15.00	16.00	17.00	18.00	19.00	20.00	21.00	22.00
약물 증상								
	23.00	24.00	1.00	2.00	3.00	4.00	5.00	6.00
약물 증상								

신경생리학적 관점

큰 문제의 하나로서 균형의 상실이 있다. 이 때문에 안뜰척수계를 특별히 자극하여 척추의 선택적 신장을 가능한 한 활성화시키고, 이것을 통해서 몸통의 평형반응과 바로잡기 반응을 달성시켜야 한다. 발과 척추, 특히 목뼈의 가동화를 존재하는 기술을 총동원해서 실행하는 것이 긴급히 필요하다. 제4장에서 언급한 것 같은 눈과 머리 사이의 상반신경 지배를 개선하기 위한 훈련이 권장된다.

등급 4

환자는 움직이는 것이 거의 불가능하기 때문에 집중적인 간병을 필요로 한다. 결과적으로 일어나는 문제를 피하기 위한 능동적, 보충적, 그리고 수동적인 조치가 중요하다. 침대, 휠체어 또는 의자에서의 쾌적한 자세에 대처하고 간병인은 훈련을 받는다.

요약

우선은 증상의 치료가 중요하다. 환자의 자세긴장이, 보바스 개념의 치료기술에 의해서 개개의 관절과 마찬가지로 전체의 자세에 관해서, 보다 나은 정렬에 위치하면 환자의 몸이 허용하는 한 명백히 더 잘 움직일 수 있게 된다. 후에 2차적 문제에 대처함에 있어서 관리가 필요하다.

파킨슨병의 경우, 물리치료는
약리학과 밀접하게 대처해야 한다.
치료사는 어떤 약물을 환자가
언제 복용하고 환자에게 얼마만큼의 기간
작용하는지를 숙지해두어야 한다.
많은 환자는 약물복용량과 가동성에 대해서
매일 기록을 한다(**표 7.2**).
치료사는 그것을 언제나 체크해야 한다.

제8장 얼굴과 구강에서 기능장애

얼굴과 구강의 진단기록과 치료에 관한 테마에 대해서 특화한 참고문헌이 있다. 이 때문에 이 단원에서는 자세긴장, 상반신경 지배와 몸통, 다리이음뼈 · 다리, 팔이음뼈 · 팔, 목, 구강, 얼굴 영역의 운동패턴의 협응 장애의 관계성에 대해서 언급한다.

그리고 불협응으로 기능을 하는 몸통 · 팔이음뼈 근육 조직과 발성 · 말하기장애의 관계에 대해서도 주의를 돌린다. 그 결과, "보통의" 치료에 활동을 도입하여 특별히 분리된 치료부위라 간주되지 않도록 한다. 이 때문에 이 테마에 관한 치료와 실행을 분리한 단원에서 소개하는 것은 원래 좋아하지 않지만, 테마를 뿔뿔이 하지 않는다는 교수법적 이유로부터 다른 선택지가 없이 이러한 형태를 취하기로 하였다.

얼굴과 구강의 기능은 다음과 같다.

- 호흡 : 공기를 들이마시고 내쉬고 형성한다.
- 발성
- 비언어 의사소통 : 표정
- 언어 의사소통 : 말하기
- 음식물 섭취 : 씹고, 삼키고, 즙긴다.

8.1 호흡

비교 : 정상호흡

들숨 : 입을 다문 상태에서 코를 통해서 공기를 들이마시고 열린 입천장(구개범)에서부터 인두를 지나서 항상 열려있는 기관(trachea)으로, 거기에서 기관지로 흘러들어간다.

들숨의 신경근육 활동은 다음과 같다. 안정하여 들이마시는 경우는 가로막과 목갈비근(사각근)이 구심성으로 수축한다. 의식적인 큰 들숨인 경우는 바깥갈비사이근과 가슴근육이 꼬리쪽에서부터 머리쪽으로 향해서 구심성으로 수축한다. 가슴근육은 먼쪽의 닿는곳(insertion)을 안정 점으로서 사용하고 갈비뼈를 머리쪽 · 가쪽으로 움직이는 것을 의미한다. 배곧은근, 배바깥빗근, 배속빗근은 원심성 수축과 함께 갈비뼈의 운동을 허용한다.

이와 같이 하여 갈비빗장뼈(늑쇄골), 갈비복장뼈(늑흉골), 갈비뼈 가쪽, 복부로 방향의 조화가 형성되어 유지될 수 있다.

날숨 : 폐조직의 신축성을 통해서 공기가 흘러나간다. 또한 중력이 가슴우리를 꼬리쪽으로 밀어 공기를 밀어내도록 작용한다. 이것은 속갈비사이근에 의해서 지원된다. 강하게 내쉬는 경우는 복근상부가 구심성 수축을 하여 갈비뼈를 꼬리쪽으로 당기고 복강과 흉강을 좁게 하여 공기를 밀어내는 것을 지원한다.

배담을 위한 기침이나 분비물을 촉진하기 위한 기침도 마찬가지로 배쪽 근육조직 전체의 구심성 수축을 통해서 실행된다. 가슴근육, 속갈비사이근, 배곧은근이 총 패턴으로 수축한다(복압). ■

중추신경계가 손상된 환자는 가슴근육의 과다긴장을 나타내는 일이 많다. 이것은 팔의 연합반응이나 되풀이되는 팔의 지지 동작, 지팡이나 보행보조자로 보행하고, 휠체어를 빨리 움직인다는 보상운동을 원인으로 하여 팔을 모음 · 안쪽돌림을 시킨다. 이것은 몸통의 안정 점, 먼쪽의 가동 점, 그리고 머리쪽에서부터 꼬리쪽으로 향하는 수축을 의미한다. 날숨에 필요한 가동 점과 안정 점의 교환, 수축 방향의 방향전환은 이 경우 쉽사리 실현되지 않는다. 이것은 갈비복장뼈 호흡이 제한되고 들숨이 갈비뼈 복부로 강화된다는 것을 의미한다.

복식호흡으로 크게 바꾸는 것은 예를 들면, 뇌줄기 출혈장애, 머리외상, 목의 척수손상 후 등, 질병의 급성기에 흡입된 환자에게 일어난다.

인공호흡에서 호흡방향은 크게 갈비복장뼈로 향한다. 가슴우리는 2개월에서부터 3개월, 다시 몇 개월 동안 줄곧 이 호흡방법을 실행한다. 이것은 목갈비근(사각근)과 가슴근육의 단축을 초래하고 동시에 복근 상부의 낮은 긴장을 유도한다. 후자는 완전히 평탄한 바로 누운 자세에 의해서 강화되고, 이것은 신장의 총 패턴을 촉진하는 자세세트이다.

이와 같이 하여, 1분간에서 대략 18회에서부터 20회의 한 호흡마다 복근은 긴장을 완화하기 위해 활성화된다. 이것은 다리이음뼈와 팔이음뼈에 대한 안정된 기준점으로서의 몸통의 안정성, 또는 팔다리의 운동에 작용한다. 호흡과 관련해서 배담을 위한 기침이나 보통의 기침도 곤란할 정도의 낮은 긴장이 결과적으로 일어나는 경우도 있다.

8.1.1 호흡의 평가

우선은 정확한 평가가 중요한 의미를 갖는다.

청각에 의한 평가

특히 다음의 것에 주의한다.

- 천명(들숨 때의 잡음, 때때로의 개통 · 삽관 후에 기관 클립의 비정상 위치에 의해서 일어난다).
- 수포음과 함께 내쉬는, 습하고 드르륵 소리를 내는 목소리(충분히 내쉬지 않을 가능성이 있다, 성대 위의 분비물이나 음식덩이가 단서가 된다. 기침반사의 검사가 필요하다.)
- 말하기에서의 들숨과 날숨의 협응. 예를 들면, 호흡의 깊이가 얕고 이 때문에 호흡 빈도가 상승한다(짧은 호흡, 정상적인 리듬을 고려함이 없이 셋 또는 네 마디의 말을 한 후 다시 숨을 들이마신다).

관찰

다음의 점에 대해서 판단한다.

- 호흡 방향
- 호흡 빈도
- 호흡 리듬

들숨 : 날숨 : 휴지의 정상적인 리듬은 대략 5 : 7 : 2 또는 3 : 4 : 1의 관계가 된다.

촉진 (palpation)

다음의 점에 대해서 판단한다.

- 호흡근육조직의 긴장
- 가슴우리의 가동성, 특히 갈비뼈 하부의 꼬리쪽으로의 가동성

정상으로부터의 일탈이 인지되면 원인에 대한 문제가 생긴다. 유전에 의한 기도질환을 배제할 수 없으나 아마도 비정상적인 자세긴장, 비정상적인 상반신경 지배, 또는 운동패턴의 비정상적인 협응을 이유로 한 기능적 체질로부터의 일탈이라 생각한다.

8.1.2 저해된 호흡에서 치료사례

많은 환자에서 달성되어야 할 목표는 복장갈비뼈에의 호흡운동의 강화이다. 앞에서 언급한 것처

럼 이것은 가슴근육의 과다긴장에 의해서 제한되고 낮은 긴장의 복근조직을 통해서 복식호흡이 용이해진다는 것으로부터 다음의 치료를 권장한다.

시작자세는 바로 누운 자세이고 머리와 팔이음뼈의 아래에 쿠션을 깐다. 환자의 팔은 몸의 옆에 놓고 나는 테이블 위에서 환자의 몸통 옆에서 무릎을 꿇고 바로 앉는다. 나는 양손을 갈비뼈 하부에 대각선상에 놓고 꼬리쪽 · 중심으로 움직인다. 그래서 들숨운동 때에 갈비뼈를 고정하고 들이마신 공기가 복장갈비뼈 · 갈비빗장뼈 방향으로 흐르는지 아닌지 관찰한다.

! 환자에게는 이 중재에 의해서 들숨이 곤란해진다는 것을 사전에 알려두어야 한다.

같은 자세에서 내가 가슴우리 하부를 안정시키는 동안, 환자는 코로부터 숨을 깊이 들이마셔야 한다. 뾰족하게 오므린 입술에서부터 가능하다면 "후~"라 소리를 내면서 숨을 내쉬는 동안, 나는 갈비뼈 하부를 꼬리쪽 · 중심으로 안정시키고 나는 양 팔을 연속적으로 50°, 70°, 90°의 벌림 · 가쪽돌림으로 위치시킨다(**그림 5.8** 참조).

! 팔이음뼈는 크게 머리쪽으로 움직여야 한다. 이것은 호흡운동이 갈비빗장뼈로보다도 갈비뼈 가쪽으로 향해져버리기 때문이다.

가슴근육의 치료는 갈비뼈 하부를 안정시키면서 개별적 억제 가동화를 사용해서 실행한다. 이때, 나는 팔을 벌림 · 가쪽돌림으로 안정시킨다. 가슴근육이 원심성으로 이완하지 않으면 안 되는 날숨단계에서, 먼쪽에서부터 몸쪽으로 즉, 위팔뼈머리에서부터 복장뼈로 똑바로 근육조직의 신장을 유지한다. 가슴우리가 가라앉는 것을 나는 양손으로 지지한다.

환자는 날숨을 강화하고 특히 연장시켜야 한다. 날숨은 입술을 오므려서 "후~"라 소리를 형성하면서 복근조직을 구심성으로 긴장을 강화하도록 자극한다. 이것에 의해서 갈비뼈는 더욱 꼬리쪽으로 당겨지고 가슴근육은 더욱 신장한다, 휘파람을 부는, 피리를 부는, 풍차를 돌리는 것은 강화된 날숨을 명백히 인식할 수 있고 특히 환자에 있어서 조절과 자극을 형성한다.

마찬가지의 활동은 앉은 자세에서도 실행된다. 양팔은 테이블 위에서 옆으로 가쪽돌림 위치로 놓인다. 나는 환자의 뒤에 앉거나 무릎을 꿇고 바로 앉아서 나의 몸통으로 등뼈를 안정시키고 강화하여, 연장된 날숨을 하는 동안에, 갈비뼈 하부를 꼬리쪽 · 중심으로 움직인다. 환자는 눈앞에 있는 높은 테이블에 놓인 면으로 만든 공이나 탁구공을 강하게 불어야 한다.

8.2 발성

비교 : 정상발성

날숨의 공기가 긴장한 성대를 세차게 흐를 때 발성된다. 그 긴장의 정도나 입인두(oral pharynx)의 위치에 따라서 목소리의 음조는 높아지거나 낮아지거나 한다. 목소리의 크기는 날숨의 공기압력에 의해서 결정된다. 즉, 공기가 밖으로 흐르는지, 압력을 가해서 충돌하는 것처럼 하는지에 의해서 결정된다. 강한 압력을 만들어내기 위해서는 가로막 부근의 속갈비사이근군, 복근군이 큰 역할을 수행하고 있다. ■

8.2.1 발성의 평가

청각의 평가

특히 중요한 사안이다. 다음의 점에 주의한다.

- 음량.
- 중간정도의 발성상황의 음역. 환자가 5에서부터 7 정도의 높은, 그리고 낮은 음역에서 발성할 수

표 8.1 발성의 청각 가능한 증상과 문제의 가능성

증상	문제의 가능성
매우 작은 목소리	내향성, 조심하고 소극적, 또는 비관적인 감정. 공기를 압력 없이 성대 곁을 흐르게 하는 날숨근육의 낮은 긴장
띄엄띄엄 중단되는 문장. 지나치게 빠른 한숨 돌림. 숨은 쉼표까지 이어지지 않는다.	입천장은 닫을 수 없거나 충분히 닫히지 않고 공기가 코를 지나서 새어나간다. 과다긴장의 목갈비근과 가슴근육을 지나서 가슴우리는 날숨위치가 되고 복근조직은 낮은 긴장이다.
단조로운 목소리	후두는 움직이기 어렵고 위로도 아래로도 움직이지 않는다.
지나치게 높은 목소리	후두는 아래로 이완할 수 없다.
지나치게 낮은 목소리	후두는 위로 당겨 올라가지 않고 성대에 손상 또는 상처가 있을 가능성도 있다.
콧소리	입천장은 닫히지 않거나 충분히 닫히지 않는다.

있는지(라-라-라-라-라라 말한다) 검사한다.

- 목소리의 울림. 목이 쉰 경향, 귀에 거슬리는 소리, 콧소리, 과도한 콧소리(코를 통해서 많은 공기가 샌다. p.294의 거울시험[mirror test] 참조).
- 음조

나는 증상을 분석하고 정상으로부터의 일탈원인의 가설을 세운다(**표 8.1**).

환자에게 적합하지 않다고 생각되는 목소리를 들었을 때는 환자에게 질문한다. 환자 자신, 그리고 가족도 목소리가 변화했는지 아닌지 정보를 신고할 수 있다. 경우에 따라서는 비교를 위해 녹음테이프나 녹화테이프로 환자의 목소리를 들을 수 있다.

예 **:** 만프레드(Manfred)는 28세이고 키는 180 ㎝이며 힘이 세고 자동차사고로 머리외상을 입었다. 팔다리 과다긴장은 그로 하여금 휠체어를 사용하게 하였으나, 그래도 역시 그는 당당한 인상을 주었다. 그가 이야기를 시작하면 그의 높고 단조로운 목소리는 그의 신체와의 갭(gap)을 느끼게 하였다.

예 **:** 벨렌(Belen)은 34세이고 키는 작으며 섬세하고 야위었으며 자동차사고의 결과로서 머리외상을 입었고, 특히 왼쪽이 강조된 사지마비를 나타낸다. 계속적인 치료에 의해서 상당히 회복하여 그녀는 걷고 달리고 자전거에 타서 좌 · 우 대칭의 활동을 실행할 수 있다. 감각운동성 장애의 극히 작은 부분도 거의 인식할 수 없었다. 그러나 그녀의 목소리는 음역이 상당히 낮아지고 이것은 이 환자보다 앞에서 언급한 환자에게 적합하다고 말할 수 있다. 벨렌은 높은 음역을 발성할 수 없기 때문에 이전에 좋아했던 노래를 부를 수 없었다.

이러한 환자에게는 "노래 부르는 것을 좋아합니까?"라고 공손히 질문해보지만 많은 환자는 "이전에는 좋아했으나 목소리가 벗어나기 때문에 지금은 좋아하지 않습니다."라 대답한다.

또한 더 높은 음역 또는 낮은 음역에 어려움을 느끼는지 묻는다. 이것은 인두를 움직이기 어려움과 연관성이 있을지도 모르기 때문에 나는 주의 깊게 검사한다. 높은 음역의 형성에는 머리 쪽으로, 낮은 음역에는 꼬리 쪽으로 움직여야 한다. 목구멍(인후)과 목의 근육조직의 지나치게 높은 긴장은 인두를 위로 당겨 올려 그곳에 머무르게 한다.

이것이 원인이라면 목뼈의 위치를 수정하고 후두의 가동화에 의해서 목소리를 정상화시킬 수 있다. 많은 환자는 인공호흡에서 기관튜브를 삽입 또는 제거할 때에 벨렌과 같이 성대가 손상된다. 남은 상처도 음역을 변화시킨다. 이 경우, 음성의학의

전문가와 언어치료사의 협동 작업에서의 개별적 치료가 필요하다.

8.2.2 발성에서 문제를 위한 증상사례

물리치료를 하는 동안에 다음의 발성치료를 실행한다.

날숨 때, 환자는 "아~아~"라 우선은 낮고 다음으로 중간정도, 그리고 높은 음역에서 말해야 한다.

! 준비를 위해 후두를 가동화한다. 엄지손가락과 집게손가락을 후두의 가쪽에 놓고 주의 깊게 좌 · 우로 움직인다.

치료 중에 실시되는 대화는 속삭이는 것처럼 이야기하는 일도 있는가 하면, 낮고 또는 높은 음조로 주고받는다.

정원에서 실행되는 균형과 협응훈련의 환자는, 매우 좁은 평행의 선 자세 또는 발디딤 자세가 되고 공을 던지고 받는다. 던질 때마다 환자는 나에게 어느 쪽 손으로 공을 받아야 할 것인가를 말하고 그 방향으로 던져야 한다. 소리 질러 부르는 것은 큰 목소리로 실행해야 한다. 그네에서 환자는 소리에 따라서 차이를 둔다. 예를 들면, 내려갈 때는 낮은 목소리로, 앞뒤로 올라갈 때는 높은 목소리로 실행한다.

! 이러한 발성훈련은 중증의 환자에서도 치료에 도입할 수 있다. 이때, 촉진되는 몸통 또는 팔의 운동을 소리로 유도할 수 있다.

8.3 비언어 의사소통 : 표정

얼굴은 우리의 감정이나 생각을 반영한다. 기쁨이나 슬픔, 노여움, 합의, 거부, 의심, 그리고 많은 다른 감정을 간파할 수 있다. 표정을 사용해서 우리들은 이야기하는 것을 보완한다. 의사소통에서의 보완요소로서 표정이 결여되어 있으면 이야기하는 내용이 약간 잘못 해석되는 일이 있을 수 있다. 누군가와 이야기하고 표정의 변화를 통해서 아무것도 피드백을 얻지 못하는 경우, 우리들은 그것을 조바심하는 것으로 느끼는 경우가 있다. 그리고 정신에 활기가 있다는 것은 표정에 나타난다. 얼굴은 항상 열려있고(문화에 따라서는 감추는 일도 있다) 얼굴의 장애도 알아차릴 수 있다.

비교 : 정상적인 표정

얼굴, 눈, 코, 입, 턱의 보통의 긴장은 대충 말하면 대칭적이다. 정확히 관찰하면 비대칭성을 인식할 수 있다. 이마의 주름이 중심에 위치하지 않는, 한쪽 눈이 크게 떠지는 코입술선(nasolabial line)의 한쪽이 깊고 보조개가 한쪽 볼에만 일어나는 등.

예를 들면, 생각에 잠기거나 대화상대에 대해서 반응하거나 하는 경우에 감정이 변화하면 얼굴에 운동이 일어나 더욱 비대칭성이 발생한다. ■

정상 자세 · 운동에서부터 높은 빈도의 일탈

안정 시에 있어서의 관찰에서 명백한 비대칭성이 인지되는 일이 있으면, 그것은 낮은 긴장을 가리킨다.

- 한쪽의 이마가 매우 매끈하다.
- 한쪽의 눈이 크게 떠지고 눈의 주름도 거의 없다.
- 한쪽의 코입술선이 두드러진다.
- 한쪽만 아래로 처진 볼.
- 한쪽만 아래로 처진 입꼬리.
- 턱의 절반에 주름이 없다.

이러한 일탈은 표정에 활기가 나타나면 대칭성으로 개선하는 것이 가능하다. 기본 긴장은 중력에 대항하려면 충분히 높지 않지만, 그럼에도 운동을 가능케 할 정도로는 구축할 수 있다. 안정 시에 얼굴이 대칭적임에도 불구하고 변화하지 않으면, 이것은 과다긴장에 대한 징후일지도 모른다. 긴장은 중력에 대항할 정도로는 높지만, 운동을 허용할 정도로는 낮지 않다.

> 정상적인 자세긴장의 변동 폭 : 낮은 긴장은 운동을 허용하고, 높은 긴장은 중력에 대한 안정성과 자세를 허용한다. 이것은 얼굴에 대해서도 같다.

얼굴 생김새나 표정은 개인에 따라서 크게 다르다. 이 때문에 어떤 치료사에게도 우선 건강한 사람이 어떻게 표정을 반응시키는지를 잘 관찰하고 다음으로 표정근육을 선택적으로 긴장시키도록 의뢰할 것을 권장한다. 이 능력은 매우 상이하다. 이러한 방법으로 치료사는 다양성 또는 얼굴의 정상운동의 경계선에 대한 경험을 쌓고, 그리하여 환자를 현실적으로 평가할 수 있게 된다. 관찰하기 위한 제안은 다음의 것이 있다.

- 눈썹을 양쪽 당겨 올리고 다음으로 번갈아 당겨 올린다.
- 우선 두 눈을 감고 다음으로 번갈아 감는다.
- 코에 주름살을 짓다.
- 콧방울(비익)의 양쪽을 부풀게 하고 다음으로 번갈아 부풀린다.
- 입을 오므린다.
- 오므린 입으로 양 볼을 부풀리고 다음으로 번갈아 한쪽씩 부풀린다.
- 입꼬리를 옆으로 당기고 다음으로 번갈아 오른쪽, 왼쪽으로 당긴다.
- 턱을 들어 올린다.
- 귀를 양쪽을 흔들고 다음으로 번갈아 흔든다.

선택적 운동의 실시는 그 점에 대해서 움직일 수 있는 안정된 기준점의 형성에 관한 좋은 상반신경지배를 필요로 한다. 많은 건강한 사람에서도, 예를 들면, 한쪽 눈을 감거나 얼굴의 절반을 잡아당기거나 한쪽의 콧방울을 움직일 수 없는 경우도 있다.

8.3.1 표정의 평가

관찰

다음의 상황에서의 환자의 얼굴을 관찰한다.

- 안정 시 : 대칭성이 존재하는지, 또는 비대칭인지.
- 대화중에 있어서의 자연스런 운동 즉, 표정의 변화.
- 구체적인 운동의 실행(앞에서 언급한 운동지시 참조).
- 특정의 표정 표현. 예를 들면, 반성적으로 응시한다. 분노한 것처럼, 의심 깊이, 기쁘게, 놀라서 응시하는 등.

> ! 결여된 부정확한 운동실행에서는 가능성이 있는 원인을 연구해야 한다. 환자는 과제를 바르게 이해하였는가, 그렇지 않으면 실어증을 나타내고 있는가. 이 경우는 본보기를 해보여주는 것이 효과적이다. 환자는 실행증(apraxia)을 나타내고 있는가. 이것은 드믄 일은 아니며 왼쪽의 뇌경색을 나타낸 환자에게 흔히 해당된다.

촉진(palpation)

나는 얼굴, 눈, 코, 볼, 입, 턱의 얼굴근육조직을 촉진하여 긴장을 검사한다.

8.3.2 저해된 표정의 치료

치료에는 긴장상태에 적절한 자세세트와 적합한

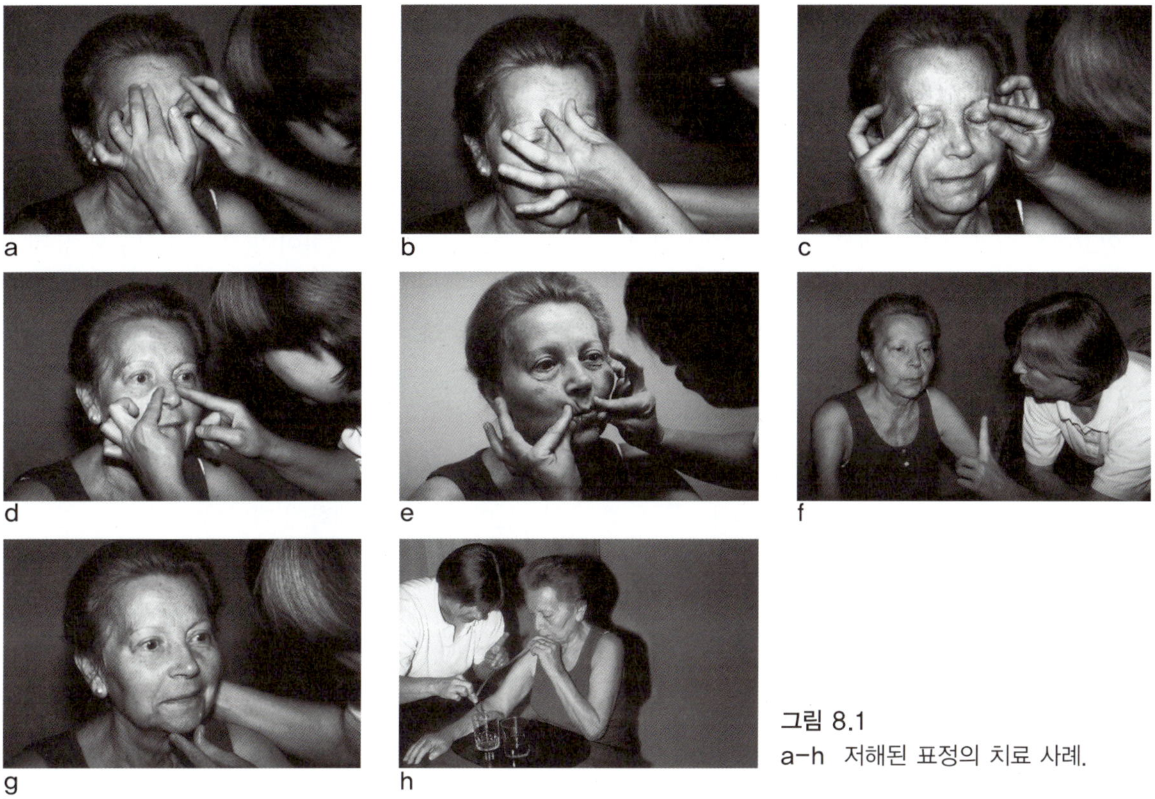

그림 8.1
a–h 저해된 표정의 치료 사례.

지지기저면이 선택되어야 한다.

과다긴장의 경우 : 의자 위에서의 직립 앉은 자세이고 골반은 쿠션으로 중립적인 자세를 유지한다. 등은 기대고 목뼈는 뻗고 머리도 쿠션에 의해서 지지된다. 팔은 팔꿈치와 함께 쿠션 위에 놓인다.

낮은 긴장의 경우 : 딱딱한 좌석 면의 의자 위에서 직립 앉은 자세가 된다. 낮은 긴장의 큰볼기근 때문에 골반이 수평이 아니면, 경우에 따라서는 딱딱한 물건을 아래에 놓을 수 있다. 궁둥뼈결절 아래에 타월의 끝을 개켜서 놓고, 또 한쪽을 감아서 옆면을 안정시킬 것을 권장한다(p.113의 증상 사례: "아델라", **그림** 2.57 참조).

나는 환자의 앞에서 정중위치로 앉는다. 얼굴이 움직여야 하기 때문에 나는 손가락으로 적합한 근육조직을 그 수축방향으로 개개의 운동을 촉진한다. 그리하여 번갈아 선택적으로 이완하고 긴장시킨다. 더 곤란한 신경근육활동에 중점을 둔다.

이마에 주름살을 짓다 : 나는 4개의 손가락을 눈썹 위에 놓고 이완시키기 위해 꼬리쪽으로, 긴장시키기 위해 머리쪽으로 자극한다(**그림** 8.1 a).

눈썹 사이에 세로주름을 짓다 : 나는 어깨 위나 아래에 손가락을 놓고 이완시키기 위해 가쪽으로 자극하고, 긴장시키기 위해 중앙으로 자극한다 (**그림** 8.1 b).

눈을 뜨고 감다 : 나는 엄지손가락과 집게손가락을 각각 눈둘레근(안륜근)의 가장자리의 아래와 위에 놓고, 손가락을 서로 떨어지도록 움직여서 눈을 뜨는 것을 돕고, 손가락을 접근시켜 움직이는 것에 의해서 눈을 감는 것을 돕는다(**그림** 8.1 c).

! 안구에 결코 강하게 압력을 주어서는 안 된다.

코에 주름을 짓다 : 나는 집게손가락을 콧방울의 가쪽으로 손가락 끝을 머리쪽으로 향해서 놓고, 긴

장시키기 위해 머리쪽으로, 이완시키기 위해 꼬리쪽으로 자극한다(**그림 8.1 d**).

입술을 다물고 입을 오므리다 : 집게손가락과 엄지손가락을 입둘레근(구륜근)의 위와 아래에 놓고 중앙으로 자극한다(**그림 8.1 e**).

입꼬리를 서로 떼면서 위로 당기다 : 나는 집게손가락, 가운데손가락, 반지손가락을 볼 위에서 각각 머리쪽 · 가쪽으로 대각선으로 놓고 큰광대(zygomaticus major)과 소근(risorius muscle)을 긴장 또는 이완시키도록 자극한다.

입을 오므리다 : 환자는 공기를 오므린 입술에서부터 내뱉고 내가 공기의 흐름을 손가락으로 느낄 수 있도록 한다(**그림 8.1 f**).

위 치열을 보이다 : 나는 집게손가락으로 윗입술의 위를 머리쪽 · 가쪽으로 자극한다.

아래 치열을 보이다 : 나는 집게손가락으로 아랫입술의 아래를 꼬리쪽 · 가쪽으로 자극한다.

! 자세긴장의 비대칭성(얼굴 절반이 낮은 긴장이고 또 절반이 보상을 위해 과다긴장)이 존재하는 경우, 이러한 활동은 매우 주의 깊게 실행되어야 한다. 한쪽 면의 과다활동은 상반신경 지배를 통해서 또 한쪽을 강하게 억제해버린다. 이 경우, 나는 한쪽 손의 손가락으로 과다긴장의 근육조직을 꼬리쪽 · 중앙으로 안정시키고 또 한쪽 손으로 머리쪽 · 가쪽의 수축을 촉진한다.

아랫입술을 밀어내다 : 이를 위해서는 아래턱이 배쪽으로 밀려나가야 한다. 나는 양손으로 가쪽날개근(외측익돌근)과 안쪽날개근(내측익돌근)을 중앙 · 꼬리쪽으로 움직인다.

턱을 들어 올리다 : 나는 집게손가락을 아래의 턱 모서리에 놓고 머리쪽으로 촉진한다(**그림 8.1 g**).

빨아들이다 : 투명 플라스틱 빨대로 빨간 과일 주스를 유리컵에서부터 빨아들이고 유지한 채로 또 다른 유리컵으로 옮겨야 한다(**그림 8.1 h**).

8.4 언어 의사소통 : 말하기

말을 주고받는 것은 인간의 중요한 근본적 욕구이다. 우리들의 날숨, 성대, 후두, 입천장, 혀, 볼, 이빨, 입술은 호흡과 음식물 섭취만이 아니라, 목적을 갖고 소리를 연결하여 말로 표현하도록 유전으로 편성되어 있다. 이 소리를 연결하는 것이 언어를 형성한다. 우리들은 모국어를 완전히 무의식적이고 자동적으로 학습한다. 들리는 소리와 소리의 연결을 복사한다. 차츰 이 소리와 물체 또는 행동을 결부시키고 스스로의 어휘를 구축한다. 여기서는 언어가 아니라 대화에 대처해야 한다.

최초로 소리를 복사하려고 시도할 때 건강한 영유아, 소아 또는 어린이는 물리치료적 구음장애를 나타내고 발음은 아직 완벽하지 않다. 다른 신체운동과 마찬가지로 시간적으로 정확히 운동패턴으로 협응이 되어야 하는 운동요소의 여러 번에 걸치는 반복이 필요하다. 이 운동은 더욱 호흡과도 조합되어야 한다. 날숨이 없으면 대화는 불가능하기 때문이다.

건강한 사람도 외국어를 이야기하는 경우, "구음장애"를 나타내고 있다. 영어, 프랑스어, 스페인어에서는 개개의 알파벳의 발음이 다르고 또한 독일어와도 다르다. 예를 들면, 내가 독일어를 사용하는 운동패턴으로 스페인어를 이야기하면 사투리를 나타내고 있다고 지적된다. 게다가 내가 독일인이고 영국인도 프랑스인도 아니라고 알아맞히는 일도 있다. 다른 외국인도 스페인어를 이야기할 때, 그들로서 전형적인 사투리를 나타낸다. 이것은 영어나 프랑스어의 발음 특징과 함께 이야기하기 때문이다. 외국어를 억양 없이 이야기하는 성인은 드물다.

나는 이 단원에서 말하기의 정상운동과 비정상적인 자세긴장, 비정상적인 상반신경 지배, 비정상적인 협응을 이유로 하는 드문드문 보이는 일탈에 대해서 언급하려고 한다. 동시에 운동과 언어 구조의 유사성(의미론이 아니라 단락에 관해서)에도

표 8.2 언어와 운동의 구축의 유사성

언어의 분할	운동의 분할
문장	활동
단어	운동패턴
음절	운동요소
소리	신경근육 활동

주의를 돌렸으면 한다(**표 8.2**).

신경생리학적 · 병리학적 관점

소리를 형성하기 위해 우리들은 특정의 신경근육 활동을 이용한다.

음절 즉, 몇 가지의 소리를 결부하기 위해 우리들은 특정의 상반신경 지배와 함께 신경근육활동을 사용한다.

단어 즉, 몇 가지의 음절을 연결하기 위해 우리들은 상이한 운동요소를 조합시킨다.

문장 즉, 몇 가지의 단어를 서로 배열하기 위해 우리들은 상이한 운동패턴을 서로 정렬시킨다.

실어증과 실행증은 잘 조합되어 발병한다. 실어증의 특정 형태에서 환자는 음절의 순서를 유지할 수 없고 "Ein-kauf-straße("상점가"라는 의미의 독일어) 대신에 "Kaf-ein-straße(예 : 점상가)" 라 단어를 만들어버린다. 실행증 환자는 운동요소의 순서를 유지할 수 없다. 예를 들면, 자기 앞에 있는 유리컵을 잡기 위해 우선 팔꿈치를 뻗힌 다음에 어깨를 들어 올리고, 유리컵에 접촉하기 직전에 손을 벌리는 대신에 우선 어깨를 들어 올려서 손을 벌리고 팔꿈치를 뻗히는 것이다.

소리의 형성

표 8.3의 소리는 알파벳순으로 열거한 것이 아니라 같은 또는 유사한 신경근육 활동에 의해서 형성되는 것을 정리한 것이다. 신경근육 활동의 열에서는 소리 형성에 관한 모든 근육이 항상 기재되어 있는 것이 아니라, 이름이 기재되어 있지 않은 협동근과 함께 활성화되는 "특징적인 근육"이 기재되어 있는 경우도 있다. 또한 특수한 근육이 아니라 "깨물근(교근)"이나 "입벌림근(개구근)"이라 정리한 곳도 있다. 호흡의 열에서는 수동적, 능동적, 강제적인 날숨이 구별되었다. 수동적인 날숨은 폐조직의 신축성과 가슴우리가 가라앉는 것에 의해서 공기가 흘러나가는 것을 가리킨다. 이에 반해서 능동적인 날숨은 속갈비사이근, 강제적인 날숨은 이것에 추가하여 복근 상부의 작용근으로서의 구심성 활동에 의한 것으로 한다.

8.4.1 저해된 말하기의 평가

청각진단

단어가 어떻게 발음되는지 정확히 알아듣는 것은 어느 근육조직이 정상적으로 자극되지 않는가?
즉, 낮은 또는 높은 음조를 갖고 있는지를 가리킨다.

구어장애 환자는 거의 언제나 삼킴 장애 (식사에서의 문제)도 나타내고 있다.

청각진단은 거의 모두를 망라하는 식사 때의 구강단계(oral phase)의 검사결과와 비교된다(**표 8.4**)

저해된 말하기의 치료사례

구어장애의 치료에 대한 제안은 호흡(p.273이하)과 다음의 항목에 있는 음식물 섭취와 구강단계(p.290이하)에서 실행된다.

얼굴구강의 치료에는 "웃는 것이 최선의 약이다" 라는 예부터의 가르침이 효과적이다. 기쁘게 웃는 것은 긴장을 구축하고 얼굴근육조직 전체와 입천장을 자극하여 호흡을 조절하고 이완시킨다(**그림 8.1i**).

표 8.3 소리 형성

소리	신경근육활동	운동방향	호흡활동	주석
a	작용근적 원심성: 깨물근 : 작용근적 구심성: 입천장올림근	턱이 벌어지다.	능동적 날숨.	크고 높을수록 입천장올림근의 수축은 강해진다.
한숨을 쉬는 것 같은 a(hhhaaa)	작용근적 원심성: 들숨 근육조직	턱이 벌어지다.	깊은 들숨 후에 수동적 날숨.	매우 이완할 수 있다. 치료 중에 육체적 또는 집중적인 긴장 후에 실행하는 것을 권장한다.
e; i	작용근적 구심성 : 소근, 큰광대근	입이 옆으로 잡아당겨진다.	능동적 날숨.	i 를 크고 높게 말한다 : 입천장올림근의 활동.
o	작용근적 구심성: 입둘레근, 턱목뿔근	입은 오므려지고 턱은 벌어진다.	능동적 날숨.	o를 크고 높게 말한다 : 입천장올림근의 활동.
u	작용근적 구심성	입은 약간 오므려지고 턱은 약간 앞쪽으로 돌출된다.	능동적 날숨.	
l	작용근적 구심성 : 혀근육조직	혀의 끝은 앞니의 앞면에 접촉한다.	능동적 날숨.	혀의 끝은 아래에서 부터 위로 움직인다.
n	작용근적 구심성 : 혀근육조직	혀의 끝은 위 치열의 뒷면에 접촉한다.	능동적 날숨.	d, t와 유사하다. 혀의 끝은 더 크고 아래에서부터 위로 움직인다.
d, t	작용근적 구심성 : 혀근육조직	혀의 끝은 위 치열의 뒷면에 접촉한다.	짧은 능동적인 한숨 (날숨).	일정한 압력이 구축 되어야 한다. 혀의 끝은 앞쪽으로 움직인다.
c	작용근적 구심성 : 혀근육조직	상하의 치열은 서로 밀리고 혀는 약간 앞쪽으로 움직이지만 평탄한 채로이다.	능동적 날숨.	
z	작용근적 구심성 : 혀근육조직	상하의 치열은 서로 밀리고 혀는 약간 앞쪽으로 움직이지만 평탄한 채로이다.	짧은 능동적인 단숨 (날숨).	
s	작용근적 구심성 : 혀근육조직	상하의 치열은 서로 밀리고 혀는 약간 앞쪽으로 움직이지만 평탄한 채로이다.	능동적 날숨 · 밀어내는 것 같은 능동적 날숨.	소리 없이 또는 소리 를 내고 발음하는 것이 가능하다.
f, v, w	작용근적 구심성: 입둘레근 하부	위의 치열이 아랫입술 을 누른다.	능동적 날숨.	

소리	신경근육활동	운동방향	호흡활동	주석
m	작용근적 구심성; 소근	윗입술과 아랫입술이 서로 누른다.	능동적 날숨.	mmmm이라 진동시키는 것이 가능하다.
b, p	작용근적 구심성; 소근	윗입술과 아랫입술이 서로 누른다.	짧은 능동적 한숨 (날숨).	폭발음 p>b
g, k, q	작용근적 구심성; 혀근육조직	혀의 중간부분이 딱딱한 입천장에 접촉한다.	g에서는 능동적 날숨, q에서는 한숨이고 k에서는 더욱 강하게	혀는 물결모양 운동을 실행한다.
j	작용근적 구심성; 혀근육조직	혀의 뒷부분이 활성화	능동적 날숨	
ch	작용근적 구심성; 혀근육조직	혀의 뒷부분이 인두벽에 접촉한다.	능동적 날숨	발음은 다르다. 스위스의 ch가 "극단적"이다.
r	작용근적 구심성; 입천장근육조직 작용근적 구심성; 혀근육조직	입천장의 진동 평탄한 혀가 진동	능동적 날숨 능동적 날숨	매우 다른 발음의 방법이 있다.
h	작용근적 구심성; 혀와 볼 근육조직	입은 둥글게 된다.	능동적 날숨	발음하는 것이 어려운 소리, h가 존재하지 않는 언어도 있다.

표 8.4 구강단계에서 문제가 있을 때 잘 발음되지 않는 소리

잘 발음되지 않는 소리	구강단계에서의 가능성이 있는 문제
L	혀는 식사를 잘 받아들일 수 없다.
c, z, s	치아의 결여, 또는 적합하지 않은 불안정한 틀니 때문에 씹기(저작)에 문제가 발생한다.
m, b, p	입에서부터 액체가 흘러나온다. 입을 벌린 채로 문다. 입을 완전히 다물 수 없기 때문에 삼킴이 어렵다. 충분한 압력이 구축되지 않기 때문에 기침이 어렵다.
j	입에 들어가 액체를 혀의 움푹 팬 곳을 따라서 뒤로 흐를 수 없어 구강 전체에 분포한다.
g, k, q	혀의 액상운동을 실행하기 위해 혀의 중간부분을 위로 들어 올릴 수 없기 때문에 음식덩이를 뒤쪽으로 수송하는 것이 불충분하다.

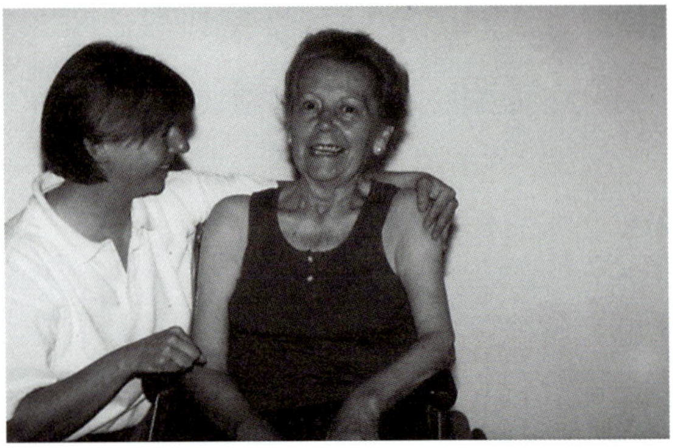

그림 8.1 i 웃음은 최선의 약이다.

8.5 음식물 섭취

사회문화적 관점

생리학적으로 보면 식사는 신체에 영양을 공급하고 그 덕분으로 건강이 유지되며 근육활동을 위한 에너지를 획득하는 것으로 간주된다. 이밖에도 식사는 사회적 기능을 갖는다. 모든 문화에서, 예를 들면, 세례, 성찬식, 견진성사, 데이트, 약혼, 결혼식, 생일 그리고 매장 후의 장례에서도 합동의 식사 모임이 있는 것처럼 인생에서의 특정 사건은 특별한 식사로 축하된다.

취직축하나 퇴직축하차 식사를 하러가고, 사업 파트너나 정치가도 회식을 하며 시험에 합격하면 축하한다. 친구와 함께 무언가를 할 때에는 "함께 식사하러 가자"라 권유한다. 식사의 분위기에도 신경을 쓴다. 배를 채우기 위한 것이라면 간이식사매점에 가서 먹어도 될 것이다. 고급 레스토랑을 선택하는 것은 식사의 질만이 아니라, 인테리어나 조명, 직원의 서비스를 위해서일 것이다. 식사의 요리가 적다고 생각되어 완전히 배부르지 않은 채로 레스토랑을 나와도 이러한 음식물 섭취의 선행단계에서 긍정적인 부위로 친구와 되돌아가는 것이다.

식사에는 사회에 적응하는 규칙이나 테이블 매너가 있다. 이것은 부모나 조부모가 자식들에게 가르친다. 이것을 지키는 사람은 눈에 띄지 않지만, 지키지 않는 사람은 불쾌한 사람으로서 인식된다. 테이블 매너를 지키는 사람은 가족에 속하는 사람, 그룹 또는 사회의 일부인 것이다. 지킬 수 없는 사람은 고독하고 혼자서 먹어도 맛있게 느낄 수는 없다.

생물역학적 관점

식사는 수직 자세에서 실행되는 일이 많다. 여기서는 목, 목구멍의 정렬이 골반의 위치에 특별히 좌우된다(**그림 8.2 a-c**).

골반의 위치는 특히 앉은 자세에서의 발의 위치와 활동으로부터 영향을 받는다. 발이 마루에 접하여 있으면 발바닥굽힘근 또는 등쪽폄근의 적합한 원심성 또는 구심성 활동을 통해서 골반의 앞경사 또는 뒤경사 운동을 허용해야 한다. 이상적으로 발은 중립적인 골반위치에서 무릎의 아래, 또는 약간 무릎보다 조금 앞에 위치한다.

이것은 목뼈의 위치 예를 들면, 과도한 전만과 배쪽으로의 평행이동이 발목관절의 발바닥굽힘근의 과도한 활동에 연동하여 있다는 것을 의미한다. 발은 바닥쪽굽힘으로 마루를 밀어붙인다(양성 지지 반응에 의해서 일어나는 과민증 등). 정강뼈와 넙다리뼈는 등쪽으로 밀어붙여지고, 골반은 뒤경사를 하며 허리뼈와 등뼈는 후만을 하고, 목뼈는 이것을 보상하여 과다 전만을 하여 눈이 주위의 환경을 인식할 수 있도록 한다. 목뼈가 과도하게 전만하여 있는 이 자세에서는 배쪽 목근육조직과 다음의 근육은 강하게 신장된다. 즉, 턱목뿔근(악설골근), 방패목뿔근(갑상설골근), 복장목뿔근(흉골설골근), 어깨목뿔근(견갑설골근)이다.

인두와 목뿔뼈(설골)는 신장을 이유로 하여 일어난 긴장에 의해서 가동성이 매우 제한되고, 이것은 특히 씹는 것과 삼키는 것에 부정적인 작용을 미친다. **그림 8.3**은 아래턱, 목뿔뼈, 후두, 목뼈, 복장뼈, 어깨뼈의 근육조직 결합을 나타낸다. 근육에

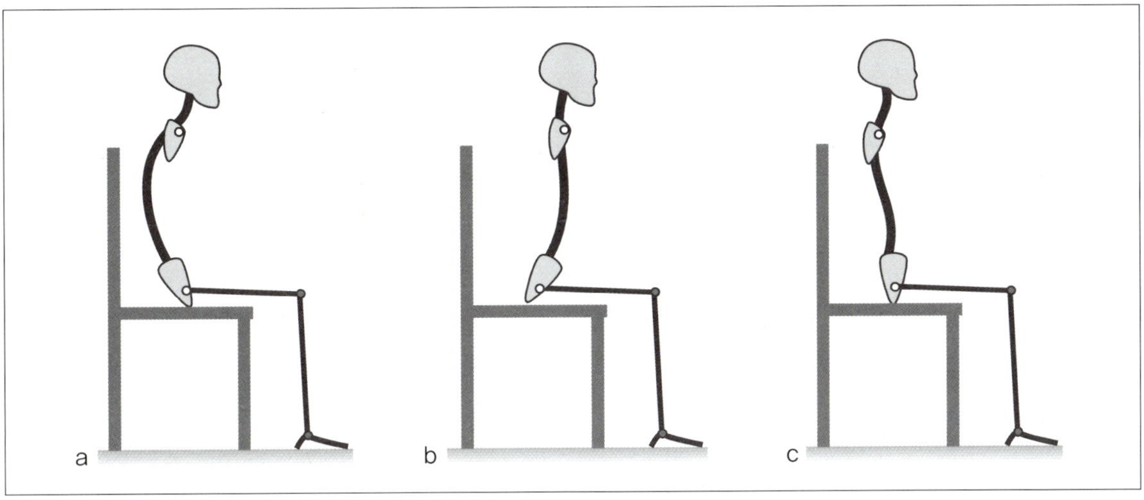

그림 8.2 a–c 골반은 a 뒤경사, b 앞경사, c 중간 위치에 있고 목뼈와 목구멍의 위치도 이에 따라서 변화한다.

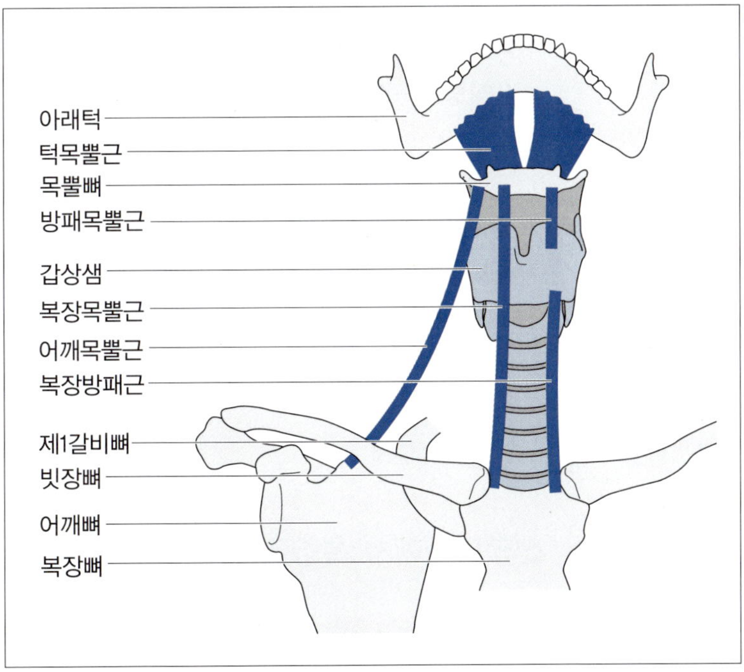

그림 8.3 아래턱, 목뿔뼈, 후두, 목뼈, 복장뼈와 어깨뼈는 근육적으로 서로 결합하여 있다.

의해서 매달려지는 목뿔뼈는 꼬리쪽의 근육조직에 의해서 안정되고, 아래턱을 벌리기 위한 기준점을 형성한다. 삼킴의 경우는 머리 쪽으로 움직이는 후두(larynx)에 대한 기준점을 형성하기 위해 머리쪽 근육조직에 의해서 안정된다. 이러한 이유로부터 벌린 아래턱으로 삼키는 것은 매우 어려움을 동반한다.

감각에 대한 관점

운동은 감각조절 하에서 일어난다. 이 조절은 소비하는 긴장의 예측으로서의 피드포워드로서 현 상황에 도움이 되고, 또한 조절, 다양화, 적응에 대한 피드백으로서 수용기의 변화에 도움이 된다. 이 관계에서 얼굴, 입, 인두의 운동에서의 감각의 역할은 다른 신체부위의 운동과 마찬가지이다. 씹고 삼키는 것은 더욱 동적 활동의 감각 임펄스의 유발(trigger)이 된다(시작시킨다). 정상적인 씹기, 삼키기는 정확한 시간적 협응에 매우 좌우된다. 구강 영역의 감각장애는 유지된 동적 활동에서 강한 삼킴장애로 유도되는 일이 있다.

예 : 나와 환자가 식사하는 것을 관찰한다. 환자는 불에 익힌 소고기 한 조각을 씹는다. 환자는 씹기를 계속하고 내가 말로 삼킴의 지시를 내릴 때까지 98회나 되는 씹기 회전운동을 실행한다. 이미 고기는 확실하게 분쇄되어 있을 것이다. 환자는 문제없이 삼킨다. 다음의 한입에서도 마찬가지로 진행한다. 감각이 감소하여 있기 때문에 삼킬 수 있을 정도로 음식덩이가 부드러워졌는지 아닌지를 환자는 느낄 수 없다.

예 : 과민증 환자에서는 상황은 완전히 다르다. 음식물이 혀의 중간부분에 접촉하면 구토반응이 일어나 음식물은 다시 앞으로 되돌려져 입 밖으로 밀려나간다. 그가 지시에 따라서 수일 후에 스스로 실행한 탈감작의 조치 후 다시 식사를 시작할 수 있었다.

구체적인 치료 제안은 p.293을 참조할 것.

8.5.1 음식물 섭취장애의 평가

식사의 진행은 4개의 단계로 나뉜다. 그것은 선행단계, 구강단계, 인두단계, 식도단계이다. 이 단계들은 다시 세분화된다.

1. 선행단계 :

- 음식물을 입으로 운반한다.
- 입술과 아래턱을 벌린다.
- 손, 스푼, 포크로부터 음식덩이를 입술로 문다, 또는 받아들인다.
- 입술과 아래턱을 닫는다.

2. 구강단계 :

- 씹기
- 음식덩이 또는 그 일부를 치아 사이로 이동시키고 좌 · 우, 그리고 뒤로 움직인다.
- 입천장을 닫는다.
- 기관(trachea)을 후두덮개에 의해서 닫는다.
- 준비된 음식덩이의 일부를 삼킨다.
- 혀의 끝과 볼 사이에서 아직도 처리되어야 할 음식덩이를 보관한다.

3. 인두단계 :

- 음식물을 인두로 유도한다.
- 식도를 연다.

4. 식도단계 :

- 식도 내에서 이송
- 날문(유문)의 개폐

선행단계에서 특징과 전형적인 문제

공복이나 식욕, 또는 자기가 조리한 요리 또는 갈구한 식사에 대한 기쁨으로 특징지어진다. 식사시간은 문화적 · 기후적 배경이나 특히 환자의 하루의 리듬에 좌우된다. 식사를 위해 상황이 갖춰지고 중앙유럽에서는 테이블보를 깐 테이블, 적절한 높이의 의자, 접시, 컵 또는 유리컵, 식사에 적합한 식탁용 날붙이(cutlery)(스프용 스푼, 스파게티용 스푼과 포크, 생선, 고기, 야채용 나이프와 포크, 디저트용 스푼), 냅킨을 의미한다. 멋지게 조정된 테이블, 식사가 그릇에 시각적으로 맞도록 보기 좋게 담고(눈과 함께 "먹다") 그리고 맛있는 냄새가 침(타액)을 생성하고 이것은 삼킴에 필요하다.

병원에서는 이 선행단계는 약간 또는 크게 변화한다. 식사는 스스로 준비하지 않고 선택할 수 없는 일도 있다. 시간은 병원의 스케줄에 맞춰지고 익숙했던 시간보다 1시간 또는 더 빨라진다. 상황도 식사를 위해 설정되지 않고 병실에서 침대에 앉아서 보조탁자인 접이식 테이블에서 먹거나 실내의 테이블에서 휠체어 또는 의자에 앉아서 먹는다. 테이블은 동시에 신문만이 아니라 치료기구를 놓는 것에도 사용된다. 식사는 쟁반에 올려놓고 접시는 보온장치 안에서 꺼낸다. 컵은 병원에서 사용되는 흡입구가 부착된 찻종, 또는 플라스틱의 컵에 주입구가 부착된 것(따뜻한 커피는 그 안에서 맛이 변한다)이 사용되는 일이 많다. 삼킴 장애가 존재하면 식사는 퓌레모양으로 만들어져 보통의 외관과 냄새가 없어진다. 이와 같이 변화된 선행단계는 많은 경우 타액생성 자극이라는 기능을 충족할 수 없다.

비교 : 정상운동

음식물 섭취에서 가능한 운동추이 : 음식물을 어떻게 입으로 유도하는지의 방법은 음식물에 좌우된다. 한조각의 빵이라면 손가락으로 입으로 운반하고, 스프는 스푼으로, 야채는 포크에 얹으며, 고기 덩어리는 포크로 찌른다. 지지하지 않는 쪽의 팔이 적절한 운동으로 손을 입으로 운반한다. 머리는 약간 앞으로 기울어 있다. 아래턱은 앞으로 눌리고 음식물이 입의 바로 가까이에 운반되어 비로소 열린다.

입을 벌리는 범위도 역시 음식물에 따라서 결정된다. 쿠키를 먹기 위해서는 깨물근을 이완하는 것만으로 아래턱이 "떨어지는" 것을 유도한다. 이에 반해서 두 겹 햄버거는 가볍게 입을 벌리는 것만으로는 부족하고 턱목뿔근의 구심성 수축에 의해서 아래턱을 더 아래로 당기는 것을 필요로 한다.

입술은 음식물 또는 식탁용 쇠붙이의 형태로 적응하여 변형하고 평탄한 형태에서 약간 앞쪽으로 돌출된다. 스푼은 아랫입술에 가볍게 올려놓고 기울여 스프가 입안에 흘러들어가도록 한다. 포크도 마찬가지로 아랫입술 위에 가볍게 올려놓고 윗입술이 음식덩이를 포위한다. 포크를 끌어내고 입술을 서로 가볍게 밀어붙이는 것에 의해서 음식덩이는 입안으로 이동한다.

감각의 역할 : 언제 그리고 얼마만큼 강하게 식탁용 쇠붙이나 음식물이 입술에 닿는지를 느껴야 한다.

입술이 충분히 벌어져 있는지 아닌지, 얼마만큼 강하게 식탁용 쇠붙이를, 또는 서로 밀어붙이는지도 느껴야 한다.

게다가 온도를 느낌으로써 음식물이 지나치게 뜨거울 때는 경우에 따라서는 중단해야 한다.

운동의 변화(variation) : 스푼 또는 포크를 들고 입으로 유도하고 음식물덩이를 입에 넣는다는 헤아릴 수 없을 정도의 변화는 항상 관찰되어야 한다.

유리컵 또는 컵은 손으로 입으로 운반된다. 머리와 아래턱의 운동은 위에서 언급한 대로이다. 유리컵 또는 컵의 가장자리는 마찬가지로 아랫입술에 가볍게 댄다. 손가락은 약간 입의 방향으로 기울여 액체가 흘러들어가도록 유도한다.

정확한 입술운동은 마실 것, 그 성질과 온도에 좌우된다. 몇 목음이나 되는 물을 마셔야 할 경우는 머리 전체가 뒤로 기울고 팔은 크게 올리고 아래팔은 엎침을 하며 유리컵은 크게 기울인다. 입술은 비교적 평탄하게 유리컵 가장자리에 가볍게 놓는다. 그것이 뜨거운 커피라면, 천천히 주의 깊게 기울이고 입술은 약간 긴장하여 앞쪽으로 뾰족하게 한다. ■

! 환자의 개별적 문제를 다양한 특수상황으로 준비시키기 위해 환자에게 시도시켜 그것을 관찰하는 것은 필수적이다.

장애에 따라서는 환자는 음식물을 손가락 또는 식탁용 날붙이(cutlery)로 스스로 입으로 운반하는 상황에 있지 않아 간병인이 떠맡아야 하는 경우도 있다. 잘 쓰는 손이 마비된 환자는 많은 경우 조절할 수 없는 손밖에 사용할 수 없다. 훈련의 결여와 보상에 의해서 높은 긴장을 갖기 때문에 요령있게 움직이는 것이 어렵다.

마비 쪽의 잘 쓰는 손에 운동의 가능성과 조절을 가진 환자에게는 손잡이를 굵게 하여 잡기 쉽게 하는 자조구나, 손목관절의 노쪽벌림(요측외전)을 용이하게 하기 위해 포크나 스푼의 손잡이가 꺾어 굽힌 자조구가 있다. 팔꿈치를 테이블로 지지하고 안정된 기준점을 형성시키는 것도 도움이 되는 경우가 많다. 후자는 환자가 노력하여 자기의 것으로 하는 테이블 매너와는 반대의 행위이기는 하다. 물리치료 또는 작업치료에서 이러한 팔 · 손 · 손가락의 활동이 포함되어야 한다.

게다가 목근육조직의 과다긴장 때문에 머리를 앞쪽으로 가볍게 움직이는 것에 있어서 어려움이 발생하는 일이 있다. 아래턱을 앞으로 밀어내는 것도 과다긴장에 의해서 곤란 또는 불가능해진다(치료의 가능성 : 비언어 의사소통, 표정을 참조).

입술의 형태는 정상적인 자세긴장을 전제로 한다. 음식물, 특히 스프가 입으로부터 흘러들어가 버리는 것은 낮은 긴장이 원인인 경우가 많다. 확실하게 스푼을 입에 물거나, 또는 입술을 서로 다물 수 없다.

또한 입술이 스푼, 포크, 유리컵의 형태에 적응할 수 없는 이유는 과다긴장의 경우가 있다. 입술의 감각의 결여와 마찬가지로 운동의 불충분한 조절과 순응을 유도한다.

구강단계의 특징과 전형적인 문제

비교 : 정상운동

입술을 다물고 씹기 운동은 깨물근, 관자근, 가쪽날개근, 안쪽날개근의 구심성 및 원심성 교호의 수축과 턱목뿔근의 협응으로 일어난다. 턱목뿔근은 구심성 수축 때문에 목뿔뼈를 안정된 기준점으로서 사용하고, 꼬리쪽으로 구심성으로 긴장하여 아래턱을 아래로 당길 수 있도록 한다. 목뿔뼈는 자연스럽게 매달리는 뼈이고 인간의 신체에서 유일하게 다른 뼈에 대한 관절결합을 갖지 않는 것이다. 목뿔뼈는 근육조직에 의해서만 안정성을 얻는다. 턱목뿔근의 꼬리쪽으로 향한 구심성 수축을 실현하기 위해서는 목뿔뼈는 꼬리쪽으로 3개의 상이한 근육에 의해서 안정되어야 한다.

방패목뿔근은 후두를 목뿔뼈로 잡아당긴다. 후두는 목뿔뼈와 같이 자유로이 매달리는 연골판과 같은 것이며 복장방패근(흉골갑상근)에 의해서 안정되어야 한다.

복장목뿔근은 복장뼈에서부터 목뿔뼈로 뻗는다. 복장뼈의 안정성은 문제가 없다. 갈비뼈와 견고하게 결부되어 안정 점을 형성하는 데에 문제는 일어나지 않는다.

턱목뿔근은 어깨뼈에서부터 목뿔뼈로 연결된다. 이 목뿔뼈에 관계하는 기능과 씹기를 위해 아래턱을 벌리는 기능은 어깨뼈의 안정성과 정렬에 좌우된다.

씹기 운동을 통해서 부분적으로 상하의 치열 사이에 위치하는 음식물은 혀의 위를 가운데로, 그리고 아래의 치열과 볼 사이로 밀린다. 거기서부터 볼근(협근)(흡인운동)의 수축에 의해서 다시 치열 사이에 위치하고 다시 씹어 으깬다. 볼의 점막의 감각이 동적 활동을 조절한다. ■

낮은 긴장의 환자에서 힘, 즉 강력하게 씹기 위한 긴장 증가가 결여되는 것은 소수이다. 흔히 있는 것은 과다긴장 때문에 씹기근육(저작근)이 전혀 또는 충분히 이완되지(release) 않는, 또는 즉각 이완되지 않는 것이다. 게다가 턱의 돌림운동이 제한을 받아 씹어 으깨도록 움직이는 것이 아니라 단지 개폐하는 것밖에는 할 수 없다.

이 운동이 음식물을 잘게 씹어 으깨는 데 비효과적이라는 것으로부터 몇 번이나 그리고 오래 씹어야 한다. 식사시간이 길어지고 음식물은 식으며 환자는 지쳐서 식사 자체가 불쾌하고 지치는 것으로 결된다.

감각이 결여되어 있으면 음식덩이가 볼의 안쪽에 있는 것을 느낄 수 없고 수축도 전혀 자극되지 않거나, 또는 충분히 자극되지 않는다. 이 때문에 그 부위에 음식덩이가 머무르게 된다.

낮은 긴장이 존재하는 경우 수축을 자극할 수는 있으나 볼근은 음식덩이를 안으로 보내기 위해 충분한 긴장을 구축할 수 없다. 이 때문에 음식덩이는 역시 볼 안쪽에 머무른다.

이것은 과다긴장이 원인인 경우, 수축이 격렬하게 발생하여 볼의 점막이 닫히는 치열 사이에 끼인다. 이 때문에 통증을 동반하는 상처가 발생한다. 통증은 씹기근육을 포함하는 굽힘근의 긴장을 더욱 증가시킨다.

비교 : 정상운동

씹기는 음식덩이를 잘게 하는 목적만이 아니라 타액과 섞는 목적도 갖는다. 그리고 음식덩이는 다양한 미각수용기와 접촉한다. 그러나 완전한 "미각"의 대부분은 미각수용기가 아니라 향기(aroma)를 받는 후각수용기를 통해서 얻는다. 향기가 발생하기 위해 입은 입술에 의해서 닫혀져야 한다.

닫힌 입술로 씹는 것은 상반신경 지배에 대한 높은 요구를 의미한다. 입술은 수축한 채로, 아래턱은 개폐하고 볼근조직은 구심성 수축과 원심성 수축을 번갈아 실행하여야 한다. 이것이 불가능하다면 입술을 벌리고 씹는다. 이 경우 많은 신선한 공기가 유입하기 때문에 향기가 "희석되어" 별로 강하게는 느끼지 않게 된다.

음식덩이가 삼킴에 적합하게 부드럽다고 상응하는 수용기가 발신하면 턱은 닫힌다. 혀가 음식덩이를 물결모양 운동으로 뒤로 이송하고, 한편에서 아직 "삼킴으로 무르익지" 않은 음식덩이를 다시 잘게 부드럽게 하기 위해 볼 안쪽에서 유지한다. 혀의 운동을 통해서 입천장이 들려올라가고 비강(nasal cavity)으로의 입구가 닫힌다. ■

입천장에 마비가 발생하면 비강을 닫을 수 없다. 인두강(pharyngeal cavity)과 비강의 불충분한 차단은 "역류"의 효과를 일으키는 일이 있다("신경생리학적 관점" 참조). 구토가 일어나면 입천장은 반드시 견고하게 닫혀야 한다. 만일 그렇지 않으면, 토사물은 비강으로 들어가 코로부터 흘러나온다. 다행히도 빈번하게 일어나는 운동은 아니지만 이것은 건강한 사람에게도 일어나는 것으로 "실행의 결여"로부터 발생하는 "삼킴과 반대의 흐름"의 협응을 의미한다. 입천장의 마비는 말하기에서도 알아차릴 수 있다(8.4의 언어 의사소통, **표 8.1** 참조).

감각마비가 존재하면 어떤 음식덩이가 삼킴에 적합한 부드러움인지를 느낄 수 없어 계속해서 씹는다(p. 285).

비정상적인 긴장에 의해서 상반신경 지배에 제한된 장애가 존재하면 음식덩이의 일부를 뒤로 이송하고 일부를 입안에 머무르게 할 수 없다. 이것들은 한 번에 모두 삼켜진다. 이것은 노력을 필요로 한다. 왜냐하면 긴장이 크게 높아지지 않고 동시에 진행하는 입천장, 목뿔뼈, 후두의 운동에 부정적으로 작용하고 이것을 통해서 후두덮개(후두개)에도 역시 부정적으로 작용한다.

비교 : 정상운동

음식덩이를 뒤로 이송하는 혀의 물결운동은 이미 후두덮개를 통해서 기관의 차단을 발동한다. 음식덩이는 혀의 후부에서 부드러운 구개와 접촉한다. 그곳에 삼킴 · 구토반사의 발생구역이 존재한다. ■

신경생리학적 관점

> 나의 해석으로는 이 두 가지 "반사"는 "전진 기어"(삼킴)와 "후진 기어"(구토)의 스위치에 대한 자극이다. 전진하는지, 후진하는지는 상황에 좌우된다.
>
> 상황이 식사에 적합하고 식사가 맛있다고 느껴지며 공복 또는 식욕이 있다면 구역의 접촉은 삼킴을 자극한다.
>
> 상황이 식사에 적합하지 않고 식사가 불쾌하게 느껴지면 기분이 나빠져 같은 구역의 접촉은 구토를 자극한다.
>
> *예* : 삼키려면 지나치게 큰 엿을 핥는 것은 고도의 협응을 필요로 하고 장애를 일으키지 않는 일도 있으나, 입안에서 뒤로 지나쳐가 삼킴반응을 일으킬지도 모른다. 그러나 상황은 식사에 적합하지 않다. 겉질은 크고 딱딱한 엿이 식도의 좁은 고리근(윤상근)에 무리하게 밀어 넣어지면 통증이 일어난다는 것을 알고 있다. 이 때문에 반응은 정지되고 "스위치가 전환된다". 삼킴반응이 아니라 엿을 다시 앞으로 이송하려고 하는 구토반사가 일어난다.
>
> *예* : 좋아하지 않는 요리를 눈앞에 두면 구강의 안 깊이 있는 구토반응의 발생구역을 느낀다. 식사가 이 구역에 접촉하면 절대로 삼킬 수 없고 입으로부터 토해버린다는 것을 정확히 알 수 있다.

감각마비가 존재하고 있으면 어떠한 반응도 일어나지 않는다. 환자는 수의적으로 삼켜야 한다. 모든 수의운동과 마찬가지로 높은 긴장으로 실행되고 이미 언급한 것처럼 마찬가지의 부정적인 작용을 갖는다. 과민증이 존재하는 경우 반응은 지나치게 빠른 타이밍으로 발생한다. 혀는 물결운동을 일으키고 음식덩이는 "물결"이 상승하는 부분보다 앞쪽에 위치하고 그리하여 다시 앞으로 이동이 된다.

비교 : 정상운동

수면을 충분히 취한 후 즉, 구강에 장시간 아무런 자극도 일어나지 않았던 후, 아침에 이빨을 닦는다. 칫솔이 혀와 구강의 중간부분에서부터 뒷부분에 닿으면 구토반응을 일으키는 일도 있다. 이것도 상황이 식사에 적합하지 않기 때문에 당연하다고 말할 수 있다.

이에 반해서 아침식사가 준비되어 있는 식탁은 식사를 발신하고 있다. 이 사실만으로 정상범위로 탈감작이 된다. 식사가 끝나면 식사와 음식물이 과민증을 완전히 정상범위로 감소시켜 이빨을 문제없이 닦을 수 있다. 발생구역은 작아져 탈감작이 된다. ■

삼킴장애 때문에 음식물 섭취를 보증하기 위해 카테터(catheter)(코를 통한 카테터, PEG)를 장착하지 않으면 안 되었던 환자에서는 그 후 과민증을 나타낸다. 코를 통한 카테터는 코와 인두강을 지나서 식도로 들어간다. 음식물 섭취는 물론 필요한 것이지만, 이러한 종류의 특수한 음식물 섭취는 치료에서 많은 문제를 일으킨다).

경피적 내시경적 위루설치술(Percutaneous Endoscopic Gastrostomy PEG)이 바람직한 처치이며 이것은 카테터가 복벽에서부터 직접 위에 도달한다는 것이다. 이 카테터의 이점은 주의 깊게 무균으로 처치되고 접속이 최소한으로 억제되어 있다는 것으로부터 감염 위험성을 방지하는 것이다.

비교 : 정상운동

상황이 식사에 적합하여 있고 삼킴반응이 정상으로 발생하면 혀는 뒤쪽으로의 물결운동을 실행한다. 음식덩이는 물결이 일어나는 곳에 위치하고 목구멍 방향, 뒤로 이송된다.

혀의 물결운동과 동시에 후두도 움직인다. 후두는 방패목뿔근에 의해서 머리 쪽으로 당겨 올라간다. 이를 위해서는 목뿔뼈가 안정되어 있는 점이 될 필요가 있다. 이미 언급한 것처럼 그 안정성은 근육조직만으로 만들어진다. 이것은 턱목뿔근이 머리쪽으로의 구심성 수축에 의해서 목뿔뼈를 안정시킴으로써 방패목뿔근이 후두를 머리쪽으로 당겼을 때, 그 근육의 이는곳(origin)인 목뿔뼈가 꼬리쪽으로 당기지 않도록 하고 있다는 것을 의미한다.

턱목뿔근은 이는곳인 아래턱이 닫히는 것에 의해서 안정하는 점으로 되어있을 것을 필요로 한다. 이러한 이유 때문에 우리들은 보통 입과 턱을 닫고 삼킨다. ■

낮은 긴장의 경우, 또는 시간적 협응의 장애가 존재하는 경우, 많은 환자는 입을 충분히 닫지 않고 또는 아래턱을 벌리고 삼킨다. 이것은 방패목뿔근의 대량의 긴장 증가를 통해서만 가능하다. 이 때문에 삼킴은 매우 노력을 필요로 하고 꿀꺽 삼키는 것 같은 큰 소리가 나게 한다. 게다가 후두운동의 결여를 통해서 후두덮개를 통해서 기관을 차단하는 것이 항상 충분하지 않아 음식물이 그곳으로 흘러들어가는 일이 있을 수 있다. 이것은 기침자극을 유도하고 음식물을 벌린 입으로부터 나오게 한다. 이 삼킴 상황과 불충분한 공기의 공급은 환자에 있어서 고민거리가 되고, 특히 다른 사람이 동석하고 있는 경우에는 불쾌하고 부끄러운 상황이 된다.

예 *:* 어떤 여성이 품위 있는 레스토랑에서 저녁식사를 한다. 이 레스토랑에 대해서 아무런 불만이 없다. 그러나 그녀는 관찰을 받고 있는 것 같은 느낌이 들어 불안하게 생각한다. 긴장은 증가하고 지나치게 높은 긴장으로 삼켜 목을 넘어가는 큰 소리가 발생한다. 다음의 삼킴은 "실패"하고 기관에 들어가 버려 여성은 목이 멘다. 이때, "후진 기어"의 스위치가 들어가지만 입천장이 신속하고 충분히 비강을 차단할 수 없다. 결과적으로 음식덩이가 코로부터 나와 버려 매우 괴로운 상황이 된다.

흡인하는 환자는 다른 사람 앞에서 부끄러운 생각을 하고 싶지 않기 때문에 식당에서 먹는 것을 싫어한다. 자택에서는 혼자서 주방에서 먹고 식사 초대는 거절하고 그리하여 그 환자가 어떻게 식사를 하는지 다른 사람에게 알려지지 않도록 한다. 이 때문에 원래 기쁨이 되어야 할 식사시간이 불안하고 괴로운 의무적 행사가 된다. 환자의 체중은 줄고 영양을 충분히 섭취하지 않기 때문에 신진대사 전체에 나쁜 영향을 미치고 신경 가소성에도 부정적으로 작용한다.

흡인을 방지하는 기전

- *구토반응* : 삼킴에 적합하지 않은 덩어리를 입안으로 되돌리도록 명령함으로써 방지한다(엿의 예를 참조).
- *헛기침 또는 기침* : 예를 들면, 들숨과 함께 들이마셔 음식물덩이가 사전의 삼킴 운동이 없이 인두에 도달하고 그 점막에 접촉하면 음식물덩이가 기관에 유입하는 것을 피하기 위해 기침반응이 발생한다.
- *성대* : 기관의 입구에 긴장한 성대가 지나가는 것도 보호기능을 충족한다. 헛기침이나 기침에 의해서 딱딱한 덩어리가 다시 위로 배출될 때까지 유입하는 것을 방지한다.

환자가 흡인을 흔히 일으키는 경우, 나는 원인을 찾아내야 한다. 이때, 흡인이 언제 일어나는지 타이밍을 찾아내는 것이 도움이 된다.

- 삼킬 때에 흡인이 일어나는 경우는 후두가 움직이기 어려움을 원인으로 할 가능성이 있는 후두덮개의 불충분한 차단이 원인이다.
- 삼킴이 종료한 후의 흡인은 음식물덩이가 후두덮개 골짜기에 머물러 있고 다시 열린 기관 속으로, 그리고 아래로 미끄러져 들어간 것이 원인일 가능성이 있다.
- 삼킴이 종료한 후의 흡인은 음식물덩이를 저지할 수 없는, 충분히 긴장하여 있지 않은 성대가 원인일 가능성도 있다.
- 감각이 현저하게 감소하고 기도에 접근하는 음식물덩이를 느낄 수 없으면 기침반응이 야기되지 않는다. 이것은 이른바 "불현성 흡인"으로 연결되고 결과적으로 흡인성 폐렴을 유도할 가능성도 있다

비교 : 정상운동

보통 음식물덩이는 2회나 3회로 나눠서 삼킨다. 수용기는 음식물덩이가 언제 소실하였는지, 그리고 아직 남은 것이 볼의 안쪽, 혀의 밑, 치아사이에 없는지 아닌지를 전달한다. 이 경우는 혀가 나머지를 입의 중앙으로 운반하여 삼킬 수 있도록 한다. 이때, 큰 가동성을 발달시킬 수 있다. 아래턱은 앞쪽, 옆, 뒤쪽으로 움직이고 혀에 큰 운동범위를 실현시킨다. 몇 번인가 시도해서 잘 되지 않는 경우는 다른 수단을 고려한다. 예를 들면, 치아 사이에 남은 것을 손가락 또는 이쑤시개로 제거한다. ■

환자의 입안에 음식물의 남은 것이 있으면 감각의 결여, 또는 혀나 턱의 제한된 가동성이 원인이다. 환자가 적어도 손을 움직일 수 있는 것이라면 느껴지는 음식물이 남은 것을 손가락 또는 이쑤시개로 제거할 수 있을 것이기 때문에 이것은 감각의 감소의 존재를 나타낸다.

인두단계의 특징

비교 : 정상운동

음식물덩이는 뒤로 크게 밀리고 인두덮개는 굳게 닫혀져 있다. 음식물덩이에 대한 압력은 그것이 식도의 조임근을 밀 때까지 계속된다. 이 압력은 원심성으로 이완시키는 것에 대한 자극이 되고 식도를 열리게 한다. ■

식도단계의 특징과 전형적인 문제

비교 : 정상운동

조임근의 수축을 통해서 음식물덩이의 일부는 식도 안으로 밀리고 다음의 반지근(윤상근)을 민다. 이 압력은 원심성 수축을 발생시켜 암죽(chyle)은 더욱 아래로 보내져 다음의 반지근을 밀어 연다. 암죽이 마지막 반지근 날문을 밀면, 원심성 수축에 의해서 열리고 암죽이 그 안으로 들어가 다시 수축하여 위를 식도에서부터 밀폐한다. ■

날문을 충분히 밀폐할 수 없으면 "역류"가 일어난다. 위산과 함께 암죽이 식도로 되돌아가 명치언저리가 쓰리고 아픔, 그리고 심한 경우는 역류성 식도염을 병발시킨다.

8.5.2 선행단계와 구강단계에서 음식물 섭취의 개선에 대한 치료사례

(인두단계와 식도단계는 해부학상의 이유로부터 직접적인 치료중재의 대상이 되지 않는다.)

삼킴 장애의 치료는 과장된 의미가 아니라 인생을 구제하고 특히 생활의 질을 구제한다. 이것은 몇 가지의 직업 그룹에 걸치는 사안이며, 이 때문에 직업을 초월한 팀워크로 대처해야 한다. 병원의 간병인, 재활센터의 식사그룹의 작업치료사, 그리고 치료 중인 물리치료사 등. 언어치료사는 마찬가지의 활동에서 구어장애의 치료에 대처한다(p.280의 "언어 의사소통" 참조). 환자가 자택에 있는 것이라면 문제는 아직 존재하지만, 감소하여 있다고 예상할 수 있다. 이 경우, 가족이나 환자 자신이 몇 가지의 중요하고 효과적인 활동을 습득하고 실행해야 한다는 것을 의미한다.

선행단계에서 개선

이 단계에서는 간병인과 물리치료사의 협동 작업이 요구된다.

경우에 따라서는 사전에 (폭이 넓은) 테이블을 식탁으로서 방에 놓고 테이블보를 세팅하여 식욕을 자극하는 환경을 만들어두어야 한다. 그리고 적합한 유리컵과 식탁용 날붙이(cutlery)가 필요하다. 환자는 침대에서부터 긴장에 적합한 의자로 이동되어(transfer) 테이블에 착석한다. 환자는 충분한 시간과 조용함을 필요로 한다. 식사가 식었으면 다시 데운다. 더 좋은 것은 그때마다 약간의 양을 보기 좋게 담고 필요에 따라 추가하는 것이다.

이러한 점으로부터 시간을 필요로 하는 특별한 치료라는 것을 알 수 있으나, 문제의 긴급성 때문에 필요한 것이라 말할 수 있다. 다행인 것은 중환자용 재활센터에서는 병동에 식당 또는 식사공간이 설치되어 있다. 거기서는 공간이 매우 사용하기 쉽게 갖춰져 있다. 작업치료사는 예를 들면, 접시 밑에 까는 미끄럼 방지 시트나 식탁용 날붙이(cutlery)의 손잡이에 사용하는 자조구 등의 필요한 도구를 가지고 들어가는 것이 쉬워진다. 그들은 이른바 "식사 그룹"으로서 자리를 함께 하고 식사의 치료 추이에 신경을 쓴다.

구강단계에서 장애의 치료

이 단계에서 최대의 치료 가능성이 있다. 다만, 사전에 몇 가지의 요소에 유의할 필요가 있다.

입, 입안은 개인의 영역으로서 경의를 표시해야 한다. 건강한 사람일지라도 입안을 보여주거나 접촉되는 것, 또는 다른 사람에게 마찬가지의 것을 하는 것을 망설인다. 이 때문에 환자와 적절한 신뢰관계, 직업적인 관계를 구축하는 것이 중요하다.

공간상황에도 주의해야 한다. 예를 들면, 1인용 치료실을 준비하는가, 큰 방의 모서리에서 가능하다면 가동식의 칸막이로 구획 짓는다. 하나의 치료 세션(session)을 중단하는 것은 비효율적이며, 특히 이 치료에서는 중단은 절대로 피해야 한다. 위생적인 이유로부터도 때때로 어딘가 나가는 것은 치료를 계속하는 데에 비효율적이라 할 수 있다. 만일 피할 수 없다면 속행하기 전에 재차 손을 깨끗이 씻거나 새로운 장갑을 장착한다.

! 치료사가 장갑의 장착을 희망하지 않고 환자가 그것을 동의한다면 치료사는 환자가 있는 앞에서 치료 직전에 손을 씻고 건조시켜야 한다. 비누가 완전히 씻겨 내려간 것을 확인하고, 또한 소독제는 사용해서는 안 된다. 비누의 찌꺼기나 소독제는 지독한 냄새가 나기 때문이다. 장갑을 사용하는 경우는 무언가 물질(파우더 등)이 붙어있지 않은지 확인하고 붙어 있으면 제거해야 한다. 손가락 골무(finger tip)를 하나 또는 2개를 장착함으로써 충분한 경우가 있다.

입안은 "습지대"라 할 수 있다. 안에 넣는 손가락과 물체는 사전에 적셔두어야 한다. 이것에는 물이나 희석한 과일주스(환자가 좋아하고 싫어함을 물어둔다)가 적합하다. 신맛이 강한 과일주스는 타액생성을 자극하기 때문에 효과적이다.

개별적 시각평가

치료를 시작하기 전에 나는 환자 앞에 앉아 입을 벌릴 것을 촉진하여 안을 관찰한다. 즉, 시각에 의한 진단을 실행한다. 정상이라면 혀는 힘을 빼고 평탄하며 아래 치열 내에 위치하고 중앙에 세로의 고랑이 있다.

낮은 긴장의 혀는 폭이 매우 넓어 보이며 고랑도 없고 입을 벌리면 혀가 치아를 지나서 앞으로 나오는 일도 있다. 과다긴장의 혀는 두껍고 짧으며 뒤로 당겨져 있다. 반신에 장애가 있는 경우 분리된 또는 명백한 비대칭성이 혀에 나타난다.

나는 적신 설압자(tongue depressor)로 혀를 평탄하게 아래로 주의 깊게 누르고 구강의 깊은 부분을 볼 수 있도록 한다. 설압자에 부착되어 있는 작은 램프가 구강을 비춘다. 나는 상처나 음식물 찌꺼기가 존재하지 않는지 확인하고 입천장의 상태를 조사한다. 나의 지시에 따라서 환자는 크고 높은 목소리로 "아아아아"라 말해야 한다. 이때, 입천장은 대칭적인 위치에서부터 위로 움직여야 한다.

비교 : 정상운동

여기서도 안정할 때와 기능을 할 때에 입천장의 비대칭성이 일어나는 경우가 있다. 그러나 바로 마비라고는 판단하지 않고 청각진단이나 거울검사(mirror test) 등 다른 검사결과와의 연관성을 고려해야 한다. ■

거울검사 : 나는 손거울을 내놓고 환자에게 1에서부터 10까지 세도록 의뢰한다. 환자가 2라 말할 때에 거울을 환자의 코 밑에 대고 흐려지는지 어떤지 관찰한다. 이것은 입천장의 활동의 결여에 의해서 코에서부터 공기가 흘러나오는 것을 나타내는 신호이다. 특히 "e"와 "i"의 모음의 발음에서 조금만 흐린다는 것은 정상이다.

치료사례

환자에게는 우세한 낮은 긴장 또는 과다긴장, 굽힘근 긴장 또는 폄근 긴장에 따라서 적절한 조치를 선택한다.

준비를 위한 조치 :

- 구강의 대처는 감각과 자세긴장을 정상화시킨다는 목적으로 실행된다. 제안되는 활동은 감작(sensitization) 또는 탈감작(desensitization), 긴장의 구축 또는 감소에 도움이 된다. 입안에 천천히 주의 깊게 접근하기 위해 다음의 조치를 취한다.
- 나는 적신 타월, 거즈를 둥글게 한 것, 설압자로 환자의 입술에 접촉하고 그곳에 약간 압력을 준다(**그림** 8.4).
- 나는 적신 설압자를 입술 사이에서 수평으로 놓고 그것을 상하로 움직여서 입술을 벌리는 것을 촉진한다.
- 적신 설압자로 치아에 접촉하고 상하치열 사이를 움직여서 턱을 벌리는 것을 촉진한다.
- 나는 적신 설압자로 혀의 위를 가볍게 두드리고 우선은 혀의 끝부터 시작하여 중간부분, 뒤쪽부분으로 옮긴다.
- 적신 설압자로 볼의 안쪽을 접촉하고 천천히 좌 · 우로 움직인다.

그때마다 환자는 입을 다물고 나는 삼킴 운동(후술)을 촉진한다. 이때, 나는 환자에게 약간 시간을 주고 입의 변화한 감각을 인식하게 한다.

입안의 대칭성의 대처를 준비하기 위해 입을 4개의 영역으로 분할한다(**그림** 8.5).

특수한 활동 :

길레르모(Guillermo)(머리외상환자)는 반신에 현저한 증상을 나타낸다. 나는 비마비 쪽(왼쪽)에서부터 시작한다. 그곳은 마비 쪽보다는 더 정상적인 감각을 기대할 수 있기 때문이다. 우선은 위 2개의 영역을 치료하고 다음으로 아래 2개의 영역을 치료한다. 또는 반대의 순서로 실행한다. 비효율적인 것은 우선 오른쪽 상하 영역을 자극하고 그리고 왼쪽을 자극하는 것으로 이것은 비대칭성이 강한 감각을 야기하게 된다.

환자가 완전틀니를 장착하고 있는 경우는 환자에게 문제가 일어나지 않으면 우선 이것을 벗긴다. 벗기는 것이 불가능 또는 비효율적이라면 환자가 실행되는 조치에서 극히 약간밖에, 또는 전혀 느끼지 않는다는 것을 계산해두어야 한다. 왜냐하면 나의 손가락은 틀니에 접촉하고 잇몸이나 입천장에 접촉하지 않기 때문이다.

그림 8.6은 2개의 턱을 조절하는 잡는 방법을 나타내고 나는 시작자세 또는 환자에 따라서 구분해서 사용한다.

나는 적신 손가락(집게손가락 또는 새끼손가락)을 입술의 중심에서부터 입안으로 접촉하고 손가락의 바닥 볼록한 부분으로 잇몸을 따라서 안 깊숙이까지 미끄러뜨린다(손톱은 짧게 깎아두어야 한다).

그리고 나는 손가락을 3회, 한가운데로 되돌려서 안 깊숙이 움직이고 또 되돌린 후, 손을 회전시켜

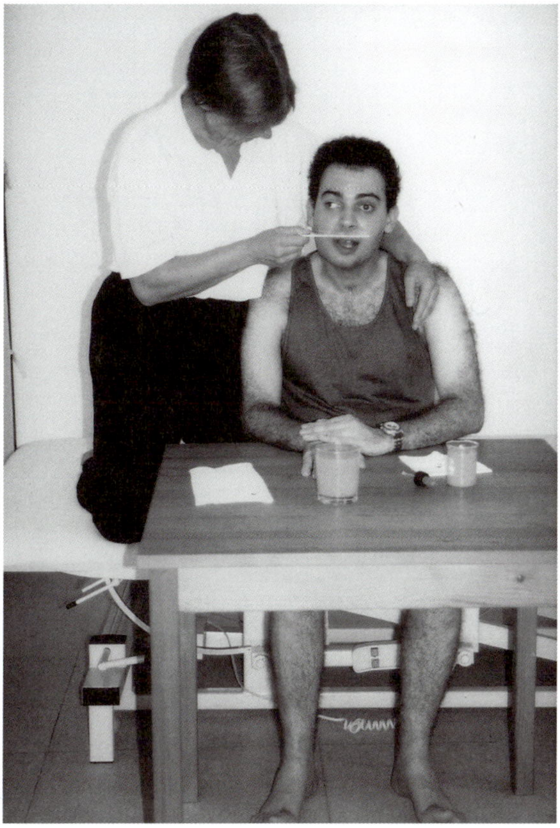

그림 8.4 적신 스푼을 사용해서 환자의 입술은 준비를 위해 치료된다.

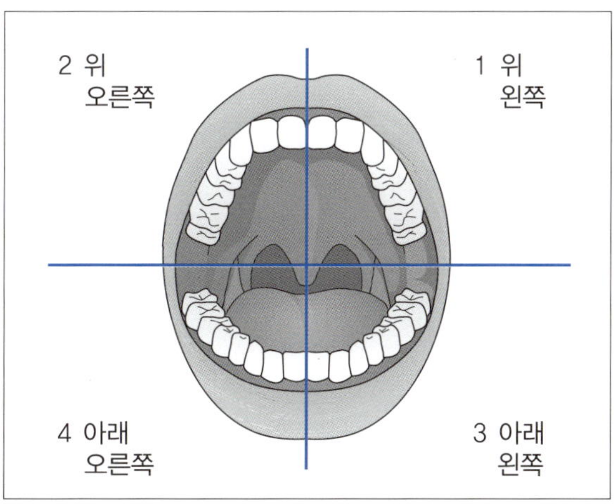

그림 8.5 입을 4분할하는 것은 대칭적인 대처를 용이하게 한다.

손가락의 바닥 볼록한 부분으로 볼의 안쪽을 문지른다. 이것도 3회 반복한다. 마지막으로 손가락을 한가운데로 되돌리고 입에서부터 꺼낸다.

! 치료 중에 나는 상처, 음식물 찌꺼기, 흔들흔들 하는 치아, 또는 틀니가 적절하게 장착되어 있는지 체크한다.

나는 손가락을 아랫입술에 대고 입과 입술을 다무는 것을 촉진하기 위해 약간 위로 움직인다.

삼킴 운동의 촉진을 위해 나는 구강바닥에 손가락을 접촉하고, 흘러들어간 물이나 주스의 물방울이나 접촉이 타액생성과 삼킴 자극을 발생시킨다는 것을 예상한다. 그 후, 나는 환자에게 시간을 주어 변화한 입의 감각을 인식시킨다. 그리고 나는 위의 4분할 영역, 다음으로 아래의 4분할 영역을 차례로 마찬가지의 방법으로 자극한다(**그림** 8.7 a–d).

! 3회의 반복이라는 것은 다음의 의미를 갖는다. 2회의 반복에서는 지각되는 자극을 안정시키는 데에는 지나치게 적고, 4회는 특히 과민증이 존재하는 경우에는 지나치게 많다는 것이 된다. 중요한 것은 어느 경우에도 같은 횟수가 유지된다는 것이다. 그리하여 환자는 의식적으로, 또는 무의식적으로 횟수를 세고 다음으로 무엇이 일어나는지 알 수 있다. 이것은 침착성과 확실한 감각을 초래한다. 마찬가지의 이유로부터 치료의 진행 전체도 매번 같아야 한다.

나는 적신 손가락으로 환자의 혀 끝부분을 가볍게 찌르고 다음으로 중간부분, 그리고 안 깊숙이 찔러 입을 다물게 하여 삼킴 운동을 촉진한다. 이어서 손가락으로 위 치열의 뒤의 단단입천장(hard palate)을 찌르고 이것을 따라서 더 안 깊숙이, 물렁입천장(soft palate)의 입구까지 움직인다. 이때, 어느 정도의 압력을 가한다. 단단입천장을 가볍고

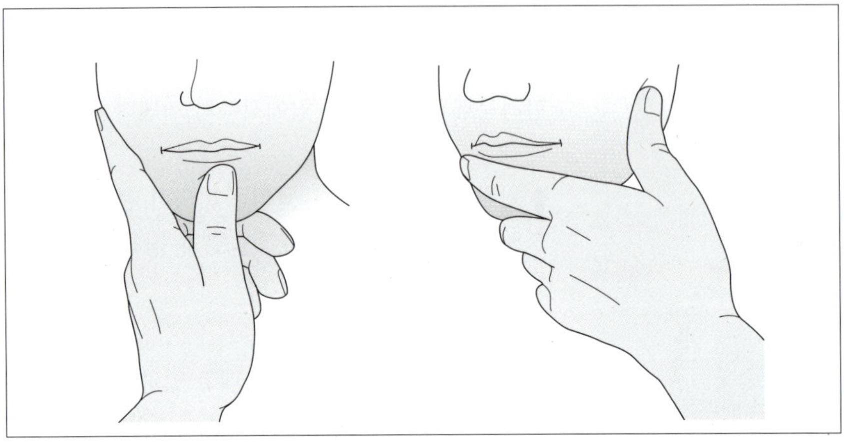

그림 8.6
턱을 조절하는 잡는 방법

신중하게 접촉하면, 불쾌한 간지러움을 일으킨다.

구토반응의 발생검사

나는 손가락을 단단입천장, 또는 혀 위를 따라서 입천장에 접촉할 때까지 안 깊숙이 움직인다. 구토반응은 환자의 몸통 전체의 가벼운 신장과 눈이 크게 떠지는 것을 야기한다.

! 반응이 일어나는지 아닌지 검사해야 한다. 왜냐하면 흡인을 방지하기 위한 중요한 보호 기전이기 때문이다. 다만 예외적이지만 실제로 환자가 구토해버릴 우려가 있다.

앞쪽으로 혀 운동의 자극

나는 얇은 손수건의 중앙을 물이나 주스로 적시고 그곳을 엄지손가락과 집게손가락 사이와 모음을 시킨 가운데손가락 사이에서 펼친다.

나는 입을 벌리는 것을 촉진하고 환자에게 혀를 가급적 앞으로 내밀도록 지시한다. 그래서 나는 엄지손가락으로 위를, 집게손가락과 가운데손가락으로 아래를 만지고 이것을 천천히 위로 젖혀지도록 회전시킨다. 위로 가볍게 젖히는 것은 혀주름띠(설소대)를 아래치열로 상처를 주는 것을 피하기 위해 필요하다(**그림 8.8**).

환자는 혀를 앞으로 내밀고 오른쪽 앞쪽, 왼쪽 앞쪽, 그리고 위아래로 돌출시켜야 한다. 그리고 혀를 윗입술과 아랫입술을 따라서 움직인다. 혀의 끝으로 좌 · 우의 입꼬리에 목표를 정해서 접촉해야 한다. 그 다음에 입의 앞에 있는 젖은 스푼을 혀로 밀어서 물리치거나 또는 내가 모든 방향으로 움직이는 스푼을 혀로 좇아야 한다. 또는 내가 환자의 입 앞에서 모든 방향으로 움직이는 실(thread)에 접촉해야 한다(**그림 8.9**).

혀의 물결모양 운동의 자극

환자는 "g", "k", "q"의 소리의 형태를 만든다. 혀의 상반신경 지배를 개선하기 위해 나는 적신 손수건으로 혀의 끝으로 고정하고 환자는 "g", "k", "q"의 소리의 형태를 만든다. 그리고 물을 조금 마시게 해야 한다.

뒤쪽으로 혀 운동의 자극

환자는 "ch"의 소리의 형태를 양쪽의 변화(variation)(**표 8.3** 참조)로 형태를 만들고 코고는 소리를 낸다.

감각과 모든 방향으로 혀 운동의 자극

나는 집게손가락으로 환자의 볼의 가쪽을 찌르고 환자는 입안에서 혀의 끝을 손가락을 느끼는 부위로 움직여야 한다. 이러한 방법으로 환자는 입안

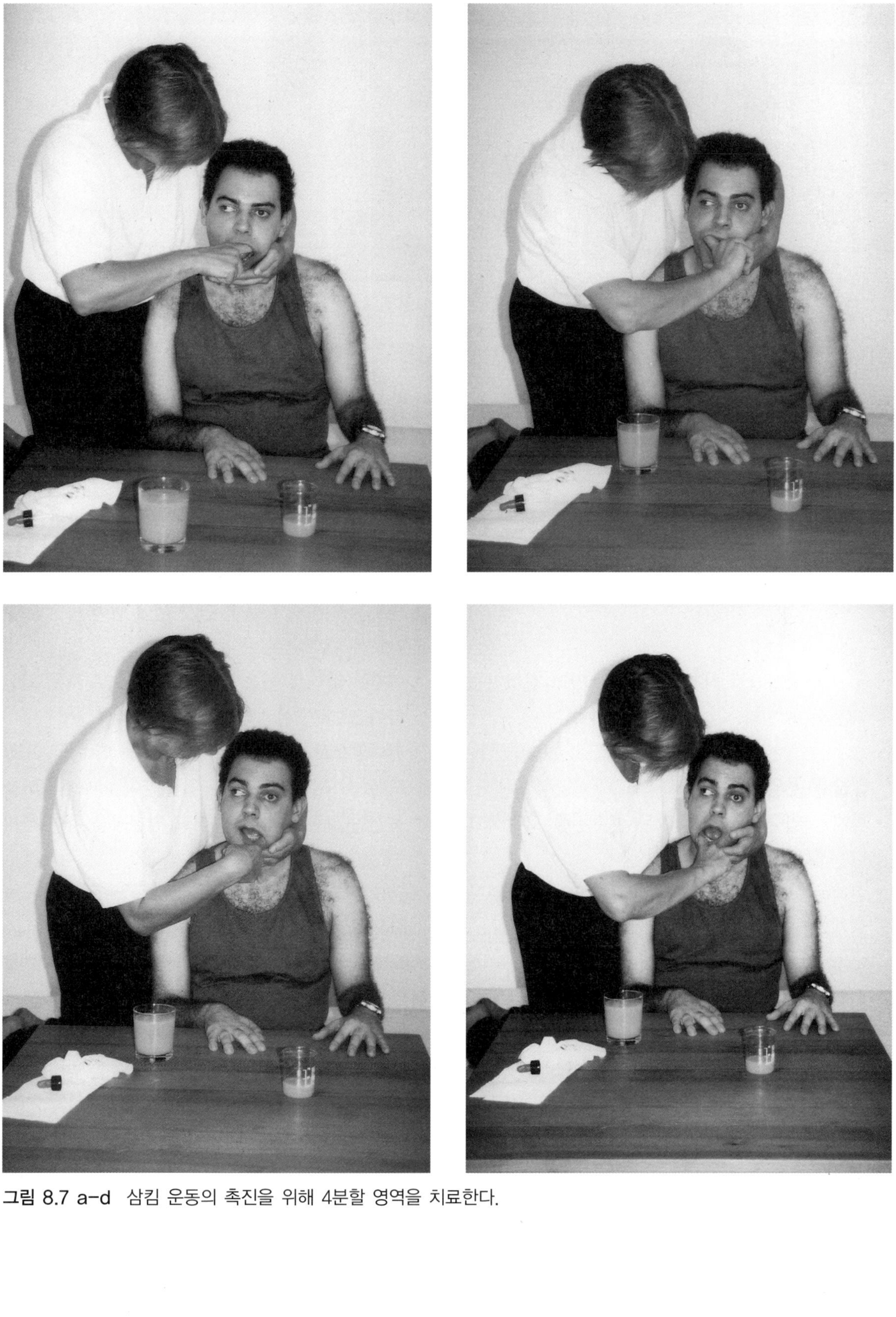

a b c d

그림 8.7 a-d 삼킴 운동의 촉진을 위해 4분할 영역을 치료한다.

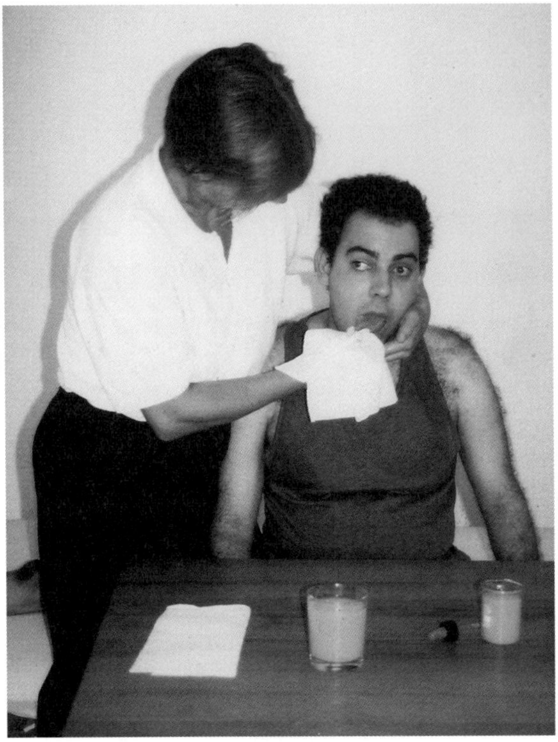

그림 8.8 혀 운동의 자극

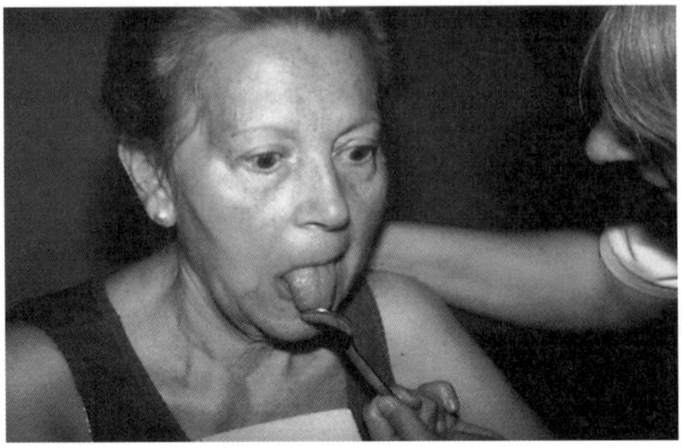

그림 8.9 환자는 혀로 스푼을 되밀어야 한다.

에서 모든 방향으로 혀를 움직일 수 있고 청소기능을 개선할 수 있다.

입술운동의 자극

- 환자는 입술로 면으로 만든 손수건을 고정하고 나는 그것을 천천히 잡아당긴다.
- 환자는 무언가 매우 맛있는, 또는 맛있는 것 같은 냄새가 난다고 표현하기 위해 "mmmm hhhhh"라 말해야 한다(구미에서 사용되는 표현).
- 환자는 "b", "p"를 폭발음처럼, 단속적으로 "b-b-b-b-b-p-p-p-p-p"라 말해야 한다.
- 환자는 볼을 부풀리고 나는 그것에 대해서 손가락으로 찌른다. 다문 입술에 의해서 공기가 새어서는 안 된다(**그림** 8.10).
- 환자는 물을 입에 머금고 한쪽의 볼에서부터 또 한쪽의 볼로 움직여야 한다.
- 환자는 차갑게 적신 평탄한 스푼을 물고 입술을 다물어야 한다.
- 막대얼음(ice bar)을 입에 넣고 "mmmm hhhhh"라 말해야 한다.
- 유리컵에 들어가 있는 빨대로 숨을 내뱉게 하고 거품이 일어날 때까지 실행한다.
- 환자는 빨대로 물을 빨면서 물이 입에 도달하지 않도록 한다.
- 환자는 빨대로 물을 빨고 혀의 끝으로 가두도록 하여 또 다른 유리컵에 옮겨야 한다.
- 휘파람으로 가능하다면 멜로디를 연주할 수 있도록 시도한다. 이것은 입술만이 아니라, 혀를 움직여 고랑의 형성, 그리고 입천장을 들어 올리는 것을 자극한다.

혀의 고랑의 형성

환자는 "jjjjjjjj"라 말해야 한다.

혀를 앞으로 내밀고 나는 혀의 안쪽을 평탄한 스푼의 모서리로 자극한다(**그림** 8.11).

환자는 피펫(pipette)에서부터 물방울을 받아야 한다(**그림** 8.12).

혀를 "통"처럼 형태를 만들도록 시도하는 것이 필요하다.

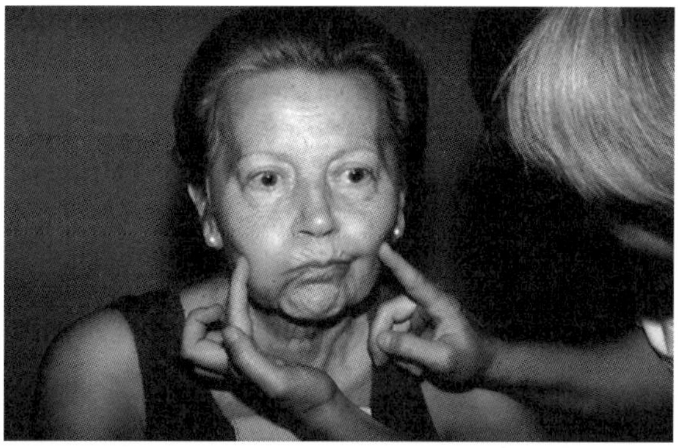

그림 8.10 환자는 입을 다물어 공기가 새어나가지 않도록 해야 한다.

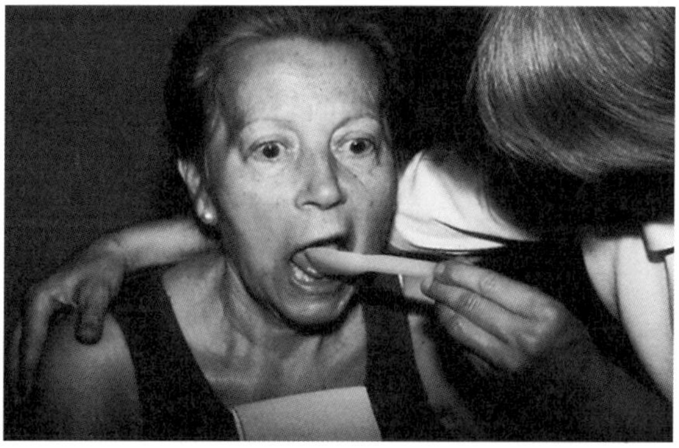

그림 8.11 치료사는 스푼의 모서리로 혀의 고랑을 자극한다.

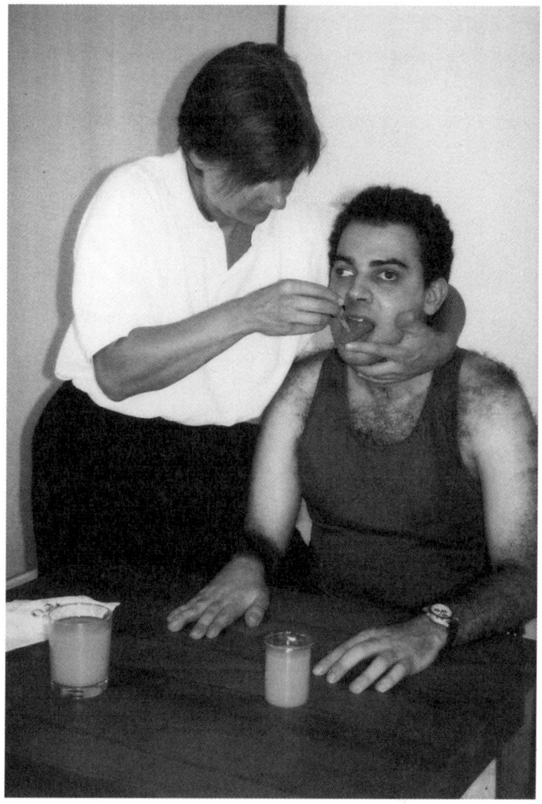

그림 8.12 환자는 물방울을 받아야 한다.

입천장을 들어 올리는 자극

환자는 크고 높은 음역에서 "a", "i"라 말해야 한다.
그리고 다른 알파벳과 함께, 예를 들면, "ba, bi, pa, pi, ga, gi, ka, ki, cha, chi, ia, ii"라 결합하여 말한다.
요들(jodel)을 시도하는 것도 가능하다.
물과 함께 양치질을 하도록 목을 가르랑거리는 것도 시도한다.

! 이것들의 난이도는 높고 흡인의 위험성이 있다.
이 때문에 경증 장애의 경우에만 실행해야 한다.

삼킴의 자극

삼킴을 자극하는 최선의 준비는 씹기(저작)이다.

나는 환자에게 두툼하고 긴, 건조한 햄 덩어리를 주고 입술에서부터 밖으로 내밀고 그것은 나에 의해서 또는 환자 자신에 의해서 고정된다.

환자는 씹지만 삼켜서는 안 된다. 삼킴 자극이 관찰되면 환자가 내는 타액을 삼키기 전에 입에서 햄을 꺼낸다.

제9장 24시간 관리와 자주적 활동의 제안

24시간 관리의 필요성은 신경생리학적 손상의 초기에서만 존재하는 것은 아니다. 그 후도 환자는 행동규칙에 유의하고 축적된 연합반응의 구조적 변화의 위험성에 대항하여 작용시키도록 매일의 치료를 실행하는 것이 바람직하다. 매일의 훈련은 물리치료사에 의한 매일의 치료를 의미하는 것은 아니다.

환자는 특정의 자주적 활동을 습득하고 일일의 생활에 도입할 수 있다. 이러한 자주적 활동에는 몇 가지의 기준이 존재한다.

- 매우 적은 훈련의 양이어야 한다.
- 매우 간단한 훈련이어야 한다.
- 환자가 가지는 문제에 개별적으로 대응하는 것이어야 한다.
- 꼼꼼히 준비하고 설명하고 경우에 따라서는 사진을 사용해서 설명해야 한다.
- 때대로 조절되어야 한다.
- 경우에 따라서는 때때로 변경되어야 한다.

다음의 제안은 많은 환자가 상이한 질병에서 공통으로 가지는 문제에의 대처에 대한 것이다.

이러한 문제에는 다음의 것이 포함된다.

- 넙다리곧은근과 모음근의 높은 긴장
- 척주세움근의 높은 긴장
- 종아리세갈래근, 아킬레스힘줄의 높은 긴장
- 넓은등근의 높은 긴장
- 팔, 손, 손가락의 굽힘근에서의 높은 긴장
- 손의 감각마비 또는 과민증

자주적 활동은 일상생활에 편입되는 것이 이상적이다.

이른 아침, 침대에 누운 상태

양손을 깍지 낀다. 그리고 팔꿈치를 천천히 뻗거나 이완하거나 하면서 여러 방향으로 움직인다. 양손을 무릎으로 향해서 아래로 움직이고, 다음으로 천장으로 향해서 위로 움직이며 머리의 방향으로 뒤로 크게 움직여서 머리나 벽에 도달시킨다.

이 훈련은 팔의 내림근과 어깨의 안쪽돌림근을 신장시킨다.

■ 어깨관절에 통증이 발생하면 바로 중단해야 한다.

마비 쪽의 다리를 비마비 쪽의 다리의 도움을 받아 침대의 모서리까지 밀고 거기서부터 축 늘어뜨린다. (넙다리곧은근과 모음근을 신장시킨다). 양손을 깍지 끼고 앞에서 언급한 운동으로 천장의 방향으로, 그리고 침대의 중심으로 향해서 뒤로 유도하며 상반신도 함께 회전시킨다(넓은등근을 신장시킨다).

침대의 모서리에서 끝에 걸터앉은 자세

양 발을 마루에 접지시켜서 무릎 위에 쿠션을 놓고, 앞으로 굽혀 팔은 몸쪽에서 자연스럽게 아래로 늘어뜨리고, 머리를 쿠션 위에 올려놓은 채로 잠시 자세를 유지한다. 이 훈련은 척주세움근과 아킬레스힘줄을 신장시키고 특히, 발을 기립대에 놓거나 또는 부드러운 롤 모양의 것을 발가락 밑에 놓으면 발가락굽힘근을 신장시킨다.

욕실에서

세수, 양치질, 면도, 크림 바르기, 화장, 머리 빗기를 할 때 "발의 기립대"에 서고 가까이에 잡기 위한 손잡이가 존재해야 한다. 이 훈련은 아킬레스힘줄과 종아리세갈래근을 신장시킨다.

약간 뒤로 물러나서 양손을 깍지 끼어 세면대에 놓고 상반신을 천천히 아래로 굽히며 다시 몇 걸음 뒤로 물러선다. 이리하여 엎드려 누워 선 자세와 유사한 자세세트가 완성된다. 이 자세에서 다리의 등쪽에 견딜 수 있는 정도의 근육이 신장을 느끼고 그 다음에 골반을 비마비 쪽으로 움직인다. 또는 그쪽으로 회전시키는 발디딤을 한다. 이 훈련은 넓은등근과 어깨의 안쪽돌림근을 신장시킨다.

아침식사, 점심식사, 커피타임, 저녁식사 후에 정돈된 식탁에서

양손을 깍지 끼어 테이블 위에 놓고 팔을 좌 · 우로 회전시키며, 이때 상반신도 함께 움직인다. 특히, 아래팔을 보다 마비 쪽으로 밖으로 회전시킨다. 이 훈련은 넓은등근, 어깨의 돌림근, 팔꿈치 굽힘근, 뒤침근과 손목관절 굽힘근을 신장시킨다.

팔은 양손을 깍지 끼고 신체 정중위치에서 팔꿈치를 굽혀 가급적 접근시킨다. 비마비 쪽의 팔로 마비 쪽의 팔을 주의 깊게 가쪽으로 움직인다.
이때, 전체중이 마비 족으로 더 걸리도록 한다.
이 훈련은 위팔세갈래근, 긴갈래, 어깨의 안쪽돌림근을 신장시킨다.

■ 어깨관절에 통증이 발생하면 바로 중단해야 한다.

마찬가지의 자세에서부터 상기와 마찬가지로 양손을 깍지 끼어 신체 정중위치에 놓고 팔꿈치를 굽혀서 가급적 접근시킨다. 비마비 쪽의 손으로 주의 깊게 마비 쪽의 손목관절을 손등으로 움직여야 한다. 이 훈련은 손목관절 굽힘근을 신장시킨다.

■ 손목관절에 통증이 발생하면 바로 중단해야 한다.

손의 자극과 이완은 제2장에서 언급한 것처럼 볼펜, 스펀지, 브러시(멧돼지 털) 등을 사용해서 환자가 스스로 실행할 수 있다.

의자에서 앉은 자세, 부위는 어디라도 좋다

마비 쪽의 다리를 신체 정중위치로 하고 비마비 쪽의 다리를 그 위에 올려놓는다. 양손을 깍지 끼고 마비 쪽 팔꿈치를 위에 위치하는 비마비 쪽 다리의 가쪽에 놓아 팔꿈치 굽힘근이 잘 보이도록 한다.
비마비 쪽의 손으로 아래팔을 가쪽으로 회전시키고 손목관절을 굽히게 한다. 이 훈련은 넙다리근막긴장근, 어깨의 안쪽돌림근, 팔꿈치굽힘근, 뒤침근, 손목관절 굽힘근을 신장시킨다.

1인용 소파, 또는 소파에 앉아서 TV를 보면서 또는 음악을 들으면서

볼기부분으로 조금 앞으로 움직이고 상반신은 뒤로 기댄 채로 한다. 양손을 깍지 끼어 다리 사이를 무릎의 방향으로 움직이고 상반신은 등받이에서 약간 떨어진다. 이 훈련은 복근을 활성화시키고 척주세움근을 억제한다.

예를 들면, 버스, 지하철, 가게의 어디에서인가 서서 기다리다

균형이 잡을 수 있는 한 양발을 가능한 한 같은 높이로 접근시킨다. 볼기근육조직을 긴장시키고 샅굴부분을 앞으로 벌리고 체중을 한쪽 발에서 또 한쪽의 발로 이동시킨다. 이 훈련은 넙다리네갈래근을 활성화시키고, 종아리세갈래근과 아킬레스힘줄을 펴서 선 자세에서의 균형 유지에 공헌한다.

! 이 훈련은 치료가 시작되기 전, 항상
아직 자세긴장이 정상화되어 있지 않은 상태에서
조절해야 한다. 왜냐하면 이것이 바로
환자가 밖에서 실행하는 상황이기 때문이다.

훈련의 지시에서는 다음의 표현을 의식적으로 피한다.

- 가능한 한 크게
- 가능한 한 길게
- 가능한 한 많게
- 확고하게
- 힘차게

자칫 극단적인 것을 요구하기 쉽기 때문에 이것들과 유사한 표현도 피한다.

훈련의 설명에서는 가족을 개입시키는 것을 의식적으로 피하고 있다. 환자는 이미 많은 보조를 필요로 하기 때문에 "자택에서의 숙제"에 대해서는 가능하다면 혼자서 할 수 있어야 한다. 가족의 보조는 예를 들면, 약의 복용을 상기시키는 것과 마찬가지로 훈련을 상기시키는 것이다. 이러한 보조는 또한 필요한 외적 조건을 갖추는 것에 있다. 예를 들면, 식사 후에 식탁을 요령 있게 정돈하고 앞에서 언급한 훈련을 실행할 수 있도록 조치한다.

다만 이러한 "숙제"가 증상을 더욱 개선시키는 것으로 연결되는 것은 아니라는 것을 인식해두어야 한다. 이를 위해서는 신중하게 억제시키는 준비와 개별적인 촉진이 필요하다. 이러한 활동의 목적은 달성한 것을 확실히 하고 근육조직의 단축에 대항해서 작용시키는 것에 있다.

제10장 상이한 진단 하에 유사한 증상을 치료할 때 공통점과 특수한 차이점

물리치료사와 작업치료사는 진단을 다루는 것이 아니라 감각장애, 낮은 긴장 또는 과다긴장(마비, 경직, 경축), 실조, 신경심리학적 문제, 행동이상 또는 변화 등의 증상을 다룬다. 그러나 진단에 관한 정확한 지식도 필요하다. 이것은 병태생리학적 연관성을 생각하기 때문에, 진단은 또한 다른 요소와 마찬가지로 예후를 결정하고 다양한 결단에 영향을 주기 때문이다.

소개한 증상사례에서 환자의 주된 감각운동성 문제를 관찰하면 바로 두 가지 공통점이 떠오른다. 전원이 다소간에 저해된 감각장애를 나타내고 전원이 굽힘근조직의 과다긴장이 우세하며 이 때문에 폄근조직의 비정상적인 긴장이 다음의 방향으로 일어나고 있다.

- 상호억제를 통해서 낮은 긴장
- 높은 굽힘근 긴장에 대항해서 작용하는 폄근 조직을 통해서 경축의 결과를 유도하는 과다긴장

다음과 같이 질문을 하는 것이 가능하다. 즉, 중추신경계가 손상되면 어떻게 하여 이와 같이 자세긴장이 비정상적으로 발전하고, 왜 또 다른 형태가 아닌 것일까? 생각되는 원인으로서 인간이 수정한 난세포에서부터 고령자가 될 때까지의 성장에서 답을 찾을 수 있다.

난세포는 잘 알려져 있는 것처럼 둥글고 정자는 타원형의 형태로 섬모에 매달려 있다. 융합 후, 양자는 난의 둥근 형태가 되고 자궁 안에서 스스로의 부위로 이동하여 성장을 시작한다. 성장하면서 수정란은 열리고 둥근 형태는 차츰 소멸된다. 초음파검사를 사용해서 관찰되는 태아의 최초의 운동은 한 덩어리의 운동이고 이것은 굽힘의 방향이다. 그 다음에 조금 후에 한 덩어리의 운동이 신장하는 방향으로도 나타난다.

이러한 관찰은 신경세포(neuron)의 발전에서의 특정 순서에도 일치한다.

- 최초로 굽힘근을 자극하는 흥분성 신경세포가 형성된다.
- 다음으로 폄근을 자극시키는 흥분성 신경세포가 형성된다.
- 후에 굽힘근과도 폄근과도 접속하는 억제성 신경세포가 형성된다.

태아의 성장은 둥근 형태부터 시작되고 신장의 방향으로 길어지는 콩과 같은 형태가 된다. 4개월에서부터 5개월에서 더 신장하기 위한 공간이 부족해지기 때문에 더욱 성장은 새로이 앞굽힘을 하고 모음을 하는 즉, "작아지는" 것을 통해서 실행된다.

탄생 후는 중력으로부터의 완전한 영향을 받고 직립 · 신장에의 자극이 발생한다. 완전한 신장능력을 획득하기까지 수년이 걸린다. 엉덩관절은 3년반에서부터 4년에서 완전한 신장능력을 얻는다. 그리고 우리들은 선택적 신장, 그리고 굽힘근과 폄근이 조화를 이룬 자세긴장의 능력을 얻는 데에 대략 8년을 필요로 한다. 이것은 고차원의 신경생리학적 상호적 자극을 의미하고 운동패턴의 요소의 최적의 공간적 · 시간적 협응을 유도하고 선 자세에서

의 최적의 균형을 실현시키는 능력이다.

그리고 이미 26세 무렵부터 후퇴경향이 관찰된다. 높은 수준으로 유지하기 위해서는 항상 균형훈련이 필요하다. 안락의자에 굽힘으로 앉는 것만의 사람은 힘들여 획득한 신장을 쉽사리 상실하고 그리하여 최적의 균형도 상실해버린다.

인간의 성장은 어린이시대의 굽힘에서부터 청소년의 신장을 거쳐 중·노년이 됨에 따라 굽힘으로 되돌아간다.

많은 진단에서 굽힘근 긴장의 증후가 우세하지만 치료사가 느낄 수 있는 자세긴장의 특수한 질은 매우 여러 갈래에 걸친다. 과다긴장(경직)이 허혈성 발작, 머리외상, 다발성경화증, 또는 불완전횡단마비를 원인으로 하는가, 경험을 쌓은 물리치료사나 작업치료사는 차이를 감지할 수 있다. 머리외상의 경직된 과다긴장은 파킨슨병 환자의 경축과는 다르게 느껴진다. 또한 뇌경색에 의한 비정상적인 상호억제에 의해서 야기된 낮은 긴장과 뇌종양에 의한 낮은 긴장, 또는 다발성경화증에서의 낮은 긴장(마비)의 차이를 감지할 수도 있다. 치료사는 낮은 긴장 또는 과다긴장의 상이한 형태를 예측할 수 있을 뿐이고 이것은 진단을 기초로 한다. 이 때문에 전문의에 의한 정확한 정보, 소견을 들여다보는 것, 사진(CT, MRI, PET, X선)을 확인하는 것은 필수적이다.

목표를 정하고 철저하게 치료목표를 추적하는 것은 다양한 진단의 차이로부터 성립한다.

손상된 중추신경계와 척수의 가소성 재편성의 예후는 보상기전과 함께 상이한 대처를 유도한다.

예 1 : 흡연과 피임약의 조합, 또는 또 다른 유사한 원인으로부터 판막증을 나타내고, 이 때문에 뇌혈전에서부터 허혈성 발작을 나타낸 환자는 그 자체는 건강한 혈관계를 갖고 있는 일이 많고, 이것은 측부혈관(collateral vessel)을 형성하여 경색된 영역, 또는 그 인근영역의 혈행을 보증한다. 가소성 재편성은 혈관에 완전한 협착을 형성하여 경색의 원인이 된다. 전신에 확산된 동맥경화증을 나타내는 환자보다도 좋은 조건에서 발생한다.

동맥류(aneurysm)를 원인으로 하여 뇌내 출혈이 일어나 수술을 받은 환자는 장기간 고혈압을 나타내고, 동맥경화를 일으킨 혈관벽이 찢긴 환자보다도 더 양호한 예후를 나타내는 일이 많다.

예 2 : 허혈발작에 의한 편마비환자는 뇌종양에 의해서 편마비를 나타내는 환자보다도 회복에 대한 더 양호한 예후를 갖는다.

예 3 : 허혈성 또는 출혈성 발작에 의해서 변화한 자세긴장은 다발성경화증의 형태에 의해서 변화한 자세긴장보다도 정상화에 대한 전망이 좋다고 할 수 있다. 억제조절을 넘어서 양자의 연합반응과 보상기전을 야기하는 자극이 있다. 전자의 경우, 특히 초기에서는 정상적인 운동의 구축 가능성을 공개해두기 위해서도 이것은 절대 피해야 한다. 이에 반해서 후자의 경우, 총 패턴에서의 반응(경직 또는 보상)은 유일하게 가능한 반응형태를 나타낼지도 모른다. 치료사의 반응은 이 때문에 매우 다르다 (제6장, p.261 참조).

예 4 : 다발성경화증 때문에 진행된 장애를 나타내는 환자가 피로를 적게 하여 보행하기 위해 지팡이 또는 보행보조차를 희망한 경우, 치료사는 망설이지 말고 무엇을 선택해야 좋을지 돕는다. 편마비환자가 조기에 휠체어에서부터 빠져나와 걸으면서 이동하는 것을 기대하여 지팡이를 사용하고 싶다고 희망하는 경우, 치료사는 왜 그것을 환자에게 단념시키려고 하는지 설명해볼 필요가 있다.

예 5 : 가장 명백한 것은 완전 또는 불완전 척수손상에서의 예후의 차이와 보상전략의 받아들임이다. 척수가 완전히 절단된 환자가 기능의 개선을

전혀 바랄 수 없고 남겨진 수단 모두를 사용해서 보상전략을 찾아내어 훈련해야 하는 한편, 불완전 손상 환자는 인내심을 갖고 잔존기능의 자극에 대처한다. 지나치게 빠른 보상은 그 때에 발생하는 연합반응과 과다긴장에 의해서 회복하고 있는 기능의 완전한 억제를 유도하는 일이 있다.

결론 : 예후는 비정상적인 과다긴장(경직)과 보상의 시초가 되는 연합반응을 피할 수 있는지 아닌지에 따라서 크게 영향을 받는다.

기왕력, 진단, 가소성 재편성능력의 잠재성으로부터 충분한 회복의 가망성이 있는 경우는 정상운동의 발달이 방해되지 않도록 가능한 한 이 작용을 피해야 한다. 마찬가지의 요인으로부터 중추신경계의 장애 또는 손상의 진행을 생각할 수 있는 경우는 기능능력을 가능한 한 오래 유지하기 위해 과다신장과 보상을 잘 조절하면서 동조하도록 대처한다.

제11장 물리치료의 보조기구

보바스 개념에서 보조기구가 금기였던 시대가 있었다. 오랜 세월에 이르는 각각의 보조기구의 집중적인 논의 끝에 이것들의 편리성과 이점이 차츰 인식되어 현재는 많은 환자에게 도입되어 있다.
이 단원에서는 치료와 환자의 일상에서 사용되는 보조기구와 외부 지지기구(support)를 소개한다.

- 발가락 밑에 까는 롤 모양의 것
- 발가락 분리기(separator)
- 신축성이 있는 붕대
- 신축성이 있고 띠가 부착된 발의 보호대 (bandage)
- 에어캐스트(aircast)
- 신축성이 있는 복부벨트(코르셋)
- 팔걸이(arm sling)
- 델타스트라이프(반창고)
- 선 자세 훈련기구, 균형 훈련기(Balance Trainer)
- 발의 기립대
- 지팡이, 긴 지팡이, 보행보조차, 보행기, 3륜 보행기
- 휠체어

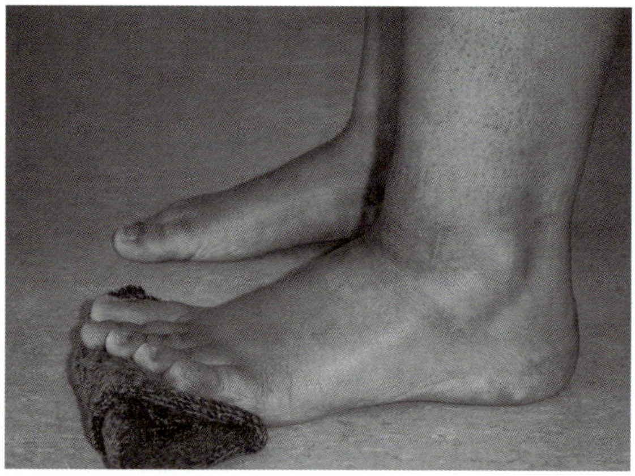

그림 11.1 부드러운 롤

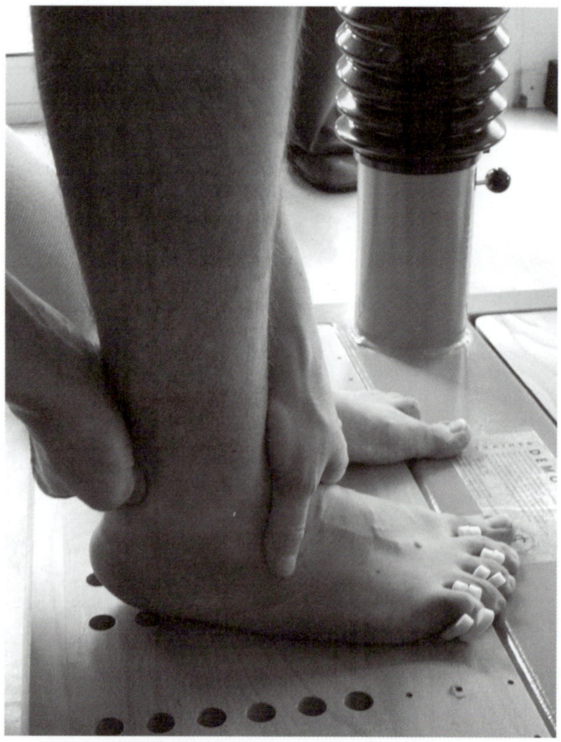

그림 11.2 발가락 분리기

치료를 위한 보조기구

베르타 보바스는 이른바 "스위스 치즈"라 이름 붙여진 발가락 분리기로서 기능하는 5개의 구멍이 뚫린 스펀지 덩어리를 몇 년이나 전에 만들었다. 발가락을 그 구멍에 넣는 것이 어려웠다는 것이 장기간에 걸쳐서 사용되지 않았던 이유의 하나일 것이

다. 그러나 아이디어는 완전히 나쁜 것은 아니었다.

순서로는 :

- 환자가 서서 발가락이 굽어 있다면 **부드러운 롤 모양의 것**(**그림 11.1**)을 밑에 까는 것이 발가락굽힘근의 신장에 효과적이다. 이것은 양말을 2개 둥글게 한 것이라도 신축성이 있는 붕대라도 좋다.
- 스펀지로 구성되는 발가락 분리기는 발가락을 넓히고 굽힘근을 이완시키는 데에 도움이 된다. 그 안에는 매우 부드러운 스펀지로 만들어진 보행 시에 신발 안에서도 장착할 수 있는 것도 있다. 더 딱딱한 것은 치료 중이나 자택에서 신발을 신지 않아도 되는 경우, 또는 취침 시에 장착한다(**그림 11. 2**).
- 발목관절은 일어서기, 선 자세, 보행 때에 옆쪽으로 안정되어야 하고 동시에 등쪽굽힘 · 바닥쪽굽힘에 가동적이어야 한다. 만일 근육조직이 이러한 과제를 떠맡을 수 없다면 외적 지지기구가 도움이 될지도 모른다. 고정하는 보호대(bandage)는 매우 중증의 경우에만 필요하다. 양호한 발의 치료에서는 신축성이 있는 보호대로 충족될 것이다. 우선 발의 아치를 지지하고 방향을 바꾸면서 발을 보호대로 등쪽으로 고정하여 엎침을 시킨다. 이 보호대는 치료 중에만 사용한다.
- 일상에서는 띠가 부착된 **신축성이 있는 발의 보호대**를 사용하여 안전한 보행을 실현시킨다. 이것은 신축성이 있는 양말부분과 마찬가지로 신축성이 있는 2개의 띠로 구성된다. 최초의 띠는 발의 아치를 지지하기 위해 중앙에서부터 가쪽으로 감고 매직테이프로 양말에 고정한다. 두 번째의 띠는 앞쪽 가쪽에서부터 중앙으로 감고 발을 엎침을 시켜 약간 들어 올린다. 이것도 양말에서 고정된다. 이와 같이 하여 2개의 띠는 양말과 함께 발목관절을 안정시킨다. 이 발의 보호대에 관해서는 외과전문점보다도 스포츠용품을 취급하는 점포에서 더 선택지의 폭이 넓어진다.
- **에어캐스트** 보호대(**그림 2.78**과 비교)는 발목

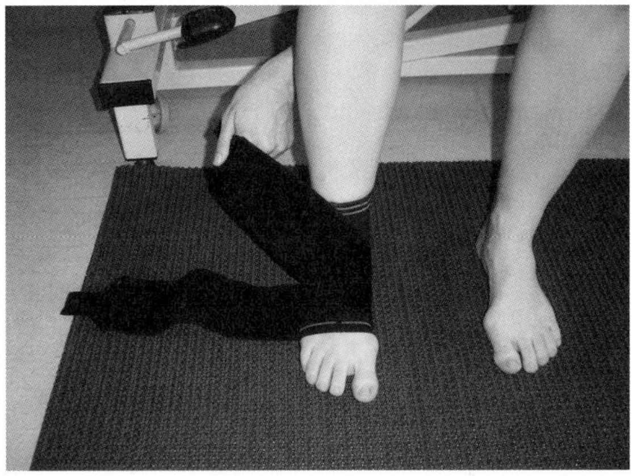

그림 11.3 발의 보호대

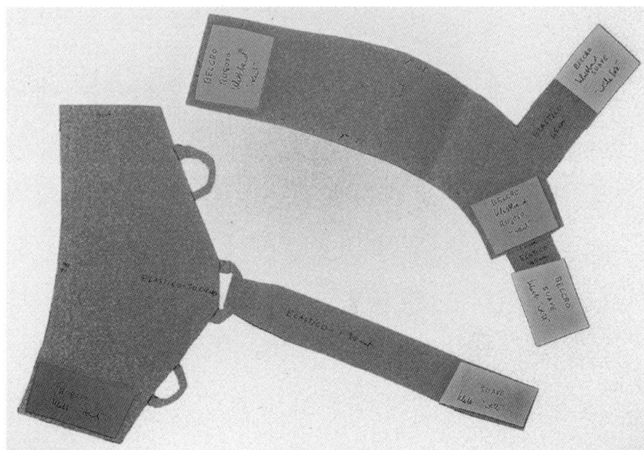

그림 11.4 팔걸이의 유형 패턴

관절의 가쪽으로의 안정성을 위해 치료 중에 사용된다. 특정 환자에게는 일상에도 적합하다.

- 이전에는 보호대는 근육조직에서부터 일을 빼앗아 약화시키는 것이라 생각되고 있었다. 긴장한 근육의 작용을 정확히 연구한 결과 보호대에 의해서 근육은 정렬로 위치하고 접근하고 긴장의 준비가 갖춰진다는 것을 알게 되었다. 매우 낮은 긴장의 복근에서는 신축성이 있는 **복부 벨트**가 안정성의 감각을 주어 적절한 자극에서 접근시키는 것에 의해서 긴장으로 유도한다(**그림 2.147**).
- 어깨위팔관절의 불완전탈구가 통증의 원인이라면 교정하기 위해 치료사와 환자는 **팔걸이(arm sling)**를 찾는다. 시장에는 매우 많은 종류가 있다. 불완전탈구를 실제로 완화할 수 있는 것은

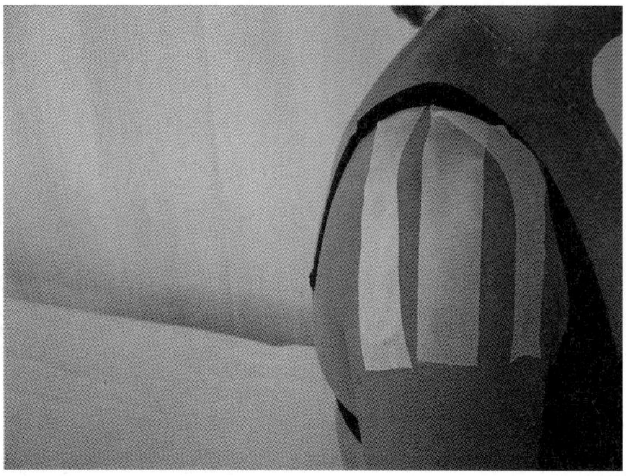

그림 11.5 어깨위팔관절을 안정시키기 위한 테이프

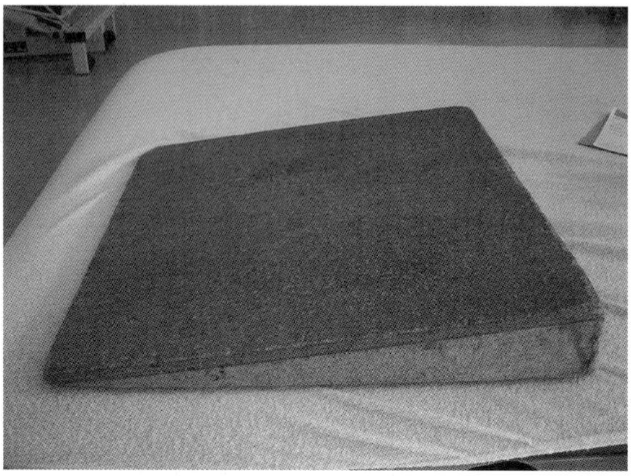

그림 11.6 기립대

적지만, 그러나 적어도 통증을 감소시키는 데에 도움이 된다. 몇 가지는 팔을 모음을 시키고 팔꿈치 굽힘, 손목관절을 엎침·등쪽굽힘을 시켜 많은 관점에서부터 비효율적인 지세패턴으로 유도해버린다. **그림 2.74**는 위로 당겨 올라가는 봉우리와 아래로 떨어지는 팔이라는 불완전 탈구의 두 가지 문제에 대처하는 모델을 보여주고 있다. 팔걸이는 팔의 무게를 같은 쪽의 어깨에 매달고 그리하여 봉우리와 위팔뼈머리를 접근시켜 실제의 관절공간의 공허를 감소시킨다. 팔걸이는 그 동안 팔을 옆으로 안정시키고 팔꿈치를 신장시킨다. 스스로 제작하기 위한 유형은 **그림 11.4**에서 볼 수 있는 것이다.

- 치료에서 어깨세모근을 자극한 후 3개의 키네시오테이프(kinesiotape)에 의해서 위팔뼈의 관절오목에 대한 접합의 감각을 일정시간 유지시킬 수 있다. 이 테이프는 어깨세모근의 앞쪽, 가쪽, 뒤쪽의 섬유를 따라서 붙여진다. 소재로서는 피부에 온화하고 확고한 테이프, 예를 들면, 로이코실크(Leukosilk)라는 테이프나, 키네시오테이프가 적합하다. 기타의 고정하는 테이프의 소재는 더 견고하게 붙지만 피부를 혹사하지 않기 위해 매일 교체할 수 없다(**그림 11.5**).
- 발가락, 발, 다리에 과다긴장을 나타내는 환자는 매일 서야 한다. 이것은 긴장을 정상화시켜 단축을 방지하기 위한 유일하고 최적의 수단인 것처럼 생각된다. 많은 환자는 이를 위해 **선 자세 훈련 기구**를 필요로 한다. 종전의 모델은 비가동성이라는 결점이 있었다. **균형훈련기(Balance Trainer)**(**그림 3.11 a-d**)는 가동식의 선 자세 훈련기구이며 치료사로서 키가 큰, 또는 체중이 무거운 환자를 치료하는 데 큰 도움이 되고, 또한 환자가 자택에서 체중이동과 균형반응의 훈련을 하는 것을 실현시킨다.
- 선 자세나 균형훈련기로 대처하는 동안 환자의 발을 기립대에 세우는 것도 효과적이다. 이것은 선 자세에서 대처하는 시간을 연부(softpart)(아킬레스힘줄과 그 주변의 결합조직)와 근육조직(가자미근, 장딴지근)을 신장시키고, 또한 신장을 유지시키는 데에 사용할 수 있다. 기립대는 자기가 만드는 것도 가능하다. 길이와 폭이 40㎝×40㎝이고, 낮은 부분의 두께가 약 1㎝이며 높은 부분은 6㎝에서부터 7㎝이다. 강도가 있는 널판을 사용한다(**그림 11.6**).
- 바이브로스피어(Vibrosphere)는 밸런스 볼과 유사한 반원구의 것이다. 전원과 접속하여 25Hz에서부터 55Hz 사이에서 주파수를 선택하는 것이 가능하고 15초에서부터 90초의 시간을 설정

할 수 있다. 이 진동에 의해서 중추신경계가 약간의 체중이동이 인지되고 긴장성의 자세활동을 높이도록 반응한다. 이미 언급한 것처럼 "보행할 수 있는 것이라면 **지팡이**를 1개 갖는 것도 가능하다". 안전, 균형의 소실을 피하는 것에 도움이 되는 것이고 결코 지지하기 위해서나 체중을 감소시키기 위해서 사용해서는 안 된다. 이 때문에 그립은 단순해야 하고 해부학적 손잡이(anatomic handle)는 피하도록 한다. 치료에서는 **긴 지팡이**를 사용하는 일도 있다. 이것은 단순하고 긴 빗자루이고 아래의 끝에 고무모양의 스토퍼(stopper)가 장착되어 있다(이른바 끝이 "반구"의 지팡이는 아니다). 이것에 의해서 환자는 비마비 쪽의 팔을 어깨관절에서 90° 보다 높이 올리게 하는 것이 된다. 이것은 하중 쪽에서 몸통을 신장시키고 유각 쪽을 단축시켜 스텝의 진행을 용이하게 한다. 보행에 문제가 있는 환자에서 2개의 손과 팔을 사용할 수 있는 경우는 "보행보조기"의 다양한 모델로부터 선택할 수 있다. **보행보조차**는 뒤에 2개의 스토퍼, 앞에 2개의 캐스터가 있다. 이 캐스터는 360° 회전이 가능하고 커브를 쉽게 이동할 수 있다. 스토퍼는 비교적 광범위한 안정성을 부여한다. **보행기**는 4개의 캐스터가 있고 정지 기능은 적어지지만 더 원활한 보행을 가능케 한다. **삼륜보행기**는 이제까지 약간의 환자 밖에는 권장되지 않았다. 왜냐하면 다리를 모음으로 유도하는 일이 있기 때문이다. 환자가 지나치게 넓은 보폭을 나타내는 것이라면 좁게 하기 위해서도 삼륜보행기를 사용할 수 있다.

- 전진하기 위해 휠체어를 이용하도록 지시받은 환자는 키와 장애에 적합한 휠체어를 필요로 한다. 모든 기준을 열거하는 것은 광범위에 걸쳐 이 짧은 단원에서는 어렵다. 내가 특히 권하고 싶은 것은 휠체어는 물리치료사, 작업치료사, 환자로 구성되는 작은 팀에서 찾아야 한다는 것이다.

11.1.1 자기훈련 기구

다음의 기구는 신경성 질환환자의 자기훈련에 적합하다.

균형훈련기

앞에서 언급한 **균형훈련기**(balance trainer)는 혼자서 또는 가족에 의한 보조를 얻어 자택에서 사용할 수 있다. 양팔이 기능을 하는 것이라면 스스로를 선 자세로 끌어 올려 골반 지지기구를 고정할 수 있다. 이것을 할 수 없는 경우는 전동의 골반벨트를 앉은 자세에 설치하고 모터가 환자를 선 자세로 끌어 올린다. 선 자세에서 환자는 자기 자신이 레버를 가동시켜 안전하게 체중이동을 옆으로, 앞뒤로, 그리고 한쪽의 다리에서부터 또 한쪽의 다리로 시작할 수 있다.

설정의 가능성 :

- 발의 위치 : 가쪽으로의 체중이동에는 평행, 오른쪽 뒤쪽에서부터 왼쪽 앞쪽 또는 반대의 체중이동에는 발디딤 위치.
- 균형 훈련기에 기립대를 놓고 아킬레스힘줄을 펼 수 있다.
- 무릎의 위치 : 발의 위치에 적응시킨다. 평행 또는 한쪽의 무릎을 앞, 한쪽을 뒤로 위치시킨다.
- 골반 · 엉덩관절 지지기구의 위치 : 발과 무릎의 위치에 따라서 또는 실행하는 훈련에 맞춘다.
- 가동성의 양 : 매우 가동적이라는 것에서부터 매우 안정적이라는 것까지 4개의 설정이 가능하다. 나는 치료에서는 최대한의 가능성이라는 설정을 이용할 수 있다. 이 경우는 이 설정에서는 기구가 처음에 움직이기 어렵기 때문에 나는 기구가 움직이는 것을 도와야 한다. 내가 흔히 즐겨 이용하는 것은 환자를 이마면의 중심에서부터 크게 뒤로 움직이는 것이다. 이때, 나는 환자

의 뒤에 서고, 안심감을 주기 위해 환자와의 접촉을 유지한다. 환자의 양팔은 뒤로 움직여지고 양손으로 막대를 가볍게 들고 지지한다. 이리하여 팔이음뼈 전체를 앞쪽으로 뻗고 허리뼈는 전만하며 샅굴부분과 엉덩관절이 신장하여 벌어지도록 작용시킨다(**그림 3.11 a-d**). 환자가 혼자서 훈련할 수 있는 경우는 가동성 수준을 아래에서부터 두 번째의 수준으로 설정시킨다. 왜냐하면, 그래도 아직 가동성은 크고 환자로서 기구가 용이하게 움직이기 때문이다.

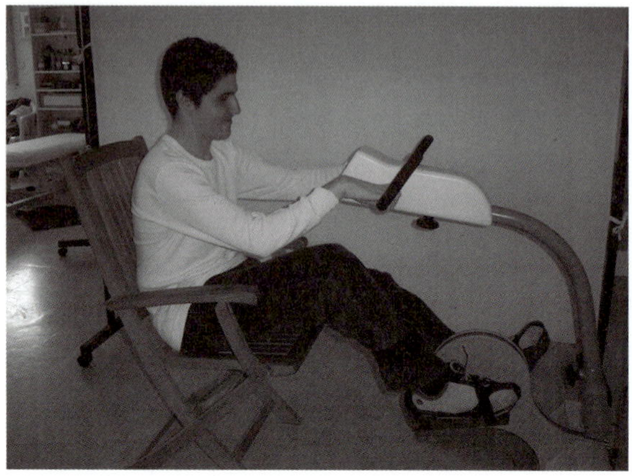

그림 11.7 전동설정이 가능한 사이클링머신에서의 자기훈련

사이클링 머신

자기훈련에 적합한 다른 기구는 전동설정을 할 수 있는 사이클링 머신(cycling machine)이다. 치료목적은 다음의 것이 있다.

- 긴장과 상반신경 지배의 조절 : 자전거가 유도하여 환자와 함께 실행하는 규칙적인 운동은 정상적인 긴장을 유도하고 다리의 작용근과 대항근, 또한 양 다리 사이의 상반신경 지배의 개선을 유도한다. 만일 바람직하지 않은 큰 또는 심한 긴장증가가 일어나면, 기기의 센서가 이 "연축"을 나타내어 자동적으로 수초동안 정지하고, 또 다시 천천히 시작한다. 작은 모니터가 환자가 자전거운동에 언제 능동적으로 움직이고 언제 수동적으로 자전거에 맞추고 있는가를 나타낸다. 능동적이라면 모니터에 어느 다리가 얼마만큼 움직이고 있는가, 일의 양이 대칭적 즉, 50% : 50%인가, 또는 35% : 65%와 같이 비대칭적인가를 나타내고 환자는 개선할 수 있다.
- 특히 스포츠를 실행할 수 없는 젊은 세대의 환자는 심장순환기능을 훈련하기 위해 TheraVital과 같은 자전거를 사용할 수 있다. "신경의학"의 기능을 "신체 내"로 전환하여 맥박측정기를 귓불에 부착한다. Eric은 10분간 대칭성 기능으로 훈련하고 다시 10분간 심장순환기능으로 훈련한다. 희망하는 심박수, 그의 경우 1분에서 120이 되도록 설정하고, 자전거는 그의 심박수가 그 수치에 도달할 때까지 큰 저항을 주어 계속한다(**그림 11.7**). 그 다음에 저항은 같은 상태로 유지한다. 심박수가 감소하면 저항은 증가하고, Eric은 더욱 노력을 필요로 하여 심박수가 다시 상승하는, 또는 10분간의 훈련이 종료할 때까지 계속된다.

사이클링 머신에 의한 훈련에서는 의자의 위치 즉, 자전거에 대한 거리에 주의해야 한다. 굽힘근 긴장이 증가하여 있을 때 양 다리는 번갈아 잘 신장되어야 하지만, 과다신장으로 방해해서는 안된다. 폄근 긴장이 증가하여 있을 때는 의자에서부터 자전거에의 거리는 약간 작게 하여 다리가 명백히 굽힘 위치에서 움직이도록 한다.

몸통 안정성을 개선하기 위해 많은 환자는 기대지 않고 의자를 높이 설정하여 앉는다.

제12장 치료사가 항상 갖는 용이하게 회답할 수 없는 질문

나는 이 "뜨거운 쇠" 즉, 어려운 테마에 대해서 애초에 다루어야 할지 아닐지 고민하였다. 단원의 표제를 생각하는 것이 어려웠다.

상급과정의 지도교사로서 나는 반복되는 질문을 숙지하고 있고 나의 현재의 경험과 지식에 따라서 몇 가지의 질문에 회답하려고 한다. 이 책 전체와 마찬가지로 이러한 회답은 나의 의견을 반영하고 있고, 보편타당성이나 유일한 정당성을 자부하는 것은 아니다. 나는 다른 사람은 별개의 의견을 가질 수 있고 그리고 가져야 한다고 확신하고 있다. 건설적인 논의만이 전진시키는 것이다. 치료는 항상 환자와 치료사 사이의 "계약"이다. 양자는 발생한 의문이나 의심 모두에 대해서 답을 찾아내야 한다. 나의 개인적인 지식과 경험에 기초한 의견은 방향부여가 될지도 모른다.

보바스 개념은 발걸음을 유지할 수 있는가?

개념의 발전은 대략 60년 전에 시작되고 오늘날에도 완결되어 있지 않다. 보바스 부부 자신, 항상 변화하고 개선시켜왔다. 이 개념에 집중적으로 대처하는 수행 중의 치료사로서 우리들은 스스로의 실행경험을 사용해서 치료의 가능성을 확대시켜 개선하고, 신경해부학자, 신경학자, 신경생리학자로부터 들어서 알게 되는 새로운 논리적 지식에 적응하고, 이것을 실행에 도입한다. 이리하여 60년의 경험을 가진 보바스 개념과 최신의 논리적 지식이 통합되어 왔다.

보바스 개념은 오늘날에서는 어느 정도 증거에 기초한 치료법인가?

증거에 기초한 치료라는 것은 원래의 의미에서의 치료가 아니라 단지 치료로 치환된 원리이다. 이것은 치료체조나 물리치료, 그리고 거의 모든 정평이 있는 치료방법이나 개념으로 이미 몇 년이나 걸쳐서 실행되고 있다. 수년 동안에 실행된 연구 덕분으로 이러한 원칙과 그 물리치료적 중재의 효능, 그리고 보바스 개념의 견해도 증명되었다.

보바스 개념에 의한 치료에서 부작용이 일어나는가?

물리치료 자체, 그리고 보바스 개념에 의한 치료는 자연스런 치료방법이며 환자의 개개의 증후에 맞춰진다. 물론 때로는 별로 효과적이지 않은 경우도 있을 수 있다. 그러나 환자의 반응은 항상 정확히 관찰되고 언제 한 사람의 환자에서 중재가 적절하지 않은지를 바로 확정할 수 있다. 근육조직과 결합조직의 개별적 가동화를 혈액응고저지제를 복용하고 있는 환자에게 실행하면 혈종이 발생할 가능성이 있다. 결합조직의 가동화 때에 작은 붉은 반점이 남는 경우도 있다. 이것들은 치료사가 사전에 예측할 수 있는 반응이다. 항상 피할 수는 없기 때문에 환자가 놀라지 않도록 사전에 알리는 것이 최선이다. 이러한 반응은 또한 단시간에 소실한다. 좋은 의미에서의 부차적인 작용에 대해서는 때때로 환자의 가족에게 알려준다. 그들은 치료의 일정기간 후, 환자가 질환 전보다도 직립을 하고 더 유연하게 걸어 다닐 수 있게 되었다고 보고해준다.

특정의 기능을 달성시키기 위해 어느 정도의 연합반응과 보상을 치료 중에 허용해야 하는가?

이것은 환자가 어느 단계에 있는가에 좌우된다. 질환의 초기에서 아직 운동 회복의 가능성에 대해서 분명한 인상을 가질 수 없는 동안은 반드시 연합반응과 보상은 피하도록 시도해야 한다. 이것은 치료 중에 절대 발생해서는 안 된다는 것을 의미하는 것은 아니다. 환자의 하중의 경계선에서 대처하면 물론 과도하게 요구하게 되는 위험성도 존재한다. 과도한 요구는 연합반응 또는 보상에 의해서 나타난다. 연합반응이란 무엇인지, 무엇이 그것을 일으키고 무엇에 작용하는지 라는 견해는, 수년 동안에 매우 변화하였다. 보바스 부부는 이것을 "분리된 원시반사"라 해석하였다. 전 세기의 80년대와 90년대에는 이러한 과도한 요구에 대한 병태학적 반응이고, 경직의 확립으로 연결되는 것이라고 확신되었다. 양자의 견해는 그것을 피하도록 시도해야 한다는 것으로 유도한다. 발생한 경우의 표어(motto)는 요구를 완화시킨다는 것으로 끝났다.

현재 우리들은 연합반응을, 예를 들면, 환자가 일어설 때에 더 작은 지지기저면으로 선 자세가 되는 경우에서의 균형에 문제를 갖는 것은, 비교적 정상적인 반응으로서 간주하고, 또는 상반신경 지배가 결여되어 있다는 것의 결과라고 간주한다. 골반과 다리를 활성화시키면 팔이음뼈와 팔에 동시에 긴장의 증가가 일어난다. 상기의 최초의 예에서 1차 운동의 개선 즉, 마비 쪽으로 더 잘 설 수 있다면 자연히 연합반응은 감소한다. 연합반응은 보조나 보상으로서 이미 필요하지 않게 된다. 이와 같이 치료사로서 연합반응은 촉진된 1차 운동의 질을 판단하는 데에 도움이 된다.

두 번째의 예에서는 환자의 수의적인 억제가 도움이 된다. 환자는 연합반응이 일어나는 것을 느껴야 하며, 그렇게 하면 불수의 운동을 함이 없이 1차 운동을 실행하는 것을 시도할 수 있다. 이와 같이 하여 연합반응은 치료사가 요구수준을 결정하는 것을 돕는다. 만일 연합반응이 일어나면 치료를 속행하기 전에 비정상적으로 증가한 자세긴장을 다시 되돌려야 한다.

언제부터 환자는 휠체어에서부터 떠나고 언제부터 걸을 수 있는가?

이 질문은 기본적으로 전항의 질문과 마찬가지의 일이다. 내가 근무하고 이 책을 저술한 스페인에서는 가능한 한 빨리 "보행"할 수 있도록 편마비환자가 매우 이른 시기(10일에서부터 14일 후인 경우도 많다)에 Lofstrand 지팡이(환자의 신체 이미지와 공간에서의 방향감각을 착각하게 하는 일이 있다), 그리고 발을 들어 올리는 보호대가 주어진다. 이 시점에서 극히 약간의 예외라 할 수 있는 최선의 경우에도 몸통 조절과 선 자세 균형의 필요조건이 존재한다. 이것은 결과적으로 환자가 비마비 쪽의 반신으로 크게 보상하고, 강도 있는 연합반응을 나타내는 것에 연결된다. 이와 같은 상황에서는 환자가 정상적인 선택적 운동에의 가능성을 갖고 있다 해도 그것을 잘 발휘할 수는 없다. 양 반신은 다양한 질의 비정상적인 과다긴장으로 바로 덮인다. 이 환자가 만일 나의 진료소로 치료를 받으러 온다면 다시 휠체어로 복귀할 것을 조언할 것이다. 약간의 치료 후 바로 휠체어를 사용하지 않게 된다는 희망을 갖고 있는 사람도 있다. 소수에서 이것은 가능하지만, 기타의 환자에게는(연합반응과 보상에 의한) 비정상적인 긴장을 점차 구축하지 않기 위해 아직 장기간 휠체어를 사용하도록 조언한다.

환자 자신, 그리고 보조하는 가족도 휠체어와는 일체 관계하고 싶지 않다고 생각하는 날을 누구나 한번은 체험할 것이다.

만일 내가 이러한 결단을 할 때를 앞에 두고 있다면 "비용편익분석"의 리스트를 작성하고 이점과 결점을 열거한다. 보행을 위한 필요조건을 갖지 않고 환자가 보행을 하면 환자는 보상하고 연합반응을 나타낸다. 휠체어에 앉는 자세도 긴장에 부정적인 영향을 미친다. 휠체어에서 운동하는 경우도 마찬가지로 보상과 연합반응을 나타낸다. 즉, 관찰해야 할 것은 다음의 것이다.

- 언제 바라지 않는 반응이 강해지는가, 그것은 보행 때인가, 또는 휠체어에서의 운동을 할 때인가?
- 환자가 보행하고 경우에 따라서는 신장의 방향으로 더 많이 움직이면 어떤 기능적 이점이 있는가?
- 보행은 어떤 심리학적 이점을 가지는가? (가족에 있어서도)

불이익이 우세하면 환자와 가족에게 알기 쉽게 이해되도록 시도하고, 우리들 전원이 함께 계속해서 휠체어와 함께 대처하도록 노력한다. 한 사람의 환자에서는 어느 정도 안전하게 그리고 4점 지팡이만을 사용해서 보행할 수 있게 될 때까지 1년이 걸렸다. 현재는 이 환자는 지팡이로 보행하고 "상태가 나쁜 날"에만 별로 좋아하지 않는 4점 지팡이로 보행한다. 결점은, 예를 들면, 팔의 강한 연합반응이라 할 수 있다. 환자가 팔과 손의 활동과 기능을 회복시키는 가능성을 갖고 있는지 이른 단계에서 내다볼 수는 없다. 확실하게 내다볼 수 있는 것은, 반복되는 연합반응에 의해서 긴장이 일단 크게 증가하면 팔과 손의 활동을 유발하는 것은 시간이 걸리고 더 어려워진다는 것이다. 팔의 느린 발전은 충분한 선 자세 균형이 없는 시점에서의 조기 보행, 또는 그것에 의해서 일어나는 총 패턴에 의해서 나쁜 영향을 미쳐서는 안 된다. 환자가 그래도 보행을 선호하는 것이라면 보상기전과 연합반응은 정확히 관찰되고 분석되어야 하며 이리하여 긴장의 증가를 치료한다.

예 : 카르멘 · P는 56세의 환자이고 왼쪽의 가벼운 편마비를 나타낸다. 그리고 다시 자수(embroidery)라는 취미에 열중할 수 있게 되었다. 그녀가 장시간 자수를 하면 그녀의 왼쪽 팔이음뼈와 팔, 손, 손가락은 굳어진다. 다만 그녀로서 자수는 즐겁고 자신감, 만족감으로 연결되기 때문에 이 굳어짐은 미미한 것이라 느낀다. 치료에서는 이 영역의 긴장을 감소시키는 것에 중점을 둔다.

카르멘 · C는 40세의 환자(그리고 이 책의 사진가이기도 하다)이고, 특히 다리의 증상이 중증인 편마비환자이다. 그녀는 어느 날 완전히 굳어진 상태에서 치료를 받으러 와서, 주말에 가까스로 다시 그녀 남편의 자전거 경기에 동행할 수 있었다고 눈을 반짝이면서 이야기하였다. 그녀는 장거리를 걷고 언덕이나 계단의 오르내리기를 해야 하였다. 그리하여 그녀의 몸통하부와 다리는 거기까지 굳어지게 되었다. 이러한 그녀에게 "연합반응이 일어나니까 그러한 일은 하지 마십시오."라고 나는 말할 수 있을까? 다리가 다시 움직일 수 있게 될 때까지 2시간의 치료를 필요로 하였다. 카르멘은 자기 자신의 장애를 이것 이상 허용할 수 없고, 그녀의 인생은 자신이 결정하고 싶다고 정당성을 갖고 이야기하였다. 그녀는 오랫동안 자신의 활동을 억제하고, 지금은 물리치료를 그녀가 일이나 자유 시간에 일으켰던 높은 긴장을 수리하는 것 같은 것으로 파악한다.

결과로서 치료가 언제나 과도한(과도하다기보다는 오히려 정상적인) 활동에 의해서 일어난 악화에 대처해야 하고, 진전을 볼 수 없는 일도 있을 수 있다. 그러나 카르멘의 경우는 그러하지 않았다.

다른 환자, 페페(Pepe)는 이 패턴이었다. 그의 집중적인 직업종사는 긴장을 현저하게 증가시켜 치료의 목적을 바꾸지 않을 수 없게 되었다. "활발하고 선택적 가동성의 개선"에서부터 "중등도의 과다긴장에 의한 구축(contracture)을 구축하지 않은 것"으로 변화하였다. 다만, 페페의 비정상적인 긴장은 전체적으로 카르멘보다도 높았다는 것에 유의해야 한다.

다시 반복이 되지만 결정이나 결론은 모든 환자 개인이 결정해야 한다. 중요한 것은 치료사가 일어날 수 있는 결과에 주의를 돌리게 하여 설명하는 것이다.

얼마 동안 기능의 회복을 기대할 수 있고 언제부터 보조기구의 필요성을 나타내어 보여주는가?

이것은 기능에 따라서 다르다. 발의 보호대(bandage)에 대해서 문제가 되는 일이 많다. 보행할 때의 활발한 등쪽굽힘은 달성하는 것이 매우 어려운 기능이다. 증상사례에서 이미 언급한 것처럼 이것은 엉덩관절 신장에 좌우되고 이것도 역시 달성하는 것이 어려운 기능의 하나이다.

아래로 늘어진 또는 아래로 내반으로 밀어붙여져 있는 발은 불안정성을 형성하고 실제로 입각기에서 발을 접질리는 위험성을 갖고 있다. 게다가 이것은 유각기에서, 예를 들면, 휘돌림(circum duction) 운동과 같은 보상을 필요로 한다. 보행에 대한 기준이 충분히 충족되어 있으면 적절한 보조기구를 찾을 수 있다. 탈로붕대(Talo-Bandage)나 에어캐스트(Aircast) 또는 개인용으로 제작된 보호대를 예로 들 수 있다. 이 밖에 지팡이를 사용하는 것도 생각할 수 있다.

> "보행할 수 있는 것이라면 지팡이를 사용할 수 있다. 그러나 보행에 대처하기 위해 지팡이를 사용하는 것은 적절하지 않다" (Paeth Rohlfs)

보행은 일정한 기준을 전제로 한다(제2장, 2.1 참조). 이것을 충족하면 주거 내와 같은 보호된 환경에서 지팡이를 사용하지 않고 보행할 수 있다. 지팡이의 필요성은 주로 밖의 도로이고 산보나 쇼핑 때에 발생한다. 이것들은 평탄한 지면이 아닌, 주의력이 산만하고 반대방향에서부터 사람이나 동물, 자전거가 다가오는 상황에서 긴장은 크게 상승하여 균형을 방해하는 일이 많다. 이 때문에 적절한 높이의 지팡이는 매우 도움이 되고 불안정성과 염려를 완화시켜 연합반응도 감소한다. 어느 것이 적절한 높이인 것일까? 지팡이는 신경성 환자의 소수에서만 체중을 다리에서부터 팔로 이동시키는 기능을 갖는다. 이것은, 예를 들면, 척수의 불완전 손상환자에 대해서 성립한다. 이 경우, 지팡이는 쾌적한 그립(grip)과 큰 고무 스토퍼(stopper)에 의해서 마루를 미끄러지지 않도록 하여야 한다.

많은 편마비환자에서는 지팡이는 지지기저면을 확대하고 균형에 대한 요구를 완화시켜야 한다. 이를 위해서는 이것은 지지하기 위한 그립이 없고 얼마간 높게 위치해야 한다(큰돌기의 3㎝ 위). 다른 선택지로써 노르딕 워킹(Nordic walking)용 스키용 지팡이를 열거할 수 있다. 모던하고 건강한 스포츠 활동의 인상을 주고, 작은 고무 스토퍼를 가지며 수평의 그립은 아니기 때문에 거기서 지지하는 것은 거의 불가능하다. 그립에는 벨트의 고리가 붙어 있고, 예를 들면, 도어를 열 때, 손을 자유로이 사용하고 싶을 때는 아래팔에 매달리게 할 수 있다. 높이는 용이하게 변경시켜 적응시킬 수 있다.

일반적으로 보조기구는 더 유연하게 도입해야 한다.

예 : Robert는 젊은 지질학자이고 척수의 불완전 손상을 입었다. 현재는 다양한 전진운동의 방법을 갖고 있다. 장거리에는 휠체어를 사용하고 도로가 정비되어 있지 않은 지면을 보행할 때는 로프스트랜드 지팡이, 그리고 발의 보호대를 장착한다. 사무실에서는 지팡이를 사용하고 상태가 좋은날은 보호대 없이, 상태가 좋지 않은 날은 보호대를 장착한다. 자택에서는 때때로 아무것도 사용하지 않도록 시도하고 있다. 그는 이와 같이 하여 넘어짐이나 부상의 위험성을 일으키지 않고 훈련한다.

1회의 치료시간은 얼마만큼의 길어야 하는가?

가까스로 간단하게 답할 수 있는 문제가 되었으나 답은 약 1시간이다. 개개의 기관에서 어떻게 실행되고 있는가에 대해서 일반적으로 나로서는 대답할 수 없다. 그러나 나는 중추신경계가 시간 차이로 작용하지 않고, 가소성 재편성 때문에 시간을 필요로 하고 이것을 단축시킬 수는 없다고 알고 있다.

1주일에 몇 번 치료를 받아야 하는가?

초기의 단계에서 치료의 목적이 운동, 활동, 행동회복의 가능성을 자극하는 것에 있는 동안은, 가능한 한 많이, 적어도 1일에 1회에서부터 2회 즉, 1주일에 5회에서부터 10회 실행하는 것이 바람직하다. 기능, 운동, 활동 그리고 참여가 차츰 안정되면, 1주일에 3회에서부터 2회 정도로 감소시킬 수 있다. 장기간 후, 만일 목적이 회복된 기능의 유지라면, 더욱 감소시키는 것도 가능하다. 이것들 모두는 긴장의 높이, 활동(직업종사, 자유시간의 활동), 그리고 자기치료나 가족에 의한 치료의 가능성에 좌우된다.

얼마만큼의 기간, 치료를 계속할 가치가 있는가?

이 질문에 대해서 나의 생각으로는 경제적 회답과 인도적인 회답이 있다.

경제적 회답 : 재활 종료 후에 환자가 일의 과정에서 이익을 얻을 수 있을 정도로만 재활에 투자된다.

또는 : 장래에 걸쳐서 장애의 불충분한 치료가 사후부담액이 발생하지 않는다고 보증될 상태에 도달할 때까지 재활에 투자된다.

또는 : 사회적 환경이 허용할 수 있고 허용되고 싶은 정도까지 재활에 투자된다.

이것들은 매우 잔혹하게 들리고 또한 실제로 그대로이다. 그러나 언제나 이와 같이 수식하지 않고 직접적으로는 말하지 않는다 해도 차츰 냉엄해지는 재정상황에 있는 시대에서는 현실이기도 하다.

인도적 회답 : 환자가 장애를 완화하는 데에 필요한 만큼, 또는 일단 도달한 상태를 유지하는 데에 필요한 만큼 치료는 계속된다.

중추신경계의 손상에서는 계속적 치료가 되는 일이 있다. 나는 여기서 당뇨병과 비교하려고 한다. 당뇨병 환자도 인생을 통해서 다이어트, 약물, 또는 인슐린을 필요로 한다. 이와 마찬가지로 중추신경계를 손상한 환자는 인생을 통해서 물리치료를 필요로 한다. 이 양은 아마도 약간이고, 1주일에 1회 또는 14일에 1회의 치료로 족할지도 모른다. 또는 단계적 치료(Phasen Behandlung), 예를 들면, 2주 동안 매일 치료를 하고 4개월 또는 그 이상의 휴식을 삽입하는 일도 있을 수 있다. 여기서는 상상력과 개개의 해결 모델로의 유연성이 요구된다.

누구나가 사회가 경제적 경계선을 설정하고 있다는 것을 이해하여야 한다. 즉, 보험의 비용부담자는 공동체의 다른 구성원을 위해 돈을 사용하기 때문에 일정한 치료기간 이후에 대해서는 지불할 수 없다는 것이다. 그 후는 환자의 개인적인 경제적 상황에 따라서 자기부담과 자기책임(의사의 처방에 관계없이)으로 치료가 가능해야 한다. 이것은 스페인에서는(가족의 도움으로) 일상적으로 다반사이다. 독일 또는 기타의 나라에서도 이것이 확립되는 것일까?

참고문헌

아래의 문헌과 논문은 저자의 직업인생에 동반하는 것이다. 이것들의 몇 가지는 현재의 관점에서부터는 오래된 것도 있으나, 그래도 역시 당시의 최신의 정보를 전달해주고 나의 물리치료에서의 발전에 영향을 주었다. 이들의 학식, 경험, 사고의 모두에 공감은 할 수 없고 또는 저자 자신의 사고에 일치하는 것은 아니다. 그러나 이것은, 나 자신 또는 동료나 강의 참가자와의 논의에서 반증한다는 도전을 위해, 또한 신경성 환자를 치료하고 보바스 개념의 기초과정 · 상급과정에서 가르치고 이 책의 집필을 도와주었다.

문헌은 각 단원에서 언급하고 있는 분야마다 요약되어 있다. 물론 그 안에는 분야를 걸치고, 상이한 단원에서 소개되어 있는 문헌도 있다. 반복을 피하기 위해 한번만 소개하기로 하였다.

Evolution und Entwicklung, Normale Bewegung

Armstrong DM. The supraspinal control of mammalian locomotion. Journal of Physiotherapy. 1988; 405:1–37.

Arsuaga JL, Martínez Y. La especia elegida. La larga marcha de la evolución humana. Ediciones tema de hoy; 1998.

Bryce J. Facilitation of Movement. Physiotherapy. 1972;12:403.

Darwin C. The Origin of Species. London: Penguin Classics; 1985.

von Ditfurth H. Der Geist fiel nicht vom Himmel. Augsburg: Weltbild; 1990.

Eggert D, Kiphard EJ. Die Bedeutung der Motorik für die Entwicklung normaler und behinderter Kinder. Schorndorf: Hofmann; 1971.

Geo. Evolution – Der lange Weg zum Menschen. 1995;1.

Götz-Neumann K. Gehen verstehen. Stuttgart: Thieme: 2003.

Klein-Vogelbach S. Funktionelle Bewegungslehre. Berlin: Springer; 1984.

Lambertucci, R. La Salud de los Pies. Editorial Ibis (Blackwell); 1992.

Mulder T. A process-orientated model of human motor behaviour toward a theory-based rehabilitation approach. Physical Therapy.1991;2.

Natural History Museum Publications. Man's Place in Evolution. Cambridge: Cambridge University Press; 1991.

Pikler E. Lasst mir Zeit – Die selbständige Entwicklung des Kindes bis zum freien Gehen. München: Pflaum; 1988.

Plas F, Viel E, Blanc Y. La Marcha Humana – Cinesiología dinámica, biomecanica y atomecanica. Paris: Masson; 1984.

Schewe H. Die Bewegung des Menschen. Stuttgart: Thieme; 1988.

Schiefenhövel W, et al. Vom Affen zum Halbgott. Stuttgart: Thieme; 1994.

Viebrock H, Forst B. Bobath. Stuttgart: Thieme; 2008.

Whittle M. Gait Analysis. London: Butterworth-Heinemann; 1991.

Zukunft-Huber B. Die ungestörte Entwicklung des Säuglings. Stuttgart: TRIAS; 1990.

Behandlungsprinzipien

Basmajian JV, Gowland C, et al. Stroke Treatment: Comparison of Integrated Behavioral Physical Therapy vs Traditional Physical Therapy Programs. Arch Phys Med Rehabil. 1987; 68.

Biewald F, ed. Das Bobath-Konzept. München: Elsevier; 2004.

Bobath B. The effect of spasticity on adult hemiplegia and its treatment. London: The Western Cerebral Palsy Centre; www.bobath.org.uk

Bobath K. The Normal Postural Reflex Mechanism and its Deviation in Children with Cerebral Palsy. Physiotherapy. 1971.

Dettmers CH, Teske U, Freivogel S, Hamzei F, Weiller C. Lektionen aus dem Taub-Training: Implikationen für die moderne Rehabilitation. Neurol Rehabilitation. 2004;10;6:281–288.

Dierssen G. Del coma a la consciencia. Aufsatz eines Neurochirurgen und ehemaligen Komapatienten.

Edwards S. Neurological Physiotherapy A Problem Solving Approach. Edinburgh: Curchill Livingstone; 2002.

Giuliani CA. Theories of motor control: New concepts for physical therapists. Contemporary management of motor control problems, Proceedings of the II Step Conference, Alexandria VA, APTA (Foundation for Physical Therapy) 1991.

Gjelsvik O. How do Physiotherapists view Spasticity? In: Harrison M red. Physiotherapy in Stroke Management. Edinburgh: Churchill Livingstone; 1995.

Gräff C. Konzentrative Bewegungstherapie in der Praxis. Stuttgart: Hippokrates; 1983.

Grossmann-Schnyder M. Berühren. Stuttgart: Hippokrates; 1996.

Haarer R, Schauffele U. Begreifen kommt von Greifen. München: Pflaum; 1985.

Harms-Ringdahl K. Muscle Strength. New York: Churchill Livingstone; 1993.

Hesse S et al. Automatisierte motorische Rehabilitation: ein neuer Trend? Neurol Rehabilitation. 2002;8;2:80–83.

Hirschfeld H. (übers. v. Lager-Hellmann A.). Warum nur wenige schwedische KG's die Vojta-Methode benutzen. Sjukgymnasten. 1988;4:32–93.

Horak FB. Assumptions underlying motor control for neurologic rehabilitation. Contemporary management of motor control problems, Proceedings of the II Step Conference, Alexandria VA, APTA (Foundation for Physical Therapy), 1991.

Hüter-Becker A, ed. Physiotherapie mit allen Sinnen. Stuttgart: Thieme; 1999.

Hüter-Becker A, Dölken M eds. Physiotherapie in der Neurologie. Stuttgart: Thieme; 2004.

Kaplan MS. Plasticity after Brain Lesions. Arch Phys ed Rehabil. 1988;69.

Klein-Vogelbach S. Ballgymnastik zur funktionellen Bewegungslehre. Berlin, Heidelberg: Springer; 1985.

Klein-Vogelbach S. Therapeutische Übungen zur funktionellen Bewegungslehre. Berlin, Heidelberg: Springer; 1978.

Kool J, De Bie R. Der Weg zum wissenschaftlichen Arbeiten. Stuttgart: Thieme; 2001.

Lippert-Grüner M. Zur Rolle und Methodik der Frühstimulation. Neurol Rehabilitation. 2002;8; 5:230–234.

Maitland GD. Manipulation der peripheren Gelenke. Berlin, Heidelberg: Springer; 1988.

Maitland GD. Manipulation der Wirbelsäule. Berlin, Heidelberg: Springer; 1991.

Masur H. Skalen und Scores in der Neurologie. Stuttgart: Thieme; 2000.

Mayston M. The Bobath Concept Today, Newsletter of BABTT (British Association of Bobath Trained Therapists), 11, 2001.

McMillan J. The role of Water in Rehabilitation. Fysioterapeuten. 1978;45.

Nudo RJ. Cortical plasticity after stroke: implications for rehabilitation. Revue Neurologique (Paris). 1999;155:713–717.

Paeth Rohlfs B. Instruieren: Mit Worten bewegen. In: Hüter-Becker A, ed. Physiotherapie mit allen Sinnen. Stuttgart: Thieme; 1999.

Rentsch HP, Bucher P, Dommen-Nyffeler I et al. Umsetzung der International Classification of Functioning, Disability and Health ICF in die Alltagspraxis der Neurorehabilitation. Neurol Rehabilitation. 2001;7;4:171–178.

Schimpf O. Physiotherapie in der Neurologie. Stuttgart: Thieme; 1999.

Schlaegel W, Heck G, Feller G, Mertin J. Die FIM-Skala: Ein geeignetes Instrument zur Therapieevaluation in der neurologischen Frührehabilitation. Prev.-Rehab. 1993;1:35–44.

Schleichkorn J. The Bobaths: Therapy Skill Builders. 1992.

Schmidt RA, Lee TD. Motor control and learning: a behavioural emphasis. 3rd ed. Champaign, ILL: Human Kinetics Publishers; 1999.

Schmidt RA. Motor learning principles for physical therapy, in: Contemporary management of motor control problems, Proceedings of the II Step Conference, Alexandria VA, APTA (Foundation for Physical Therapy), 1991.

Schupp W, Jund R. Spastische Bewegungsstörungen: nichtmedikamentöse Therapien auf neurophysiologischer Grundlage. Der Nervenarzt. 1991;62:711–721.

Shepherd R, Carr J. Scientific Basis of Neurological Physiotherapy: Bridging the Gap between Science and Practise. Neurol Rehabilitation. 2005;-11;1:1–6.

Shepherd RB, Carr JH. Motor Performance as a Measure of the Effects of Intervention in Movement Rehabilitation. Neurologische Rehabilitation. 1995;2:81–86.

Shummway-Cook A, Woollacott M. Motor Control. Philadelphia: Williams and Wilkins; 1995.

Shumway-Cook A, Woollacot MH. Motor control. Theory and practical applications. 2nd ed. Baltimore: Williams and Wilkins; 2001.

Siemon G, Ehrenberg H. Leichter atmen – besser bewegen. Erlangen:perimed fachbuch; 1985.

Steding-Albrecht U ed. Das Bobath-Konzept im Alltag des Kindes. Stuttgart: Thieme; 2003.

Sullivan PE, Markos PD, Minor MAD. PNF – Ein Weg zum therapeutischen Üben. Stuttgart: Fischer; 1985.

Van Schayck RH, Weiller C. Behandlung akuter und chronischer Schmerzen in der neurologischen Rehabilitation, Teil 1. Neurol Rehabilitation. 2002;8;1:1–17.

Van Schayck RH, Weiller C. Behandlung akuter und chronischer Schmerzen in der neurologischen Rehabilitation, Teil 2. Neurol Rehabilitation. 2002;8;2:65–79.

VanSant AF. Life-span motor development, in: Contemporary management of motor control problems, Proceedings of the II Step Conference, Alexandria VA, APTA (Foundation for Physical Therapy), 1991.

Vojta V. Die zerebralen Bewegungsstörungen im Säuglingsalter. Stuttgart: Enke; 1981.

Vojta V. Neurokinesiologische Diagnostik: Lübeck; Hansisches Verlagskontor; 1976.

World Health Organisation. International Classification of Functioning, Disability and Health (ICF), Geneva, WHO. 2001. www.who.int/en/

Zieger A. Neurorehabilitation im Umbruch. Neurol Rehabilitation. 2002;8;4:167–172.

Typische Probleme und ihre Behandlung bei Personen mit Hemiparese

Banks M. Stroke. New York: Churchill Livingstone; 1986.

Bassoe Gjelsvik, Bente E. Form und Funktion. Stuttgart: Thieme; 2002.

Bobath B, Bobath K. Die motorische Entwicklung bei Zerebralparesen. Stuttgart: Thieme; 1977.

Bobath B. Abnorme Haltungsreflexe bei Gehirnschäden. Stuttgart: Thieme; 1986.

Bobath B. Adult Hemiplegia: London: Heinemann Medical Books; 1990.

Bold RM. Stemmführung nach Brunkow. Stuttgart: Enke; 1983.

Bourbonnais D, van den Noven S. Weakness in Patients with Hemiparesis. American Journal of Ocupational Therapy. 1989;5.

Carr J, Shepherd R. Rehabilitación de pacientes en el Ictus. Madrid:2004.

Davies PM. Right in the Middle. Berlin, Heidelberg: Springer; 1990.

Davies PM. Steps to Follow. Berlin, Heidelberg: Springer; 1985.

Dickstein R, Hocherman S, Pillar T, Shaham R. Stroke Rehabilitation Three Exercise Therapy Approaches. Physical Therapy. 1985.

Dietz V. Pathophysiologie und Therapie der spastischen Gangstörung. Neurologische Rehabilitation. 1995;2:67–74.

Dietz V. Spastik: Therapie der gesteigerten Reflexe oder Bewegungsstörung? Der Nervenarzt. 1990;61:581–586.

Dvir Z, Panturin E. Measurment of Spasticity and Associated Reactions in Stroke Patients before and after Physiotherapeutic Intervention. Clinical Rehabilitation. 1993;7;15–21.

Eich HJ, Mach H, Werner C, Hesse S. Aerobic treadmill plus Bobath walking training improves walking in subacute stroke: a randomized controlled trial. Clinical Rehabilitation. 18: 640–651.

Ernst E. A Review of Stroke Rehabilitation and Physiotherapy. Stroke. 1990;7.

Gerber M. Symptoms in adult hemiparesis. New approaches and their therapeutic implications in the Bobath Concept. www.bobath.net.

Gowland C, et al. Measuring Physical Impairment and Disability with the Chedoke-McMaster Stroke Assessment. Stroke. 1993;1.

Gowland C. Recovery of motor function following stroke-profile and predictors. Physiotherapy Canada. 1982;2.

Guarna F, Corriveau H, Chamberland J, et al. An Evaluation of the hemiplegic subject based on the Bobath approach. Scand J Rehab Med. 1988;20:1–4.

Henning P. Ist die operative Behandlung des Impingement-Syndroms gerechtfertigt? Manuelle Medizin. 1992;30:47–48.

Herterich B, Steube D, Hanf K. Laufbandtherapie bei Patienten mit erworbenen Hirnschäden – Ergebnisverbesserung durch Einführung von Auswahlkriterien. Neurol Rehabilitation. 2002;8; 2:88–92.

Hesse S, Eich HJ, Mach H, Parchmann H, Werner C. Aerobes Laufbandtraining plus Physiotherapie verbessert das Gehen von mäßig schwer betroffenen Patienten nach Schlaganfall. Neurol Rehabilitation.2005;11;1:7-12.

Hesse S, Werner C, Bardeleben A. Der schwer betroffene Arm ohne distale Willküraktivität – ein Sorgenkind der Rehabilitation nach Schlaganfall?! Neurol Rehabilitation. 2004;10;3: 123–129.

Hirschfeld P, Winkel D. Orthopädische Medizin nach der Methode von Cyriax. Bd. 1: Die Schulter. Erlangen: perimed Fachbuch; 1984.

Huemer-Drobil B, Kletter G, Langbein L. Leben nach dem Schlaganfall. Köln: Kiepenheuer 1987.

Hummelsheim H, Mauritz KH. Neurophysiologische Grundlagen krankengymnastischer Übungsbehandlung bei Patienten mit zentralen Hemiparesen. Fortschr. Neurol. Pschiat. 1993;61: 208–216.

Hummelsheim H, Münch B, Bütefisch C, Neumann S. Einfluss krankengymnastischer Behandlungstechniken auf die Erregbarkeit spinaler Alpha-Motoneurone bei Patienten mit zentralen Hemiparesen – Eine Studie mit der Methode der transkraniellen Magnetstimulation. In: K.H. Mauritz und V. Hömberg (Hrg.) Neurologische Rehabilitation 2. Bern: Huber; 1992.

Hummelsheim H. Klinisches Bild der Spastizität im Erwachsenenalter. TW Neurologie Psychiatrie. 1992;6:129–133.

Hummelsheim H. Therapie der Spastizität. TW Neurologie Psychiatrie. 1992;6:134–140.

Johnstone M. Der Schlaganfall-Patient. Stuttgart: Fischer; 1980.

Karnath HO, Brötz D, Götz A. Klinik, Ursache und Therapie der Pusher-Symtomatik. Nervenarzt. 2001;72:86.

Kesselring J, Gamper UN. Vom Nutzen der Neurorehabilitation. Schweiz med Wochenzeitschrift. 1992;122:1206–1211.

Lennon S, Baxter D, Ashburn A. Physiotherapy based on the Bobath Concept in stroke rehabilitation: a survey within the UK. Disability and Rehabilitation. 2001;23;6:254–262.

Lennon S. Gait Re-education Based on the Bobath Concept in Two Patients With Hemiplegia Following Stroke. Physical Therapy. 2001;81;3.

Lennon S. The Bobath Concept in Stroke Rehabilitation: A focus group study of the experienced physiotherapistś perspective. Disability and Rehabilitation. 2000;22;15:665–674.

Lennon S. The Bobath Concept: a critical review of the theoretical assumptions that guide physiotherapy practise in stroke rehabilitation. Phys Ther Rev. 1996;1:35-45.

Lettinga A, Siemonsma P, Van Veen M. Entwinement of Theory and Practise in Physiotherapy. Physiotherapy. 1999;85;9.

Liepert J, Bauder H, Miltner WHR, Taub E, Weiller C. Therapie-induzierte kortikale Reorganisation bei Schlaganfallpatienten. Neurol Rehabil. 2000;6; 4:177–183.

Mäurer HC ed. Schlaganfall. Stuttgart: Thieme; 1989.

Meier-Baumgartner HP. Das Bobath-Konzept. Z Gerontol. 1987;20:377–380.

Meins W, Matthiesen L, Meier-Baumgartner HP. Validierung von Barthel Index und Modified Ranking Scale als Outcome-Instrumente bei Schlaganfall. Neurol Rehabilitation. 2001;7; 5:237–240.

Moseley A, Wales A, Herbert R, et al. Observation and analysis of hemiplegic gait: swing phase. Australia Physiotherapy. 1993;4.

Mudie MH, Matyas TA. Upper Extremity Retraining following Stroke. Effects of bilateral practise. Neuro Rehab. 1996;3.

Mulder T. EMG Feedback and the Restoration of Motor Control. American Journal of Physical Medicine. 1986;4.

Noth J. Neue Vorstellungen zur Pathophysiologie der Spastik. TW Neurologie Psychiatrie. 1992; 6:121–128.

Optokinetische Stimulation bei visuellem Neglect. Neurol Rehabilitation. 2003;9:6:272–279.

Ponencias X Jornadas de Fisioterapia E.U. de Fisioterapia ONCE, Madrid, Marzo 2000.

Prévost R. Bobath Axillary Support for Adults with Hemiplegia. Physical Therapy. 1987;4.

Reiter F, Danni M, Lagalla G u.a. Low-Dose Botulinum Toxin With Ankle Taping for the Treatment of Spastic Equinovarus Foot After Stroke. Arch Phys Med Rehabil. 1998;79;5.

Rijntjes M, Weiller C. Rehabilitation nach Hemiparese und Aphasie: Einige neuere Einsichten zu Grundlagen und Aussichten auf neue Therapien. Neurol Rehabilitation. 2001;7;5:219–227.

Ryerson S, Levit K. Functional Movement Reeducation. New York: Churchill Livingstone; 1997.

Ryserson S, Levitt K. El hombro en la hemiplejía. Donatelli R. Fisioterapia del hombro. JIMS;

Schädler ST, Kool JP. Pushen: Syndrom oder Symptom? Eine Literaturübersicht. Krankengymnastik. 2001;53;1.

Tangman PT, Banaitis DA, Williams AK. Rehabilitation of Chronic Stroke Patients: Changes in Functional Performance. Arch Phys Med Rehabil. 1990.

Thilmann AF, Fellows SJ, Garms E. Pathological stretch reflexes on the good side of hemiparetic patients. Journal of Neurology Neurosurgery and Psychiatry. 1990;53:208–214.

Thilmann AF, Fellows SJ, Garms E. The mechanism of spastic muscle hypertonus. Brain. 1991;114: 233–244.

Thilmann AF, Fellows SJ, Ross HF. Biomechanical changes at the ankle joint after stroke. Journal of Neurology Neurosurgery and Psychiatry. 1990;54:134–139.

Thilmann AF, Fellows SJ, Stuart J. The time-course of bilateral changes in the reflex excitability of relaxed triceps surae muscle in human hemiparetic spasticity. Journal of Neurology. 1991; 238:293–298.

Wagenaar RC, et al. The functional recovery of stroke: a comparison between neurodevelopmental treatment and the Brunnström method. Scand Rehab Med. 1990;22:1–8.

Wissel J, Müller J, Heinen F u.a. Sicherheit und Verträglichkeit einer einmaligen Botulinum Toxin Typ A-Behandlung bei 204 Patienten mit Spastizität und lokalen assoziierten Störungen. Wien Klin Wochenschr. 1999;111;20:837–842.

Wissel J. Fokale Spastizität: vor allem Stroke-Patienten profitieren von Botulinumtoxin. Hamburg: Wissenschaftsverlag Wellingsbüttel.

Typische Probleme und ihre Behandlung bei Personen mit Schädel-Hirn-Trauma (spätere Phase)

Bach-y-Rita P. Traumatic brain injury. Vol. II, New York: Demos; 1989.

Bishop B. Spasticity: Its Physiology and Management. Physical Therapy. 1977; 4.

Part 1: Neurophysiology of Spasticity – Classical Concepts.

Part 2: Neurophysiology of Spasticity – Current Concepts.

Part 3: Identifying and Assessing the mecanisms underlying spasticity.

Part 4: Current and projected treatment procedures for spasticity.

Bryce J. The Management of Spasticity in Children. Physiotherapy. 1976;11.

Case-Smith J. The Effects of Tactile Defensiveness and Tactile Discrimination on In-Hand Manipulation. The American Journal of Occupational Therapy. 1991;9.

Charlton JL. Motor Control Issues and Clinical Applications. Physiotherapy: Theory and Practise. 1994;10:185–190.

Davies PM. Starting Again. Berlin, Heidelberg: Springer; 1994.

Edwards S. Neurological Physiotherapy. New York: Churchill Livingstone; 1996.

Feldkamp M, Danielcik I, eds. Krankengymnastische Behandlung der zerebralen Bewegungsstörung im Kindesalter. München: Pflaum; 1982.

Fussey I, Muir GG. Rehabilitation of the Severely Brain-Injured Adult. London: Croom Helm; 1988.

Heinen F, Mall V, Wissel J et al. Botulinum-Toxin A. Neue Möglichkeiten in der Behandlung spastischer Bewegungsstörungen. Monatszeitschrift Kinderheilkunde. 1997;145:1088–1092.

Katz RT, Rymer WZ. Spastic Hypertonia Mechanisms and Measurement. Physical Med Rehabilitation. 1989.

Le Vere. Recovery of function after brain damage: towards understanding the deficit, Physiological Psychology. 1980;8:297–308.

Lynch M, Grisogono V. Strokes and Head Injuries. London: John Murray; 1991.

Reichel G. Botulinum toxin for treatment of spasticity in adults. J Neurol. 2001;248;1:I/25–I/27.

Schönle PW, Schwall D. Die KRS – eine Skala zum Monitoring der protrahierten Komaremission in der Frührehabilitation. Neurologische Rehabilitation. 1995;2:87–96.

Travell J, Simons D. Dolor y disfunción miofascial. Volumen 1 y 2. Buenos Aires : 1999.

van Wingerden BAM. Physiologie des Bindegewebes. Skript der International Academy for Sportscience; 1990.

Zambudio Pons R. Vivir de nuevo. Castellar del Vallés; 2002.

Typische Probleme und ihre Behandlung bei Personen mit inkompletter Querschnittlähmung

Cotta H ed. Krankengymnastik. Bd. 10: Psychiatrie, Querschnittlähmungen. Stuttgart: Thieme; 1983.

Cotta H, ed. Krankengymnastik. Bd. 9: Neurologie. Stuttgart: Thieme; 1983.

Dietz V. Grundlagen der Physiotherapie bei spastischer Bewegungsstörung. Z f Physiotherapeuten. 2002;54;3.

Dietz V. Grundlagen und Therapie der Spastik. Therapeutische Umschau. 2000;57;11.

Dietz V. Neurophysiology of gait dysorders: present and future applications. Electroencephalography and clinical Neurophysiology. 1997;103: 333-355.

Dietz V. Supraspinal pathways and the development of muscle-tone dysregulation. Developmental Medicine & Child Neurology. 1999;41: 708-715.

Fogel W, Jost WH. Spastik: Diagnostik, Ätiopathologie und Therapie. Neurol Rehabilitation. 2001;7;4:163-169.

Paeth Rohlfs B. Normalisierung des Haltungstonus durch spezifische Stimulation in Viebrock H, Brandl U. Neurophysiologie cerebraler Bewegungsstörungen und Bobath-Therapie. Berlin: 1997.

Rolf G, Bressel G, Holland B, Rodatz U. Physiotherapie bei querschnittgelähmten Patienten. Stuttgart: Kohlhammer; 1973.

Schurch B. Diagnostik und Therapie der Blasenstörungen nach Rückenmarksläsionen. Neurol Rehabilitation. 2002;8;5:223-229.

Typische Probleme und ihre Behandlung bei Personen mit Multipler Sklerose

Bauer HJ. Manual de esclerosis múltiple. Imprenta Juvenil 1977 Centre Medical Germaine Revel. Esclerosis múltiple - Problemas diarios y readaptaciòn. Lyon:1988.

Engel C, Greim B, Zettl UK. Fatigue bei Multipler Sklerose. Neurol Rehabilitation. 2003;9 ;6: 263-271.

Kesselring J, Hrsg. Multiple Sklerose. Stuttgart: Kohlhammer; 1989.

Mertin J, Paeth B. Physiotherapy and Multiple Sclerosis, Application of the Bobath Concept. MS Management. 1994;1.

Prosiegel M, Michael C. Neuropsychology and Multiple Sclerosis: diagnostic and rehabilitative approaches. Journal of the Neurological Science. 1993;115;(Suppl.):S51-S54.

Rao SM, Leo GJ, Bernardin L, Unverzagt F. Cognitive dysfunction in multiple sclerosis. Part 1: Frequency, patterns and prediction. Neurology. 1991;41:685-691.

Rao SM, Leo GJ, Bernardin L, Unverzagt F. Cognitive dysfunction in multiple sclerosis. Part 2: Impact on employment and social functioning. Neurology. 1991;41:692-696.

Sibley WA. Intentos terapeúticos en Esclerosis Múltiple. Demos Publications; 1988.

Steinlin Egli R. Physiotherapie bei Multipler Sklerose. Stuttgart: Thieme; 1998.

Typische Probleme und ihre Behandlung bei Personen mit M. Parkinson

Foerster F et al. Tremor bei Parkinsonpatienten: 24-Stunden-Monitoring mit kalibrierter Accelerometrie. Neurol Rehabilitation. 2002;8;3: 117—1112.

Fuss G, Becker G. Parkinson Syndrom und Demenz. Neurol Rehabilitation. 2002;8;3:113-116.

Hirsch O, Röhrle B, Schulze HH. Lebensqualität bei Patienten mit idiopathischem Morbus Parkinson. Neurol Rehabilitation. 2004;10;6:297-304.

Typische Probleme und ihre Behandlung bei Personen mit Störungen im Bereich des orofazialen Traktes

Castillo Morales R. Die Orofaziale Regulationstherapie. München: Pflaum; 1991.

Coombes K. Voice in People with Cerebral Palsy. Voice Management. 1991.

Kley C, Kaiser J, Scherk G, Biniek R. Schluckstörungen in der neurologischen Rehabilitation - Möglichkeiten der videoendoskopischen

Schluckdiagnostik. Neurol Rehabilitation. 2002; 8;2:84–87.
Schalch F. Schluckstörungen und Fazialislähmung. Stuttgart: Fischer; 1984.
Weinert M, Haupt WF. Neurogene Dysphagie – Diagnostische und therapeutische Aspekte. Neurol Rehabilitation. 2003;9;1:33–38.

Vorschläge für Eigenaktivitäten

Mertin J, Davies P. MS-Heimtraining als Video-Kassette; Anleitung und praktische Hilfe im Alltag für MS-Betroffene. Brunner Media-Produktionen.
Thienel H. Rehabilitationsmittel für Hemiplegiker und andere behinderte Patienten. Krankengymnastik. 1989;6.

Neurophysiologie

Ashby R. On the nature of inhibition: a review. Journal of Mental Science. 1934.
Benner K. Der Körper des Menschen. Augsburg: Weltbild; 1990.
Betz WJ, Ribchester RR, Ridget RMAP. Competitive Mechanisms underlying synapse elimination in the lumbrical muscle of the rat. Journal of Neurobiology. 1990;1:1–17.
Binkofski F, Ertelt D, Dettmers CH, Buccino G. Das Spiegelneuronensystem und seine Rolle in der neurologischen Rehabilitation. Neurol Rehabilitation. 2004;10;3:113–120.
Bishop B. Neural Plasticity. Part 1: Plasticity in the developing Nervous System. 1982;8.
Bishop B. Neural Plasticity. Part 2: Postnatal Maturation and Function-Induced Plasticity. 1982;8.
Bishop B. Neural Plasticity. Part 3: Responses to lesions on the peripheral Nervous System. Physical Therapy. 1982;9.
Bishop B. Neural Plasticity. Part 4: Lesion-Induced Reorganisation of the CNS. Physical Therapy. 1982;10.
Brooks VB. The Neural Basis of Motor Control. New York: Oxford University Press; 1986
Butler DS. Mobilisation of the Nervous System. New York: Churchill Livingstone; 1991.
Chusid JG. Funktionelle Neurologie. Berlin, Heidelberg: Springer; 1978.
Cintas HM. Fetal Movements: An Overview. Physical and Occupational Therapy in Pediatrics. 1987;3.
Deetjen P, Speckman EJ. Physiologie. München: Urban & Schwarzenberg; 1992.
Dettmers CH, Weiller C. Verlust der zentralen, kortikalen Repräsentation nach peripheren Nervenschäden. Neurol Rehabilitation. 2002;8;5: 256–258.
Dietz V. Human Neuronal Control of Automatic Functional Movements: Interaction between Central Programs and Afferent Input. Physical Reviews. 1992.
Duus P. Neurologisch-Topische Diagnostik. Stuttgart: Thieme; 1987.
Eccles JC. Das Gehirn des Menschen. München: Piper; 1990.
Eccles JC. Gehirn und Seele. München: Piper; 1987.
Emre M, Benecke R. Spasticity. London: The Parthenon Publishing Group; 1989.
Gatev V. Role of Inhibition in the Development of Motor Coordination in Early Childhood. Develop Med Child Neurol. 1972;14:336–341.
Gilspen. Neuronal plasticity and function, Clinical Pharmacology. 1993; 16, Supp.1:5–11.
Guyton, Arthur; Anatomía y Fisiología del Sistema Nervioso. Panamericana; 1989.
Humphrey DR. Representation of movements and muscles within the primate precentral motor cortex: historical and current perspectives. Federation proceedings. 1986,12.
Jesel M. Neurologie für Physiotherapeuten. Stuttgart: Thieme; 2004.
Kahle W, Leonhardt H, Platzer W. Atlas de Anatomía. Tomo 3: Sistema nervioso y òrganos de los sentidos. Barcelona: Ediciones Omega;1992.
Kalb RG, Hockfield S. Activity-dependant development of spinal cord motor neurons. Brain Research Reviews. 1992;17:283–289.
Kandel ER, Schwartz JH, Jessell T, eds. Neurowissenschaften. Heidelberg: Spektrum; 1996.
Kandel ER. Genes, nerve cells, and the remembrance of things past; Journal of Neuropsychiatry. 1989;1:103–125.
Karni A, Meyer G et al. The acquisition of skilled motor performance: fast and slow experience-driven changes in primary motor cortex, Proceedings of the National Academy of Science (USA). 1998;95:861–868.

Kidd G, Brodie P. The Motor Unit: A Review. Physiotherapy. 1980;60;5.

Kidd G, Lawes N, Musa I. Understanding Neuromuscular Plasticity. London: Edward Arnold; 1992.

Klinke R, Silbernagel S. Lehrbuch der Physiologie. Stuttgart: Thieme; 1996.

Lemke R, Rennert H. Neurologie und Psychiatrie. Wien: Barth; 1979.

Levin MB. Neural Plasticity throughout the Life Span Expanding the Application of Sensory Integration to Adult and Geriatric Population. Journal of Ocupational Therapist Student. 1997.

Lieber RL. Skeletal muscle structure and function, Baltimore MD: Williams and Wilkins; 1992.

Massion J. Movement, posture and equilibrium: interaction and coordination. Progress in Neurobiology. 1992;38:35–56.

Masuhr K, Neurmann M. Neurologie. Stuttgart: Hippokrates; 1996.

Mumenthaler M. Neurologie. Stuttgart: Thieme; 1976.

Musa IM. The Role of Afferent Input in the Reduction of Spasticity. Physiotherapy. 1986;4.

Netter FH. Farbatlanten der Medizin. Bd. 5: Nervensystem 1. Stuttgart: Thieme; 1987.

Nudo RJ. Role of cortical plasticity in motor recovery after stroke, Neurology Report. 1998;22: 61–67.

Platz T. Plastizität, Erholung und Rehabilitation des motorischen Systems. Neurol Rehabilitation. 2005;11;1:33–38.

Rondi-Reig L, Delhaye-Bouchaud N, Mariani J, Caston J. Role of the Inferior Olivary Complex in Motor Skills and Motor Learning in the Adult Rat. Neuroscience. 1997;77;4:995–963.

Rondi-Reig L, et al. Role of the inferior olivary complex in motor skills and motor learning in the adult rat. Neuroscience. 4:955–963.

Rothwell J. Control of Human Voluntary Movement. Norwell: Chapman & Hall; 1994.

Schadé JP. Einführung in die Neurologie. Stuttgart: Fischer; 1984.

Schmidt RF, Schaible HG, eds. Neuro- und Sinnesphysiologie. Berlin: Springer; 2001.

Schwartz A. Neurologie systematisch. Bremen: Uni-Med; 2000.

Schwartz GE, Beatty J. Biofeedback – Theory and Research. Academic Press; 1977.

Seitz RJ. Postläsionelle Plastizität der menschlichen Hirnrinde Teil I: Läsionseinflüsse. Nervenheilkunde. 1997;16:323–328.

Spektrum der Wissenschaft. Gehirn und Nervensystem. Heidelberg; 1988.

Stein D, Brailowsky S, Will B. Brain-Repair. Das Selbstheilungspotential des Gehirns. Stuttgart: Thieme; 2000.

Stevenson R. A review of neuroplasticity: Some implications for physiotherapy in the treatment of lesions of the brain. Physiotherapy. 1993;10.

Steward. Reorganisation of neuronal connections following CNS trauma, Journal of Neurotrauma. 1989;6:99—152.

Thompson RF. Das Gehirn: Heidelberg: Spektrum; 1990.

Van den Berg F, ed. Angewandte Physiologie. Band 1, 2, 3. Stuttgart: Thieme; 1999, 2000, 2001.

Viebrock H, Brandl U. Neurophysiologie zerebraler Bewegungsstörungen und Bobath-Therapie: Vereinigung der Bobath-Therapeuten Deutschlands e.V.; 1997.

Virji-Babul N. Effects of Post-operative Environment on Recovery of Function Following Brain Damage: A brief literature review. Physiotherapy. 1991;9.

Wainberg MC. Plasticity of the CNS – functional implication for rehabilitation. Physiotherapy Canada. 1988;4.

Winstein CJ. Knowledge of Results and Motor Learning – Implications for Physical Therapy. Physical Therapy. 1991;2.

Neuropsychologie

Dahl GR. Influence of Somatic Activity on Body Scheme. The American Occupational Therapy Association. 1985;2.

Geo Wissen. Gehirn, Gefühl, Gedanken. 1987;1.

Geo Wissen. Intelligenz und Bewusstsein. 1992;8.

Grieve J. Neuropsicología para Terapeutas Ocupacionales: Panamericana. 1994.

Hildebrandt H, Müller SV, Schwendemann G. Evidenzbasierte neuropsychologische Therapie. Neurol Rehabilitation. 2004;10:2:57–68.

Junglut M, Aldrige D. Musik als Brücke zur Sprache – die musiktherapeutische Behandlungsmethode SIPARI bei Langzeitaphasikern. Neurol Rehabilitation. 2004;10;2:69–78.

Lenz S. Der Verlust. München: dtv; 1987.

Lutz L. Das Schweigen verstehen – Über Aphasie. Berlin, Heidelberg: Springer; 1992.

Markowitsch HJ, Borsutzky S. Gedächtnis und Hippocampus des Menschen. Neurol Rehabilitation. 2003;9;1:1–14.

Poeck K, ed. Klinische Neuropsychologie. Stuttgart: Thieme; 1982.

Popper KR, Eccles JC. Das Ich und sein Gehirn. München: Piper; 1982.

Prosiegel M. Neuropsychologische Störungen und ihre Rehabilitation. München: Pflaum; 1991.

Sacks O. Der Mann, der seine Frau mit einem Hut verwechselte. Reinbek: Rowohlt; 1985.

Sacks O. Der Tag, an dem mein Bein fortging. Reinbek: Rowohlt. 2004.

Sacks O. Eine Anthropologin auf dem Mars. Reinbek: Rowohlt; 1995.

Sacks O. Veo una Voz: Anaya & Mario. Muchnik; 1991.

Simenon G. Die Glocken von Bicêtre. Zürich: Diogenes; 1984.

Spektrum der Wissenschaft. Gehirn und Kognition. 1990.

Springer SP, Deutsch G. Linkes – Rechtes Gehirn. Heidelberg: Spektrum; 1987.

Tropp Erblad I. Katze fängt mit S an. Stuttgart: Fischer; 1988.

von Cramon D, Zihl J, eds. Neuropsychologische Rehabilitation. Berlin, Heidelberg: Springer; 1988.

Wais Mathias. Neuropsychologische Diagnostik für Ergotherapeuten. Dortmund: Verlag modernes Lernen; 1990.

찾아보기

[ㄱ]

[ㄴ]

[ㄷ]

[ㄹ]

[ㅁ]

[ㅂ]